Topographische
Anatomie
des Menschen

5., durchgesehene Auflage
Mit 300 teils farbigen Zeichnungen von
Günter Ritschel, Wolfgang Ritschel und Eva-Maria Engel

W0245444

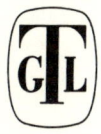

VEB GEORG THIEME LEIPZIG 1988

Als Lehrbuch für die Ausbildung an Universitäten und Hochschulen der DDR anerkannt.

Berlin, Juni 1981   Minister für Hoch- und Fachschulwesen

1. Auflage 1976
2. Auflage 1978
3. Auflage 1981
4. Auflage 1985

Schumacher, Gert-Horst:
Topographische Anatomie des Menschen. – 5. Aufl. –
Leipzig: Georg Thieme, 1988. – 535 S.:
300 Ill. (z. T. farb.)

ISBN 3-7404-0091-9

5., durchgesehene Auflage 1988
© VEB Georg Thieme Leipzig
Lizenznummer 211-(700/165/88)
LSV 2014
Lektor: Dr. Joachim Hemmerling
Einbandgestaltung: Lothar Gabler
Printed in the German Democratic Republic
Gesamtherstellung: Druckhaus Freiheit Halle
Bestell-Nr.: 534 619 5
01920

Aus dem Vorwort zur 1. Auflage

Topographische Anatomie ist eine Synthese der systematischen Anatomie. Sie lehrt den Aufbau von Regionen und Körperhöhlen nach den räumlichen Beziehungen der Organe oder verschiedener Organsysteme zueinander. Soweit sie für den Arzt bei der Diagnostik und Therapie dienlich ist, wird sie auch angewandte oder praktische Anatomie genannt.

Mit dem vorliegenden Taschenbuch habe ich mich bemüht, aus der großen Fülle anatomischer Fakten eine Auswahl zu treffen, die den Bedürfnissen des angehenden und des praktisch tätigen Arztes entsprechen soll. Dabei galt es, 2 Dinge zu berücksichtigen: 1. den realen Zeitfonds der Studenten und 2. die Anforderungen der klinischen Fächer. Über letztere versuchte ich, mich durch eine Umfrage bei allen Ordinarien der Medizin unserer Universität zu informieren. Das Ergebnis dieser Umfrage ist bemerkenswert. Wenn ich alle an mich herangetragenen Wünsche und Vorstellungen über die anatomischen Kenntnisse, die man von einem Studenten in den klinischen Semestern erwartet, hätte verarbeiten wollen, dann wäre die vorliegende Lektüre kein Taschenbuch, sondern ein Handbuch der topographischen Anatomie geworden.

Die Auswahl des hier gebotenen Stoffs erfolgte im wesentlichen nach praktischen Gesichtspunkten, wobei ich mich immer bemüht habe, auf die klinischen Anwendungsbereiche hinzuweisen. Die Darstellungen der Regionen erfolgen in der Regel von außen nach innen, so, wie auch präpariert, untersucht oder operiert wird. Kurze textliche oder bildliche Übersichten geben dabei Anknüpfungspunkte zur systematischen Anatomie. Die Bilder dieses Taschenbuchs dienen hauptsächlich didaktischen Zielen und sollen keine anatomischen Atlanten ersetzen. Aus diesem Grund wurden auch alle Abbildungsvorlagen in Strichmanier ausgeführt.

Die anatomischen Bezeichnungen erfolgten ausnahmslos nach den mehrfach überarbeiteten PNA (Pariser Nomina Anatomica). Da jedoch im üblichen Sprachgebrauch zahlreiche anatomische und klinische Begriffe mit Eigennamen verbunden sind, die sich durch alle Nomenklaturwirren erhalten haben, sind auch die geläufigsten Namen angegeben worden. Der Interessierte findet die wichtigsten biographischen Daten dieser Eigennamen, deren Zusammenstellung in dankenswerter Weise mein Mitarbeiter, Herr Dr. med. H. G. Wischhusen, vorgenommen hat, am Ende des Taschenbuchs. Die Kontrollfragen am Schluß dieses Buchs sollen dem Studierenden eine Hilfe beim Selbststudium sein.

Rostock-Warnemünde, im Frühjahr 1975   Gert-Horst Schumacher

Vorwort zur 4. Auflage

Die 4. Auflage erfuhr eine weitgehende Überarbeitung. In allen Kapiteln wurde eine noch engere Abstimmung an die neueste Fassung der PNA (Pariser Nomina Anatomica) vorgenommen, was z. T. auch Ergänzungen erforderlich machte. Vermehrt erfolgte die Einarbeitung klinischer Bezüge, um so die Anliegen des praktisch tätigen Arztes und einiger Spezialdisziplinen in die Zielstellung der topographischen Anatomie einfließen zu lassen.

Ein großer Teil des Textes wurde umgeschrieben, um durch neue Anordnungen und Hervorhebungen die Übersichtlichkeit weiter zu erhöhen. Damit komme ich dem Wunsch vieler Studenten nach, die dieses Buch nicht nur auf dem Präpariersaal, sondern auch zur Examensvorbereitung benutzen. Der Hauptteil der Vorbereitungsarbeiten betraf aber das Bildmaterial. Mehr als 100 Abbildungen wurden durch neue ersetzt oder verändert, weitere wurden hinzugefügt, so daß sich die Anzahl der Bilder um 56 vergrößert hat. Durch Änderungen der Beschriftungen konnten die Bildlegenden entlastet und eine Umfangserweiterung in Grenzen gehalten werden. Die Bildvorlagen wurden von den auf der Titelseite genannten Graphikern des Anatomischen Instituts angefertigt; außerdem enthält diese Auflage auch noch Bilder, die von den Graphikern Herrn A.-F. Buff und Frau Renate Schiller für die 1. Auflage vorbereitet worden waren.

Meinem ehemaligen Mitarbeiter, Herrn MR Prof. Dr. sc. med. J. Fanghänel (Greifswald), sowie Herrn Dr. phil. W. Richter vom Institut für Fremdsprachen unserer Universität danke ich sehr herzlich für zahlreiche fruchtbare Diskussionen über die inhaltliche Gestaltung dieser Auflage. Sehr förderlich waren für mich auch die Meinungen meiner Studenten zu verschiedenen Sachverhalten. Mit Freude kann ich hier vermerken, daß mir Herr cand. med. F. Pommerenke bei der Nomenklaturbereinigung behilflich war.

Die Vorbereitung dieser Auflage erfolgte wiederum in harmonischer Zusammenarbeit mit den Mitgliedern meiner Arbeitsgruppe. Dem wissenschaftlichen Mitarbeiter, Herrn E. Schultz, oblag die technische Bearbeitung des gesamten Bildmaterials einschließlich der Koordinierung aller graphischen Arbeiten. Mit großem persönlichem Einsatz und viel Umsicht führte die medizinisch-technische Fachassistentin, Frau Traute Baass, alle technischen Arbeiten am Manuskript aus. Die medizinisch-technischen Fachassistentinnen, Frau Sabine Cleven, Frau Gisela Kollhoff und Frau Christiane Tomczak, besorgten mit großer Sorgfalt die Fotoarbeiten, Beschriftungen der Abbildungen und zusammen mit Frau Dr. med. Sirje Schoof, Herrn Dipl.-Med. B. Beleites und Herrn Dipl.-Stom. A. Brehmer das Lesen der Korrekturen. Die beiden letztgenannten Kollegen überprüften auch alle Bildbeschriftungen. Das Sachregister wurde von Herrn Dipl.-Stom. A. Brehmer in Zusammenarbeit mit unserer Bibliothekarin, Frau Helga Engert, neu aufgestellt. Mein besonderer und herzlicher Dank gilt allen genannten Mitarbeitern für die geleistete Arbeit.

Sehr herzlich danke ich auch den Mitarbeitern des Verlags für die angenehme konstruktive Zusammenarbeit.

Mit dieser Überarbeitung hoffe ich, den Zielstellungen der topographischen Anatomie einen weiteren Schritt näher gekommen zu sein, nämlich den Studenten zu befähigen, seine anatomischen Grundkenntnisse im klinischen Studium zweckmäßig anzuwenden sowie Verständnis für funktionelle Abläufe, differentialdiagnostische Denkweisen und therapeutische, insbesondere operative Eingriffe zu wecken. An die Benutzer dieses Buchs richte ich die aufrichtige Bitte, durch Hinweise und Kritiken mitzuhelfen, die „Topographie" aktuell zu halten und weiter zu entwickeln.

Rostock-Warnemünde, im Mai 1984 Gert-Horst Schumacher

Inhalt

Kopf, Caput

Bein, Membrum inferius 368

Arm, Membrum superius 419

Kopf, Caput

Der Kopf nimmt gegenüber dem Rumpf morphologisch eine Sonderstellung ein, die durch das Gehirn, die Sinnesorgane und die Eingangspforten der Speise- und Luftwege bestimmt wird.

Die Abgrenzung des Kopfs gegen den Hals erfolgt durch eine Linie, die von der gut tastbaren *Protuberantia occipitalis externa* über den Warzenfortsatz, *Proc. mastoideus,* zum Kieferwinkel und am unteren Rand des Unterkiefers bis zum Kinn verläuft. In der Tiefe wird die Grenze durch die äußere Schädelbasis, *Basis cranii externa,* gebildet.

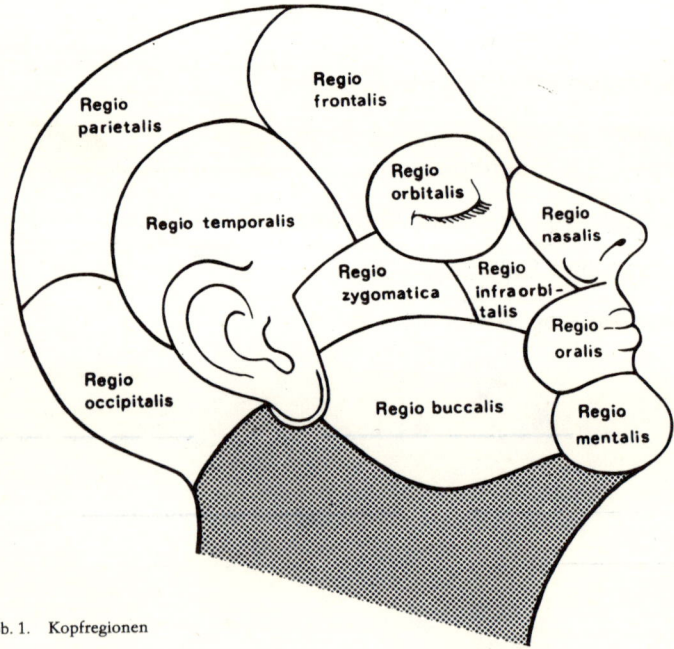

Abb. 1. Kopfregionen

Die Untergliederung des Kopfs in verschiedene Regionen ist aus Abbildung 1 ersichtlich.

Die **knöcherne Grundlage des Kopfs** ist der Schädel, *Cranium,* der sich aus dem Hirn- und Gesichtsschädel zusammensetzt. Das *Neurocranium* bildet ein Gehäuse für das Gehirn; es besteht aus dem Schädeldach, *Calvaria,* und der Schädelbasis. In der Schädelbasis sind das Gehör- und Gleichgewichtsorgan eingelagert. Das *Viscerocranium* liefert die knöcherne Grundlage des Gesichts. Es enthält die Augenhöhlen, die Nasenhöhle mit ihren Nebenhöhlen und die Mundhöhle.

Die **Grenze zwischen Hirn- und Gesichtsschädel** ist nicht in allen Bereichen genau festzulegen. In seitlicher Ansicht verläuft sie vom oberen Rand des Nasenbeins über der Augenhöhle zur äußeren Gehörgangsöffnung. Auf Grund ihrer engen räumlichen Beziehungen zum Hirnschädel können von den Höhlen ausgehende Entzündungen leicht auf die Hirnhäute und das Gehirn übergreifen.

Schädeldecken
(Abb. 2 bis 7)

Die Schädeldecken bestehen aus dem knöchernen Schädeldach und den Weichteilen. Zu den letztgenannten gehören Kopfschwarte, Periost und harte Hirnhaut.

Kopfschwarte
(Abb. 2, 3)

Die Kopfhaut ist relativ dick und mit der darunter gelegenen *Galea aponeurotica (Aponeurosis epicranialis)* zur Kopfschwarte (Skalp) verwachsen. Da die Verbindung sehr fest ist, können sich Blutergüsse und Entzündungen in der Kopfschwarte nur schwer in ihr ausbreiten. Dagegen sind Galea und Periost nur locker miteinander verbunden, so daß sich die Kopfschwarte auf ihrer Unterlage verschieben und beim Skalpieren von der Schädeldecke abziehen läßt.

Der zwischen Galea und Schädelperiost, *Pericranium,* gelegene Verschiebespalt dehnt sich hinten bis zur *Linea nuchae suprema,* seitlich bis zur *Linea temporalis superior* und vorn bis zum *Margo supraorbitalis* aus. Da die Galea an den genannten Knochenlinien fest mit dem Periost verbunden ist, können sich Blutungen (subgaleale Hämatome) nur begrenzt ausbreiten und die Kopfschwarte kappenartig abheben, z. B. bei der „Geburtsgeschwulst" der Neugeborenen (Caput succedaneum).

Die Galea aponeurotica ist als Zwischensehne des *M. epicranius (Aponeurosis epicranialis)* aufzufassen, der aus
– dem *M. occipitofrontalis* und *M. temporoparietalis* besteht.

Der *M. occipitofrontalis* spannt die Galea mit seinem *Venter frontalis* und *Venter occipitalis* in sagittaler und der *M. temporoparietalis* dieselbe in querer Richtung, so daß Kopfwunden mit durchtrennter Galea immer klaffende Wundränder zeigen.

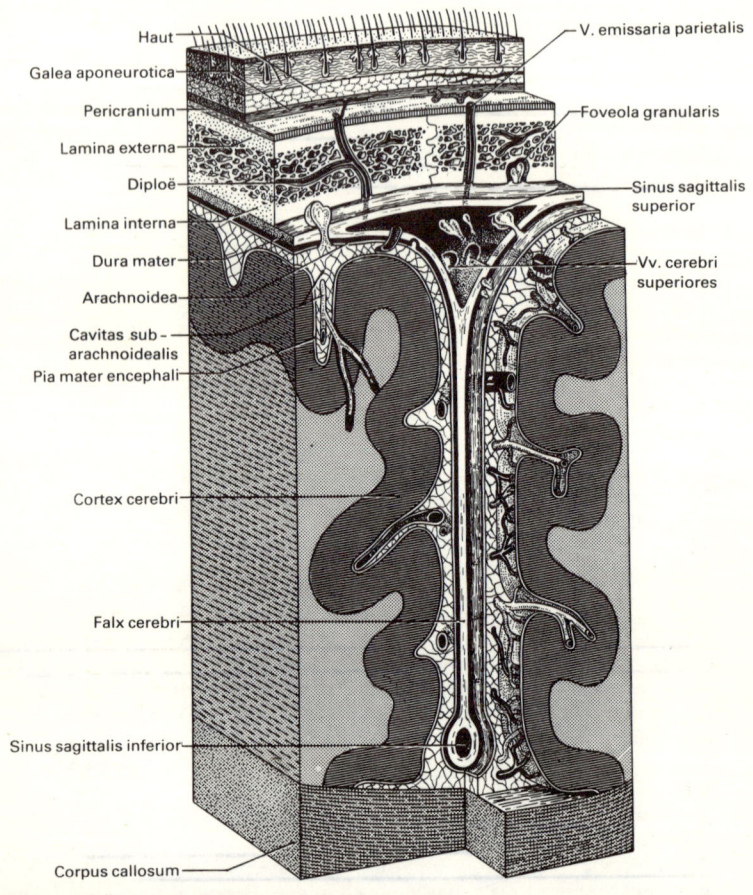

Abb. 2.   Schichten des Schädeldachs und Hirnhäute

Nerven und Gefäße ziehen auf 3 Wegen zur Kopfschwarte (Abb. 3).
1. Die frontale Leitungsbahn verläuft über dem oberen Orbitarand,
2. die temporale Leitungsbahn vor dem Ohr und
3. die okzipitale Leitungsbahn durch die Sehne des M. trapezius.

Nerven. Sensibel wird die Kopfschwarte von Ästen des *N. trigeminus* und *Plexus cervicalis* sowie vom *R. dorsalis* des 2. Zervikalnerven innerviert.

Zur Regio frontalis zieht
– der *N. supraorbitalis* des *N. frontalis* (vom 1. Trigeminusast) mit einem *R. medialis* und *R. lateralis.*

18

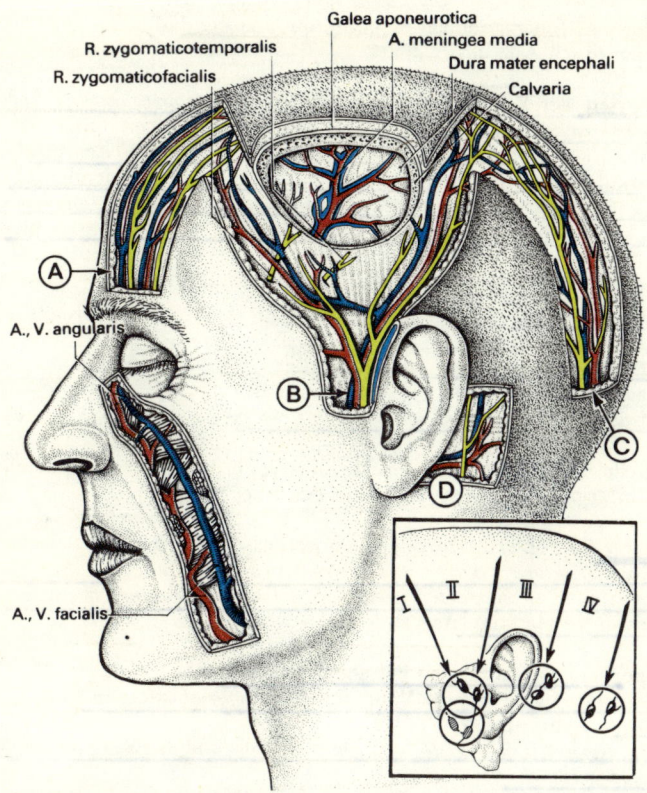

Abb. 3. Leitungsbahnen und Lymphabflüsse der Kopfschwarte. Durch die Trepanationsstelle des knöchernen Schädeldachs sieht man auf die harte Hirnhaut.

Lymphabflüsse unten rechts: Die Pfeile I und II kennzeichnen die Zuflüsse zu den Nll. parotidei superficiales und profundi, die Pfeile III und IV zu den Nll. mastoidei und Nll. occipitales.

A Frontale Leitungsbahn mit A., V., N. supraorbitalis (R. medialis und R. lateralis).
B Temporale Leitungsbahn mit N. auriculotemporalis, A. temporalis superficialis und Vv. temporales superficiales.
C Okzipitale Leitungsbahn mit N. occipitalis major und minor, A., V. occipitalis.
D N. auricularis magnus, A., V. auricularis posterior

Zur Regio temporalis laufen

– der *R. zygomaticotemporalis* und *R. zygomaticofacialis* des *N. zygomaticus* (beide vom 2. Trigeminusast) sowie
– der *N. auriculotemporalis* (vom 3. Trigeminusast).

Zur Regio occipitalis ziehen

– der *N. occipitalis minor* (aus dem Plexus cervicalis) und
– der *N. occipitalis major* (dorsaler Ast aus C_2).

Die motorische Innervation des M. occipitofrontalis und M. temporoparietalis erfolgt durch Äste des *N. facialis.*

Die Arterien der Kopfschwarte entstammen der *A. carotis externa* und *A. carotis interna.* Sie verzweigen sich scheitelwärts und stehen durch zahlreiche Anastomosen untereinander in Verbindung. Auf Grund der reichlichen Vaskularisation besitzt die Kopfschwarte gute Heilungstendenzen. Da die Arterien fest im Unterhautbindegewebe verankert sind, können sie sich bei Verletzungen nur schwer zusammenziehen und daher stark bluten.

Zur Regio frontalis zieht
– die *A. supraorbitalis* (aus der A. carotis int.),
zur Regio temporalis
– die *A. temporalis superficialis* (ein Endast der A. carotis ext.) und
zur Regio occipitalis
– die *A. occipitalis* und die *A. auricularis posterior* (beide Äste der A. carotis ext.).
Die digitale Kompression der A. occipitalis erfolgt zur Blutstillung durch Druck hinter dem Proc. mastoideus auf den Knochen.

Die Venen der Kopfschwarte bilden ein weitmaschiges Netz, aus dem das Blut in die *V. jugularis externa* und *V. jugularis interna* abfließt. Durch *Vv. emissariae* stehen sie mit den *Vv. diploicae* und den Blutleitern der harten Hirnhaut in Verbindung (Abb. 2, 5, 63).

Wichtige Venenanastomosen bestehen zwischen
– der *V. supraorbitalis* über die V. ophthalmica superior mit dem Sinus cavernosus (Abb. 76) und
– den *Vv. temporales superficiales* über die V. retromandibularis mit dem Plexus pterygoideus.
Auf diesen Wegen können Infektionen von der Kopfschwarte in die Schädelhöhle gelangen (Infektionspforten).

Die Lymphgefäße (Abb. 3, 115) sammeln sich in
– den *Nll. parotidei superficiales* und *profundi* vor dem Ohr,
– den *Nll. mastoidei* hinter dem Ohr im Ursprungsgebiet des M. sternocleidomastoideus und
– den *Nll. occipitales* auf dem Ursprung des M. trapezius.

Knöchernes Schädeldach
(Abb. 2, 4 bis 7)

Das Periost des Schädeldachs, *Pericranium,* ist relativ dick und an den Suturen fest mit der Unterlage verwachsen. Subperiostale Hämatome (Kephalhämatome der Neugeborenen) bleiben immer regional begrenzt. Die Blutgefäße erreichen das Pericranium von der Kopfschwarte her und durch das knöcherne Schädeldach.

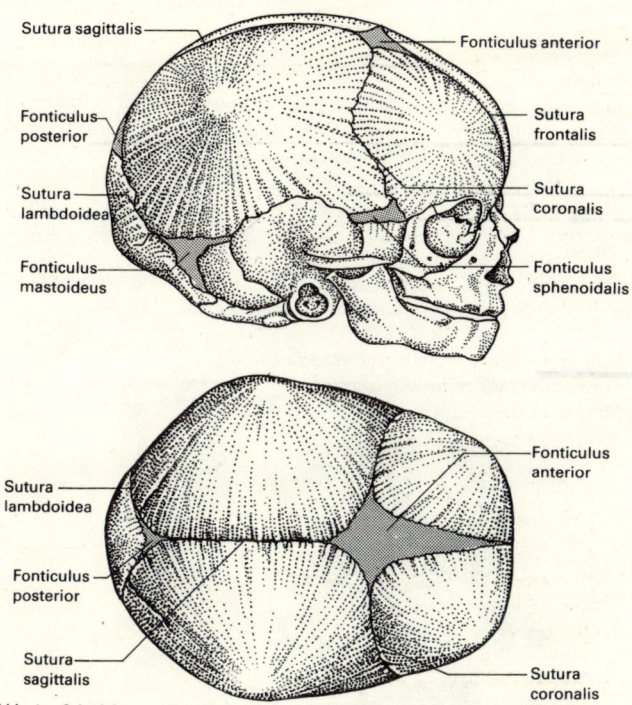

Abb. 4.   Schädel eines Neugeborenen mit Fontanellen von der Seite und von oben

Das Schädeldach, *Calvaria,* besteht aus mehreren Knochen, die durch Suturen miteinander verbunden sind.

– Die Pfeilnaht, *Sutura sagittalis,* (verknöchert zwischen 20. und 30. Lebensjahr) verläuft zwischen beiden Scheitelbeinen und gabelt sich am Hinterhauptbein in

– die Lambdanaht, *Sutura lambdoidea,* (verknöchert zwischen 40. und 50. Lebensjahr).

– Die Kranznaht, *Sutura coronalis,* (verknöchert zwischen 30. und 40. Lebensjahr) verläuft zwischen den Scheitelbeinen und dem Stirnbein quer über das Schädeldach.

– Eine Stirnnaht, *Sutura frontalis,* wird bei Erwachsenen seltener beobachtet, weil sie sich bereits im Kindesalter schließt.

Vorzeitige Nahtverknöcherungen führen zu Deformitäten des Schädels (Abb. 5). Seit 1965 haben sich in vielen Ländern Zentren der kraniofazialen Chirurgie etabliert, in denen solche Schädeldeformitäten korrigiert werden.

Bei Neugeborenen liegen an den Kreuzungsstellen der Suturen

– die Stirnfontanelle, *Fonticulus anterior,* (verknöchert bis Ende des 2. Lebensjahrs),

– die Hinterhauptfontanelle, *Fonticulus posterior,* (verknöchert bis Ende des 1. Lebensjahrs) und
– die 2 Seitenfontanellen, *Fonticulus sphenoidalis* und *Fonticulus mastoideus.*

Bei Hirndrucksteigerungen ist die Stirnfontanelle vorgewölbt. Durch Fontanellenpunktion gelingt der Nachweis subduraler Blutergüsse.

Die Calvaria besteht aus 3 Schichten (Abb. 2). Außen und innen liegen die *Lamina externa* und *Lamina interna* und in der Mitte die spongiöse *Diploë.* Wegen ihrer Brüchigkeit bei lokaler Gewalteinwirkung wird die Lamina interna auch Glastafel *(Lamina vitrea)* genannt (Abb. 7).

Die Diploë enthält Venen, die mit denen der Kopfschwarte und mit den Blutleitern der harten Hirnhaut kommunizieren.

Die Vv. diploicae bilden 4 Hauptstämme (Abb. 6).

– Die *V. diploica frontalis* mündet außen in die V. supraorbitalis und innen in den Sinus sagittalis superior,

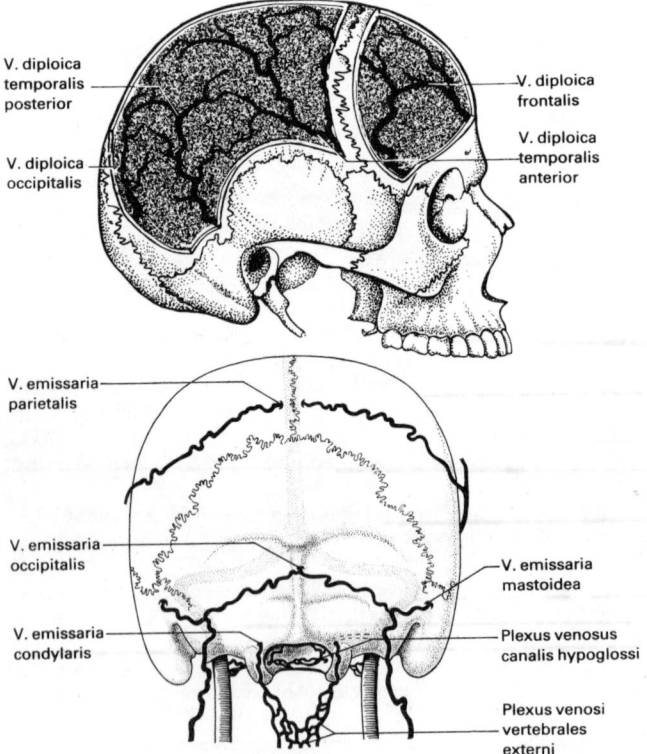

Abb. 5. Diploëvenen an einem Schädel mit aufgefrästem Knochen (oben) und Venenverbindungen am Hinterhaupt (unten)

22

– die *V. diploica temporalis anterior* außen in die V. temporalis profunda und innen in den Sinus sphenoparietalis,
– die *V. diploica temporalis posterior* außen in die V. auricularis posterior und innen in den Sinus transversus und
– die *V. diploica occipitalis* außen in die V. occipitalis und innen in den Sinus transversus.

Röntgenologisch können sich die Diploëvenen als strichförmige Aufhellungen abzeichnen und mit Bruchlinien verwechselt werden.

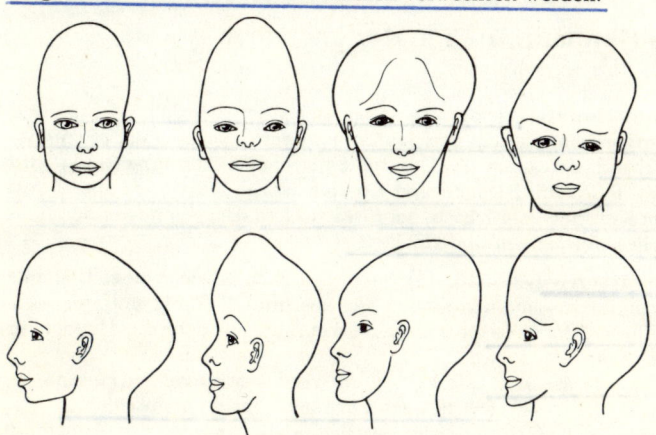

Scaphozephalus   **Oxyzephalus**   **Trigonozephalus**   **Plagiozephalus**

Abb. 6.   Schädeldeformitäten nach vorzeitiger Synostose von Suturen.

Scaphozephalus nach Fusion der Sutura sagittalis,
Oxyzephalus nach Synostose der Sutura coronalis,
Trigonozephalus nach Verknöcherung der Sutura frontalis,
Plagiozephalus, asymmetrische Nahtfusion (meist) der Sutura coronalis

Die Vv. emissariae sind Verbindungen zwischen den Venen der Kopfschwarte, den Vv. diploicae und den Blutleitern der harten Hirnhaut (Abb. 2) und gelten daher als venöse Infektionspforten (Abb. 63).
– Die *V. emissaria parietalis* anastomosiert außen mit den Vv. temporales superficiales und innen mit dem Sinus sagittalis superior,
– die *V. emissaria occipitalis* außen mit der V. occipitalis und innen mit dem Sinus transversus oder Confluens sinuum,
– die *V. emissaria mastoidea* außen mit der V. occipitalis oder V. auricularis posterior und innen mit dem Sinus sigmoideus und
– die *V. emissaria condylaris* außen mit den Plexus venosi vertebrales externi und innen mit dem Sinus sigmoideus.

Weitere Infektionspforten sind Venengeflechte in den Foramina der Schädelbasis. Sie verbinden den außen gelegenen Plexus pterygoideus und den Sinus cavernosus. Die hauptsächlichen Infektionspforten sind

23

- der *Plexus venosus foraminis ovalis,*
- der *Plexus venosus caroticus internus,*
- die *Vv. meningeae mediae,*
- die *Vv. tympanicae,*
- die *V. stylomastoidea.*
- Die Venengeflechte des Wirbelkanals und
- der *Plexus venosus canalis hypoglossi* kommunizieren mit dem Plexus basilaris, der auf dem Clivus liegt.

Harte Hirnhaut, Dura mater encephali
(Abb. 2, 7 bis 12, 46)

Die harte Hirnhaut kleidet die Innenfläche der Schädelhöhle aus und bildet zusammen mit dem Pericranium und der Calvaria einen osteofibrösen Verband, der durch die Durasepten strebepfeilerartig verstärkt wird (Abb. 7). Bei Neugeborenen und Kindern ist die Dura noch überall fest mit dem Knochen verwachsen, bei Erwachsenen dagegen nur an den Austrittsstellen der Nerven und Gefäße.

Die Durasepten (Abb. 10, 11) bilden Taschen sowie 3 unvollständige Trennwände zwischen den großen Hirnabschnitten. Diese sind
- das *Diaphragma sellae* über dem Türkensattel, in dem die Hypophyse liegt,
- das *Cavum trigeminale* (Meckel) an der vorderen Fläche der Felsenbeinpyramide (Abb. 46), welches das Trigeminusganglion einschließt,
- ein Spalt an der Hinterfläche der Felsenbeinpyramide zur Aufnahme des Saccus endolymphaticus (Abb. 58),
- das Kleinhirnzelt, *Tentorium cerebelli,*
- die Hirnsichel, *Falx cerebri,*
- die Kleinhirnsichel, *Falx cerebelli.*

Das Tentorium cerebelli überspannt die hintere Schädelgrube und trennt die Hinterhauptlappen des Großhirns vom Kleinhirn (Abb. 7). Es ist an den Rändern des Sulcus sinus transversi und an der oberen Kante des Felsenbeins befestigt. Vorn überspannt es die Impressio trigemini und läuft bis zum Proc. clinoideus posterior des Türkensattels und zum Proc. clinoideus anterior des kleinen Keilbeinflügels aus. Ein spitzbogenartiger Schlitz am vorderen Rand des Kleinhirnzelts, *Incisura tentorii,* dient dem Durchtritt des Hirnstamms. Bei starken Verformungen unter der Geburt kann das Kleinhirnzelt zerreißen (Tentoriumsriß). Durch die Öffnung der in ihm befindlichen Blutleiter entstehen lebensgefährliche Blutungen.

Die Falx cerebri (Abb. 10) liegt zwischen den beiden Großhirnhemisphären. Sie verspannt den Schädel in sagittaler Richtung und trennt die Schädelhöhle in eine rechte und linke Hälfte. Die Hirnsichel ist vorn an der Crista galli, oben am Schädeldach und hinten an der Protuberantia occipitalis interna befestigt. Über der Hinterhauptregion verschmilzt sie mit dem Kleinhirnzelt.

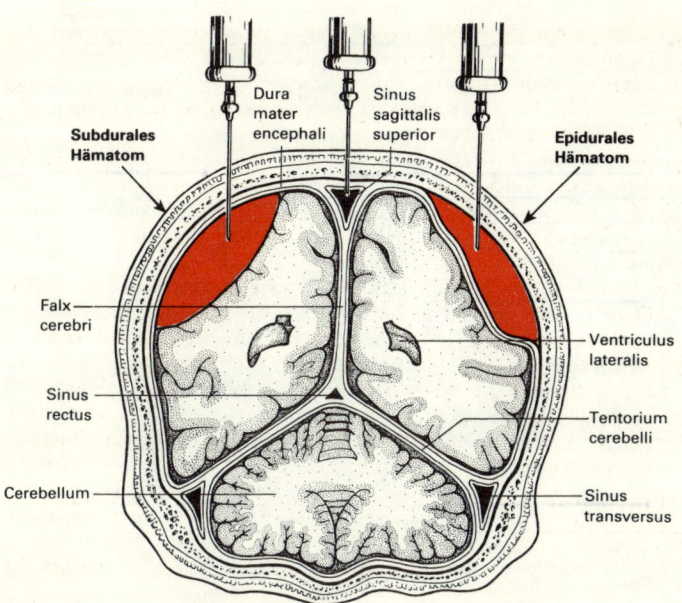

Subdurales Hämatom

Dura mater encephali

Sinus sagittalis superior

Epidurales Hämatom

Falx cerebri

Sinus rectus

Cerebellum

Ventriculus lateralis

Tentorium cerebelli

Sinus transversus

Abb. 7. Durasepten an einem Frontalschnitt durch das Hinterhaupt (oben) und Schädeldach unter mechanischer Belastung (unten)

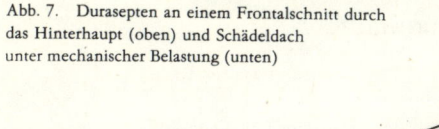

Die Falx cerebelli trennt die beiden Kleinhirnhemisphären voneinander. Sie ist die Fortsetzung der Hirnsichel unterhalb des Kleinhirnzelts und mit diesem sowie der Crista occipitalis interna verwachsen.

Die Nervenversorgung der harten Hirnhaut ist sehr reichhaltig, woraus sich auch ihre große Schmerzhaftigkeit erklärt (das Gehirn ist dagegen schmerzfrei). Die Dura wird

– sensibel von rückläufigen Zweigen des *N. trigeminus* (von allen 3 Ästen) und *N. vagus,*
– sympathisch aus dem *Plexus caroticus externus* und
– parasympathisch vom *N. petrosus major* (Intermediusanteil des N. facialis), *N. glossopharyngeus* und *N. vagus* innerviert.

Die Arterien verlaufen zwischen harter Hirnhaut und Schädelkalotte (Abb. 3, 8, 9). Auf der Innenfläche des Schädeldachs hinterlassen sie meist tiefe Impressionen, die im Röntgenbild mit Frakturlinien verwechselt werden können. Zerreißen die Duraarterien bei Schädelfrakturen, dann kann das austretende Blut die Dura vom Knochen abheben (epidurales Hämatom, Abb. 7), das Gehirn komprimieren und Hirndrucksymptome auslösen.

Die Dura wird von 3 Arterien versorgt (Abb. 9, 46). Keine von ihnen beteiligt sich an der Versorgung des Gehirns!

1. Die *A. meningea anterior* ist ein zarter Zweig der A. ethmoidalis anterior (Stromgebiet der A. carotis int.), der sich über der Lamina cribrosa ausbreitet.

2. Die *A. meningea media* ist die stärkste Duraarterie. Sie kommt aus der A. maxillaris (ein Endast der A. carotis ext.) und tritt durch das Foramen spinosum in die mittlere Schädelgrube ein. Hier teilt sie sich in einen *R. frontalis*, der mit der A. lacrimalis (aus der A. carotis int.) anastomosieren kann, und einen *R. parietalis*. Meist wird die A. meningea media von 2 Venen begleitet, die mit dem Plexus pterygoideus in Verbindung stehen. Beim Aufsuchen der Äste der A. meningea media für Unterbindungen orientiert man sich nach dem *Krönlein-Linienschema* (Abb. 8).

3. Die *A. meningea posterior* ist ein kleinerer Zweig der A. pharyngea ascendens (aus der A. carotis ext.), der meist durch das Foramen jugulare in den Schädel gelangt.

Weitere *Rr. meningei* für die Dura der hinteren Schädelgrube kommen aus der A. vertebralis.

Blutleiter der harten Hirnhaut, Sinus durae matris

(Abb. 10, 11)

Die Blutleiter nehmen das Blut der Hirnvenen auf. Außerdem stehen sie mit den Venen der Augenhöhle, des Labyrinths und den Vv. diploicae des knöchernen Schädeldachs in Verbindung. Ihre starren Wände verhindern Volumenschwankungen und Druckübertragungen auf das Gehirn. Der Abfluß des venösen Bluts erfolgt durch das in der hinteren Schädelgrube gelegene Foramen jugulare in die *V. jugularis interna* (Abb. 63).

1. **Der Sinus sagittalis superior** beginnt am Foramen caecum vor der Crista galli, wo er bei Neugeborenen noch mit den Nasenvenen in Verbindung steht. Er zieht dann am Ansatz der Hirnsichel nach hinten und mündet in Höhe der Protuberantia occipitalis interna in den Confluens sinuum. In seine seitlichen Ausbuchtungen, *Lacunae laterales*, die sich dorsal ständig verbreitern, münden die oberen Venen der Hirnrinde, *Vv. cerebri superiores*.

2. **Der Sinus sagittalis inferior** ist bedeutend enger als der obere. Er läuft am freien Rand der Hirnsichel nach hinten und mündet in den Sinus rectus. Auf seinem Weg nimmt er die Venen aus dem Gebiet des Balkens und der benachbarten Hirnteile auf.

3. **Der Sinus rectus** zieht vom Sinus sagittalis inferior in der Verwach-

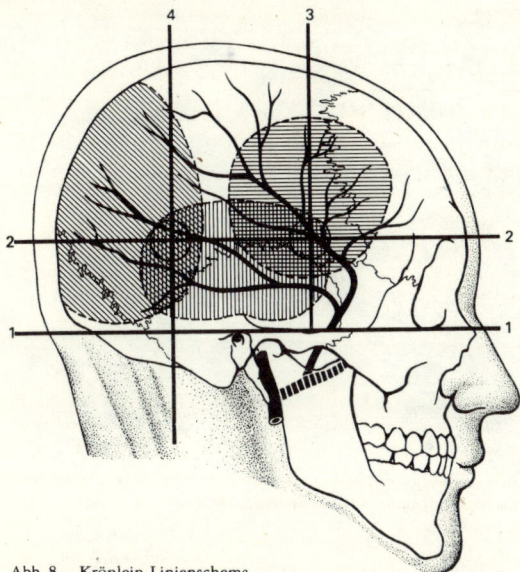

Abb. 8.   Krönlein-Linienschema.

1-1 Horizontale Linie vom unteren Orbitarand zum oberen Rand des äußeren Gehörgangs.
2-2 Linie durch den oberen Orbitarand parallel zur vorhergehenden.
3 Vertikale über der Mitte des Jochbogens.
4 Vertikale hinter dem Warzenfortsatz.
Am Schnittpunkt der Linien 2 und 3 liegt der vordere, an dem der Linien 2 und 4 der hintere Ast der A. meningea media. Die schraffierten Felder kennzeichnen die Lage der Hämatome

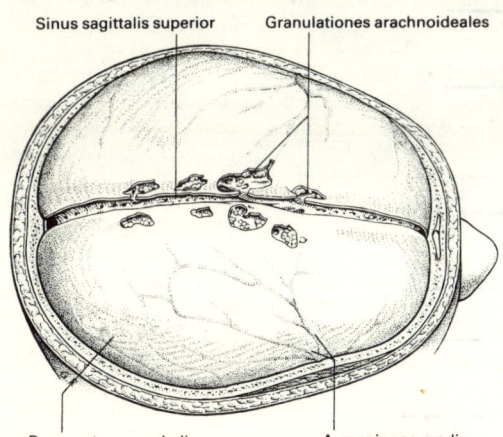

Abb. 9.   Harte Hirnhaut mit Meningealarterien und eröffnetem Sinus sagittalis superior

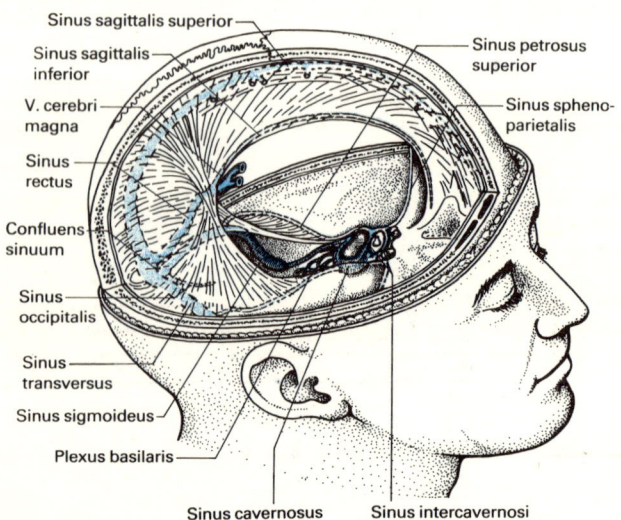

Sinus sagittalis superior
Sinus sagittalis inferior
V. cerebri magna
Sinus rectus
Confluens sinuum
Sinus occipitalis
Sinus transversus
Sinus sigmoideus
Plexus basilaris
Sinus cavernosus
Sinus intercavernosi
Sinus petrosus superior
Sinus sphenoparietalis

Abb. 10.   Blutleiter der harten Hirnhaut

sungslinie zwischen Kleinhirnzelt und Hirnsichel zum Confluens sinuum. In ihn mündet die *V. cerebri magna* (Galen), die das Blut der inneren Hirnvenen und der *Vv. basales* (Rosenthal) ableitet (Abb. 18).

4. **Der Confluens sinuum** liegt an der Protuberantia occipitalis interna. In ihm vereinigen sich Sinus sagittalis superior, Sinus rectus, Sinus occipitalis und Sinus transversus.

5. **Der Sinus transversus** folgt beiderseits dem Ansatz des Kleinhirnzelts am Hinterhauptbein bis zur oberen Kante der Felsenbeinpyramide. Auf der rechten Seite ist der Sinus etwas weiter als links.

6. **Der Sinus sigmoideus** setzt sich vom Sinus transversus an der Basis der Felsenbeinpyramide fort. Er verläuft S-bogenförmig zum Foramen jugulare, wo er in den Bulbus v. jugularis superior einmündet. Der rechte Sinus ist meist weiter als der linke, was durch den kürzeren Weg in die V. cava superior erklärt wird.

7. **Der Sinus occipitalis** beginnt mit einem Venengeflecht am Foramen magnum und zieht in der Wurzel der Kleinhirnsichel zum Confluens sinuum.

8. **Der Sinus petrosus superior** zieht auf der oberen Kante des Felsenbeins vom Sinus cavernosus zum Sinus sigmoideus.

9. **Der Sinus petrosus inferior** läuft an der hinteren Unterkante des Felsenbeins vom Sinus cavernosus zum Foramen jugulare. Er nimmt die Vv. labyrinthi auf.

10. **Der Sinus sphenoparietalis** gelangt am hinteren Rand des kleinen Keilbeinflügels zum Sinus cavernosus.

11. **Der Sinus cavernosus** umgibt den Türkensattel.

28

Sinus cavernosus
(Abb. 11)

Durch seine Struktur, seine topographischen Beziehungen zur Schädelbasis sowie durch seine zahlreichen venösen Kommunikationen nimmt der Sinus cavernosus eine gewisse Sonderstellung ein (häufig Sitz von Sinusthrombosen). Er liegt an der Schädelbasis zu beiden Seiten des Türkensattels und ist durch Bindegewebszüge in zahlreiche Kavernen untergliedert. Die *Sinus intercavernosi* verbinden beide Seiten miteinander vor und hinter der Sella turcica.

Zuflüsse zum Sinus cavernosus kommen vom Sinus sphenoparietalis, von den unteren Hirnvenen und der V. ophthalmica superior. Außerdem anastomosiert er mit allen extrakraniellen Venen der Schädelbasis sowie über den Plexus basilaris auf dem Clivus mit den Venengeflechten des Wirbelkanals. Der Abfluß aus dem Sinus cavernosus erfolgt durch die Sinus petrosus superior und inferior. Durch den Sinus cavernosus oder in seiner Wand verlaufen

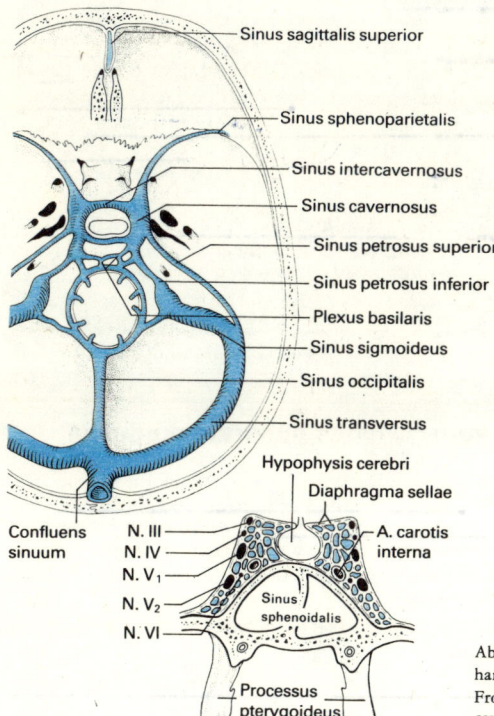

Sinus sagittalis superior

Sinus sphenoparietalis

Sinus intercavernosus

Sinus cavernosus

Sinus petrosus superior

Sinus petrosus inferior

Plexus basilaris

Sinus sigmoideus

Sinus occipitalis

Sinus transversus

Hypophysis cerebri

Diaphragma sellae

Confluens sinuum

N. III
N. IV
N. V₁
N. V₂
N. VI

A. carotis interna

Sinus sphenoidalis

Processus pterygoideus

Abb. 11. Basale Blutleiter der harten Hirnhaut (oben) und Frontalschnitt durch den Sinus cavernosus (unten)

29

- die *A. carotis interna,*
- die *Augenmuskelnerven* (N. III, IV, VI),
- der *N. ophthalmicus* (1. Trigeminusast) und
- der *N. maxillaris* (2. Trigeminusast).

Bei traumatischen Schädigungen der Karotiswand (nach Schädelbasisbrüchen) kann sich die gefürchtete *Carotis-Sinus-cavernosus-Fistel* ausbilden.

Weiche Hirnhaut
(Abb. 2, 12)

Die weiche Hirnhaut wird von 2 Blättern gebildet,
1. der *Arachnoidea encephali* und
2. der *Pia mater encephali.*
Während die Arachnoidea der Dura innen anliegt, bekleidet die Pia die Oberfläche des Gehirns bis in alle Vertiefungen. Dura und Arachnoidea sind durch einen kapillären Spalt getrennt, in dem es nach schweren Schädelverletzungen aus kleinen rupturierten Venen zu Blutansammlungen kommen kann (subdurales Hämatom, Abb. 7). Zwischen Arachnoidea und Pia liegt der Subarachnoidealraum (Abb. 12).

Die **Arachnoidea encephali** wird wegen ihrer Struktur auch Spinngewebshaut genannt. Auf der Konvexseite des Gehirns bildet sie die *Granulationes arachnoideales* (Pacchioni), die sich als knopfförmige Wucherungen in den Sinus sagittalis superior und Sinus transversus vorstülpen (Abb. 2, 8, 12). Im Knochen verursachen sie oft Vertiefungen, *Foveolae granulares,* die röntgenologisch als Aufhellungsherde in Erscheinung treten.

Die **Pia mater encephali** ist die gefäßführende Schicht der weichen Hirnhaut. Mit der Arachnoidea ist sie durch feine Bindegewebszüge verknüpft. Die Pia wird sensibel und parasympathisch von den Hirnnerven III, VII, IX, X sowie sympathisch aus dem Plexus caroticus internus versorgt. Zahlreiche Rezeptoren verschiedener Typen üben Kontroll- und Regulationsfunktionen für die feinere Durchblutung des Gehirns und die Liquorbildung aus.

Subarachnoidealraum, Cavitas subarachnoidealis
(Abb. 2, 12)

Der Subarachnoidealraum liegt zwischen Arachnoidea und Pia mater encephali. Er ist mit *Liquor cerebrospinalis* gefüllt und enthält Bindegewebsfasern, Hirnarterien und Hirnvenen. Nach Schädeltraumen kann es daher leicht zu Blutungen in den Subarachnoidealraum kommen. Durch Luftfüllung mit anschließender Röntgenaufnahme *(Pneumenzephalographie)* ist der Subarachnoidealraum für die Diagnostik von Hirntumoren, epi- und subduralen Hämatomen darstellbar.

Als **Zisternen** bezeichnet man Erweiterungen des Subarachnoidealraums, die sich über Vertiefungen der Hirnoberfläche befinden.

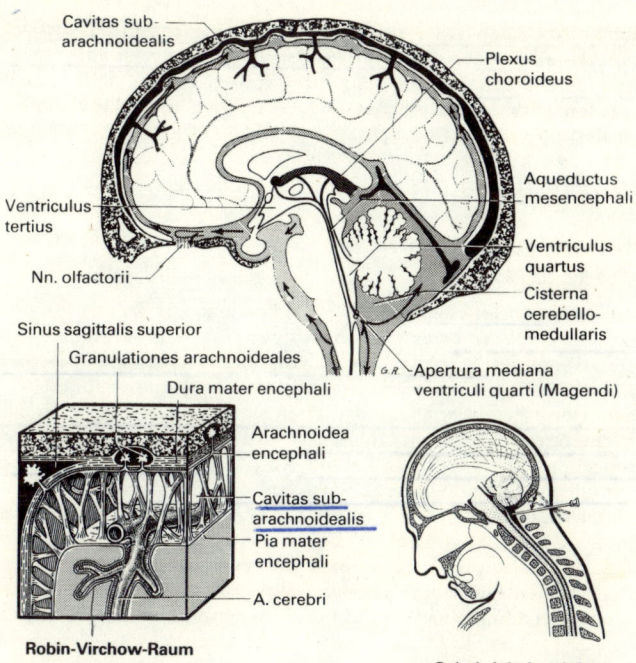

Cavitas sub-
arachnoidealis

Plexus
choroideus

Aqueductus
mesencephali

Ventriculus
tertius

Nn. olfactorii

Sinus sagittalis superior

Granulationes arachnoideales

Dura mater encephali

Arachnoidea
encephali

Cavitas sub-
arachnoidealis
Pia mater
encephali

A. cerebri

Robin-Virchow-Raum

Ventriculus
quartus

Cisterna
cerebello-
medullaris

Apertura mediana
ventriculi quarti (Magendi)

Subokzipitalpunktion

Abb. 12. Subarachnoidealraum mit Zisternen an einem medianen Sagittalschnitt (oben),
räumliche Darstellung des Subarachnoidealraums (Mitte). Die Pfeile in der oberen Figur
kennzeichnen den Liquorfluß

– Die *Cisterna cerebellomedullaris* ist der Liquorraum zwischen Kleinhirn
 und Medulla oblongata,
– die *Cisterna interpeduncularis* liegt zwischen den Hirnschenkeln und
 schließt den N. oculomotorius ein,
– die *Cisterna chiasmatis* umgibt die Sehnervenkreuzung, und
– die *Cisterna fossae lateralis cerebri* ist der Liquorraum über der Insel zwischen Schläfen-, Stirn- und Scheitellappen.

Der Liquor cerebrospinalis wird von den Plexus choroidei sowie von
Zellen der Ventrikelwand abgesondert und fließt durch 3 Öffnungen am
Dach des 4. Ventrikels,
– die unpaare *Apertura mediana ventriculi quarti* (Magendi) und
– die paarigen *Aperturae laterales ventriculi quarti* (Luschka),
in die Cisterna cerebellomedullaris, wo er durch die Subokzipitalpunktion
(Abb. 12) entnommen werden kann.
Der Subarachnoidealraum besitzt außerdem noch zahlreiche spaltförmige
Ausläufer in der Umgebung der Nerven sowie eine Verbindung mit der
Schneckenwasserleitung des Innenrohrs, *Ductus perilymphaticus,* (Abb. 57).

Bei Schädelbasisbrüchen kann es daher leicht zum Liquorfluß aus der Nase *(Rhinoliquorrhoe)* oder dem Ohr *(Otoliquorrhoe)* sowie zu aufsteigenden Infektionen kommen. Die Liquorresorption erfolgt teils durch Lymphscheiden entlang der Nerven und teils durch die Granulationes arachnoideales.

Gehirn, Encephalon

Hirnarterien, Aa. cerebri
(Abb. 13 bis 16, 32, 33)

Das Gehirn erhält 4 arterielle Zuflüsse; diese kommen aus der *A. vertebralis* und der *A. carotis interna* beider Seiten. An der Hirnbasis verbinden sich die Arterien durch die *A. communicans posterior* und *A. communicans anterior* zu einem Arterienring, *Circulus arteriosus cerebri* (Willis), miteinander.
Die Hirnarterien folgen der Pia und stülpen sie beim Eindringen in das Gehirn trichterartig ein. Ihr Anfangsstück wird noch von einer Liquorscheide umgeben (Virchow-Robin-Räume, Abb. 12), die gegen das Gehirn durch eine Gliamembran abgegrenzt ist (Blut-Hirn-Schranke). Die Hirnrinde und das Mark werden von kortikalen Arterien, der Hirnstamm und die Kerne des Großhirns von zentralen Arterien versorgt (Abb. 32).
Der Verlauf der Hirnarterien kann durch Kontrastmittelinjektion mit anschließender Röntgenaufnahme *(Karotisangiographie)* zur Diagnostik von Hirntumoren oder intrakraniellen Blutungen dargestellt werden.

Die A. vertebralis (aus der A. subclavia) zieht über den hinteren Atlasbogen *(Pars atlantis,* Abb. 218) durch die Membrana atlantooccipitalis posterior und durch das Foramen magnum in die Schädelhöhle *(Pars intracranialis).* Hier vereinigen sich die Arterien beider Seiten zur *A. basilaris* (Abb. 13). Diese verläuft zwischen Brücke und Clivus aufwärts und gabelt sich in die *A. cerebri posterior* (Endast der A. basilaris), die den Hinterhauptlappen sowie 2 Drittel des Schläfenlappens versorgt.
Aus der Pars intracranialis der A. vertebralis entspringen
1. der *R. meningeus anterior* und *R. meningeus posterior,* die vorn bzw. hinten am Foramen magnum zur Dura und zum Knochen ziehen,
2. die *A. spinalis anterior,* die sich mit der gegenüberliegenden zur unpaaren vorderen Rückenmarkarterie vereinigt und in der Fissura mediana anterior abwärts läuft,
3. die *A. cerebelli inferior posterior,* die den hinteren unteren Abschnitt der Kleinhirnunterfläche versorgt, und
4. die *A. spinalis posterior,* die hinten am Rückenmark absteigt.

Die A. basilaris entläßt
1. die *A. cerebelli inferior anterior* zum vorderen Abschnitt der Kleinhirnunterfläche,
2. die *A. labyrinthi,* die zusammen mit dem N. vestibulocochlearis durch den Porus acusticus internus zum Innenohr zieht,

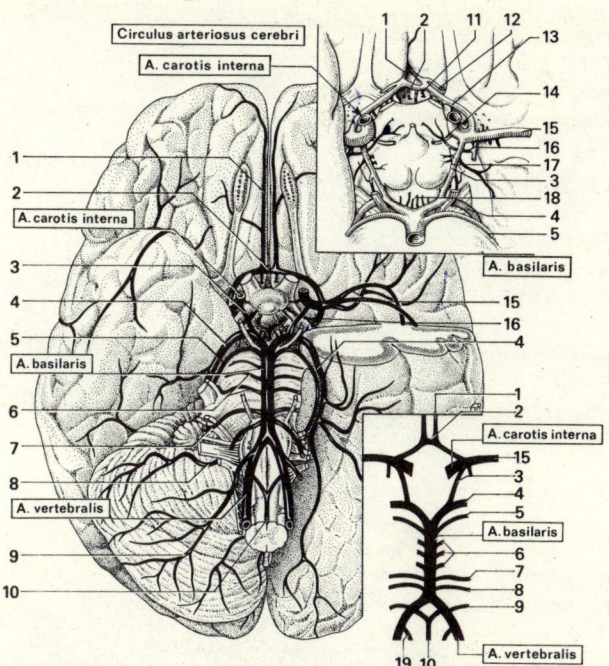

Abb. 13. Hirnarterien. Der vordere Pol des linken Temporallappens, ein Teil der Brücke und die linke Kleinhirnhälfte sind entfernt.

1 A. cerebri anterior
2 A. communicans anterior
3 A. communicans posterior
4 A. cerebri posterior
5 A. cerebelli superior
6 Aa. pontis
7 A. labyrinthi
8 A. cerebelli inf. ant.

9 A. cerebelli inf. post.
10 A. spinalis anterior
11 Aa. centrales anteromediales
12 A. centralis longa
13 Pars precommunicalis
14 A. hypophysialis superior
15 A. cerebri media

16 A. choroidea anterior
17 Rr. tuberis cinerei
18 Aa. centrales posteromediales
19 A. spinalis posterior

3. die *Aa. pontis* zur Brücke,
4. die *Aa. mesencephalicae* zum Mittelhirn und
5. die *A. cerebelli superior*, die um das Mittelhirn zur Kleinhirnoberfläche gelangt.

Die A. cerebri posterior gibt vor dem Eintritt der *A. communicans posterior (Pars precommunicalis)*
– die *Aa. centrales posteromediales* in die Substantia perforata posterior für den Thalamus, die Seitenwand des 3. Ventrikels und den Globus pallidus ab.

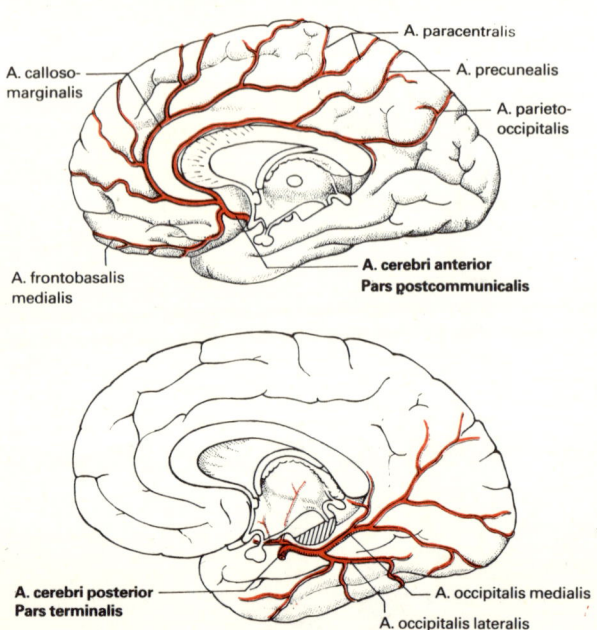

A. calloso-marginalis

A. paracentralis

A. precunealis

A. parieto-occipitalis

A. frontobasalis medialis

A. cerebri anterior
Pars postcommunicalis

A. cerebri posterior
Pars terminalis

A. occipitalis medialis

A. occipitalis lateralis

Abb. 14. Äste der A. cerebri anterior und der A. cerebri posterior von medial

Die *Pars postcommunicalis* der A. cerebri posterior zieht um die Pedunculi cerebri zur Unterfläche des Großhirns und entläßt
– die *Aa. centrales posterolaterales* zum hinteren Thalamus, Epithalamus, zur Epiphyse und Vierhügelplatte,
– die *Rr. thalamici* für den Thalamus,
– die *Rr. choroidei posteriores, mediales* und *laterales* zum Dach des 3. Ventrikels und zu den Plexus des Seitenventrikels sowie
– die *Rr. pedunculares* zum Mittelhirn.
Die *Pars terminalis* der A. cerebri posterior gabelt sich im Gebiet der hinteren Großhirnrinde in 2 große Äste (Abb. 14),
– die *A. occipitalis lateralis,* die sich am Schläfenlappen aufzweigt, und
– die *A. occipitalis medialis,* die sich an der Medialfläche des Scheitel- und Hinterhauptlappens ausbreitet.

Die A. carotis interna zieht im Canalis caroticus durch das Felsenbein *(Pars petrosa),* wo sie Äste zur Paukenhöhle und die A. canalis pterygoidei abgibt (Abb. 54, 55). Nach ihrem Eintritt in die mittlere Schädelgrube läuft sie an der Seite des Keilbeinkörpers in einer S-förmigen Schleife durch den Sinus cavernosus (*Pars cavernosa,* Abb. 11), wo sie Zweige zum Kleinhirnzelt, Trigeminusganglion und zum Sinus entläßt. Sie durchbricht das Dach des Sinus seitlich vom Canalis opticus und gelangt, nachdem sie

34

kleinere Zweige zur Hypophyse abgegeben hat, in den Subarachnoidealraum *(Pars cerebralis)*.

Aus der *Pars cerebralis* der A. carotis interna entspringen

1. die *A. hypophysialis superior* für den Hypophysenstiel und den unteren Hypothalamus (Abb. 13),
2. die *A. ophthalmica* für die Orbita (Abb. 75),
3. die *A. choroidea anterior,* die den Tractus opticus begleitet und dann zum Cornu temporale (inferius) des Seitenventrikels zieht,
4. die *A. cerebri anterior* (1. Endast der A. carotis int.), die über dem Balken an der Medialfläche der Großhirnhemisphären nach hinten läuft, (Abb. 14),
5. die *A. cerebri media* (2. Endast der A. carotis int.), die zwischen Stirn- und Schläfenlappen in die Fossa lateralis cerebri (Sylvius) gelangt (Abb. 15).

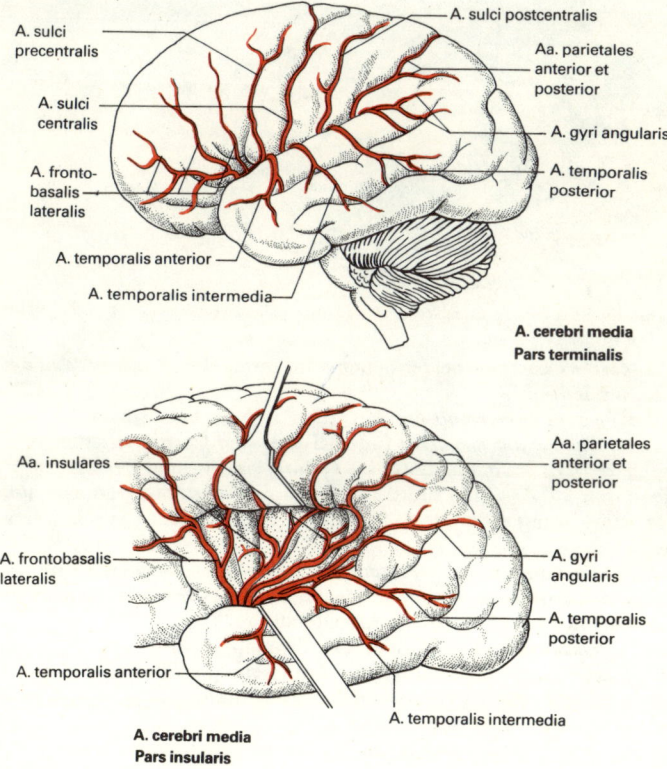

A. sulci precentralis

A. sulci postcentralis

Aa. parietales anterior et posterior

A. sulci centralis

A. gyri angularis

A. frontobasalis lateralis

A. temporalis posterior

A. temporalis anterior

A. temporalis intermedia

A. cerebri media Pars terminalis

Aa. insulares

Aa. parietales anterior et posterior

A. frontobasalis lateralis

A. gyri angularis

A. temporalis posterior

A. temporalis anterior

A. temporalis intermedia

A. cerebri media Pars insularis

Abb. 15. Äste der A. cerebri media. In der unteren Figur sind die Opercula auseinandergezogen

35

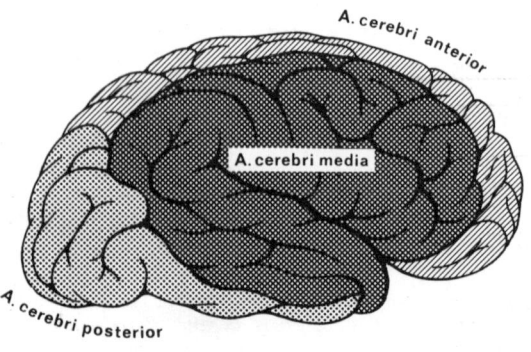

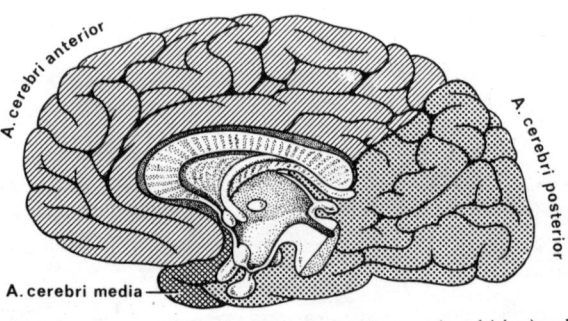

Abb. 16. Arterielle Versorgungsgebiete des Großhirns von lateral (oben) und von medial (unten) (nach Poirier 1892)

Die A. cerebri anterior beider Seiten wird durch die *A. communicans anterior* verbunden.

Aus der *Pars precommunicalis* der A. cerebri anterior entspringen

– die *Aa. centrales anteromediales* für Thalamus und Corpus striatum,
– die *A. centralis brevis,* die direkt ins Gehirn eintritt, und
– die *A. centralis longa,* die rückläufig durch die Substantia perforata anterior zum Corpus striatum und vorderen Schenkel der Capsula interna zieht.

Die *Pars postcommunicalis* der A. cerebri anterior gibt Arterien für die Unterfläche des Stirnlappens und die Medialfläche des Gehirns oberhalb des Balkens bis hin zum Sulcus parietooccipitalis ab.

– Die *A. frontobasalis medialis* zieht zum Stirnlappen,
– die *A. callosomarginalis* versorgt die Medialseite des Stirnlappens,
– die *A. paracentralis* das Gebiet des Sulcus centralis,
– die *A. precunealis* den Cuneus und
– die *A. parietooccipitalis* das Gebiet des Sulcus parietooccipitalis.

Die A. cerebri media entläßt kortikale Zweige für den größten Teil der

seitlichen Hirnoberfläche (Abb. 15, 16). Ihr 1. Abschnitt, der parallel zum kleinen Keilbeinflügel verläuft *(Pars sphenoidalis),* gibt
- die *Aa. centrales anterolaterales* in die Substantia perforata anterior zur Capsula interna und zu den benachbarten Kernen ab. Bei Blutungen in die Kapsel *(Apoplexie)* kommt es durch Kompression der Bahnen zur Halbseitenlähmung *(Hemiplegie).*

Die *Pars insularis* der A. cerebri media entläßt
- die *Aa. insulares* zur Insel,
- die *A. frontobasalis lateralis* zum Stirnlappen,
- die *A. temporalis anterior, intermedia* und *posterior* zum Schläfenlappen.

Die *Pars terminalis* der A. cerebri media breitet sich im hinteren Teil des Stirnlappens sowie auf der Seitenfläche des Scheitellappens aus. Aus ihr entspringen
- die *A. sulci centralis, A. sulci precentralis, A. sulci postcentralis, Aa. parietales anterior et posterior* und die *A. gyri angularis.*

Hirnvenen, Vv. cerebri
(Abb. 17, 18)

Die Hirnvenen gliedern sich in die *oberflächlichen* und *tiefen Hirnvenen* sowie in die *Mittelhirn-* und *Kleinhirnvenen.* Das Blut der Hirnvenen fließt in die Blutleiter der harten Hirnhaut.

Die oberflächlichen Hirnvenen, *Vv. cerebri superficiales,* (Abb. 17) sammeln das Blut aus der Hirnrinde. Sie verlaufen an der Außenfläche des Gehirns, größtenteils in der Cavitas subarachnoidealis.

1. Die *Vv. cerebri superiores* ziehen von der Konvexseite des Gehirns zum Sinus sagittalis superior,
2. die *Vv. cerebri inferiores* von der Unterfläche des Gehirns zum Sinus transversus, Sinus petrosus superior und Sinus cavernosus,
3. die *V. cerebri media superficialis* vom Seitenbereich der Großhirnhemisphären zum Sinus cavernosus. Sie anastomosiert durch
   - die *V. anastomotica superior* (Trolard) mit dem Sinus sagittalis superior und durch
   - die *V. anastomotica inferior* (Labbé) mit dem Sinus transversus.

Die tiefen Hirnvenen, *Vv. cerebri profundae,* (Abb. 18) sammeln das Blut aus den basalen Teilen des Gehirns.
1. Die *V. basalis* (Rosenthal) beginnt an der Substantia perforata anterior, kreuzt den Tractus opticus und zieht um die Hirnschenkel nach dorsal und mündet in die V. cerebri magna. Ihre Zuflüsse kommen hauptsächlich aus dem Versorgungsgebiet der A. cerebri anterior und A. cerebri media.
2. Die *V. cerebri magna* (Galen) ist nur ca. 1 cm lang. Sie zieht um das Splenium des Balkens und mündet in den Sinus rectus. In sie münden die *Vv. cerebri internae,* die beiderseits am Dach des 3. Ventrikels entlanglaufen. Letztere erhalten Zuflüsse von

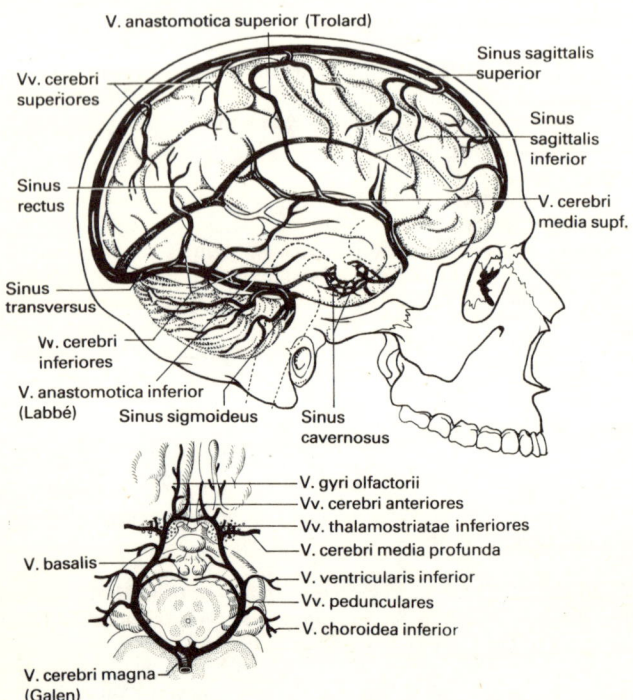

V. anastomotica superior (Trolard)

Sinus sagittalis superior

Vv. cerebri superiores

Sinus sagittalis inferior

Sinus rectus

V. cerebri media supf.

Sinus transversus

Vv. cerebri inferiores

V. anastomotica inferior (Labbé)

Sinus sigmoideus

Sinus cavernosus

V. gyri olfactorii
Vv. cerebri anteriores
Vv. thalamostriatae inferiores
V. cerebri media profunda
V. ventricularis inferior
Vv. pedunculares
V. choroidea inferior

V. basalis

V. cerebri magna (Galen)

Abb. 17. Oberflächliche Hirnvenen (oben) und Venen der Hirnbasis (unten)

- der *V. choroidea superior* aus dem Plexus choroideus des Seitenventrikels,
- der *V. thalamostriata superior,* die im Winkel zwischen Thalamus und Nucleus caudatus zu finden ist und Blut aus dem Stirnbein, Balkenknie, Septum pellucidum, Nucleus caudatus, Scheitel- und Hinterhauptlappen ableitet,
- den *Vv. directae laterales* aus der Wand des Seitenventrikels sowie von
- der *V. corporis callosi posterior* und *dorsalis* aus dem Gebiet des Balkens.

Die Mittelhirnvenen, *Vv. mesencephalicae,* leiten das Blut hauptsächlich in den Sinus cavernosus sowie in die Sinus sigmoidei. Zu ihnen gehören
- die *V. pontomesencephalica anterior,* die als Fortsetzung
- der *V. medullae oblongatae* bis in die Fossa interpeduncularis reicht,
- die *Vv. pontis,* die zahlreiche Äste auf der Brücke bilden, und
- die *V. recessus lateralis ventriculi quarti* aus dem 4. Ventrikel.

Die Kleinhirnvenen, *Vv. cerebelli,* (Abb. 19) führen das Blut aus der oberen Kleinhirnfläche in den Sinus rectus, Sinus transversus und Sinus pe-

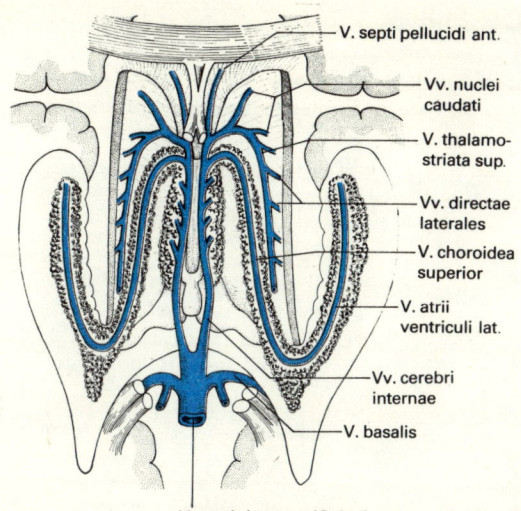

V. septi pellucidi ant.

Vv. nuclei caudati

V. thalamo-striata sup.

Vv. directae laterales

V. choroidea superior

V. atrii ventriculi lat.

Vv. cerebri internae

V. basalis

V. cerebri magna (Galen)

Abb. 18.   Tiefe Hirnvenen von oben

trosus superior. Von der Kleinhirnunterfläche wird das Blut in den Sinus occipitalis, Sinus sigmoideus und Sinus petrosus inferior geleitet. Der Abfluß erfolgt durch

– die *V. vermis superior* und *inferior* vom Wurm,
– die *Vv. hemispherii superiores* und *inferiores* von den Kleinhirnhemisphären,
– die *V. precentralis* vom Lobus centralis und
– die *V. petrosa* aus dem Gebiet des Flocculus.

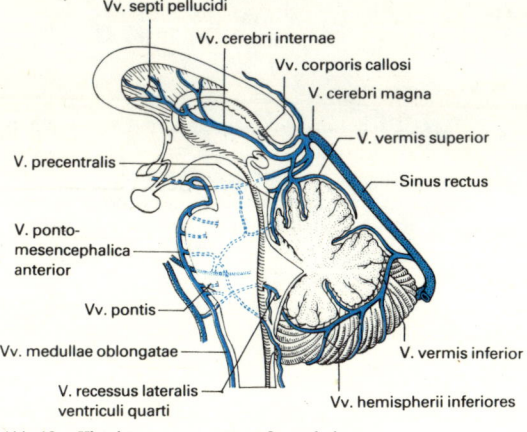

Vv. septi pellucidi

Vv. cerebri internae

Vv. corporis callosi

V. cerebri magna

V. vermis superior

V. precentralis

Sinus rectus

V. ponto-mesencephalica anterior

Vv. pontis

V. vermis inferior

Vv. medullae oblongatae

V. recessus lateralis ventriculi quarti

Vv. hemispherii inferiores

Abb. 19.   Kleinhirnvenen an einem Sagittalschnitt

39

Gliederung des Gehirns
(Abb. 20)

Das Gehirn ist der in der Schädelhöhle gelegene Teil des Zentralnervensystems. Seine Teile entwickeln sich am Kopfende des Neuralrohrs aus den Hirnbläschen.

Primäre Hirnbläschen	Sekundäre Hirnbläschen
Prosencephalon Vorderhirn	{ *Telencephalon* { *Diencephalon*
Rhombencephalon Rautenhirn	{ *Mesencephalon* { *Metencephalon* { *Myelencephalon*

Aus den sekundären Hirnbläschen gehen folgende Hirnteile hervor:

Telencephalon Endhirn	{ *Cerebrum* (Großhirn) mit { *Corpus callosum, Fornix,* { *Corpus striatum,* { 2 Seitenventrikel
Diencephalon Zwischenhirn	{ Gebiet des *Thalamus* mit { *Hypo-, Meta-, Epithalamus,* { 3. Ventrikel
Mesencephalon Mittelhirn	{ *Pedunculi cerebri* (Hirnstiele) { *Tectum mesencephali* mit { *Lamina tecti (quadrigemina),* { *Aqueductus mesencephali*
Metencephalon Hinterhirn (oberer Abschnitt des Rautenhirns)	{ *Pons* (Brücke), { *Cerebellum* (Kleinhirn), { oberer Teil des 4. Ventrikels
Myelencephalon Nachhirn (unterer Abschnitt des Rautenhirns)	{ *Medulla oblongata* mit { *Pyramiden, Oliven,* { unterer Teil des 4. Ventrikels

Durch unterschiedlich starkes Wachstum der sekundären Hirnbläschen kommt es zu Verlagerungen der Hirnteile, so daß die ursprüngliche, hintereinander angeordnete Gliederung nicht mehr den endgültigen topographischen Verhältnissen entspricht. Die stärkste Entfaltung erfährt beim Menschen das Telencephalon. Es überwächst das Zwischen- und Mittelhirn. Entfernt man den Hirnmantel und das Kleinhirn, dann bleibt der Hirnstamm, *Truncus encephalicus,* übrig. Dieser besteht aus den Stammganglien des End- und Zwischenhirns, dem Mittelhirn, der Brücke und der Medulla oblongata (Abb. 34).

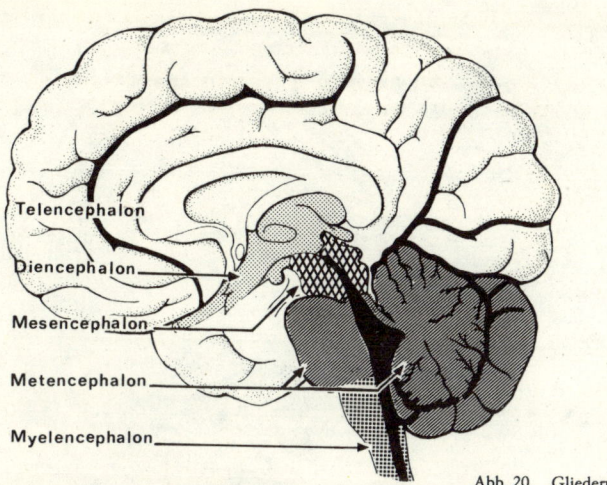

Abb. 20. Gliederung des Gehirns

Telencephalon

Diencephalon

Mesencephalon

Metencephalon

Myelencephalon

Großhirnhemisphären

Hirnlappen, Lobi cerebri
(Abb. 21)

Das Großhirn wird durch eine Längsspalte, *Fissura longitudinalis cerebri,* in 2 Hemisphären gegliedert. Der Hirnmantel, *Cortex cerebri (Pallium),* stellt das Integrationsorgan aller sensorischen und motorischen Leistungen auf einer mnestisch assoziativen Ebene dar. Er wird in Hirnlappen unterteilt, deren Bezeichnungen den topographischen Regionen des Kopfs entsprechen.

Die Seitenfläche einer Hemisphäre wird von einer tiefen Furche, *Sulcus lateralis* (Sylvius), geschnitten. Über ihr liegen Stirn- und Scheitellappen, hinter ihr der Hinterhauptlappen, unter ihr der Schläfenlappen und in ihrer Tiefe die Insel. Der *Sulcus centralis* (Rolando) trennt Stirn- und Scheitellappen voneinander.

Der Stirnlappen, *Lobus frontalis,* liegt in der vorderen Schädelgrube auf dem Dach der Orbita und Nasenhöhle,

der Scheitellappen, *Lobus parietalis,* hinter dem Stirnlappen. Vom Hinterhauptlappen ist er durch den *Sulcus parietooccipitalis* und vom Schläfenlappen durch den *Ramus posterior* des *Sulcus lateralis* bzw. dessen horizontaler Verlängerung abgegrenzt.

Der Hinterhauptlappen, *Lobus occipitalis,* liegt im hinteren Teil des Schädels auf dem Kleinhirnzelt (Abb. 7). Unter dem *Tentorium cerebelli* findet man das Kleinhirn, *Cerebellum,* in der hinteren Schädelgrube.

Der Schläfenlappen, *Lobus temporalis,* füllt die mittlere Schädelgrube zu beiden Seiten der Sella turcica aus.

41

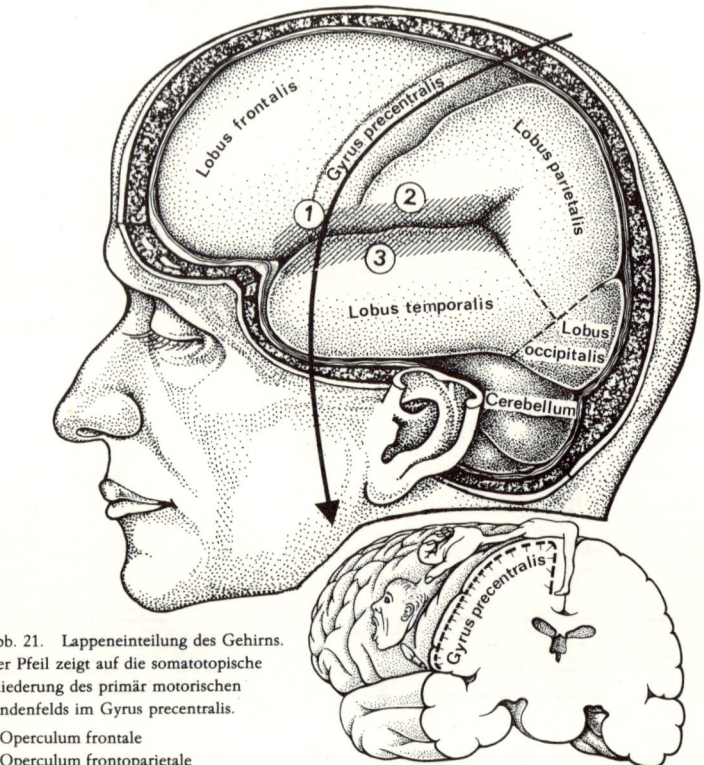

Abb. 21. Lappeneinteilung des Gehirns. Der Pfeil zeigt auf die somatotopische Gliederung des primär motorischen Rindenfelds im Gyrus precentralis.

1 Operculum frontale
2 Operculum frontoparietale
3 Operculum temporale

Die Insel, *Lobus insularis* (Reil), liegt in der Tiefe der *Fossa lateralis cerebri* (Sylvius). Sie wird von benachbarten Rindenteilen bedeckt,

– vorn vom *Operculum frontale,*
– oben vom *Operculum frontoparietale* und
– unten vom *Operculum temporale.*

Der vor dem Sulcus centralis gelegene *Gyrus precentralis* ist das primär motorische Rindenfeld, in dem sich die meisten Ursprünge der Pyramidenbahn befinden (Abb. 39). Es zeigt ebenso wie das sensorische Projektionsfeld im *Gyrus postcentralis* eine somatotopische Gliederung. Alle Körperteile werden in der Hirnrinde flächenmäßig proportional ihrer funktionellen Bedeutung kontralateral abgebildet. Das Gesicht ist in basisnahen Rindenbezirken, das Bein im Bereich der Mantelkante und der Arm dazwischen repräsentiert (Abb. 21).

Raumfordernde Prozesse oder Traumen in diesem Gebiet können spastische Lähmungen der Gegenseite oder lokalisierte Krämpfe *(Jackson-Epilep-*

sie) auslösen. Diese beschränken sich je nach Lokalisation des Herds auf einzelne Muskelgruppen oder eine Körperseite.

Obere und seitliche Fläche der Hemisphären
(Abb. 22)

Eine wichtige Orientierungsmarke auf der oberen und seitlichen Hemisphärenfläche, *Facies superolateralis,* ist der *Sulcus centralis* (Rolando). Er kennzeichnet die Grenze zwischen Stirn- und Scheitellappen.

Der Stirnlappen beginnt hinten mit
– dem *Gyrus precentralis,* der die primären motorischen Rindenfelder enthält (Abb. 21).
– Der *Sulcus frontalis superior* und *Sulcus frontalis inferior* gliedern den Stirnlappen in 3 übereinandergelegene Windungen,
– den *Gyrus frontalis superior, medius* und *inferior.*
– Zwischen *Ramus anterior* und *Ramus ascendens* des *Sulcus lateralis* liegt das *Operculum frontale,* wo sich der Sitz des motorischen Sprachzentrums (Broca) befindet. Bei Rechtshändern liegt es links und bei Linkshändern rechts. Eine Schädigung dieses Zentrums führt zur Wortstummheit (motorische Aphasie). Trotz Unversehrtheit der peripheren motorischen Funktionen und des erhaltenen Sprachverständnisses kann der Betroffene nicht sprechen.

Der Scheitellappen beginnt hinter dem Sulcus centralis mit
– dem *Gyrus postcentralis.* Dieser enthält die primären sensiblen Rindenfelder, in denen die afferenten Bahnen der kontralateralen Seite enden.

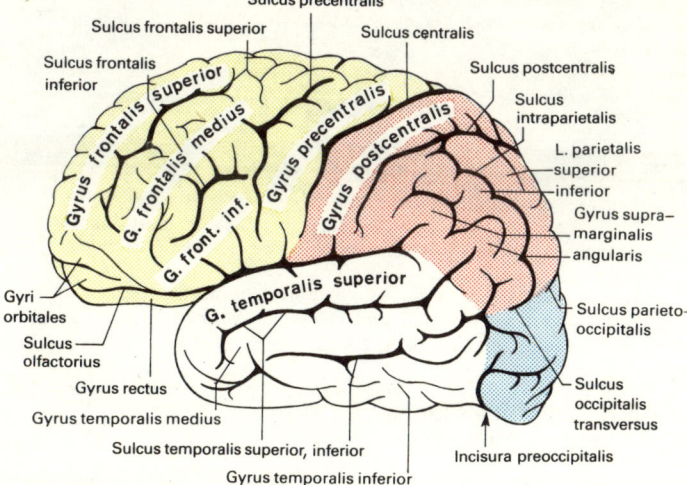

Abb. 22. Facies superolateralis der linken Hemisphäre

Herdsymptome äußern sich hier als Empfindungsstörungen (Hypästhesie, Anästhesie) in der gegenüberliegenden Körperseite und bei gestörter Tiefensensibilität in Bewegungsunsicherheiten (Ataxien).

- Der *Sulcus intraparietalis* gliedert den Scheitellappen in
- den *Lobulus parietalis superior* und *Lobulus parietalis inferior.* Letzterer wird durch
- den *Ramus posterior* des *Sulcus lateralis* in
- den *Gyrus supramarginalis* und *Gyrus angularis* untergliedert.

Der Hinterhauptlappen endet dorsal mit dem *Polus occipitalis* und zeigt auf seiner konvexen Seite den *Sulcus occipitalis transversus.*

Der Schläfenlappen wird auf der Seitenfläche durch
- den *Sulcus temporalis superior* und *inferior* in 3 übereinandergelegene Windungen,
- den *Gyrus temporalis superior, medius* und *inferior* gegliedert.

Im Gyrus temporalis superior liegen 2 wichtige Zentren. In der dominanten Hemisphäre befindet sich das sensorische Sprachzentrum (Wernicke), bei dessen Ausfall eine rezeptive Störung des Sprachverständnisses trotz erhaltenen Hörvermögens auftritt (Worttaubheit oder sensorische Aphasie). In den Querwindungen (Heschl) seines mittleren Abschnitts befindet sich das Hörzentrum.

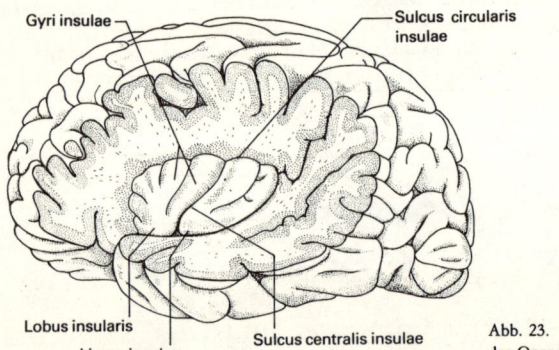

Gyri insulae — Sulcus circularis insulae

Lobus insularis
Limen insulae
Sulcus centralis insulae

Abb. 23. Insel nach Entfernen der Opercula

Die Insel, *Lobus insularis,* wird sichtbar, wenn man die Opercula entfernt. Sie trägt Windungen, *Gyri insulae,* und Furchen, *Sulcus centralis insulae* und *Sulcus circularis insulae;* ihr Endstück, *Limen insulae,* wird von der A. cerebri media bedeckt.

Mediale und untere Fläche der Hemisphären
(Abb. 24 bis 26)

Die mediale und untere Oberfläche der Großhirnhälfte, *Facies medialis et inferior hemispherii,* zeigt in der Mitte den

Balken, *Corpus callosum,* der beide Hemisphären miteinander verbindet. Sein vorderes Ende, *Rostrum corporis callosi,* setzt sich von der *Lamina terminalis* fort und geht vorn in das Balkenknie, *Genu corporis callosi,* über, das sich dorsal in den *Truncus corporis callosi* fortsetzt und hinten mit dem verdickten *Splenium* endet. Unter dem Balken liegt

der Fornix, ein bogenförmiges Faserbündel, das die *Corpora mamillaria* mit dem Hippocampus verbindet. Zwischen Balken und Fornix spannt sich

– das Septum pellucidum aus; diese zweiblättrige Platte trennt die Vorderhörner der Seitenventrikel voneinander.
Unterhalb des Fornix liegt der 3. Ventrikel, *Ventriculus tertius,* (Abb. 29), der durch den *Aqueductus mesencephali* mit dem 4. Ventrikel, *Ventriculus quartus,* verbunden ist. Über dem 4. Ventrikel erhebt sich das Kleinhirn.

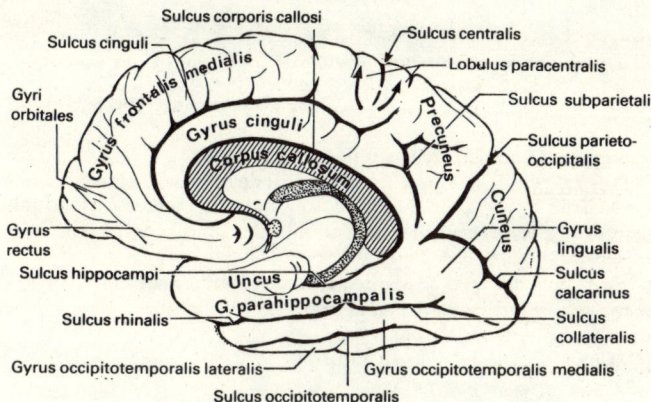

Abb. 24.   Rechte Großhirnhemisphäre von medial

Die Gyri und Sulci durchlaufen z. T. mehrere Lappen.
– Der *Sulcus corporis callosi* liegt zwischen Balken und Gyrus cinguli.
– Der *Gyrus cinguli* zieht parallel zum Balken vom Stirnlappen zum Schläfenlappen, wo er
– im *Gyrus parahippocampalis* endet.
– Der *Sulcus cinguli* begrenzt den Gyrus cinguli vorn und oben gegen
– den *Gyrus frontalis medialis* des Stirnlappens.
– Der *Sulcus subparietalis* grenzt den Gyrus cinguli oben und hinten ab.
– Der *Lobulus paracentralis* verbindet Gyrus pre- und postcentralis miteinander. Dahinter liegt
– der *Precuneus,* der bis zum Okzipitallappen reicht.
– Der *Sulcus parietooccipitalis* trennt Hinterhaupt- und Scheitellappen.
– Der *Cuneus* ist das dreieckige Feld zwischen Sulcus parietooccipitalis und
– dem *Sulcus calcarinus,* dem Rindenteil der primären Sehwahrnehmung.

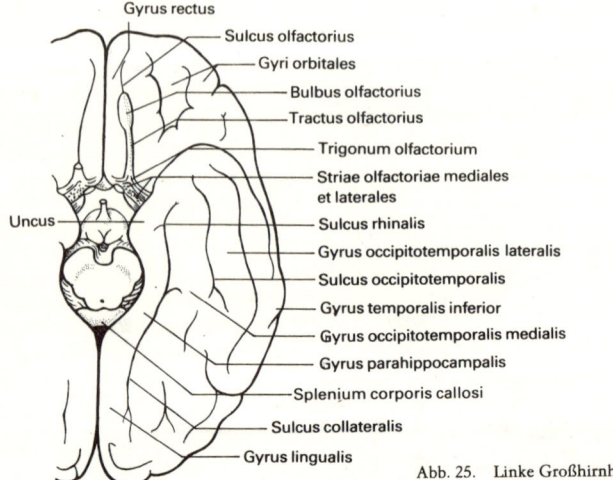

Gyrus rectus

— Sulcus olfactorius
— Gyri orbitales
— Bulbus olfactorius
— Tractus olfactorius
— Trigonum olfactorium
— Striae olfactoriae mediales et laterales
— Sulcus rhinalis
— Gyrus occipitotemporalis lateralis
— Sulcus occipitotemporalis
— Gyrus temporalis inferior
— Gyrus occipitotemporalis medialis
— Gyrus parahippocampalis
— Splenium corporis callosi
— Sulcus collateralis

Uncus —

— Gyrus lingualis

Abb. 25.   Linke Großhirnhälfte von basal

Der Stirnlappen (Abb. 25) trägt auf der basalen Fläche
– die *Gyri orbitales* und *Sulci orbitales,* die am Boden der vorderen Schädelgrube deutliche Impressionen hinterlassen. Bei sehr starker Ausbildung
rufen sie in der Röntgenaufnahme das Bild des „Wolkenschädels" hervor.
– Der *Gyrus rectus* liegt medial, seitlich daneben findet man
– den *Sulcus olfactorius* mit dem *Bulbus* und *Tractus olfactorius.*
Der Tractus verbreitert sich hinten
– zum *Trigonum olfactorium,* dem sich dorsal
– die *Substantia perforata anterior* anschließt.

Der Schläfenlappen (Abb. 25) gliedert sich von lateral nach medial in
– den *Gyrus occipitotemporalis lateralis,* der am unteren Rand des Schläfenlappens in den Gyrus temporalis superior übergeht, und
– den *Gyrus occipitotemporalis medialis.* Beide Gyri werden durch
– den *Sulcus occipitotemporalis* voneinander getrennt.
– Der *Sulcus collateralis* reicht bis in den Hinterhauptlappen. Er grenzt
hinten
– den *Gyrus lingualis* und vorn
– den *Gyrus parahippocampalis* ab, der vorn in den Uncus ausläuft.
– Der *Sulcus hippocampi* ist eine zwischen
– dem *Gyrus parahippocampalis* und *Gyrus dentatus* gelegene Furche.
In der Hippokampusformation liegen das Geruchs- und Geschmackszen-
trum sowie Zentren für emotionale Erregungen. Der Hippocampus gehört
zum limbischen System, das (als Grenzsystem) zwischen Neo- und Palaeo-
cortex liegt. Es enthält Bahnsysteme, welche in 2 Aktionskreisen Erregungen über den Fornix zum Hypothalamus, Thalamus und in die zinguläre

Rinde leiten. Das limbische System dient der Rückkopplung, Verstärkung und dem Transfer von differenzierten Erregungsmustern.

Kopfnerven, Nn. craniales
(Abb. 26, 46)

Ein Teil der Hirnnerven sind Kiemenbogennerven (N. trigeminus, N. facialis, N. glossopharyngeus, N. vagus und N. accessorius). Daraus erklärt sich ihr ausgedehntes Innervationsgebiet, das vom Kopf bis zu den Brust- und Baucheingeweiden reicht.
Topographisch unterscheiden sich die Hirnnerven von den Spinalnerven dadurch, daß sie vom Gehirn entspringen und durch die Schädelbasis treten. Sie ziehen durch die Cavitas subarachnoidealis, durchsetzen die Dura und treten durch die Öffnungen der Schädelbasis. Die hinteren Nerven legen kürzere Wege zurück als die vorderen.

I Die Nn. olfactorii (etwa 20 Bündel) treten aus der Nasenhöhle durch die Lamina cribrosa des Siebbeins zum Bulbus olfactorius (Abb. 80, 81).

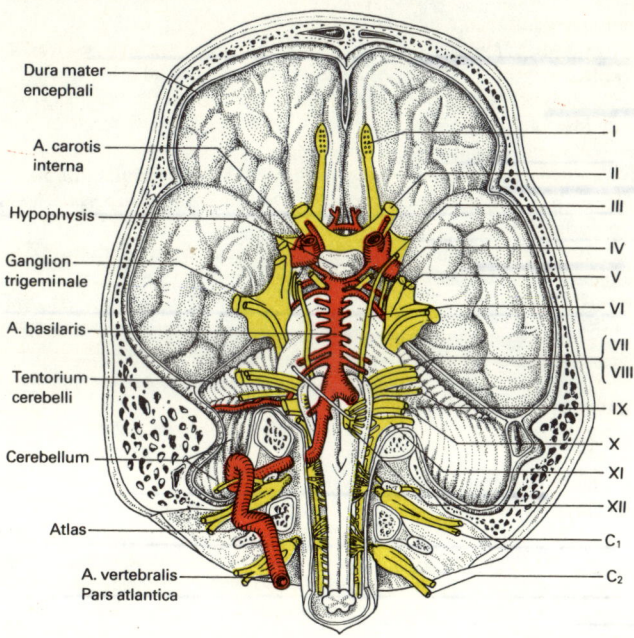

Abb. 26. Hirnbasis in situ mit den Abgängen der Hirnnerven I bis XII und der beiden ersten Zervikalnerven C₁, C₂

II Der **N. opticus** zieht vom Augenbulbus durch den Canalis opticus des kleinen Keilbeinflügels zur Sehnervenkreuzung.

III Der **N. oculomotorius** verläßt das Gehirn in der Fossa interpeduncula- laris und tritt durch die Fissura orbitalis superior in die Orbita.

IV Der **N. trochlearis** entspringt als einziger Hirnnerv von der Dorsal- seite des Gehirns unterhalb der Lamina tecti. Er zieht um die Pedunculi ce- rebri zur Hirnbasis und gelangt wie der obige in die Orbita.

V Der **N. trigeminus** hat seinen Abgang am Seitenrand der Brücke. Der *N. ophthalmicus* (N. V$_1$) zieht durch die Fissura orbitalis superior in die Or- bita, der *N. maxillaris* (N. V$_2$) durch das Foramen rotundum in die Flügel- gaumengrube und der *N. mandibularis* (N. V$_3$) durch das Foramen ovale des großen Keilbeinflügels zur Unterschläfengrube.

VI Der **N. abducens** entspringt am Hinterrand der Brücke und tritt durch die Fissura orbitalis superior in die Augenhöhle.

VII Der **N. facialis** und der *N. intermedius* verlaufen im Canalis facialis des Felsenbeins (Abb. 53, 54) und ziehen mit

VIII dem **N. vestibulocochlearis** durch den Meatus acusticus internus. Am Gehirn findet man sie im Kleinhirnbrückenwinkel. Daraus resultiert, daß es bei Tumoren (meist *Akustikusneurinome*) zu Druckschädigungen (mit Innenohrschwerhörigkeit, Gleichgewichtsstörungen oder Fazialispa- resen) kommen kann.

IX Der **N. glossopharyngeus**, der durch das Foramen jugulare den Schä- del verläßt, tritt hinter der Olive dicht unter dem N. facialis hervor.

X Der **N. vagus** entspringt mit zahlreichen Wurzelfäden im Sulcus dorso- lateralis der Medulla oblongata zwischen Olive und Hinterstrang; er tritt durch das Foramen jugulare.

XI Der **N. accessorius** steigt mit langer Wurzel an der Medulla oblongata auf, tritt durch das Foramen magnum in die Schädelhöhle und verläßt sie wieder durch das Foramen jugulare.

XII Der **N. hypoglossus** entspringt mit zahlreichen Wurzelfäden im Sul- cus ventrolateralis der Medulla oblongata zwischen Pyramide und Olive. Er durchsetzt die Schädelbasis im Canalis hypoglossalis des Hinterhaupt- beins.

Hirnanhang, Hypophysis
(Abb. 11, 26 bis 28, 35)

Die Hypophyse liegt in der *Fossa hypophysialis* des Keilbeins und steht durch den Hypophysenstiel mit dem Zwischenhirn in Verbindung. Wäh- rend der aus Drüsengewebe bestehende Hypophysenvorderlappen (Ade- nohypophyse) aus dem Ektoderm der Mundbucht hervorgegangen ist, hat sich der aus Nervengewebe bestehende Hypophysenhinterlappen (Neu- rohypophyse) aus dem Zwischenhirn entwickelt.

Der Türkensattel wird oben vom *Diaphragma sellae* überspannt (Abb. 11). Zwischen diesem und der Hypophyse setzt sich der Subarachnoidealraum fort. Unter ihr befindet sich, durch eine Knochenplatte getrennt, die Keil-

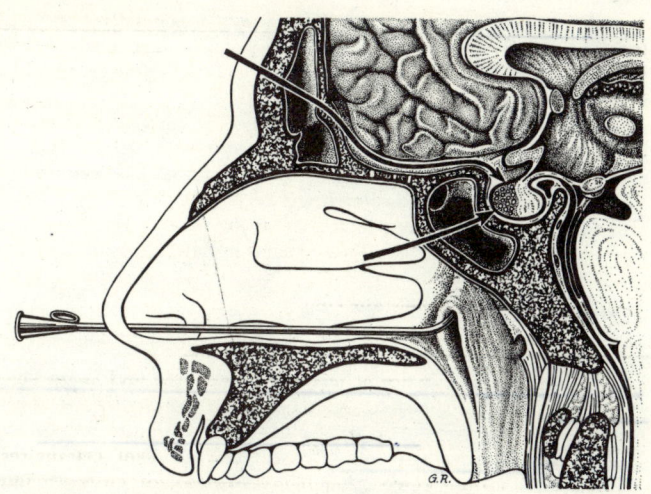

Abb. 27. Zugangswege zur Hypophyse (Pfeile), im unteren Nasengang liegt ein Tubenkatheter

beinhöhle. Der operative Zugang zur Hypophyse kann transnasal durch den Sinus sphenoidalis erfolgen (Abb. 27).
Seitlich von der Hypophyse liegen der *Sinus cavernosus* und die *A. carotis in-·terna.* Vor dem Hypophysenstiel findet man auf dem Diaphragma sellae die Sehnervenkreuzung, *Chiasma opticum,* und seitlich von ihr den *Tractus opticus* (Abb. 28). Hypophysentumoren können das Chiasma oder den Tractus opticus komprimieren und die nasalen Optikusfasern schädigen. Es entsteht dann eine Einengung des Gesichtsfelds (bitemporale Hemi-

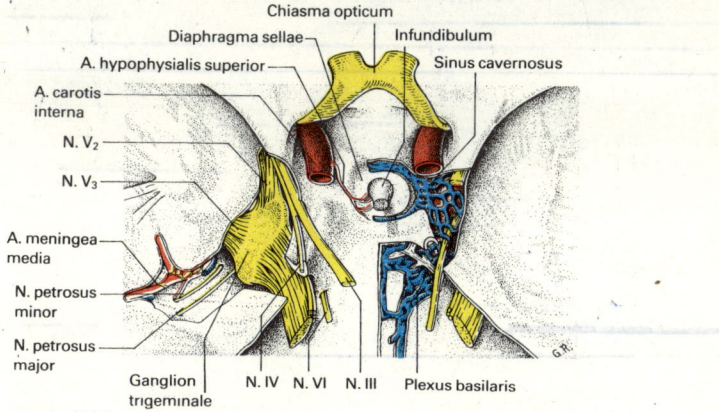

Abb. 28. Hypophysenregion von oben. Teile der Dura sind wegpräpariert und die Sehnervenkreuzung nach vorn umgeklappt

anopsie bei hemianoptischer Pupillenstarre oder Scheuklappenphänomen).
Drückt die A. carotis interna auf die temporalen Optikusfasern, z. B. beim
Vorhandensein eines Karotisaneurysmas, dann kommt es ebenfalls zur Ge-
sichtsfeldeinengung (binasale Hemianopsie).
Die Hypophyse wird arteriell von Zweigen des Circulus arteriosus cerebri
(Willis) und der A. carotis interna (*A. hypophysialis superior* und *Rr. tuberis
cinerei*, Abb. 13) versorgt. Die Arterien ziehen über das Infundibulum zur
Neurohypophyse. Die Kapillaren des Hypophysenstiels und des Vorder-
lappens sind durch Pfortadergefäße miteinander verbunden (Abb. 35).
Das venöse Blut fließt über Kapselvenen in den Sinus cavernosus.

Ganglion trigeminale (Gasser)
(Abb. 26, 46)

Seitlich vom Sinus cavernosus liegt eine Duratasche, das *Cavum trigeminale
(Meckel)*, mit dem gleichnamigen Ganglion auf der Spitze des Felsenbeins. Es ist von einer Aussackung des Subarachnoidealraums umgeben,
so daß es im Liquor schwimmt. Da die 3 Trigeminusäste das Ganglion
schon in der Duratasche verlassen, ist ihr Anfangsteil noch von der harten
Hirnhaut umschlossen. Das Ganglion wird arteriell von der A. meningea
media versorgt. Man erreicht es zur Elektrokoagulation, Alkoholverödung
oder retroganglionären Durchschneidung (bei Trigeminusneuralgien)
durch das Foramen ovale oder durch Trepanation der mittleren Schädelgrube.

Hirnventrikel
(Abb. 29, 30)

Die Hirnventrikel sind die nach der Differenzierung des Gehirns übrigge-
bliebenen Hohlräume der Hirnbläschen. In ihnen befindet sich *Liquor cerebrospinalis.* Dieser wird von den *Plexus choroidei* und der Ventrikelwand se-
zerniert und gelangt durch den 4. Ventrikel in den Subarachnoidealraum.
Der Liquor ist vom Nervengewebe durch die *Hirn-Liquor-Schranke* und
von den Gefäßen durch die *Blut-Liquor-Schranke* getrennt. Form und
Größe der Hirnventrikel können sehr variieren. Man unterscheidet
– die beiden (rechter und linker) Seitenventrikel, *Ventriculi laterales,*
– den 3. Ventrikel, *Ventriculus tertius,*
– den 4. Ventrikel, *Ventriculus quartus.*
Eine Darstellung der Ventrikel kann durch Pneumenzephalographie bzw.
Ventrikulographie erfolgen.

Die Seitenventrikel liegen in den Großhirnhemisphären und kommunizieren am *Foramen interventriculare* (Monro) mit den 3. Ventrikel. Sie bestehen aus 4 Abschnitten.
– Die *Pars centralis* (etwa 4 cm) liegt im Scheitellappen. Über ihr befindet
sich der Balken, lateral der Schweifkern und unten der Thalamus. Sie
enthält einen Teil des Plexus choroideus.

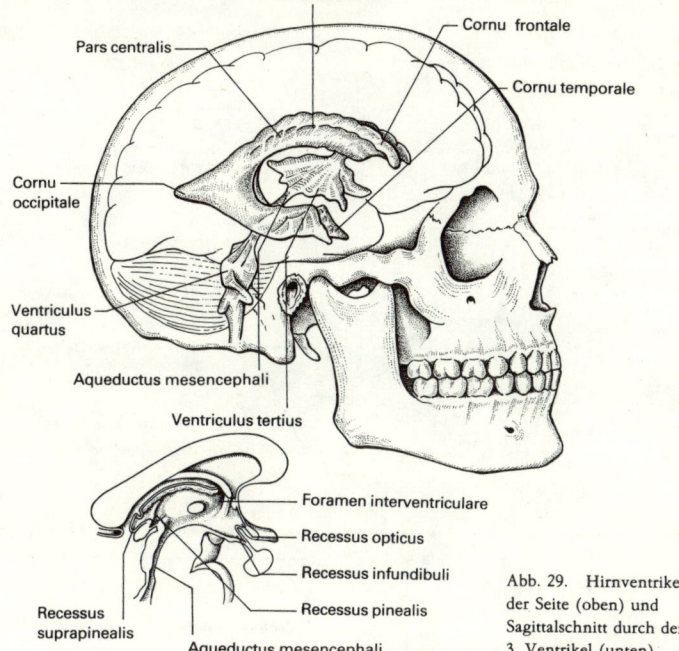

Ventriculus lateralis

Cornu frontale

Pars centralis

Cornu temporale

Cornu occipitale

Ventriculus quartus

Aqueductus mesencephali

Ventriculus tertius

Foramen interventriculare

Recessus opticus

Recessus infundibuli

Recessus pinealis

Recessus suprapinealis

Aqueductus mesencephali

Abb. 29. Hirnventrikel von der Seite (oben) und Sagittalschnitt durch den 3. Ventrikel (unten)

– Das *Cornu frontale* (etwa 3 cm) springt in den Stirnlappen vor. Oben wird es vom Balken, vorn vom Balkenknie, seitlich vom Kopf des Schweifkerns und medial vom Septum pellucidum begrenzt.

– Das *Cornu occipitale* (etwa 2 cm) setzt sich in den Hinterhauptlappen fort. Oben und seitlich wird es vom Balken bedeckt; an der medialen Wand liegt der Vogelsporn, *Calcar avis,* der durch die Vorwölbung des Sulcus calcarinus gebildet wird.

– Das *Cornu temporale* (3 bis 4 cm) weicht nach lateral aus und begleitet den Hippocampus in den Schläfenlappen. Oben und seitlich ist es noch vom Balken umgeben; zwischen *Calcar avis* und Pes hippocampi liegt die *Eminentia collateralis.* In das Cornu temporale setzt sich der Plexus choroideus der Pars centralis fort.

Der 3. Ventrikel liegt als schmaler Spalt im Zwischenhirn. Seine Seitenwände, die in der Hauptsache vom Thalamus gebildet werden, sind meist durch die *Adhesio interthalamica* miteinander verklebt. Er reicht in das Gebiet des Hypothalamus und hinten oben in das des Epithalamus. Vorn wird er von der *Lamina terminalis* und oben von der dünnen *Tela choroidea* begrenzt. Von topographischem Interesse sind 4 Ausbuchtungen des 3. Ventrikels,

51

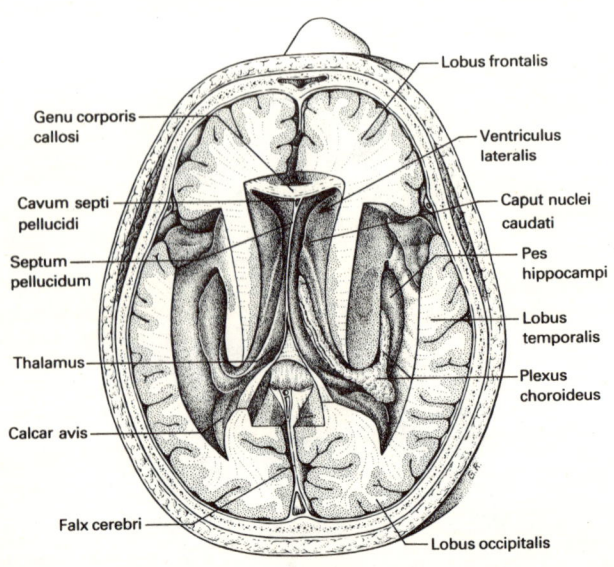

Lobus frontalis

Genu corporis callosi

Ventriculus lateralis

Cavum septi pellucidi

Caput nuclei caudati

Septum pellucidum

Pes hippocampi

Thalamus

Lobus temporalis

Calcar avis

Plexus choroideus

Falx cerebri

Lobus occipitalis

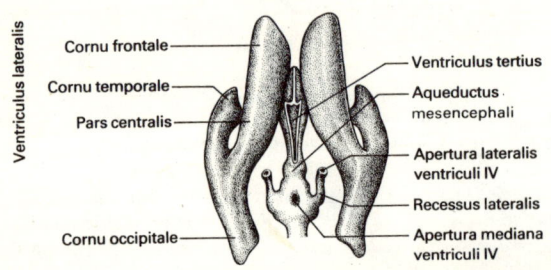

Ventriculus lateralis

Cornu frontale

Ventriculus tertius

Cornu temporale

Aqueductus mesencephali

Pars centralis

Apertura lateralis ventriculi IV

Recessus lateralis

Cornu occipitale

Apertura mediana ventriculi IV

Abb. 30.   Horizontalschnitt durch den Kopf und das Gehirn (oben). Der Balken wurde zur Darstellung der Seitenventrikel entfernt. Ausguß der Hirnventrikel von oben (unten)

- der *Recessus opticus* unten vorn,
- der *Recessus infundibuli* hinter dem obigen,
- der *Recessus pinealis* und
- der *Recessus suprapinealis* hinten oben.

Der Aqueductus mesencephali (Sylvius) durchzieht das Mittelhirn unter der Vierhügelplatte, *Lamina tecti,* und verbindet den 3. mit dem 4. Ventrikel.
Der 4. Ventrikel liegt unter dem Kleinhirn; sein Boden wird von der Rautengrube, *Fossa rhomboidea,* (Abb. 44) und sein Dach vom Velum

52

medullare craniale und caudale gebildet. Durch das dünne Blatt des Velum medullare caudale stülpt sich der paarige Plexus choroideus in den Ventrikel vor.
– Die *Apertura mediana ventriculi quarti* (Magendi) oberhalb des Obex und
– die *Aperturae laterales ventriculi quarti* (Luschka) an den *Recessus laterales*
ermöglichen den Übertritt des Liquor cerebrospinalis aus dem 4. Ventrikel in die Cisterna cerebellomedullaris (Abb. 12, 30).
Bei Verschluß des Foramen interventriculare (durch Tumoren im 3. Ventrikel), des Aqueductus mesencephali (durch Epiphysen- oder Brückentumoren) oder dem Foramina Luschkae und Magendi (durch Kleinhirntumoren oder entzündliche Verklebungen bei Meningitis) entsteht ein Okklusionshydrozephalus. Durch die Steigerung des Liquordrucks in den Ventrikeln werden dieselben ausgeweitet, und es kommt zu Hirndrucksymptomen. Beim Kind führt der Hydrocephalus internus zum gewaltigen Größenwachstum des Hirnschädels (Wasserkopf) mit papierdünner Kalotte und klaffenden Schädelnähten.

Kerne des Endhirns
(Abb. 30 bis 35)

Bei makroskopischer Betrachtung von Hirnschnitten heben sich die graue und weiße Substanz deutlich voneinander ab. Die graue Substanz findet sich in der Hirnrinde und den Hirnkernen.
Kerne des Endhirns sind:

| Nucleus lentiformis | { Nucleus caudatus
Putamen
Globus pallidus
Claustrum
Corpus amygdaloideum | } Corpus striatum |

Der Streifenkörper, *Corpus striatum,* ist der größte Kernkomplex des Endhirns. Er bildet die zentrale Schaltstelle des extrapyramidal-motorischen Systems und setzt sich aus *Nucleus caudatus* und *Putamen* zusammen.

Der Schweifkern, *Nucleus caudatus,* umgreift den Thalamus. Sein Kopf, *Caput nuclei caudati,* bildet die laterale Wand am Vorderhorn des Seitenventrikels und sein Körper, *Corpus nuclei caudati,* liegt in der lateralen Wand der Pars centralis des Seitenventrikels. Da der Schweif, *Cauda nuclei caudati,* nach vorn umbiegt, wird der Schweifkern auf Frontalschnitten, die durch das hintere Drittel des Gehirns gelegt werden, doppelt angeschnitten.

Der Linsenkern, *Nucleus lentiformis,* grenzt medial an den 3. Ventrikel. Er besteht aus einem lateralen Teil, dem *Putamen* (gehört zum Telencephalon), und einem medialen Teil, dem *Globus pallidus* (gehört zum Diencephalon).
Der Globus pallidus, kurz *Pallidum* genannt, ist die Stätte des motorischen

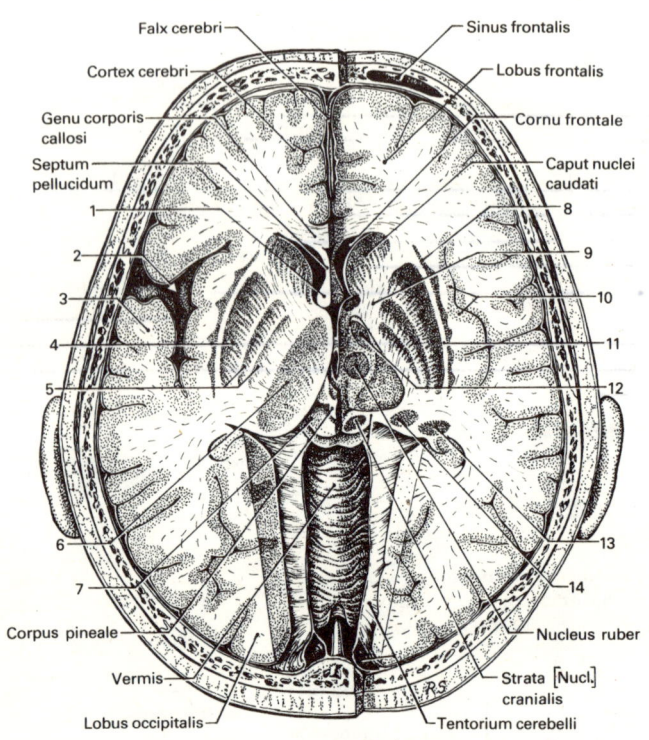

Abb. 31. Horizontalschnitt durch den Kopf und das Gehirn; rechts liegt der Schnitt etwas tiefer als links. Das Kleinhirnzelt ist teilreseziert.

1 Columna fornicis	6 Thalamus	11 Capsula externa
2 Fissura cerebri lateralis	7 Colliculus superior	12 Nucl. subthalamicus
3 Lobus temporalis	8 Claustrum	13 Cauda nuclei caudati
4 Putamen	9 Capsula interna	14 Nucl. corporis
5 Globus pallidus	10 Insula	geniculati lateralis

Impulsgebers mit grobem Ausdrucksmuster. Er bildet den motorischen Kern der Stammganglien und steht durch die *Ansa lenticularis* mit allen Hirnstammkernen in Verbindung. Dem Pallidum ist das Striatum als höheres Koordinationszentrum der Motorik übergeordnet.

Die Vormauer, *Claustrum,* liegt als dünne Kernschicht lateral vom Linsenkern unter der Insel. Sie reicht basal bis
zum Mandelkern, *Corpus amygdaloideum.* Dieser wölbt sich in das Unterhorn des Seitenventrikels vor und steht im Dienst der Riechempfindung. Er unterhält außerdem Verbindungen zu anderen Hirnteilen wie Thalamus, Hypothalamus, Gyrus prefrontalis.

54

Kerne des Zwischenhirns
(Abb. 32 bis 35)

Das Zwischenhirn gliedert sich entwicklungsgeschichtlich in 4 Zonen, die auch im ausdifferenzierten Gehirn nachweisbar sind. Von dorsal nach ventral sind es
– der *Epithalamus,*
– der *Thalamus dorsalis,* ⎫
– der *Thalamus ventralis,* ⎬ *Thalamus*
– der *Hypothalamus.* ⎭
– Der *Metathalamus* ist ein Anhängsel unter dem Thalamus.

Zum Epithalamus gehören die Zirbeldrüse oder Epiphyse, *Corpus pineale,* die mit je einem Epiphysenstiel, *Habenula,* am Dach des 3. Ventrikels befestigt ist. Beide Epiphysenstiele sind durch die *Commissura habenularum* miteinander verbunden (Abb. 36).

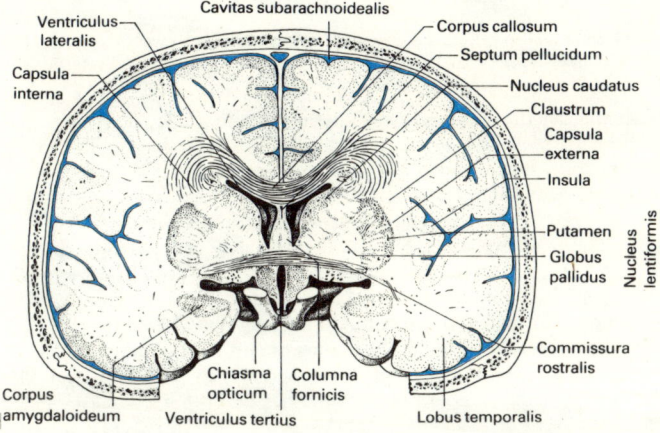

Abb. 32.   Frontalschnitt durch den Kopf und das Großhirn mit Darstellung des Subarachnoidealraums (blau)

Der Thalamus ist das umfangreichste Kerngebiet des Zwischenhirns (Abb. 34). Es liegt an der Seitenwand des 3. Ventrikels, grenzt lateral an die innere Kapsel und wird vom Schweifkern umgriffen (Abb. 34, 35). Im Winkel zwischen Thalamus und Nucleus caudatus verlaufen die *V. thalamostriata superior* sowie ein Längsstreifen von Nervenfasern, *Stria terminalis,* die vom Corpus amygdaloideum herkommen. Am medialen Rand befindet sich die Anheftungslinie des Ventrikeldachs, *Tenia thalami.* Der hintere Thalamuspol, *Pulvinar,* springt als Höcker über die Vierhügelplatte vor.

Durch weiße Markblätter, *Laminae medullares thalami,* erfolgt eine mehr oder weniger deutliche Untergliederung des Thalamus in verschiedene Kerngruppen (*Nuclei anteriores* in der Thalamusspitze,

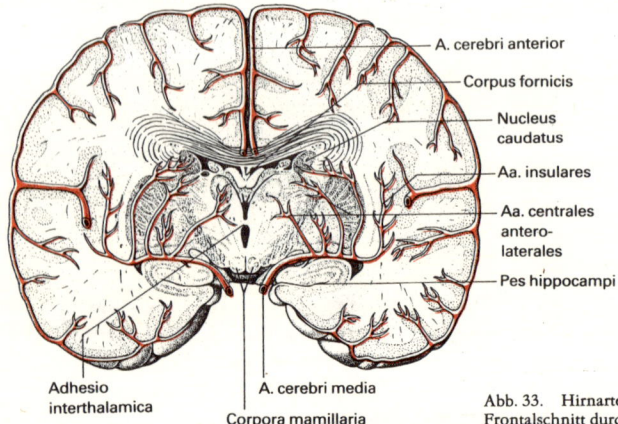

A. cerebri anterior

Corpus fornicis

Nucleus caudatus

Aa. insulares

Aa. centrales antero-laterales

Pes hippocampi

Adhesio interthalamica

A. cerebri media

Corpora mamillaria

Abb. 33. Hirnarterien an einem Frontalschnitt durch das Gehirn

Nuclei mediani und *Nuclei mediales* im medialen Thalamusgebiet, *Nuclei ventrolaterales* im seitlichen Thalamus, *Nuclei intralaminares* zwischen den Markblättern, *Nuclei reticulares* an der Außenfläche des Thalamus sowie *Nuclei posteriores* im Pulvinar).

Der Thalamus ist die zentrale Schaltstelle für alle somatosensiblen und sensorischen Bahnen (mit Ausnahme der Riechbahn), die zur Hirnrinde ziehen (Tor zum Bewußtsein). Er wirkt bestimmend auf die emotionale Koordination. Außerdem ist er ein selbständiges Assoziations- und Integrationszentrum, in dem Erregungen verarbeitet werden und entweder zu den Assoziationsfeldern des Gehirns oder an das extrapyramidal-motorische System (Abb. 39) weitergeleitet werden. Mit der Perfektion stereotaktischer Operationen bei extrapyramidalen Leiden hat die Kenntnis über die somatotopische und funktionelle Gliederung des Thalamus erheblich zugenommen. Erkrankungen des Thalamus bieten kein einheitliches Bild. Die Symptome können sich in Sensibilitätsstörungen (Hypästhesien, Hyperästhesien, Anästhesia dolorosa) mit affektiv betontem Charakter sowie in Veränderungen der Motorik (Hyperkinesen) oder in psychischen Störungen äußern.

Der Hypothalamus ist das Gebiet unterhalb des *Sulcus hypothalamicus,* der sich an der Wand des 3. Ventrikels vom Foramen interventriculare bis zum Aqueductus mesencephali erstreckt (Abb. 35). An seiner basalen Seite findet man von hinten nach vorn die *Corpora mamillaria,* das *Tuber cinereum* mit dem Hypophysenstiel, *Infundibulum,* und davor die Sehnervenkreuzung. Das Höhlengrau, das den 3. Ventrikel unterhalb des Sulcus hypothalamicus umgibt, enthält zahlreiche Kerngruppen.

Der Hypothalamus ist die Reglerzentrale der vegetativen nervösen Vorgänge, die mit dem Thalamus, limbischen System, der Großhirnrinde und der Hypophyse in Verbindung steht. Die Verbindungen zur Hypophyse erfolgen durch 2 Systeme,

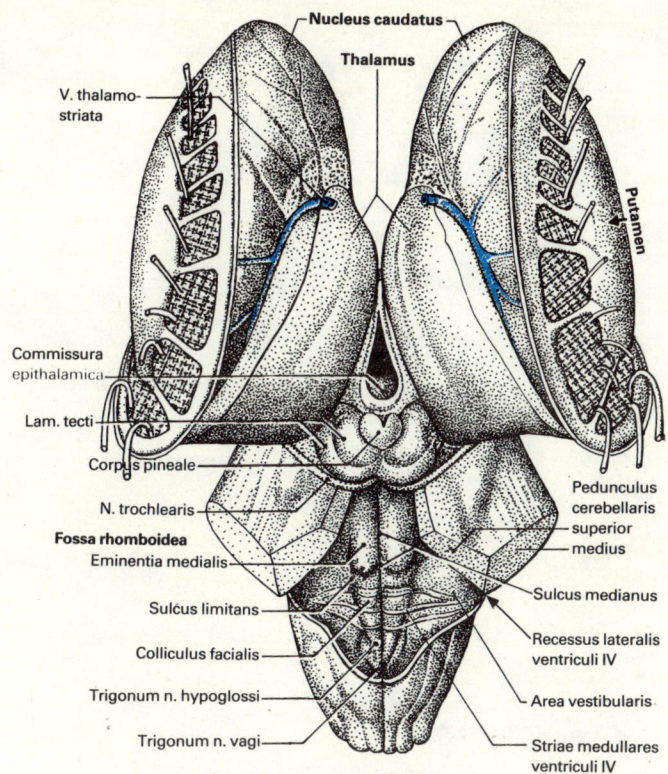

Labels on figure:

Nucleus caudatus

Thalamus

V. thalamo-striata

Putamen

Commissura epithalamica

Lam. tecti

Corpus pineale

N. trochlearis

Fossa rhomboidea

Eminentia medialis

Sulcus limitans

Colliculus facialis

Trigonum n. hypoglossi

Trigonum n. vagi

Pedunculus cerebellaris
superior
medius

Sulcus medianus

Recessus lateralis ventriculi IV

Area vestibularis

Striae medullares ventriculi IV

Abb. 34.   Hirnstamm von dorsal (nach A. Benninghoff, K. Goerttler 1979)

1. das *hypothalamo-neurohypophysäre System* und
2. das *hypothalamo-adenohypophysäre System*.

Das hypothalamo-neurohypophysäre System ist die Beziehung der vorderen Hypothalamuskerne zum Hypophysenhinterlappen durch neurosekretorische Nervenfasern. Durch diese werden Neurosekrete (*Oxytocin* und *Vasopressin*) vom Hypothalamus zum Hypophysenhinterlappen geleitet, wo sie gespeichert und bei Bedarf als Effektorhormone an die Gefäße abgegeben werden können.

Das hypothalamo-adenohypophysäre System verbindet die mittleren Hypothalamuskerne mittels neurosekretorischer Zellen mit dem Infundibulum. Hier werden sie über den Pfortaderkreislauf der Hypophyse an den Hypophysenvorderlappen abgegeben.

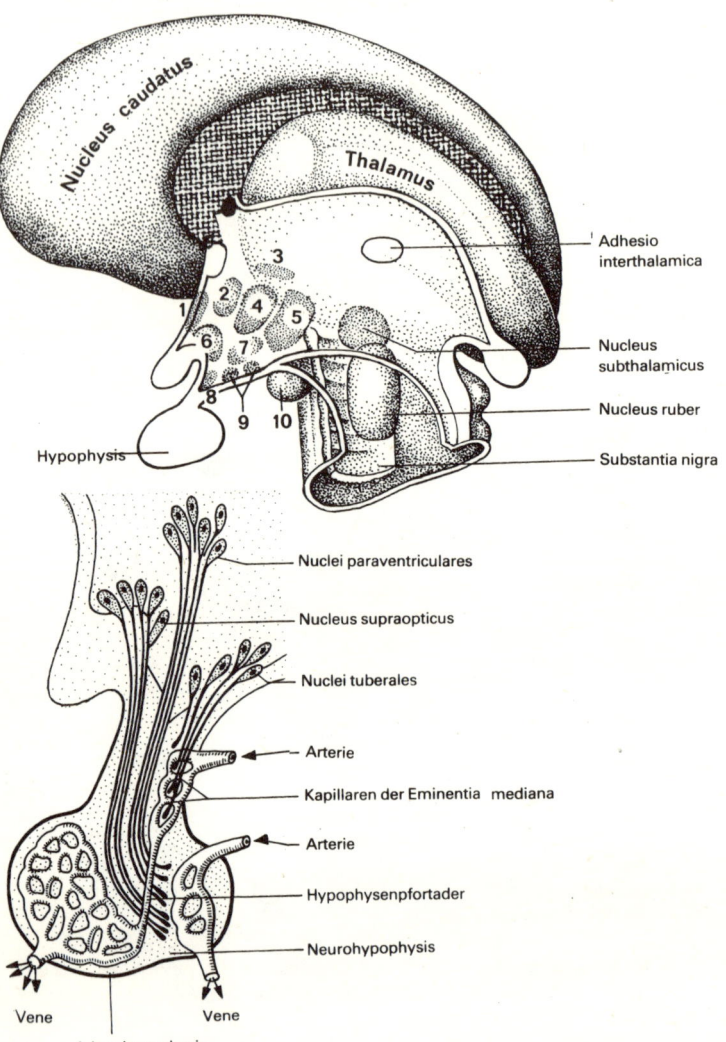

Abb. 35. Kerne des Hypothalamus und des Mittelhirns (oben) und Verbindungen des Hypothalamus mit der Hypophyse (unten)

1 Nuclei preoptici
2 Nuclei paraventriculares
3 Nucleus hypothalamicus dorsalis
4 Nucleus hypothalamicus dorsomedialis
5 Nucleus hypothalamicus posterior
6 Nucleus supraopticus
7 Nucleus hypothalamicus ventromedialis
8 Nucleus infundibularis
9 Nuclei tuberales
10 Nuclei corporis mamillaris

Der Pfortaderkreislauf der Hypophyse vereinigt 2 Kapillargebiete miteinander. Die Kapillaren des Hypothalamus sammeln sich in *Portalvenen,* die in das Kapillarsystem der Adenohypophyse einmünden.

Erkrankungen des hypothalamischen Gebiets können sich in Fettsucht, Abmagerung, Riesen- oder Zwergwuchs, Hypo- oder Hyperthermie usw. äußern.

Zum Metathalamus gehören die Kniehöcker, das *Corpus geniculatum mediale* (Teil der Hörbahn) und *laterale* (Ende des Tractus opticus) mit ihren Kernen.

Fasersysteme der weißen Substanz
(Abb. 36 bis 38)

Die Nervenfasern, welche die Abschnitte des Gehirns miteinander verbinden, bilden hauptsächlich die weiße Substanz. Funktionell unterscheidet man 3 Fasersysteme,
– die *Kommissurenfasern,*
– die *Assoziationsfasern* und
– die *Projektionsfasern.*

Die Kommissurenfasern verbinden gleiche Teile der rechten und linken Hemisphären miteinander. Die mächtigste Querfaserverbindung ist der Balken, *Corpus callosum,* (Abb. 36); weitere Querverbindungen sind die *Commissura rostralis* in der Vorderwand des 3. Ventrikels, die *Commissura epithalamica* vor dem Epiphysenstiel, die *Commissura habenularum* am Epithalamus, die *Commissurae supraopticae* und die *Commissura fornicis.*

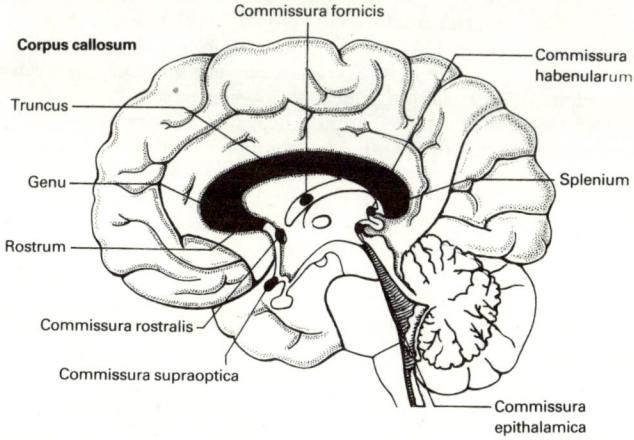

Abb. 36. Topographie der Kommissuren an einem medianen Sagittalschnitt durch das Gehirn

Die Assoziationsfasern (Abb. 37) verknüpfen Teile einer Hemisphäre untereinander. Es gibt kurze Fasern zwischen benachbarten Hirnwindungen, *Fibrae arcuatae cerebri,* sowie lange Fasern zwischen Hirnlappen. Zu letzteren gehören *Cingulum, Fasciculus longitudinalis superior* und *inferior, Fasciculus uncinatus* sowie *Fornix.*

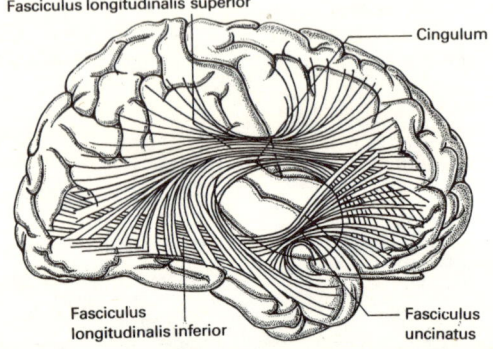

Fasciculus longitudinalis superior

Cingulum

Fasciculus longitudinalis inferior

Fasciculus uncinatus

Abb. 37. Lange Assoziationsfasern im Großhirn

Die Projektionsfasern verbinden die Rinde mit tiefer gelegenen Abschnitten des Gehirns und dem Rückenmark. Sie projizieren Erregungen der Großhirnrinde auf die Peripherie (efferente Bahnen) und umgekehrt (afferente Bahnen). Die Projektionsfasern durchsetzen die zentrale Kernmasse und verdichten sich hier

zur Capsula interna (Abb. 38). Diese liegt zwischen Thalamus und Nucleus caudatus einerseits und Nucleus lentiformis andererseits. Auf Horizontalschnitten erscheint die innere Kapsel nach außen abgeknickt und zweischenklig. Man unterscheidet einen vorderen und hinteren Kapselschenkel, *Crus anterius* und *Crus posterius capsulae internae,* sowie das zwischen beiden gelegene Kapselknie, *Genu capsulae internae.* Die zur Hirnrinde ausstrahlenden Kapselfasern bilden die *Corona radiata.*
Die durchtretenden zentripetalen und zentrifugalen Bahnen zeigen eine deutliche somatotopische Gliederung. Da sie auf engem Raum zusammengedrängt sind, können bereits kleinste Blutungen (Apoplexie) schwere Ausfälle verursachen. Herdsymptome äußern sich je nach der Lokalisation der Leitungsunterbrechung. Eine akut einsetzende (apoplektische) Halbseitenlähmung ist zuerst schlaff und geht dann nach Tagen in eine spastische über.

Die Capsula externa ist eine Markschicht zwischen Linsenkern und Claustrum (Abb. 32).

Als Thalamusstrahlung bezeichnet man die zwischen Thalamus und Großhirnrinde verlaufenden Fasern. Man unterscheidet *Radiationes thalamicae anteriores* zwischen Thalamus und Gyrus cinguli bzw. Stirnlappen,

60

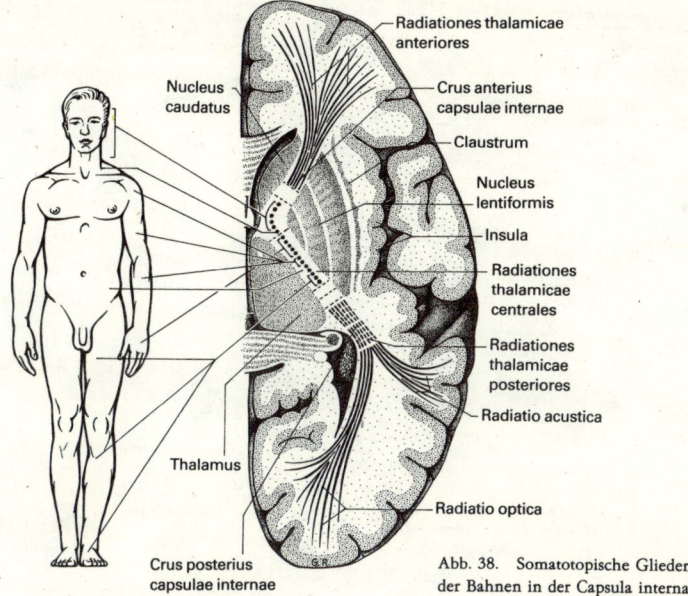

Abb. 38. Somatotopische Gliederung der Bahnen in der Capsula interna

Radiationes thalamicae centrales zum Gyrus pre- und postcentralis sowie *Radiationes thalamicae posteriores* zum Hinterhauptlappen (Sehstrahlung).

Die meist doppelläufigen Bahnen schließen einen Neuronenkreis, durch den Erregungszuflüsse zur Hirnrinde geleitet und von dieser wieder abgeleitet und reguliert werden können (psychische Reflexbahn). Eine Punkt-zu-Punkt-Zuordnung zwischen Hirnrinde und Thalamuskernen ermöglicht es, durch gezielte Kernausschaltung (Elektrokoagulation) bestimmte Rindengebiete zu beeinflussen.

Pyramidales und extrapyramidal-motorisches System
(Abb. 39)

Dem Pyramidenbahnsystem ist das extrapyramidal-motorische System (EPMS) beigeordnet. Beide Bahnsysteme enden an den Ursprungskernen der Hirnnerven sowie an den motorischen Vorderhornzellen des Rückenmarks.

Die Pyramidenbahn, *Tractus corticospinalis (pyramidalis),* entspringt im Gyrus precentralis des Stirnlappens, wo sie einer strengen somatotopischen Gliederung unterliegt (Abb. 21), und von den angrenzenden Rindengebieten. Sie zieht ohne Unterbrechung durch die Capsula interna zu den Ursprungskernen der Hirn- und Spinalnerven und sendet Impulse für die Willkürbewegungen aus.

61

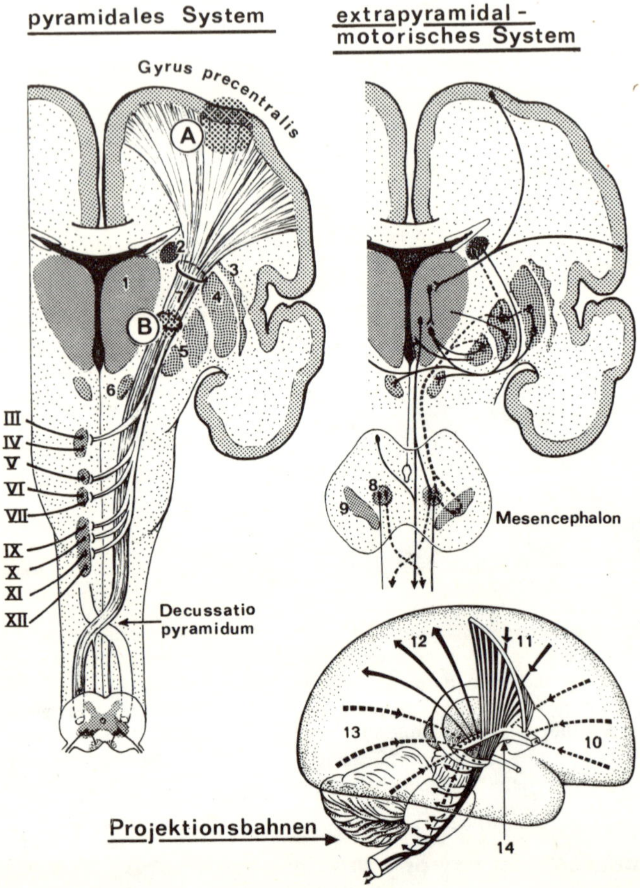

pyramidales System

extrapyramidal-motorisches System

Abb. 39.   Pyramidales und extrapyramidales System.

A Herd mit fokalem Lähmungstyp.
B Herd mit hemiplegischem Lähmungstyp.
III bis XII motorische Hirnnervenkerne.

1 Thalamus
2 Caput nuclei caudati
3 Claustrum
4 Putamen
5 Globus pallidus (4 und 5
   Nucl. lentiformis)
6 Nucl. subthalamicus
7 Capsula interna

8 Nucl. ruber
9 Substantia nigra
10 Tractus frontopontinus
11 Tractus pyramidalis
12 Tractus thalamocorticalis
13 Tractus occipitopontinus
14 Genu capsulae internae

Das **extrapyramidal-motorische System** geht von subkortikalen Zentren aus und untersteht nur in begrenztem Maß dem Einfluß der Großhirnrinde. Die Bahnen werden vor Erreichen der Hirn- und Spinalnervenkerne mehrfach umgeschaltet. Die hauptsächlichen Umschaltstellen sind *Corpus striatum, Globus pallidus, Nucleus ruber, Substantia nigra* und *Formatio reticularis*. Diese Kerne erhalten Impulse von der Großhirnrinde, vom Thalamus, vom Kleinhirn und von den Kernen des Mittelhirns. Der motorische Zentralkern ist das *Striatum*. Die eingehenden Impulse wirken fördernd oder hemmend auf die Erfordernisse eines flüssigen Bewegungsablaufs. Das EPMS reguliert die unwillkürlichen, affektabhängigen Begleit- und Ausdrucksbewegungen sowie die Einstellung des Muskeltonus der Skelettmuskulatur. In ihm sind Hirnrinde und Ganglien des Hirnstamms zu einer Funktionseinheit zusammengeschlossen, die im Sinn von Reglerkreisen funktionieren.

Die vom EPMS ausgehenden Krankheitsbilder sind sehr verschieden. Ihnen allen sind Störungen des Muskeltonus, der Koordination, des Bewegungsflusses sowie die besondere Abhängigkeit von affektiven Erregungen gemeinsam. Bei Störungen des striopallidären Systems kommt es zu hyperkinetisch-hypotonischen Erscheinungsbildern (choreatisches Syndrom), indem die physiologischen Hemmwirkungen des Striatum auf das Pallidum und auf die Substantia nigra entfallen, so daß die enthemmten Kerne ihre unkontrollierten Impulse zu den Vorderhornzellen entsenden. Besondere Bedeutung haben die efferenten Verbindungen der Substantia nigra zum Corpus striatum und Globus pallidus. Bei Zelluntergängen in der Substantia nigra kommt es zur Unterbrechung der inhibitorischen Impulse und zugleich zur Enthemmung des exzitatorischen Teilsystems im Globus pallidus (hypokinetisch-hypertonisches Krankheitsbild oder Parkinson-Syndrom).

Mittelhirn, Mesencephalon
(Abb. 20, 39, 40)

Formbestimmend für das Mittelhirn sind die Hirnstiele auf der basalen Seite und die Vierhügelplatte auf der Dorsalseite. Durch die Hirnstiele, *Pedunculi cerebri*, verlaufen die Pyramiden- und Großhirnbrückenbahn. Sie verbinden die Großhirnhemisphären mit den kaudalen Hirnabschnitten und dem Rückenmark und entwickeln sich erst bei den Säugetieren. Zwischen den Hirnstielen liegt die *Fossa interpeduncularis,* deren Boden von feinen Gefäßen durchbrochen wird, *Substantia perforata interpeduncularis.* An der medialen Seite der Hirnschenkel tritt der *N. oculomotorius* hervor. Die Vierhügelplatte, *Lamina tecti (quadrigemina),* besteht aus je einem oberen und unteren Hügel, *Colliculus cranialis* (Umschaltstelle der Sehbahn) und *Colliculus caudalis* (Umschaltstelle der Hörbahn). Der obere Hügel ist durch das *Brachium colliculi cranialis* mit dem lateralen Kniehöcker, *Corpus geniculatum laterale,* und der untere durch das *Brachium colliculi caudalis* mit dem medialen Kniehöcker, *Corpus geniculatum mediale,* verbunden. Bei Vierhügeltumoren (meist Gliome) kann es zu Blickparesen und Hörstörungen

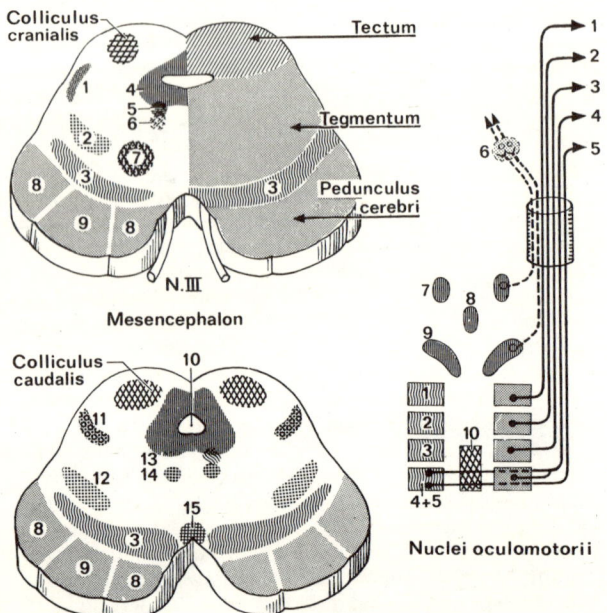

Abb. 40. Mittelhirnquerschnitte und Ursprungskerne des N. oculomotorius (nach M. Clara 1959).

Mesencephalon:

1 Brachium colliculi caudalis
2 Lemniscus medialis
3 Substantia nigra
4 Substantia grisea centralis
5 Nucl. n. oculomotorii
6 Tractus tegmentalis centralis
7 Nucl. ruber
8 Tractus corticopontinus
9 Tractus pyramidalis

10 Aqueductus mesencephali
11 Lemniscus lateralis
12 Lemniscus medialis
13 Nucl. n. trochlearis
14 Fasciculus longitudinalis medialis
15 Nucl. interpeduncularis

Nuclei oculomotorii:

1 M. rectus inferior
2 M. obliquus inferior
3 M. rectus medialis
4 M. rectus superior
5 M. levator palpebrae superioris
6 Ganglion ciliare
7 Nucl. accessorius rostralis
8 Nucl. accessorius medianus (Panegrossi)
9 Nucl. accessorius caudalis (autonomicus)
   (Edinger-Westphal)
10 Nucl. caudalis centralis (Perlia)

kommen. Zwischen den oberen Hügeln liegt die Zirbeldrüse, *Corpus pineale.*
Kaudal von den unteren Hügeln zieht eine Marklamelle, das *Velum medullare craniale,* zum Kleinhirn. Beiderseits tritt hier der *N. trochlearis* aus.
Zerlegt man das Mittelhirn in Frontalschnitte, so kann man an diesen 3
Stufen unterscheiden (Abb. 40),

- das Mittelhirndach, *Tectum mesencephali,*
- die Haube, *Tegmentum mesencephali,* und
- die Hirnstiele, *Pedunculi cerebri.*

Zwischen Haube und Hirnstielen liegt die *Substantia nigra* und darüber im rostralen Teil des Tegmentum der *Nucleus ruber,* der bis zum Zwischenhirn reicht (Abb. 35).

Der Nucleus ruber ist ein wichtiges Koordinationszentrum des extrapyramidalen Systems. Er nimmt Erregungen aus fast allen Teilen des Gehirns und Kleinhirns auf und leitet sie zu den Kernen des Hirnstamms und zu den Motoneuronen des Rückenmarks.

In der Substantia nigra treffen kortikale und striäre Erregungen zusammen. Der *Aqueductus mesencephali* wird vom zentralen Höhlengrau, *Substantia grisea centralis,* und von der Formatio reticularis umgeben. Darunter liegen die Okulomotorius- und Trochleariskerne, woraus sich bei Mittelhirnerkrankungen als wichtigstes Leitsymptom die Augenmuskelstörungen erklären.

Die Haubenregion wird von aufsteigenden Bahnen durchzogen. Die mediale Schleife, *Lemniscus medialis,* führt Bahnen der exterozeptiven Sensibilität aus dem Rückenmark und Rautenhirn zum Thalamus. Die laterale Schleife, *Lemniscus lateralis,* zieht als Hörbahn zum Colliculus inferior und Corpus geniculatum mediale. Im zentralen Höhlengrau verläuft der *Fasciculus longitudinalis dorsalis* (Schütz) zum Boden des 4. Ventrikels und unterhalb desselben der *Fasciculus longitudinalis medialis* (Abb. 42).

Rautenhirn, Rhombencephalon
(Abb. 34, 43, 44)

Das Rautenhirn besteht aus 2 Abschnitten, dem *Myelencephalon* und *Metencephalon* (Abb. 20). Zu ihm gehören Kleinhirn, Brücke und verlängertes Mark. Es ist das Gebiet des 4. Ventrikels, dessen Boden von der Rautengrube, *Fossa rhomboidea,* gebildet wird.

Kleinhirn, Cerebellum
(Abb. 7, 41)

Das Kleinhirn liegt dorsal über der Rautengrube. Die Windungen der Kleinhirnrinde sind sehr zierlich und durch tiefe, verzweigte Einschnitte voneinander getrennt. Ihre im Medianschnitt erkennbaren Aufzweigungen nennt man Lebensbaum *(Arbor vitae cerebelli).* Die Kleinhirnhemisphären werden durch ein Mittelstück, den *Vermis,* miteinander verbunden. Die obere Fläche der Kleinhirnhemisphären grenzt an das Tentorium cerebelli, und die konvexe untere Fläche liegt auf dem Boden der hinteren Schädelgrube. In die mediane Furche zwischen beiden Kleinhirnhemisphären, *Vallecula cerebelli,* springt die Falx cerebelli vor. Der die Furche begrenzende Hemisphärenteil ist die *Tonsilla cerebelli.*

Der Wurm, *Vermis,* grenzt rostral mit seiner Lingula cerebelli an das Velum medullare craniale; sein unteres Ende, der *Nodulus,* liegt zwischen dem paarigen Velum medullare caudale.

Die Kleinhirnhemisphären, *Hemispheria cerebelli,* werden durch Hauptfurchen in Lappen gegliedert.
– Die *Fissura prima* trennt den *Lobus cranialis* (Endigung spinaler Bahnen) und *Lobus caudalis* (Endigung neenzephaler Bahnen). Beide Lobi bilden den Kleinhirnkörper, *Corpus cerebelli.*
– Die *Fissura dorsolateralis* trennt den *Lobus caudalis* vom *Lobus flocculonodularis* (Endigung vestibulärer Bahnen).
Die funktionelle Gliederung entspricht etwa der phylogenetischen Einteilung des Kleinhirns. Danach unterscheidet man
– das *Archicerebellum* mit dem Lobus flocculonodularis (phylogenetisch ältester Teil),
– das *Palaeocerebellum* (alter Kleinhirnteil) (s. Tabelle) und
– das *Neocerebellum* (phylogenetisch jüngster Teil) (s. Tabelle).

	Wurm	Hemisphäre	genetische Gliederung
Corpus cerebelli	Lingula		Lobus cranialis (paläozerebellär)
	Lobulus centralis	Ala lobuli centralis	
	Culmen	Lobulus quadrangularis	
		Fissura prima	
	Declive	Lobulus simplex	Lobus caudalis (neozerebellär)
	Folium vermis	Lobulus semilunaris cranialis	
	Tuber vermis	Lobulus semilunaris caudalis	
		Lobulus paramedianus	
	Pyramis vermis	Lobulus biventer	(paläozerebellär)
	Uvula vermis	Tonsilla cerebelli	
		Fissura dorsolateralis	
	Nodulus	Flocculus	Lobus flocculonodularis (archizerebellär)

In 3 Kleinhirnstielen verlaufen Bahnen vom und zum Kleinhirn. Verbindungen bestehen zum Mittel- und Zwischenhirn, Großhirn und Rückenmark (Abb. 41).

1. Der *Pedunculus cerebellaris cranialis* ist der Stiel zum Mittelhirn. Er führt hauptsächlich efferente Kleinhirnbahnen zum Nucleus ruber, Thalamus und zum optisch-vestibulären System. Als afferente Bahn zieht durch ihn der Tractus spinocerebellaris ventralis (Gowers) zum Kleinhirn.

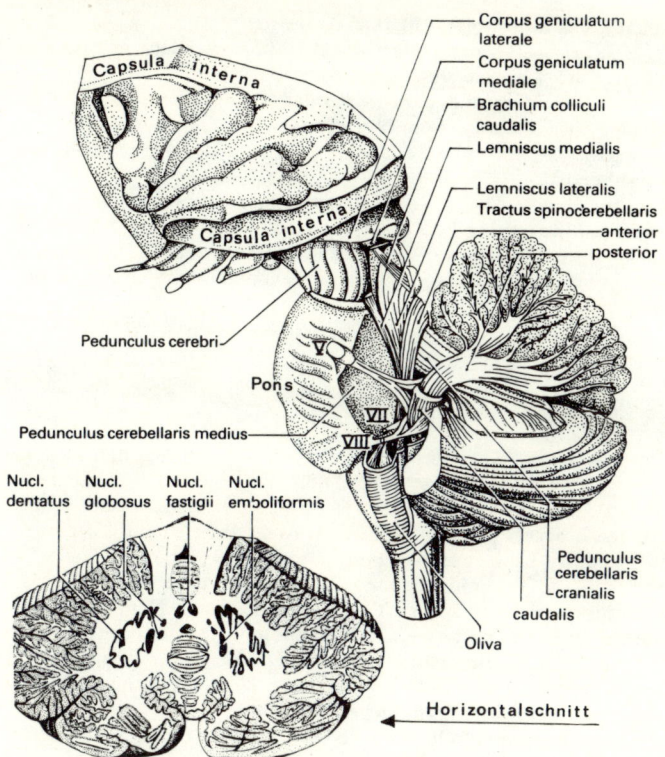

Abb. 41.   Kleinhirnstiele (nach W. Büttner 1927) und Horizontalschnitt durch das Kleinhirn.

V N. trigeminus, VII N. facialis, VIII N. vestibulocochlearis

Zwischen den Kleinhirnstielen beider Seiten ist das Velum medullare craniale ausgespannt.

2. Der *Pedunculus cerebellaris medius,* auch Brückenarm genannt, ist der kräftigste Kleinhirnstiel. Er führt Neuhirnbahnen, *Fibrae pontocerebellares,* von der Brücke zum Kleinhirn.

3. Der *Pedunculus cerebellaris caudalis* stellt die Verbindung zur Medulla oblongata her. Er enthält hauptsächlich Fasern des Tractus spinocerebellaris posterior (Flechsig), der Olive und der vestibulären Reflexbahnen.

Die Kleinhirnseitenstrangbahnen (Gowers und Flechsig) leiten dem Kleinhirn Erregungen der Tiefensensibilität zu. Die efferenten Fasern gelangen über das extrapyramidal-motorische System zum motorischen Endapparat.

67

4 Kernpaare liegen im weißen Marklager des Kleinhirns.
- Der *Nucleus dentatus* ist der größte und sieht wie ein gefalteter Sack aus. Er befindet sich am weitesten lateral.
- Der *Nucleus emboliformis* liegt am Hilum des Nucleus dentatus,
- der *Nucleus globosus* medial vom Nucleus dentatus und
- der *Nucleus fastigii* unter der höchsten Erhebung des 4. Ventrikels am weitesten medial.

Das Kleinhirn steht im Dienst der Gleichgewichtserhaltung, Muskeltonusverteilung und Bewegungskoordination. Erkrankungen des Kleinhirns sind deshalb durch Zerfall der Willkürbewegungen in ihre Komponenten (Asynergie) und durch herabgesetzten Muskeltonus (Hypotonie) gekennzeichnet.

Brücke, Pons
(Abb. 25, 26, 41)

Die Brücke ist der zwischen der Fossa interpeduncularis und den Pyramiden gelegene Abschnitt des Metencephalon; sie liegt auf dem Clivus in der hinteren Schädelgrube. Beim Menschen ist sie besonders stark ausgebildet. In den Brückenkernen wird die zum Kleinhirn ziehende Großhirn-Brücken-Kleinhirn-Bahn umgeschaltet. Durch den ventralen Teil der Brücke ziehen die Pyramidenbahnen. Werden diese bei Tumoren der Brücke komprimiert, dann kommt es zur kontralateralen Hemiplegie, die mit beidseitiger Lähmung des N. facialis und/oder N. abducens einhergeht (alternierende Hemiplegie).
Der dorsale Teil der Brücke bildet das vordere Ende der Rautengrube, in dem zahlreiche Hirnnervenkerne liegen (Abb. 44).
Teile der Hörbahn bilden in der Brücke eine quere Faserplatte, *Corpus trapezoideum.*
Der *Fasciculus longitudinalis medialis,* der von der Medulla oblongata bis ins Mittelhirn aufsteigt, verbindet die Kerne der Augenmuskel- und Halsmuskelnerven sowie die Vestibulariskerne miteinander (Abb. 42). Er ist als Teil des extrapyramidal-motorischen Systems eine wichtige Koordinationsbahn für die optisch-räumliche Orientierung. Die Rezeptororgane sind die Augen und das Labyrinth. Eine fehlerhafte Integration der optischen und vestibulären Funktionen wird subjektiv als Schwindelgefühl wahrgenommen und zeigt sich objektiv als Nystagmus (ruckartige, rhythmische, unwillkürliche Augenbewegungen). Das mediale Längsbündel regelt durch Kollateralen mit dem Abduzenskern auch die Koordination der Augenbewegungen. Der Pupillenreflex wird über die Okulomotoriuskerne im Mittelhirn umgeschaltet.
An der Ventralseite der Brücke befindet sich der *Sulcus basilaris,* der die A. basilaris (Abb. 13) aufnimmt. Eine Basilaristhrombose führt zu Pyramidenbahnstörungen, Hirnnervenlähmungen, Nystagmus u. a. m. (meist mit tödlichem Ausgang). Häufiger sind Verschlüsse von Basilarisästen, in deren Gefolge alternierende Lähmungen auftreten.

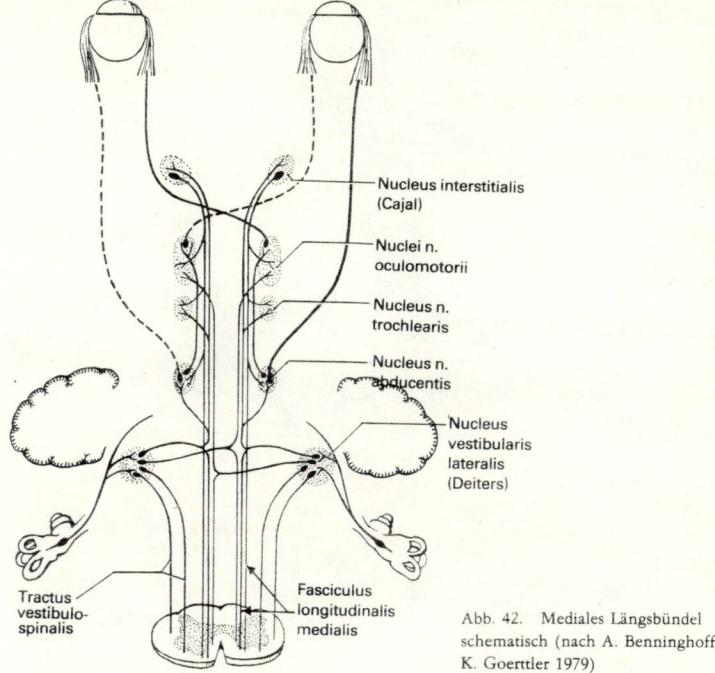

Nucleus interstitialis (Cajal)

Nuclei n. oculomotorii

Nucleus n. trochlearis

Nucleus n. abducentis

Nucleus vestibularis lateralis (Deiters)

Tractus vestibulo-spinalis

Fasciculus longitudinalis medialis

Abb. 42.   Mediales Längsbündel schematisch (nach A. Benninghoff, K. Goerttler 1979)

Verlängertes Mark, Medulla oblongata
(Abb. 43)

Die Medulla oblongata bildet den unteren Abschnitt des Rautenhirns. Sie beginnt am unteren Rand der Brücke, was der Höhe der *Striae medullares ventriculi quarti* entspricht, und endet an den Wurzelfasern des 1. Zervikalnerven.

Ventral verläuft eine Furche, *Fissura mediana ventralis,* abwärts. Zu beiden Seiten findet man die Pyramiden und medial die Pyramidenkreuzung, *Decussatio pyramidum.* Seitlich von den Pyramiden verläuft der *Sulcus ventrolateralis,* aus dem die Wurzelfasern des N. hypoglossus austreten und der die Grenze zu den Oliven bildet. Im *Sulcus dorsolateralis* liegen die Wurzelfasern der Hirnnerven IX, X und XI.

Dorsal befinden sich 2 Erhebungen, medial das *Tuberculum gracile* und lateral das *Tuberculum cuneatum,* in denen die Hinterstrangbahnen, *Fasciculus gracilis* (Goll) und *Fasciculus cuneatus* (Burdach) auf das 2. Neuron zum Thalamus und als Nebenbahn zum Kleinhirn umgeschaltet werden. Die dorsale Medianfurche wird vom *Sulcus medianus dorsalis* gebildet.

An Frontalschnitten der Medulla oblongata erkennt man die Olivenkerne. Der Hauptkern, *Nucleus olivaris caudalis,* sieht einem gefalteten Sack ähnlich

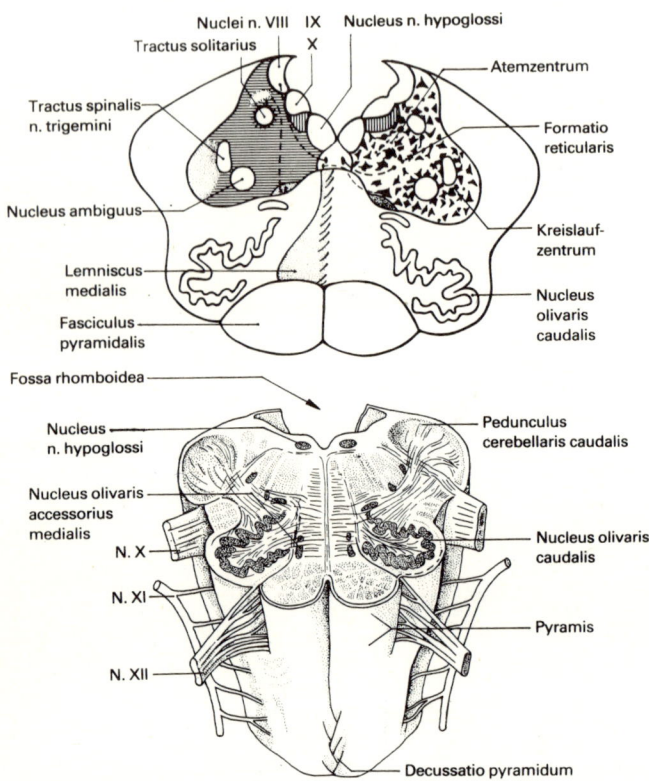

Abb. 43. Querschnitte durch die Medulla oblongata

(Abb. 43). Die Olivenkerne stehen mit dem Kleinhirn und Rückenmark in Verbindung. Da in der Medulla oblongata wichtige Kerngebiete (Hirnnervenkerne, Formatio reticularis) und große Bahnen dicht beieinander liegen, können schon kleine Herde zu schweren Krankheitsbildern führen. Zum bulbären Syndrom gehören Tetraplegie oder gekreuzte Halbseitenlähmung, Schluck-, Sprachstörungen, Nystagmus, Erbrechen sowie Störungen der Atem- und Herztätigkeit (zentraler Vagustod).

Rautengrube, Fossa rhomboidea
(Abb. 34, 44)

Die Rautengrube bildet den Boden des 4. Ventrikels. Ihre obere Spitze liegt an der Einmündung des Aqueductus mesencephali und ihre untere am Abgang des Canalis centralis in das Rückenmark (beim Erwachsenen meist obliteriert). Die seitlichen Ecken werden von den *Recessus laterales ventriculi quarti* gebildet, an deren Enden je eine Öffnung für den Durchtritt des Liquor cerebrospinalis in den Subarachnoidealraum liegt (Abb. 30).

Der *Sulcus medianus* teilt die Rautengrube in eine rechte und linke Hälfte und die *Striae medullares ventriculi quarti* (oberflächliche Fasern der Hörbahn) in einen oberen und unteren Abschnitt. Im oberen Teil liegt neben dem Sulcus medianus eine längliche Erhebung, *Eminentia medialis,* die seitlich von einem *Sulcus limitans* begrenzt wird (Abb. 34).

Oberhalb der Striae medullares findet man einen flachen Hügel, *Colliculus facialis.* Hier ziehen die Fasern des N. facialis in einer Schleife um den Abduzenskern herum und bilden das „innere Fazialisknie", *Genu n. facialis,* (Abb. 45). Im unteren Teil der Rautengrube liegt das *Trigonum n. hypoglossi* und kaudal davon das *Trigonum n. vagi.* Im Gebiet der Recessus laterales liegt die *Area vestibularis* mit den Terminalkernen der Hör- und Gleichgewichtsbahn.

Topographie der Hirnnervenkerne
(Abb. 40, 44, 45)

Die Kerne der Hirnnerven III bis XII verteilen sich vom Mittelhirn bis ins Halsmark in verschiedenen Ebenen. Bei dorsoventraler Projektion bilden sie 6 nebeneinander gelegene Reihen.

Die somatomotorischen Kerne liegen in der 1. Reihe am weitesten medial.
– Die *Nuclei n. oculomotorii, n. trochlearis* und *n. abducentis* entsenden die Neuriten zu den äußeren Augenmuskeln und
– der *Nucleus n. hypoglossi* dieselben zur Zungenmuskulatur.

Die parasympathischen Kerne bilden die 2. Reihe. Mit Ausnahme der Mittelhirnkerne liegen sie lateral von den vorhergenannten.
– Der *Nucleus oculomotorius accessorius* (Edinger-Westphal) versorgt die inneren Augenmuskeln,
– der *Nucleus salivatorius cranialis* (N. VII) gibt Fasern an das Ganglion pterygopalatinum und Ganglion submandibulare (Abb. 97) für die Sekretion der Tränen-, Nasen- und Speicheldrüsen ab,
– der *Nucleus salivatorius caudalis* (N. IX) führt über das Ganglion oticum der Ohrspeicheldrüse sekretorische Fasern zu,
– der *Nucleus dorsalis n. vagi* entsendet Neuriten für die Innervation der glatten Muskulatur der Eingeweide bis zur linken Kolonflexur.

Die viszeromotorischen Kerne liegen in der 3. Reihe. Es sind die motorischen Ursprungskerne der 5 Kiemenbogennerven.
– Der *Nucleus motorius n. trigemini* versorgt die Muskeln des 1. Kiemenbogens, hauptsächlich Kaumuskeln,
– der *Nucleus n. facialis* die Muskeln des 2. Kiemenbogens, hauptsächlich mimische Muskeln,
– der *Nucleus ambiguus* (N. IX) die Muskeln des 3. Kiemenbogens, hauptsächlich Schlundmuskeln,

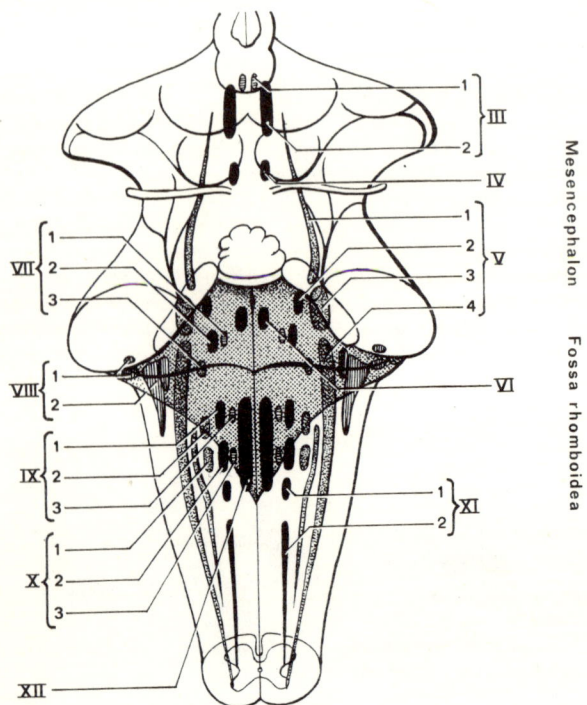

Abb. 44. Lage der Hirnnervenkerne bei dorsoventraler Projektion. Die Rautengrube ist punktiert.

III Nuclei n. oculomotorii
1 Nucleus oculomotorius accessorius
(Edinger-Westphal)
2 Nuclei n. oculomotorii

IV Nucleus n. trochlearis

V Nuclei n. trigemini
1 Nucleus mesencephalicus
2 Nucleus motorius
3 Nucleus pontinus
4 Nucleus spinalis

VI Nucleus n. abducentis

VII Nuclei n. facialis
1 Nucleus salivatorius cranialis
2 Nucleus n. facialis
3 Nucleus solitarius (VII, IX, X)

VIII Nuclei n. vestibulocochlearis
1 Nucleus cochlearis dorsalis und ventralis
2 Nuclei vestibulares

IX Nuclei n. glossopharyngei
1 Nucleus ambiguus (IX, X, XI)
2 Nucleus solitarius (VII, IX, X)
3 Nucleus salivatorius caudalis

X Nuclei n. vagi
1 Nucleus solitarius (VII, IX, X)
2 Nucleus ambiguus (IX, X, XI)
3 Nucleus dorsalis

XI Nuclei n. accessorii
1 Nucleus ambiguus (IX, X, XI)
2 Nucleus spinalis

XII Nucleus n. hypoglossi

- der *Nucleus ambiguus* (N. X) die Muskeln des 4. Kiemenbogens, hauptsächlich Kehlkopfmuskeln,
- der *Nucleus ambiguus* (N. XI) führt dem N. vagus kraniale Wurzelfasern durch den Ramus internus (N. accessorius vagi) für die Kehlkopfmuskeln zu.
- Der *Nucleus spinalis n. accessorii*, der bis zum 5. Zervikalsegment herabreicht und die spinalen Wurzelfasern im Ramus externus vereinigt, innerviert den M. sternocleidomastoideus und M. trapezius.

Die viszerosensiblen Kerne bilden die 4. Reihe. Zu ihnen gehören
- der *Nucleus dorsalis n. vagi*, der afferente Fasern vom Kehlkopf, von den Brust- und Baucheingeweiden bis zur linken Kolonflexur erhält,
- der *Nucleus dorsalis n. glossopharyngei*, dessen afferente Fasern von der Rachenschleimhaut kommen, und
- der *Nucleus solitarius*, der bis zur Pyramidenkreuzung herunterreicht. Dieser ist der gemeinsame viszerosensible Endkern der Nn. VII, IX und X, dem Geschmacksfasern zugeführt werden (Nucleus gustatorius).

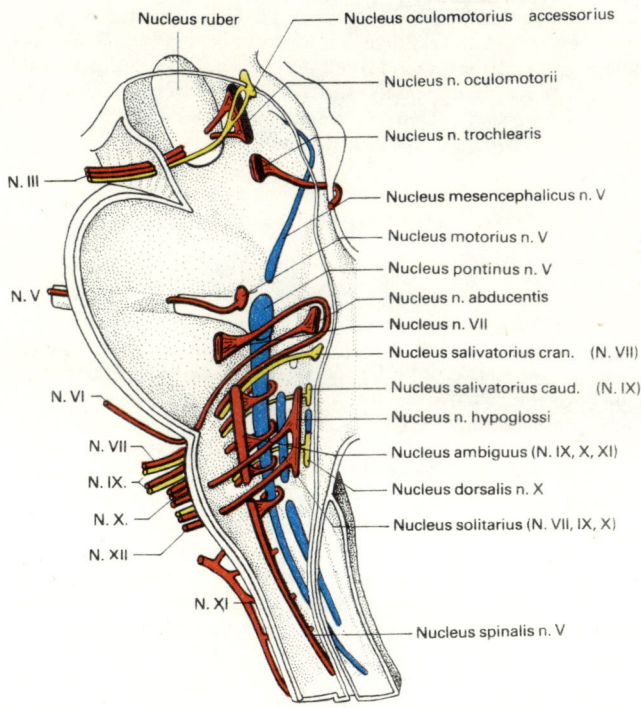

Abb. 45. Plastische Darstellung der Hirnnervenkerne in seitlicher Ansicht

Die somatosensiblen Kerne liegen in der 5. Reihe. Es sind die 3 End-kerne des N. trigeminus. Die Trigeminussensibilität (Kiefer-Gesichts-Be-reich) ist die höchstentwickelte im menschlichen Organismus.

– Der *Nucleus mesencephalicus n. trigemini* reicht bis zur Vierhügelplatte des Mittelhirns und ist der Endkern propriorezeptiver Reize von den Mus-kelspindeln der Kaumuskeln.
– Der *Nucleus pontinus n. trigemini,* der Tastempfindungen aufnimmt, liegt dorsal von der Brücke.
– Der *Nucleus spinalis n. trigemini* reicht bis zum 5. Zervikalsegment und nimmt die Schmerz- und Temperaturempfindungen aus dem Gesichts-bereich, einschließlich der Zähne, auf.

Die sensorischen Kerne bilden die 6. Reihe am weitesten lateral unter dem Recessus lateralis der Rautengrube. Sie werden von den Endkernen der Hör- und Gleichgewichtsnerven gebildet.

– Der *Nucleus cochlearis ventralis* und *dorsalis* sind die Terminalkerne des Hörnerven. Die Fasern des dorsalen Kochleariskerns bilden die Striae medullares am Boden der Rautengrube.
– Die *Nuclei vestibulares* sind die Endkerne des Gleichgewichtsnerven. Sie stehen mit dem Rückenmark, dem Kleinhirn und über den Fasciculus longitudinalis medialis mit dem Mittelhirn (Labyrinthreflex) in Verbin-dung. Es gibt 4 Kerngruppen, *Nucleus vestibularis medialis* (Schwalbe), *Nucleus vestibularis lateralis* (Deiters), *Nucleus vestibularis cranialis* (Bechte-rew) und *Nucleus vestibularis caudalis* (Roller).

Retikularissystem, Formatio reticularis
(Abb. 43)

Die *Formatio reticularis* ist eine lockere Ansammlung von Ganglienzellen, die sich vom Rückenmark über das Tegmentum der Medulla oblongata und die Pars dorsalis pontis bis ins Mittelhirn ausbreitet. An dichter gefüg-ten Stellen bildet sie Kerne, z. B. den Deiters-Kern und den Nucleus ru-ber. Die zur Formatio reticularis gehörenden Bahnen bestehen aus kurzen und langen Neuronenketten, welche die Hirnnerven untereinander sowie mit den Spinalnerven verbinden. Durch die Verknüpfung von Zentren des Zwischenhirns, Mittelhirns, der Medulla oblongata und des Rückenmarks bildet das Retikularissystem Leistungsgemeinschaften, die der Vigilanz, dem Schlaf-Wach-Rhythmus, der Tonusregulierung, Nahrungsaufnahme und -verarbeitung, Atmungs- und Kreislaufregulation sowie sensiblen und vestibulären Raumorientierung dienen. Durch die Übertragung von Im-pulsen von sensiblen auf motorische Kerne werden reflektorische Bewe-gungskombinationen, z. B. Schluck-, Saug- und Brechreflex, oder Vor-gänge der In- und Exspiration in Gang gesetzt. Die Formatio reticularis bildet die anatomische Grundlage für das schlecht lokalisierbare Atemzen-trum (In- und Exspirationszentrum) und das Kreislaufzentrum (Herzregu-lations- und Vasomotorenzentrum).

Innere Schädelbasis, Basis cranii interna

(Abb. 46, 47)

Man unterscheidet eine vordere, mittlere und hintere Schädelgrube. Der Boden der vorderen Schädelgrube liegt am höchsten, der der mittleren etwas tiefer und der der hinteren am tiefsten.

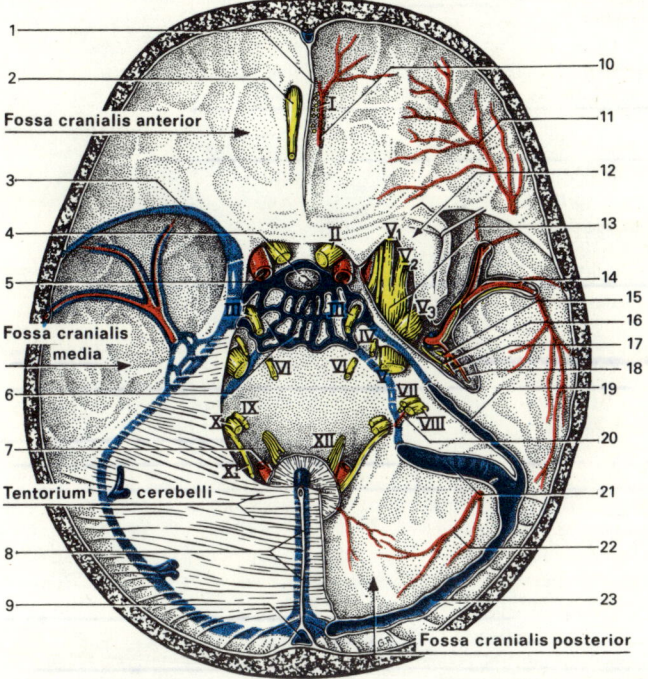

Fossa cranialis anterior

Fossa cranialis media

Tentorium cerebelli

Fossa cranialis posterior

Abb. 46.   Innere Schädelbasis mit Dura. Auf der rechten Seite sind das Cavum trigeminale eröffnet und das Kleinhirnzelt entfernt.

I Nn. olfactorii	1 Falx cerebri	13 Ganglion trigeminale (Gasser)
II N. opticus	2 Bulbus olfactorius	14 A. meningea media mit Rr.
III N. oculomotorius	3 Sinus sphenoparietalis	meningei
IV N. trochlearis	4 Hypophysis	15 N. petrosus minor
V N. trigeminus	5 A. carotis interna	16 N. petrosus major
VI N. abducens	6 Sinus cavernosus	17 A. tympanica superior
VII N. facialis	7 A. vertebralis	18 R. petrosus
VIII N. vestibulocochlearis	8 Sinus rectus	19 Sinus petrosus superior
IX N. glossopharyngeus	9 Confluens sinuum	20 A. labyrinthi am Porus
X N. vagus	10 A. meningea anterior	acusticus internus
XI N. accessorius	11 R. frontalis der A.	21 Sinus sigmoideus
XII N. hypoglossus	meningea media	22 A. meningea posterior
	12 Cavum trigeminale (Meckel)	23 Sinus transversus

75

Die vordere Schädelgrube, *Fossa cranialis anterior,* wird vom Riech- und Stirnlappen des Gehirns ausgefüllt, woraus sich bei Schädelbasisprozessen in diesem Gebiet Geruchsstörungen und Persönlichkeitsveränderungen erklären. Ihr Boden ist das Dach der Augen- und Nasenhöhle. Er wird von der *Pars orbitalis* des Stirnbeins, der Siebbeinplatte, *Lamina cribrosa,* z. T. vom Keilbeinkörper und von den kleinen Keilbeinflügeln gebildet. In der Mitte befindet sich die *Crista galli,* an der die Hirnsichel ansetzt. Auf der *Lamina cribrosa* liegt der Bulbus olfactorius und im *Sulcus prechiasmatis* die Sehnervenkreuzung. Bei Ausdehnung der Stirnhöhle in das Orbitadach bestehen enge räumliche Beziehungen zwischen dieser und dem Stirnlappen. Medial von den Orbitae liegen die Siebbeinzellen.

Die vordere Schädelgrube unterhält Verbindungen

- **zur Nasenhöhle** durch die Löcher der *Lamina cribrosa* für Nn. olfacto-rii, N., A. ethmoidalis anterior (Abb. 80) und Vv. ethmoidales. Bei Kin-dern zieht durch das *Foramen caecum* eine Vene, die den Sinus sagittalis superior mit den Nasenvenen verbindet (Gefahr der aufsteigenden In-fektion).
- **Zur Augenhöhle** öffnet sich das *Foramen ethmoidale anterius,* das dem Durchtritt von N. und A. ethmoidalis anterior dient.

Die mittlere Schädelgrube, *Fossa cranialis media,* erstreckt sich von den kleinen Keilbeinflügeln bis zur oberen Kante der Felsenbeinpyramide. Durch den Keilbeinkörper wird sie in eine rechte und linke Grube geteilt, die den Schläfenlappen des Gehirns aufnimmt. Der Boden beider Seiten wird vom großen Keilbeinflügel gebildet, dem sich lateral die Schläfen-beinschuppe und hinten die vordere Fläche der Felsenbeinpyramide an-schließen. Auf dem Keilbeinkörper liegt der Türkensattel mit der Hypo-physe. Seitlich findet man den Sinus cavernosus (Abb. 11). Über dem *Dor-sum sellae* liegen die Corpora mamillaria des Zwischenhirns und an der Vorderseite der Felsenbeinpyramide die flache *Impressio trigemini* mit dem Trigeminusganglion. Dicht vor der Felsenbeinpyramide projiziert sich das Kiefergelenk auf die mittlere Schädelgrube (Abb. 47).

Bei Prozessen der mittleren Schädelgrube kann es zu hypophysärdienze-phalen Störungen, Chiasmasymptomen oder Okulomotoriuslähmungen und bei lateraler Lokalisation zu Geruchsstörungen sowie Augenmuskel-lähmungen kommen.

Die mittlere Schädelgrube unterhält Verbindungen

- **zur Augenhöhle** durch die *Fissura orbitalis superior* für die Augenmus-kelnerven (III, IV, VI), den 1. Trigeminusast und die V. ophthalmica su-perior sowie durch den Canalis opticus für den N. opticus und die A. ophthalmica,
- **zur Flügelgaumengrube** durch das *Foramen rotundum* für den 2. Trige-minusast,
- **zur Unterschläfengrube** durch das *Foramen ovale* für den 3. Trigeminus-ast und Venen sowie durch das *Foramen spinosum* für die A. meningea media (aus der A. maxillaris) und den R. meningeus des N. mandibula-ris,

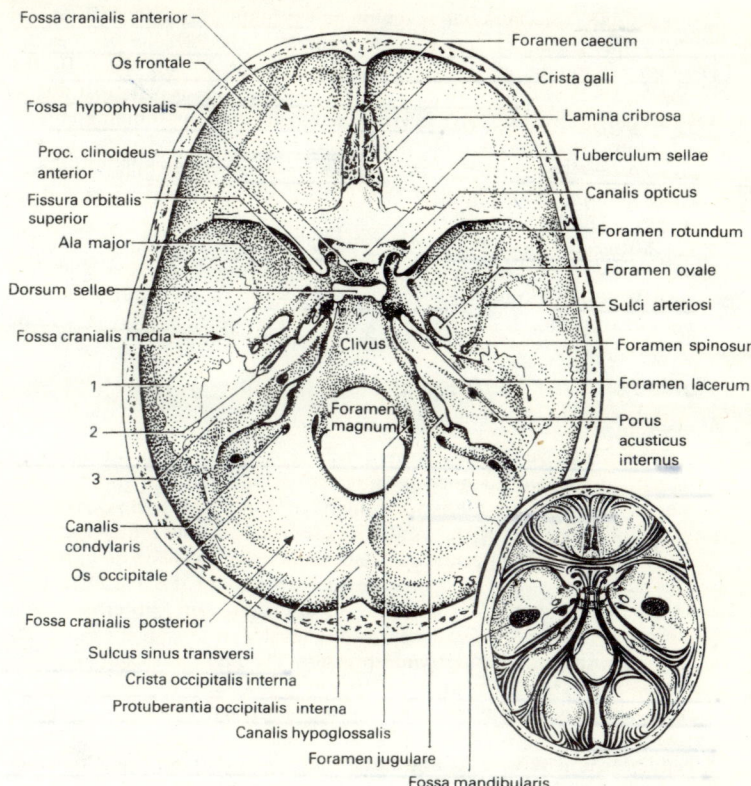

Abb. 47. Innere Schädelbasis und ihr konstruktiver Bau (unten rechts).

1 Pars squamosa ossis temporalis, 2 Hiatus canalis n. petrosi majoris und minoris, 3 Margo superior partis petrosae

– **zur äußeren Schädelbasis** durch das *Foramen lacerum* (es ist von Faserknorpel ausgefüllt) für den N. petrosus major (von N. VII) und N. petrosus minor (von N. IX), durch den *Canalis caroticus* für die A. carotis interna,

– **zum Felsenbein** durch den *Hiatus canalis n. petrosi majoris* und *minoris* auf der Vorderseite der Felsenbeinpyramide für die entsprechenden Nerven.

Die hintere Schädelgrube, *Fossa cranialis posterior,* ist der Raum hinter dem Türkensattel und den Felsenbeinpyramiden. Sie wird größtenteils vom Hinterhauptbein gebildet und vom Kleinhirnzelt bedeckt. In ihr liegen das Kleinhirn und Teile des Hirnstamms. Hinter dem Türkensattel

77

fällt der *Clivus* zum Foramen magnum ab. Auf ihm liegen die Brücke und Medulla oblongata. Bei Frakturen der hinteren Schädelgrube kann es zur Trochlearislähmung, zu Ausfällen der Hirnnerven V, VI, VII, VIII (im pontinen Abschnitt) oder zu Lähmungen der Hirnnerven VII, VIII, IX, X, XII (im bulbären Abschnitt) sowie zu zerebellären Symptomen kommen. Die hintere Schädelgrube unterhält Verbindungen

- **zum Wirbelkanal** durch das *Foramen magnum* für Medulla oblongata, N. accessorius, N. cervicalis I, A. vertebralis, A. spinalis anterior und posterior sowie Plexus venosi vertebrales interni,
- **zur äußeren Schädelbasis** durch das *Foramen jugulare* für V. jugularis int., N. IX, X, XI und durch den *Canalis hypoglossalis* für den N. XII,
- **zum Innenohr** führt der *Porus acusticus internus* an der Hinterfläche des Felsenbeins. Durch ihn treten N. VII, VIII sowie A. und V. labyrinthi.

Konstruktiver Bau der Schädelbasis

(Abb. 47)

Die Schädelbasis ist im Gebiet der vorderen und mittleren Schädelgrube pneumatisiert und der Knochen unterschiedlich dick. Man spricht daher von einer Rahmenkonstruktion, die auch auf Röntgenbildern zu erkennen ist. Ein vorderer Querbalken verbindet die beiden Keilbeinflügel und ein hinterer läuft über die Pyramiden. Der mediane Längsbalken zieht seitlich am Türkensattel vorbei und über den Clivus bis vor das Foramen magnum. Er umfaßt dieses mit 2 Schenkeln und findet am Hinterhaupt sein Widerlager. Der Boden der Schädelgrube ist stellenweise recht dünn und durch Foramina und Fissuren unterbrochen. Die Frakturverläufe der Schädelbasis sind daher nicht nur von Richtung und Kraft der Gewalteinwirkungen abhängig, sondern auch von den konstruktiven Besonderheiten des Schädels.

Schädelbasisbrüche sind häufig durch Blutungen und bei Duraverletzungen durch Liquorfluß aus der Nase (Rhinoliquorrhoe), dem Gehörgang (Otoliquorrhoe) und Rachenraum oder durch Brillenhämatome, retroaurikuläre und retropharyngeale Hämatome gekennzeichnet. Bei Duraverletzungen besteht die Gefahr der aufsteigenden Infektion zum Gehirn.

Frakturen der vorderen Schädelgrube können Optikus- und Olfaktoriusschädigungen, Brüche der mittleren Schädelgrube Augenmuskelnerven-, Trigeminus-, Fazialis- und Akustikuslähmungen und solche der hinteren Schädelgrube Vagus-, Akzessorius- und Hypoglossuslähmungen verursachen.

Gehör- und Gleichgewichtsorgan

Das Gehörorgan wird topographisch in ein äußeres, mittleres und inneres Ohr gegliedert. Letzteres bildet zusammen mit dem Gleichgewichtsorgan entwicklungsgeschichtlich und anatomisch eine Einheit.

Das äußere Ohr, *Auris externa,* wird von der Ohrmuschel, *Auricula,* dem

78

äußeren Gehörgang, *Meatus acusticus externus,* und dem Trommelfell, *Membrana tympani,* gebildet.

Das Mittelohr, *Auris media,* besteht aus der Paukenhöhle, *Cavitas tympanica,* den Gehörknöchelchen, *Ossicula auditus,* der Ohrtrompete, *Tuba auditiva,* und den pneumatischen Nebenräumen, z. B. den *Cellulae mastoideae.*

Das Innenohr, *Auris interna,* wird von der Schnecke, *Cochlea,* und den Bogengängen gebildet. Beide zusammen ergeben das Labyrinth.

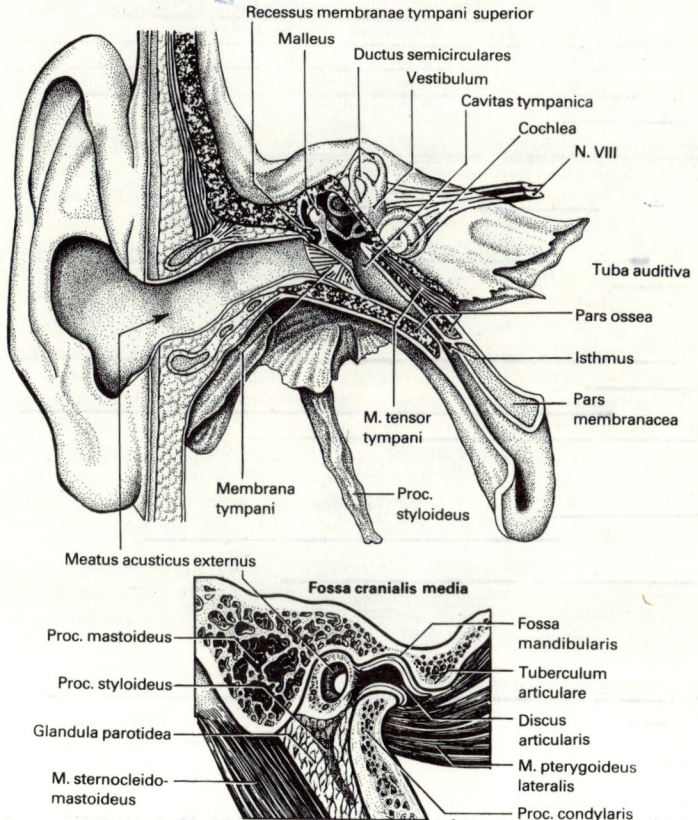

Abb. 48.   Gehör- und Gleichgewichtsorgane halbschematisch (oben) und Lage des äußeren Gehörgangs (unten rechts)

79

Äußeres Ohr, Auris externa
(Abb. 48)

Die Ohrmuschel, *Auricula,* hat die Form eines Trichters, der den Zugang zum äußeren Gehörgang bildet. Mit Ausnahme des Ohrläppchens enthält sie ein aus elastischem Knorpel bestehendes Stützgerüst.
Die Ohrmuschel wird von einem gebogenen Rand, *Helix,* eingefaßt, zu dem innen ein Bogen, *Anthelix,* parallel läuft. Vor dem äußeren Gehörgang springt der *Tragus* vor.
Die exponierte Lage der Ohrmuschel begünstigt Erfrierungen, Verbrennungen sowie das Auftreten von Blutergüssen. Da die Haut der lateralen Fläche dem Knorpel fest anliegt, können sich hier Hämatome nur schwer, auf der medialen Fläche dagegen leicht ausbreiten. Das Ohrläppchen ist nervenarm und kann daher nahezu schmerzlos (zur Blutentnahme) angestochen werden.

Der äußere Gehörgang, *Meatus acusticus externus,* (Abb. 48, 50) reicht vom Ohrmuscheleingang bis zum Trommelfell. Seine Länge beträgt beim Erwachsenen etwa 25 mm und sein Durchmesser ca. 6 mm. Die Haut des Gehörgangs enthält Talgdrüsen und Haare, deren Anzahl nach innen abnimmt. Das äußere Gehörgangsdrittel ist knorplig, der innere Abschnitt knöchern. Am Übergang zwischen beiden ist der Gehörgang leicht verengt. Der knöcherne Teil wird oben von der *Pars squamosa,* unten, vorn und hinten von der *Pars tympanica* des Schläfenbeins gebildet.
Der Gehörgang verläuft in einer leicht spiralförmigen Drehung von lateral nach medial, wodurch das Trommelfell keinen direkten Verletzungen ausgesetzt ist. In der Frontalebene bildet er einen nach oben und in der Horizontalebene einen nach vorn konvexen Bogen. Vor dem Trommelfell erweitert er sich. Seine untere Wand bildet mit dem Trommelfell einen spitzen Winkel, aus dem Fremdkörper nur schwer zu entfernen sind.
Beim Ohrenspiegeln werden die Gehörgangskrümmungen ausgeglichen, indem man die Ohrmuschel nach hinten und oben zieht.

Vor dem Gehörgang liegt das Kiefergelenk. Man fühlt es, wenn man die Fingerkuppe in den knorpligen Gehörgangsteil legt und den Unterkiefer bewegt. Weiter medial tritt die Chorda tympani durch die Fissura petrotympanica (Glaser).

Hinter dem Gehörgang befindet sich der Warzenfortsatz mit den *Cellulae mastoideae.* Eiterungen der Zellen können in den äußeren Gehörgang durchbrechen. Beim Neugeborenen ist der Proc. mastoideus noch nicht ausgebildet.

Unter dem Gehörgang liegt die Ohrspeicheldrüse. Da sie medial keine Kapsel besitzt, können Entzündungen von der Parotis auf den Gehörgang oder Gehörgangsfurunkel auf die Ohrspeicheldrüse übergreifen.

Über dem knöchernen Gehörgangsteil breitet sich die mittlere Schädelgrube aus. Der Knochen kann hier pneumatisiert und sehr dünn sein, so

80

daß Eiterungen vom Mittelohr in den äußeren Gehörgang durchbrechen können.

Beim Neugeborenen sind die Wände des knöchernen Gehörgangsteils noch fibrös und die Krümmungen wesentlich flacher. Das Trommelfell steht annähernd horizontal in Fortsetzung des oberen Gehörgangs.

Das Trommelfell, *Membrana tympani,* (Abb. 48 bis 50) ist eine perlgraue ovale Membran mit einem Durchmesser von 9 bis 11 mm. Es steht schräg; von der Vertikalen und Horizontalen weicht es mit einem Winkel von 45° bis 50° ab. Man unterscheidet eine größere *Pars tensa,* die in den *Annulus tympanicus* des Schläfenbeins eingespannt ist, und eine kleinere *Pars flaccida* oder Shrapnell-Membran, an der die Einspannung über der *Incisura tympanica* unterbrochen ist. Nach innen ist das Trommelfell trichterartig

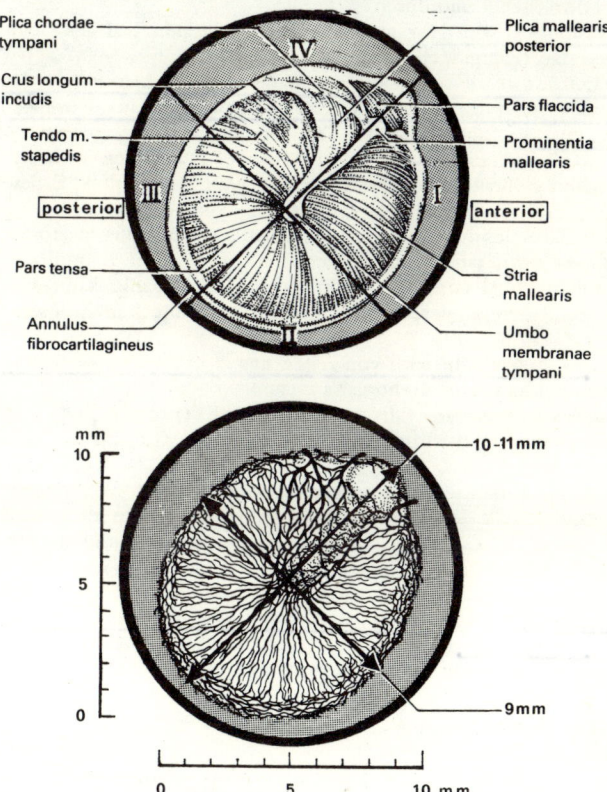

Abb. 49. Rechtes Trommelfell transparent (oben) und mit Arteriennetz (unten). I bis IV Quadranten des Trommelfells.

eingezogen. Ein heller Streifen auf der Außenseite, *Stria mallearis,* zeigt die Verwachsung des Trommelfells mit dem Hammerstiel. An dessen Spitze liegt der Trommelfellnabel, *Umbo membranae tympani.* Der kurze Hammerfortsatz bildet am Ende der Stria mallearis eine kleine Erhebung, die *Prominentia mallearis,* von der sich auf der Innenseite des Trommelfells die vordere und hintere Hammerfalte fortsetzen. Die Pars tensa wird durch ein Achsenkreuz in 4 Quadranten geteilt (Abb. 49).

Nerven. Die Ohrmuskeln werden, wie alle mimischen Muskeln, vom *N. facialis* versorgt. Die sensible Innervation erfolgt durch
- den *N. auriculotemporalis* (vom 3. Trigeminusast) für die Außenfläche der Ohrmuschel und den äußeren Gehörgang,
- den *N. auricularis magnus* (aus dem Plexus cervicalis) für die Hinterfläche der Ohrmuschel und durch
- den *R. auricularis* (vom N. vagus) für den knöchernen Teil des Gehörgangs und das Trommelfell.
- Der *Plexus tympanicus* innerviert mit parasympathischen Fasern (aus dem N. glossopharyngeus) und sympathischen Fasern (aus dem Plexus caroticus int.) die Innenfläche des Trommelfells.
- Der *N. facialis* enthält auch sensible Fasern. Bei Neuritiden im Bereich des Ganglion geniculi leiten sie Schmerzen vom Trommelfell, äußeren Gehörgang und von Teilen der Ohrmuschel.

Der R. auricularis des N. vagus zieht durch den Canaliculus mastoideus und durch die Fissura tympanomastoidea zum äußeren Ohr. Beim Einführen eines Ohrtrichters oder bei Spülungen des Gehörgangs kann durch ihn der N. vagus gereizt werden und Husten oder Erbrechen auslösen.

Arterien. Das äußere Ohr wird von Ästen der *A. carotis externa* versorgt. Zur Ohrmuschel bzw. zum Gehörgang ziehen
- die *Rr. auriculares anteriores* (aus der A. temporalis supf.),
- die *A. auricularis posterior* (direkt aus der A. carotis ext.) und
- die *A. auricularis profunda* (aus der A. maxillaris).

Letztere versorgt außer dem knöchernen Gehörgangsteil und Trommelfell auch das Kiefergelenk. Die Gefäße des Trommelfells bilden ein subkutanes und ein submuköses Netz, das sich am Rand verdichtet und zur Mitte radiär verläuft mit stärkeren Zweigen in der Stria mallearis (Abb. 49).

Lymphgefäße. Sie fließen zu den *Nll. parotidei superficiales* und *profundi* sowie zu den *Nll. mastoidei* (Abb. 3, 115). Die Lymphknoten stehen mit den oberflächlichen und tiefen Halslymphknoten in Verbindung.

Mittelohr, Auris media
(Abb. 48)

Das Mittelohr besteht aus einem System luftgefüllter, nasal belüfteter Räume, dessen Zentrum die Paukenhöhle, *Cavitas tympanica,* ist. Durch die Ohrtrompete, *Tuba auditiva,* steht sie vorn mit dem Nasenrachenraum und durch das *Antrum mastoideum* hinten mit den Zellen des Warzenfortsatzes in Verbindung. Das ganze System wird von Schleimhaut ausgekleidet und bildet klinisch eine Einheit. Entwicklungsgeschichtlich geht das Mittelohr aus der 1. Schlundtasche des Kiemendarms hervor.

Paukenhöhle, Cavitas tympanica
(Abb. 48, 50 bis 53)

Zwischen Trommelfell und Innenohr liegt als hoher, schmaler, etwas schräg gestellter Spalt die Paukenhöhle. Ihre Höhe beträgt etwa 15 mm, die Entfernung zwischen vorderer und hinterer Wand etwa 10 mm und

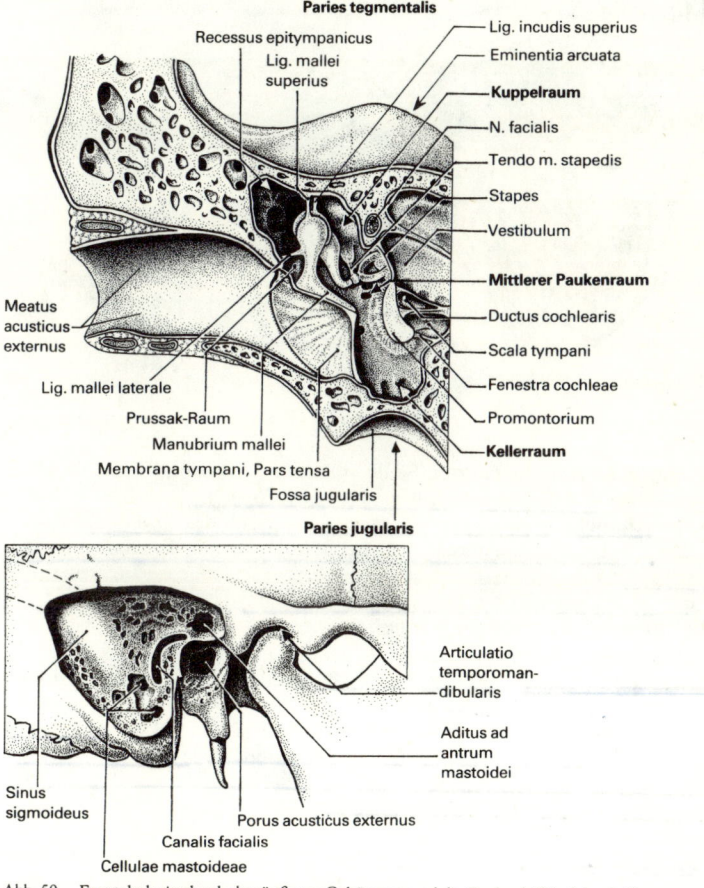

Abb. 50. Frontalschnitt durch den äußeren Gehörgang und die Paukenhöhle (oben). Pars petrosa des Schläfenbeins mit aufgemeißeltem Warzenfortsatz (unten)

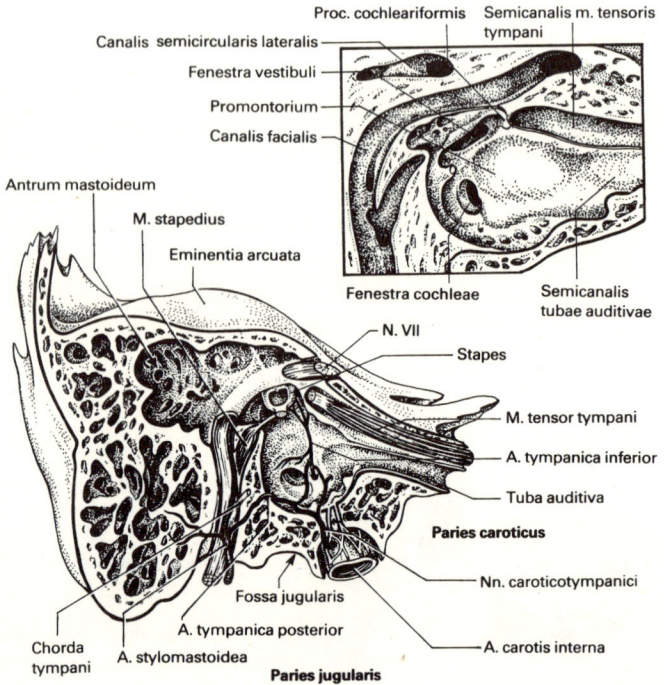

Proc. cochleariformis   Semicanalis m. tensoris tympani

Canalis semicircularis lateralis

Fenestra vestibuli

Promontorium

Canalis facialis

Antrum mastoideum

M. stapedius

Eminentia arcuata

Fenestra cochleae   Semicanalis tubae auditivae

N. VII

Stapes

M. tensor tympani

A. tympanica inferior

Tuba auditiva

Paries caroticus

Nn. caroticotympanici

Fossa jugularis

A. carotis interna

A. tympanica posterior

Chorda tympani   A. stylomastoidea

Paries jugularis

Abb. 51.   Mediale Wand der Paukenhöhle (oben) und Längsschnitt durch das Felsenbein (unten)

der Abstand an ihrer engsten Stelle zwischen Umbo und Promontorium etwa 2 mm. Topographisch teilt man sie in 3 Etagen,
– den Kuppelraum, *Recessus epitympanicus,* oberhalb des Trommelfells,
– den mittleren Paukenraum, welcher der Höhe des Trommelfells entspricht, und
– den „Kellerraum" unterhalb des Trommelfells.
Die Paukenhöhle besitzt 6 Wände.

Die laterale Wand, *Paries membranaceus,* (Abb. 48, 50, 52, 53) wird zum größten Teil vom *Trommelfell* und zum geringeren Teil von Knochen gebildet. Der das Trommelfell einfassende Knochen gehört oben zur *Pars squamosa* und unten zur *Pars tympanica* des Schläfenbeins. Durch die Pars squamosa kann man operativ in den Recessus epitympanicus der Paukenhöhle gelangen, ohne das Trommelfell zu verletzen.

Die obere Wand, *Paries tegmentalis,* (Abb. 48, 50, 52) trennt den Kuppelraum von der mittleren Schädelgrube. Das Dach der Paukenhöhle, *Tegmen tympani,* ist sehr dünn und weist vereinzelt Knochenlücken auf, wodurch

84

Infektionen auf die darübergelegene mittlere Schädelgrube und den Schläfenlappen übergreifen können.

Die untere Wand, *Paries jugularis,* (Abb. 50, 53) bildet den Boden des „Kellerraums", der an den *Bulbus venae jugularis superior* grenzt. In ihm können sich Ergüsse ansammeln. Durch den z. T. sehr dünnen oder lückenhaften Knochen können Entzündungen auf die V. jugularis interna übergreifen.

Die vordere Wand, *Paries caroticus,* (Abb. 52, 54) grenzt an den *Canalis caroticus,* der hier als „Karotisknie" nach vorn umbiegt. Durch feine Öffnungen, *Canaliculi caroticotympanici,* treten Nerven und Gefäße (Infektionspforten der Paukenhöhle). Die Tubenöffnung, *Ostium tympanicum tubae auditivae,* mündet etwas oberhalb des Paukenhöhlenbodens.

Die mediale Wand, *Paries labyrinthicus,* (Abb. 48, 50, 52) bildet die Grenze zum Innenohr; sie zeigt ein kompliziertes Relief. In der Mitte liegt das *Promontorium,* das durch die Vorwölbung der basalen Schneckenwindung hervorgerufen wird. Dahinter befindet sich das ovale Fenster, *Fenestra vestibuli.* Hier ist die Fußplatte des Steigbügels eingelassen und durch ein Ringband befestigt. Unter dem Promontorium liegt das runde Fenster, *Fenestra cochleae,* das von der Membrana tympani secundaria verschlossen wird. Beide Fenster sind Eintrittspforten für Labyrinthentzündungen. Über dem Promontorium liegt der *Proc. cochleariformis* am Ende des Semicanalis m. tensoris tympani. Hier biegt die Sehne des Trommelfellspanners rechtwinklig um.

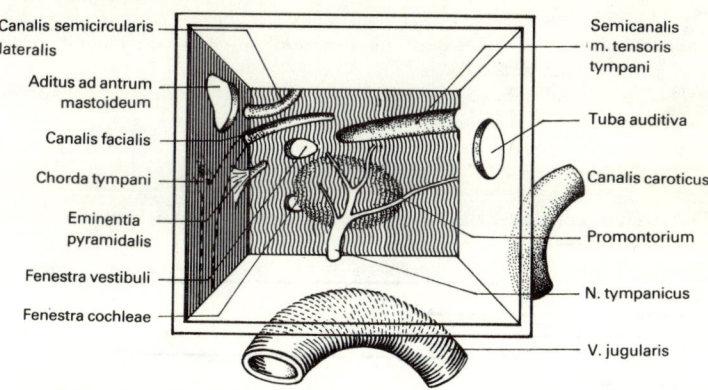

Canalis semicircularis lateralis

Aditus ad antrum mastoideum

Canalis facialis

Chorda tympani

Eminentia pyramidalis

Fenestra vestibuli

Fenestra cochleae

Semicanalis m. tensoris tympani

Tuba auditiva

Canalis caroticus

Promontorium

N. tympanicus

V. jugularis

Abb. 52.   Wände der Paukenhöhle schematisch

Die hintere Wand, *Paries mastoideus,* (Abb. 50, 52) ist dem Warzenfortsatz zugekehrt. Hinten oben liegt die Warzenfortsatzhöhle, *Antrum mastoideum,* die über einen Zugang, *Aditus ad antrum,* von der Paukenhöhle erreicht wird. Die Schwelle des Aditus wird vom seitlichen Bogengang gebildet, der die *Prominentia canalis semicircularis* aufwirft. Oberhalb des ovalen Fensters befindet sich an der Grenze zum Kuppelraum ein durch den Fazialiskanal gebildeter Wulst, die *Prominentia canalis facialis.* Hinter beiden Fensternischen liegt die *Eminentia pyramidalis.* Dieser Knochenvorsprung enthält den M. stapedius, dessen Sehne durch eine kleine Öffnung in die Paukenhöhle und in sagittaler Richtung zum Steigbügelkopf zieht.

Gehörknöchelchen, Ossicula auditus
(Abb. 48, 50, 53)

Die Gehörknöchelchen, Hammer, Amboß, Steigbügel, sind gelenkig zu einer Kette verbunden, welche die Schwingungen des Trommelfells durch das ovale Fenster auf die Endolymphe des Innenohrs überträgt. Die Gehörknöchelchenkette wird durch Bänder in einer Gleichgewichtslage gehalten.

Der Hammer, *Malleus,* ist einerseits mit seinem Stiel, *Manubrium mallei,* an der Innenfläche des Trommelfells befestigt und artikuliert andererseits mit dem Amboßkörper in der *Articulatio incudomallearis.*
- Das obere Hammerband, *Lig. mallei superius,* zieht vom Hammerkopf zum Dach des Recessus epitympanicus,
- das vordere Hammerband, *Lig. mallei anterius,* vom Proc. anterior des Hammers in der Plica mallearis anterior (Abb. 53) zur Fissura petrotympanica (Glaser) und
- das seitliche Hammerband, *Lig. mallei laterale,* vom Hammerhals zum knöchernen Gehörgangsdach.

Der Amboß, *Incus,* zeigt mit seinem langen Schenkel, *Crus longum,* nach unten und artikuliert über den *Proc. lenticularis* mit dem Steigbügelkopf in der *Articulatio incudostapedia.*
- Das obere Amboßband, *Lig. incudis superius,* verbindet den Amboßkörper mit dem Dach des Recessus epitympanicus und
- das hintere Amboßband, *Lig. incudis posterius,* den kurzen Schenkel des Amboß mit der seitlichen Wand des Recessus epitympanicus.

Der Steigbügel, *Stapes,* besitzt einen kürzeren vorderen Schenkel, *Crus anterius,* und einen längeren gebogenen hinteren Schenkel, *Crus posterius.* Die Steigbügelfußplatte, *Basis stapedis,* ist in das ovale Vorhoffenster, *Fenestra vestibuli,* eingelassen und durch
- das *Lig. annulare stapedis* befestigt.
- Die *Membrana stapedis* spannt sich zwischen den Schenkeln und der Steigbügelplatte aus.
Die Gleichgewichtslage der Gehörknöchelchenkette kann durch 2 Muskeln aktiv beeinflußt werden.
1. Der *M. tensor tympani,* der im *Semicanalis m. tensoris tympani* über der Tuba auditiva verläuft, zieht rechtwinklig um den Proc. cochleariformis nach lateral zum Hammerhals und bewegt diesen nach innen, wodurch das Trommelfell gespannt wird.

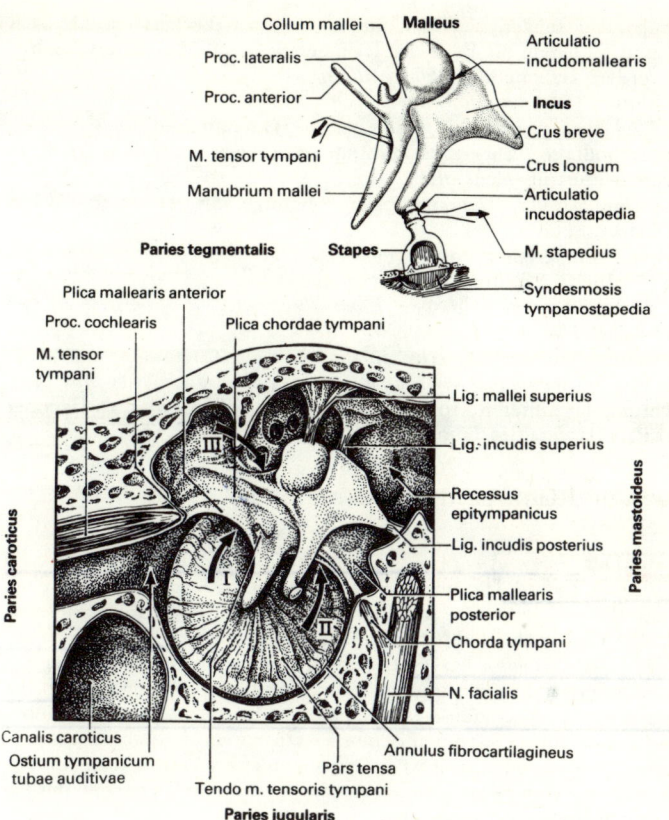

Abb. 53. Schleimhautverhältnisse der Paukenhöhle (unten) und Gehörknöchelchenkette (oben).

I Recessus membranae tympani anterior, II Recessus membranae tympani posterior
(Tröltsch-Taschen), III Recessus membranae tympani superior (Prussak-Raum)

2. Der *M. stapedius,* der im Knochenkanal der Eminentia pyramidalis an der
   hinteren Wand der Paukenhöhle liegt, entläßt seine Sehne zum Steigbügelkopf. Er verkantet die Steigbügelplatte, wodurch ihre Schwingungen
   gedämpft werden.

Schleimhautfalten und Taschen der Paukenhöhle
(Abb. 53)

Die Wände der Paukenhöhle und die Gehörknöchelchen sind von einer
dünnen Schleimhaut überzogen. Stellenweise bildet sie Falten und Taschen, in denen sich Eiter ansammeln kann. Vom oberen Rand des Annu-

lus tympanicus senken sich 2 Hammerfalten über die Pars flaccida nach unten und schließen die Basis des Hammerstiels ein. Man unterscheidet
- die vordere Hammerfalte, *Plica mallearis anterior,* und
- die hintere Hammerfalte, *Plica mallearis posterior,* sowie
- die *Plica chordae tympani* zwischen beiden Hammerfalten.
- Die Amboßfalte, *Plica incudis,* verbindet den Amboß mit dem Dach des Recessus epitympanicus und
- die Steigbügelfalte, *Plica stapedis,* den Steigbügel mit der hinteren Wand der Paukenhöhle.

Zwischen Hammerfalten und Trommelfell liegen 2 nach unten offene Taschen (Tröltsch). Vor dem Manubrium mallei liegt
- die vordere Trommelfelltasche, *Recessus membranae tympani anterior,* und hinter dem Manubrium mallei
- die hintere Trommelfelltasche, *Recessus membranae tympani posterior.*
- Der *Recessus membranae tympani superior* (Prussak-Raum) ist eine Ausbuchtung der hinteren Trommelfelltasche nach oben zwischen Hammer und Pars flaccida des Trommelfells.

Nerven und Gefäße der Paukenhöhle
(Abb. 54, 55)

Nerven. Der *Plexus tympanicus* enthält sensible, parasympathische und sympathische Fasern. Die sensiblen und parasympathischen Anteile kommen mit dem *N. tympanicus* vom *Ganglion inferius* des *N. glossopharyngeus* durch den Canaliculus tympanicus in die Paukenhöhle. Aus dem Plexus geht der *N. petrosus minor* hervor, der durch eine kleine Öffnung in der Felsenbeinvorderwand in die mittlere Schädelgrube gelangt und durch die Fissura sphenopetrosa zum *Ganglion oticum* zieht (Jacobson-Anastomose), um die Parotis mit parasympathischen Fasern zu versorgen.

Die sympathischen Fasern des Plexus tympanicus gelangen über die *Nn. caroticotympanici* vom *Plexus caroticus internus* durch feine Öffnungen des Paries caroticus in die Paukenhöhle.

Motorische Nerven sind der *N. stapedius,* ein Ast des *N. facialis,* für den M. stapedius und der *N. pterygoideus medialis* (N. V$_3$) für den M. tensor tympani.

Die *Chorda tympani* ist an der Versorgung der Paukenhöhle nicht beteiligt, sondern zieht nur durch sie hindurch (daher ihre Bezeichnung). Sie verläßt den N. facialis in seinem absteigenden Teil und erreicht rückläufig durch die hintere Wand die Paukenhöhle. Hier läuft sie zwischen Hammer und Amboß an der Innenseite der Pars flaccida nach vorn und durch die Fissura petrotympanica (Glaser) zum *N. lingualis.* Diesem führt sie parasympathische Fasern für das *Ganglion submandibulare* sowie Geschmacksfasern für die vorderen zwei Drittel der Zunge zu.

Der *N. facialis* steht in engen räumlichen Beziehungen zur Paukenhöhle. Wegen seines langen, komplizierten intrakraniellen Verlaufs ist er bei Infekten des Mittel- und Innenohrs sowie bei Schädelbasisbrüchen oder Operationen besonders gefährdet. Zusammen mit dem *N. intermedius* und

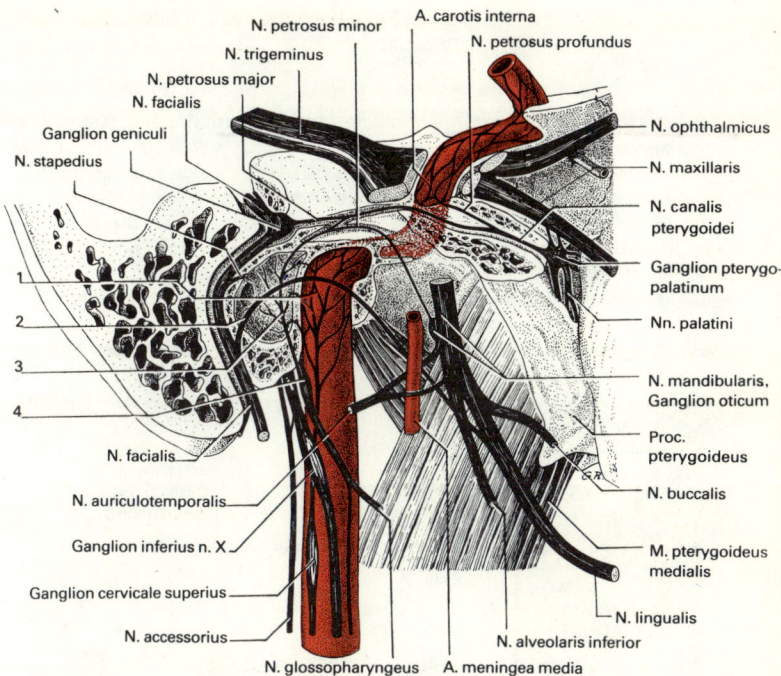

Abb. 54. Nerven im Felsen- und Keilbein.

1 Nn. caroticotympanici
2 Chorda tympani
3 N. und Plexus tympanicus
4 Ganglion inferius des
5 N. glossopharyngeus

dem *N. vestibulocochlearis* tritt er durch den Meatus acusticus internus (Abb. 58) von hinten in das Felsenbein. Hier verläuft er in einem eigenen Kanal, *Canalis facialis* (Falloppio), der zunächst nach vorn und lateral bis dicht an die vordere Felsenbeinwand zieht. Er biegt dann nach hinten um (äußeres Fazialisknie) und läuft in der medialen und hinteren Wand der Paukenhöhle zum *Foramen stylomastoideum*, wo er den Schädel verläßt. Am äußeren Fazialisknie liegt das *Ganglion geniculi* des N. intermedius.

Der *N. intermedius* ist der vegetative Anteil des N. facialis, der Geschmacksfasern und parasympathische Fasern enthält. Er teilt sich in 2 Nerven, die bereits erwähnte Chorda tympani und den N. petrosus major.

Der *N. petrosus major* entspringt vom Ganglion geniculi und zieht durch die vordere Wand des Felsenbeins in die mittlere Schädelgrube. Hier gelangt er durch das Foramen lacerum zur Unterfläche des Schädels, wo er sich mit dem *N. petrosus profundus,* der aus den sympathischen Fasern des *Plexus caroticus internus* hervorgeht, zum *N. canalis pterygoidei* vereinigt.

Letzterer zieht an der Wurzel des Flügelfortsatzes durch den Canalis pterygoideus in die Flügelgaumengrube zum *Ganglion pterygopalatinum* (Abb. 54).

Die Arterien der Paukenhöhle (Abb. 55) entstammen, mit Ausnahme der *Aa. caroticotympanicae*, der *A. carotis externa.*

- Die *A. tympanica anterior* (aus der A. maxillaris) zieht zusammen mit der Chorda tympani durch die Fissura petrotympanica,
- die *A. tympanica posterior* (aus der A. auricularis post. über die A. stylomastoidea) durch den Canalis facialis, wo sie mit dem R. petrosus aus der A. meningea media anastomosiert,
- die *A. tympanica inferior* (aus der A. pharyngea ascendens) durch den Canaliculus tympanicus am Boden des Felsenbeins,
- die *A. tympanica superior* (aus der A. meningea media) durch den Hiatus canalis n. petrosi an der vorderen Wand des Felsenbeins und
- die *Aa. caroticotympanicae* (aus der A. carotis int.) durch die vordere Wand der Paukenhöhle.

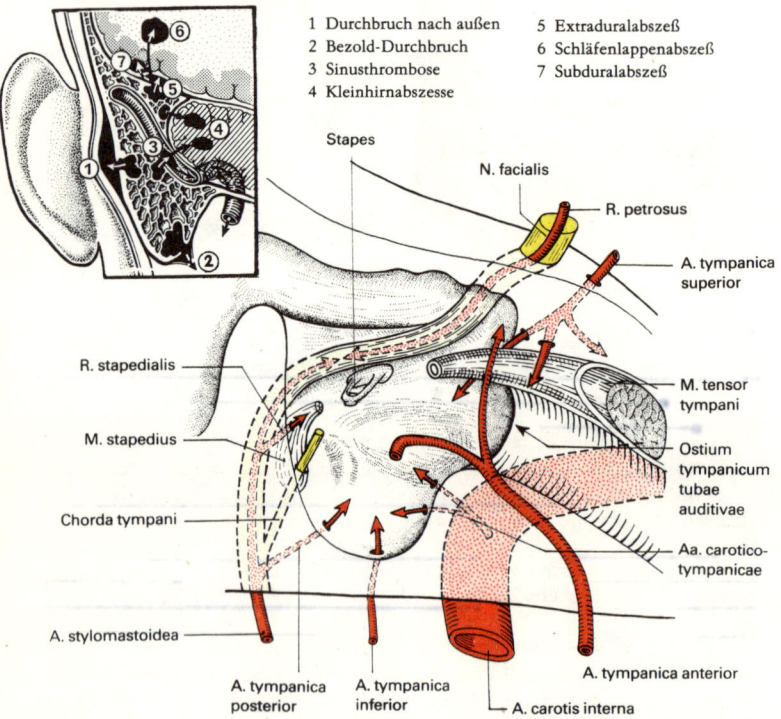

1 Durchbruch nach außen
2 Bezold-Durchbruch
3 Sinusthrombose
4 Kleinhirnabszesse
5 Extraduralabszeß
6 Schläfenlappenabszeß
7 Subduralabszeß

Stapes
N. facialis
R. petrosus
A. tympanica superior
R. stapedialis
M. tensor tympani
M. stapedius
Ostium tympanicum tubae auditivae
Chorda tympani
Aa. caroticotympanicae
A. stylomastoidea
A. tympanica posterior
A. tympanica inferior
A. tympanica anterior
A. carotis interna

Abb. 55. Arterien der Paukenhöhle und Komplikationen bei Mittelohrentzündungen (oben)

Die Venen fließen in den *Plexus pharyngeus* und in die *Vv. meningeae mediae* ab. Außerdem gibt es direkte Verbindungen mit dem Bulbus v. jugularis superior und dem Sinus sigmoideus.

Die Lymphgefäße ziehen zu den *Nll. pre-* und *infraauriculares* und *Nll. mastoidei* (Abb. 3, 115) sowie entlang der Ohrtrompete zu den *Nll. retropharyngeales.*

Nebenräume der Paukenhöhle
(Abb. 50, 51, 56)

Die Paukenhöhle steht durch das *Antrum mastoideum* mit den Hohlräumen des Warzenfortsatzes in Verbindung. Am Eingang, *Aditus ad antrum mastoideum,* liegt medial der Wulst des lateralen Bogengangs und basal der des Fazialiskanals.

Das *Antrum mastoideum* ist bereits beim Neugeborenen vorhanden. Es liegt als ovale, 3 bis 4 mm lange Höhle hinter und über dem knöchernen Teil des äußeren Gehörgangs unter dem Tegmen tympani. Seine äußere, etwa 15 mm dicke Wand wird von der Schläfenbeinschuppe gebildet. Hinten und medial ist es nur durch eine dünne Knochenwand vom Sinus sigmoideus getrennt, durch die es zur Übertragung von Entzündungen auf den Sinus kommen kann.

Bei der Eröffnung des Antrum von außen orientiert man sich an der *Spina suprameatica.* Man geht hinter der Spina unterhalb der Jochbogenlinie ein.

Die *Cellulae mastoideae* entwickeln sich erst nach der Geburt mit der Ausbildung des Warzenfortsatzes. Sie sind von Schleimhaut ausgekleidet und bilden ein umfangreiches Hohlraumsystem, das sich bis in die Schläfenbeinschuppe, das Tegmen tympani und den Proc. zygomaticus ausbreiten kann. Wichtige Nachbarschaftsbeziehungen bestehen zum N. facialis, der hinter dem knöchernen Gehörgang abwärts zieht, und zum dorsal gelegenen Sinus sigmoideus (tympanogene Infektionsgefahr!).

Ohrtrompete, Tuba auditiva
(Abb. 48, 51, 56)

Die Ohrtrompete, *Tuba auditiva* (Eustachio), ist der 35 bis 40 mm lange Ausführungsgang der Mittelohrräume in den Nasenrachenraum. Bei Erwachsenen verläuft sie in schräger Richtung von hinten oben nach medial vorn und unten; beim Kleinkind ist sie noch relativ kurz, weit und gestreckt. Sie besteht aus einem äußeren knöchernen Drittel und einem inneren knorpligen Teil, die beide an der engsten Stelle, dem *Isthmus tubae auditivae,* zusammentreffen.

Die *Pars ossea tubae auditivae* liegt in der unteren Etage des Doppelkanals, *Canalis musculotubarius,* im Felsenbein. Vom Semicanalis m. tensoris tympani ist sie nur durch eine dünne Knochenlamelle getrennt. Ihr stets offen bleibendes Lumen mündet trichterförmig am *Ostium tympanicum tubae audi-*

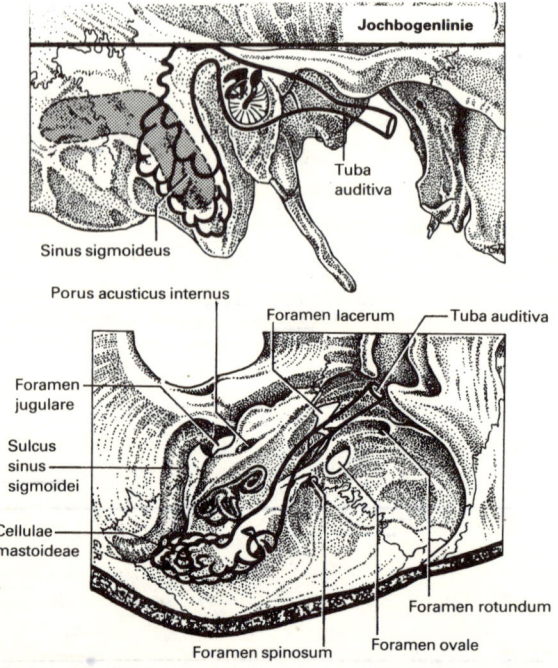

Abb. 56. Mittelohrräume und Tuba auditiva bei seitlicher Projektion (oben) und in der Projektion von oben (unten)

tivae (Abb. 51 bis 53). Ventral und lateral von ihr verläuft der Canalis caroticus.

Die *Pars cartilaginea tubae auditivae* ist eine Knorpelröhre, die in den Weichteilen der seitlichen Nasenrachenwand lateral von der A. carotis interna unter der Schädelbasis zur Schlundwand zieht. Sie mündet mit einer trichterförmigen Öffnung, *Ostium pharyngeum tubae auditivae,* dicht hinter der unteren Nasenmuschel.

Das spaltförmige Tubenlumen ist in der Regel geschlossen. Die Tubenwand wird medial und im oberen Drittel auch lateral von einem im Querschnitt hakenförmigen Knorpel versteift. Der untere laterale Wandteil ist durch eine Membran verschlossen, welcher der M. tensor veli palatini anliegt. Zusammen mit dem dorsomedial gelegenen M. levator veli palatini öffnet er bei jedem Schluckakt das Tubenlumen, so daß Luft in die Mittelohrräume eindringen kann.

Ist bei Tubenkatarrhen die Schleimhaut geschwollen und das Lumen verlegt, dann entsteht durch Resorption der Luft in der Paukenhöhle ein Unterdruck. Das Trommelfell wird eingezogen, in seinen Schwingungen gehemmt und das Hörvermögen herabgesetzt. Die Schleimhaut der Tube trägt einschichtiges Flimmerepithel. Es fördert den Transport von abgestoßenen Epithelzellen und Sekreten, kann aber auch das Fortschreiten von Naseninfektionen in die Paukenhöhle begünstigen. Ein Fettpolster außen an der membranösen Wand wirkt durch seinen Turgor als Schwellkörper verengend auf das Tubenlumen und verhindert eine Keimaszension.

Nerven und Gefäße. Die Ohrtrompete wird vom *Plexus tympanicus* und *Plexus pharyngeus* innerviert.

Die arterielle Versorgung erfolgt durch die *A. canalis pterygoidei* und die *A. meningea media* (beide aus der A. maxillaris) sowie durch die *A. pharyngea ascendens* (direkt aus der A. carotis ext.).

Die Venen fließen in den Plexus pterygoideus.

Die Lymphgefäße sammeln sich in den Nll. retropharyngeales, von wo aus sie zu den tiefen Halslymphknoten weitergeleitet werden.

Innenohr, Auris interna
(Abb. 48, 56 bis 58)

Das Gangsystem des Innenohrs, das seit Galen als Labyrinth bezeichnet wird, liegt im Felsenbein. Man unterscheidet ein mit Endolymphe gefülltes *häutiges Labyrinth*, das den Sinnesapparat für das Hör- und Gleichgewichtsorgan enthält, und ein etwas größeres *knöchernes Labyrinth*, welches das erstgenannte als Knochenkapsel umgibt.

Zwischen beiden liegt ein von Bindegewebsfasern durchzogener, mit Perilymphe gefüllter Spalt, *Spatium perilymphaticum*, zu dem auch die *Scala vestibuli* und *Scala tympani* gehören, die beide an der Schneckenspitze, *Helicotrema*, zusammenfließen. Der Perilymphraum steht durch die Schneckenwasserleitung, *Ductus perilymphaticus*, am Foramen jugulare mit dem Subarachnoidealraum in Verbindung, so daß Entzündungen auf diesem Weg zum Gehirn und umgekehrt fortgeleitet werden können.

Das häutige Labyrinth, *Labyrinthus membranaceus,* (Abb. 57 bis 59) besteht aus *Utriculus* und *Sacculus,* 3 Bogengängen, *Ductus semicirculares,* Endolymphgang, *Ductus endolymphaticus,* und häutiger Schnecke, *Ductus cochlearis.*

Utriculus und Sacculus sind durch den *Ductus utriculosaccularis* miteinander verbunden. Der Ductus endolymphaticus zieht in einem engen Knochenkanal, dem *Aqueductus vestibuli,* zur Hinterwand des Felsenbeins, wo er in einer Duratasche aufsteigt und sich zum *Saccus endolymphaticus* erweitert. Sacculus und Schnecke kommunizieren durch den *Ductus reuniens.*

Im Utriculus und Sacculus befinden sich senkrecht zueinander stehend 2 Sinnesfelder, die *Macula utriculi* und *Macula sacculi,* und in den Ampullen der Bogengänge je eine *Crista ampullaris* für die Gleichgewichtsempfindungen. Der Ductus cochlearis enthält das *Corti-Organ* mit dem schallaufnehmenden Apparat.

Das knöcherne Labyrinth, *Labyrinthus osseus,* wird topographisch in 3 Abschnitte gegliedert. In der Mitte liegen der Vorhof, hinten oben die Bogengänge und vorn unten die Schnecke.

93

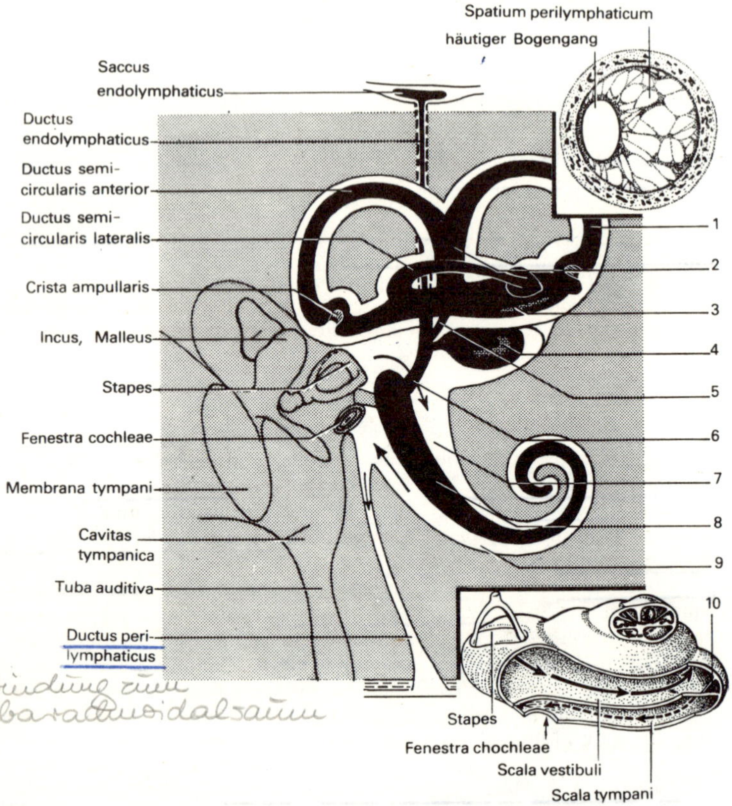
Spatium perilymphaticum
häutiger Bogengang
Saccus endolymphaticus
Ductus endolymphaticus
Ductus semicircularis anterior
Ductus semicircularis lateralis
Crista ampullaris
Incus, Malleus
Stapes
Fenestra cochleae
Membrana tympani
Cavitas tympanica
Tuba auditiva
Ductus perilymphaticus
1
2
3
4
5
6
7
8
9
10
Stapes
Fenestra chochleae
Scala vestibuli
Scala tympani

Abb. 57. Schema des häutigen Labyrinths mit Querschnitt durch einen Bogengang (oben) und Verlauf der Schallwellen in der Schnecke (unten rechts). Endolymphatische Räume schwarz, perilymphatische Räume weiß.

1 Ductus semicircularis posterior
2 Crus commune
3 Macula utriculi
4 Macula sacculi
5 Ductus utriculosaccularis
6 Ductus reuniens
7 Scala vestibuli
8 Ductus cochlearis
9 Scala tympani
10 Ductus cochlearis

Der Vorhof, *Vestibulum*, enthält den Sacculus und Utriculus. Er grenzt lateral an die Paukenhöhle, wo er den Paries labyrinthicus bildet, und medial an den Boden des inneren Gehörgangs, *Fundus meatus acustici interni.* In den Wänden des Vestibulum befinden sich

- das ovale Fenster, *Fenestra vestibuli*, zur Aufnahme der Steigbügelplatte,
- das runde Fenster, *Fenestra cochleae*, das von der Membrana tympani secundaria verschlossen wird,
- die 5 Öffnungen der Bogengänge, *Canales semicirculares ossei* (vorderer

und hinterer Bogengang bilden einen gemeinsamen Schenkel, daher sind es nicht 6 Öffnungen),

- die Öffnung der Vorhofwasserleitung, *Aqueductus vestibuli,* die den Ductus endolymphaticus umgibt,
- die Öffnungen der Schnecke mit *Scala vestibuli* und *Scala tympani* sowie
- die *Maculae cribrosae,* die als durchlöcherte Knochenfelder am Boden des inneren Gehörgangs den zentralen Fasern des N. vestibulocochlearis zum Durchtritt dienen.

Die Bogengänge stehen in 3 Ebenen senkrecht aufeinander. Ihre Stellung stimmt jedoch nicht mit den Hauptebenen des Körpers überein (Abb. 58).

- Der vordere Bogengang, *Ductus semicircularis anterior,* bildet mit der Längsachse des Felsenbeins einen rechten Winkel und wölbt dessen Dach zur *Eminentia arcuata* vor.
- Der hintere Bogengang, *Ductus semicircularis posterior,* steht parallel zur Pyramidenachse und
- der seitliche Bogengang, *Ductus semicircularis lateralis,* liegt annähernd horizontal. Er wölbt die mediale Wand des Aditus ad antrum vor und ist an dieser Stelle bei Fensterungsoperationen vom Mittelohr her erreichbar.

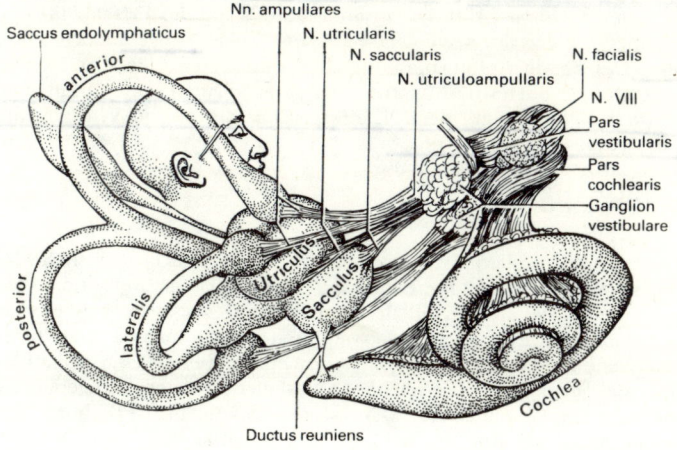

Abb. 58. Häutiges Labyrinth mit Nerven von lateral (nach M. Hardy aus A. Benninghoff, K. Goerttler 1979)

Die Schnecke, *Cochlea,* liegt vor dem inneren Gehörgang; ihre basale Windung bildet das *Promontorium* an der medialen Wand der Paukenhöhle (Abb. 50, 51). Von dem unter ihr verlaufenden Karotiskanal ist sie nur durch eine dünne Knochenlamelle getrennt.

Arterien. Das häutige Labyrinth wird von der *A. labyrinthi* (aus der A. basilaris), das knöcherne Labyrinth von der *A. meningea media* (aus der A. maxillaris) und *A. pharyngea ascendens* (aus der A. carotis ext.) versorgt.

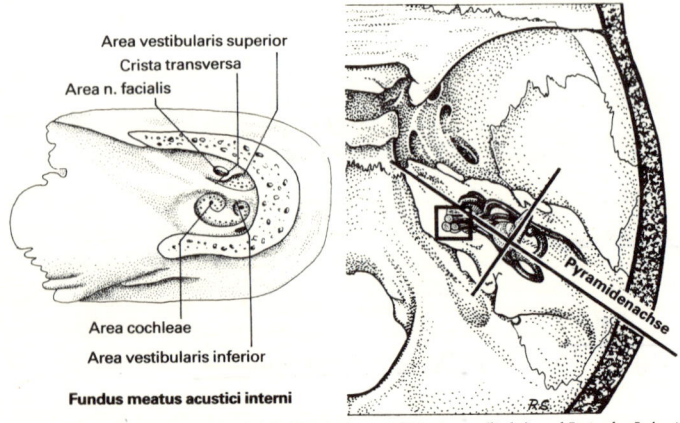

Area vestibularis superior
Crista transversa
Area n. facialis

Area cochleae
Area vestibularis inferior

Fundus meatus acustici interni

Pyramidenachse

R.S.

Abb. 59. Einblick in den Fundus des Meatus acusticus internus (links) und Lage des Labyrinths im Felsenbein in der Projektion von oben (rechts)

Der innere Gehörgang, *Meatus acusticus internus,* (Abb. 59) senkt sich am *Porus acusticus internus* (Abb. 47) in die hintere Wand des Felsenbeins ein und endet am *Fundus meatus acustici interni.* Seine Länge beträgt etwa 10 mm. Das blinde Gehörgangsende wird durch eine Querleiste, *Crista transversa,* in ein oberes und unteres Feld geteilt. Durch seine Öffnungen ziehen der N. facialis mit dem N. intermedius, die A. und V. labyrinthi und der N. vestibulocochlearis.

Gesicht, Facies

Das Gesicht reicht oben bis zu den Augenbrauen, seitlich über die Schläfen bis zum Ohr und zum hinteren Rand des Unterkiefers sowie unten bis zum ventralen Mandibularand. Bei Einbeziehung der Stirn setzt es sich oben bis zur Haargrenze fort. Topographisch gliedert man das Gesicht in verschiedene Regionen (Abb. 1). Die Gesichtshaut besitzt eine große Elastizität und Sensibilität. Ihre reichliche Vaskularisation hat maßgeblichen Einfluß auf die Gesichtsfarbe, z. B. Blässe, Rötung, Blauverfärbung, die wertvolle Anhaltspunkte für die Diagnostik geben kann.

Oberflächenanatomie und mimische Muskeln
(Abb. 60, 64)

Die Form des Gesichts wird im wesentlichen durch seine knöcherne Unterlage geprägt (Abb. 64). Der vorspringende Teil des Gesichts ist die Nase. Seitlich von der Nasenwurzel liegen die Augen, die durch die Augenlider bedeckt werden. Die Mundspalte projiziert sich auf die Kanten der oberen Schneidezähne und endet etwa an den Eckzähnen.

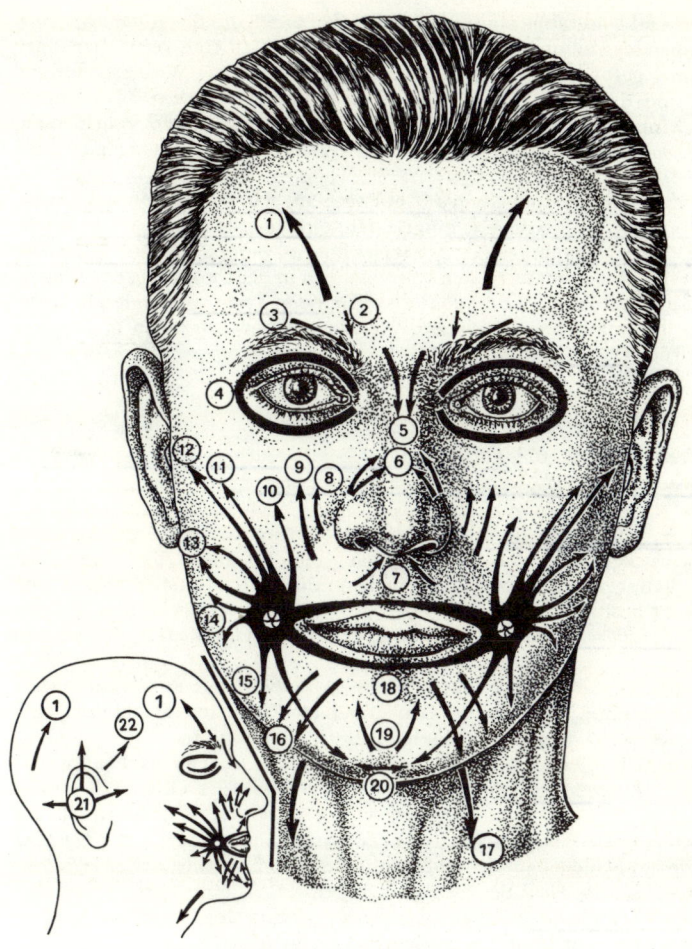

Abb. 60.   Mimische Muskeln

 1 M. occipitofrontalis
 2 M. depressor supercilii
 3 M. corrugator supercilii
 4 M. orbicularis oculi
 5 M. procerus
 6 M. nasalis
 7 M. depressor septi
 8 M. levator labii superioris
    alaeque nasi
 9 M. levator labii superioris
10 M. levator anguli oris
11 M. zygomaticus minor
12 M. zygomaticus major
13 M. buccinator
14 M. risorius
15 M. depressor anguli oris
16 M. depressor labii inferioris
17 Platysma
18 M. orbicularis oris
19 M. mentalis
20 M. transversus menti
21 Mm. auriculares
22 M. temporoparietalis

Ober- und Unterlippe sind am Mundwinkel durch die *Commissura labiorum* miteinander verbunden. Die Oberlippe wird durch eine vertikale Rinne, *Philtrum*, gefurcht und trägt in der Mitte ein *Tuberculum*. Wangen und Lippen sind durch die Nasenwangenfurche *(Sulcus nasolabialis)*, Unterlippe und Kinn durch die Kinnlippenfurche *(Sulcus mentolabialis)* voneinander abgegrenzt. Den Weichteilen des Gesichts fehlt eine Schichtengliederung.

Die mimischen Muskeln (Abb. 60) sind als Hautmuskeln in das Unterhautbinde- und Fettgewebe eingelassen; eine oberflächliche Muskelfaszie fehlt. Als Abkömmlinge des 2. Kiemenbogens werden sie vom N. facialis innerviert. Sie gruppieren sich hauptsächlich in der Umgebung der Augen, des Mundes, der Nase und des Ohrs. Die beim Tetanus auftretende Spannung der mimischen Muskulatur verleiht dem Gesicht einen grinsenden Ausdruck (Risus sardonicus).

Nerven und Gefäße des Gesichts

Nerven (Abb. 61, 62). Gesicht und Zähne werden vom *N. trigeminus,* die mimische Muskulatur vom *N. facialis* innerviert.

Der N. ophthalmicus (N. V$_1$, Abb. 61) versorgt die Haut der Stirn, des Nasenrückens, Oberlids, die Hornhaut und Bindehaut des Auges. Bei Schädigungen des N. ophthalmicus kann der Lidschlußreflex aufgehoben sein. Er besitzt 3 Äste.
1. Der *N. frontalis* verläuft dicht unter dem oberen Orbitadach. Er teilt sich in
   – den *N. supraorbitalis,* der in einen *R. medialis* und *R. lateralis* zerfällt und unter dem oberen Orbitarand (1. Trigeminusdruckpunkt) mit den gleichnamigen Gefäßen zur Stirn zieht, und in
   – den *N. supratrochlearis,* der sich im medialen Augenwinkel aufzweigt.
2. Der *N. nasociliaris* gelangt zur medialen Wand der Orbita. Er entläßt zahlreiche Äste zum Ganglion ciliare (Abb. 95, 97), Augapfel, zur Schleimhaut des vorderen Teils der Nasenhöhle, zur Haut der Nase sowie zur Schleimhaut der Keilbeinhöhle. Sein Endast ist der *N. infratrochlearis,* der die Haut des medialen Augenwinkels innerviert.
3. Der *N. lacrimalis* zieht an der lateralen Wand der Orbita zur Tränendrüse und zur Haut des seitlichen Augenwinkels.

Der N. maxillaris (N. V$_2$, Abb. 61) versorgt das Gebiet des Oberkiefers, den hinteren Teil der Nasenhöhle, die oberen Zähne und die vordere Schläfenregion. Durch Rr. ganglionares ist er mit dem *Ganglion pterygopalatinum* (Abb. 95, 97) verbunden. Er entläßt 2 Nerven zur Gesichtshaut.
1. Der *N. infraorbitalis* zieht mit der A. infraorbitalis durch das Foramen infraorbitale (2. Trigeminusdruckpunkt) zur Gesichtshaut und versorgt das untere Augenlid, die Außenseite der Nase, den Nasenvorhof sowie Haut und Schleimhaut der Oberlippe. *Rr. alveolares superiores* innervieren die oberen Zähne und deren umgebende Strukturen.

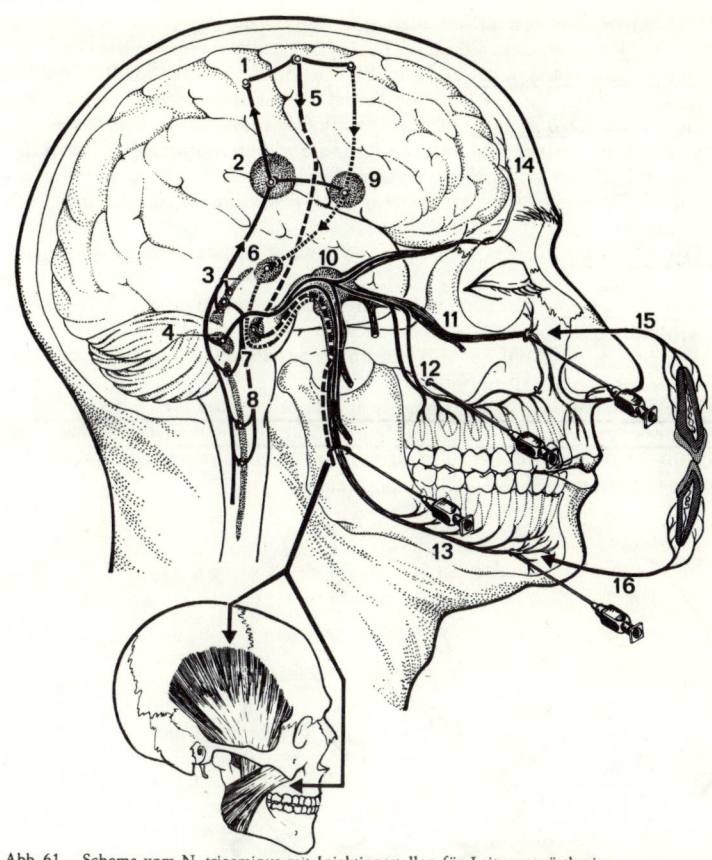

Abb. 61. Schema vom N. trigeminus mit Injektionsstellen für Leitungsanästhesien.

1 Gyrus postcentralis
2 Thalamus
3 Nucl. mesencephalicus n. V
4 Nucl. pontinus n. V
5 Gyrus precentralis
6 Nucl. ruber

7 Nucl. motorius n. V
8 Nucl. spinalis n. V
9 Basalganglien
10 Ganglion trigeminale
   (Gasser)
11 N. maxillaris

12 Rr. alveolares superiores
   posteriores
13 N. alveolaris inferior
14 N. supraorbitalis
15 N. infraorbitalis
16 N. mentalis

2. Der *N. zygomaticus* läuft durch die Fissura orbitalis inferior zur lateralen
Wand der Orbita. Hier teilt er sich in
– den *R. zygomaticofacialis* für die Haut über dem Jochbein und in
– den *R. zygomaticotemporalis* für die vordere Schläfengegend.

Der N. mandibularis (N. V₃, Abb. 61, 102) versorgt die hintere Schläfenregion, das Gebiet des Unterkiefers mit den unteren Zähnen und Teile der

Mundschleimhaut. An seiner medialen Seite liegt das Ganglion oticum (Abb. 95, 97) unter dem Foramen ovale. Er besitzt 4 Nervenäste.

1. Der *N. auriculotemporalis* zieht in Begleitung der A. temporalis superficialis vor dem Ohr zur hinteren Schläfengegend.
2. Der *N. alveolaris inferior* tritt am Foramen mandibulae in den Unterkieferkanal. Er versorgt die unteren Zähne und deren umgebende Strukturen und gelangt mit seinem Endast, dem *N. mentalis,* am Foramen mentale (3. Trigeminusdruckpunkt) zur Haut des Kinns sowie zur Haut und Schleimhaut der Unterlippe.
3. Der *N. buccalis* durchbohrt den M. buccinator und versorgt die Wangenschleimhaut.
4. Der *N. lingualis* zieht nach vorn zum Mundboden; er entläßt Zweige zur Schlundenge, zu den Gaumenmandeln, zu den vorderen 2 Dritteln der Zunge, zum Ganglion submandibulare (Abb. 95, 97, 98) und zur Schleimhaut des Mundbodens.

Auf Grund der Lagebeziehungen zum Knochen kommt es bei Schädelfrakturen zu charakteristischen Sensibilitätsausfällen. Oberkiefer- und Jochbeinfrakturen führen zu Parästhesien des N. infraorbitalis und Unterkieferfrakturen zu Ausfällen des N. mentalis.

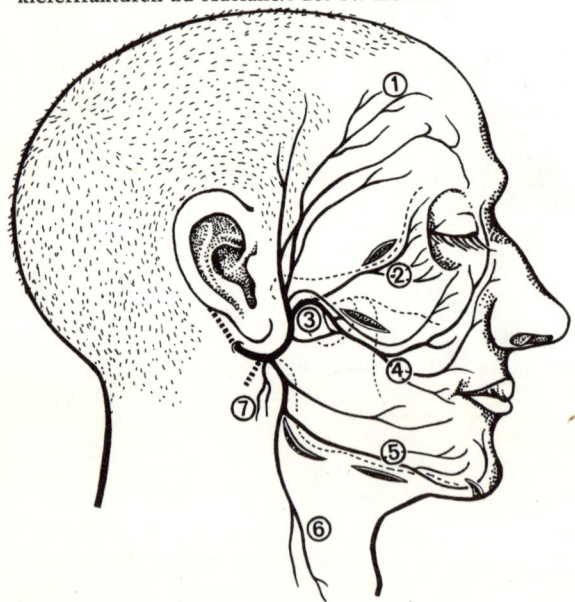

Abb. 62.   Periphere Äste des N. facialis und Lage der Schnittinzisionen.

1 Rr. temporales	4 Rr. buccales	6 R. colli
2 Rr. zygomatici	5 R. marginalis mandibulae	7 R. digastricus
3 Plexus parotideus		

Der N. facialis verläßt den Schädel am Foramen stylomastoideum. In der Ohrspeicheldrüse bildet er den *Plexus parotideus* und strahlt von hier mit divergierenden Ästen zu den mimischen Muskeln aus (Abb. 62). Schnittinzisionen sollten daher immer radiär erfolgen. Bei peripherer Fazialislähmung sind die Gesichtszüge der gelähmten Seite starr, der Mundwinkel hängt herab, und der Lidschluß ist aufgehoben.

Die weiteren Innervationsgebiete des N. facialis werden durch zentrale Ausfälle deutlich. Bei Tumoren im Gebiet des Kleinhirnbrückenwinkels sowie im Anfangsteil des Fazialiskanals können Geschmacksstörungen (Leitungsunterbrechung der Chorda tympani), Hyperakusis (Lähmung des N. stapedius) oder verminderte Tränensekretion (Lähmung des N. petrosus major) beobachtet werden.

Arterien (Abb. 3, 94). Das Gesicht wird vorwiegend von Ästen der *A. carotis externa* und zum geringeren Teil von denen der *A. carotis interna* versorgt. Die eigentliche Gesichtsarterie ist

– die *A. facialis.* Sie entspringt aus der A. carotis externa und läuft stark geschlängelt vor dem Masseteransatz über den Unterkiefer (wo man ihren Puls fühlen und sie digital komprimieren kann) zum medialen Augenwinkel. Hier anastomosiert sie über die *A. angularis* mit der A. ophthalmica (aus der A. carotis int.). Sie entläßt viele kleine Zweige und unterhält zahlreiche Anastomosen mit den Arterien der Gegenseite und der *A. transversa faciei* (aus der A. temporalis supf.), so daß sie ohne Gefahr unterbunden werden kann. Weitere arterielle Zuflüsse für das Gesicht kommen aus

– der *A. ophthalmica* (aus der A. carotis int.) für Stirn, Augenlider und Außenseite der Nase,

– der *A. infraorbitalis* (aus der A. maxillaris) für die Haut der Wange und das untere Augenlid,

– der *A. mentalis* (aus der A. maxillaris) für die Kinngegend und

– der *A. temporalis superficialis* (ein Endast der A. carotis ext.), die zusammen mit dem N. auriculotemporalis vor dem Ohr scheitelwärts aufsteigt.

Venen (Abb. 63). Die *V. facialis* verläuft hinter der Gesichtsarterie vom medialen Augenwinkel zum Trigonum submandibulare und mündet hier in die V. jugularis interna.

Eine wichtige Infektionspforte ist die Anastomose zwischen der V. facialis über die *V. angularis* mit der *V. ophthalmica superior.* Da letztere in den Sinus cavernosus mündet, können Entzündungen aus dem Gebiet der Oberlippe, des Mittelgesichts und der Nase (Gesichtsfurunkel) direkt auf die Hirnhäute und das Gehirn übergreifen.

Die Lymphgefäße sammeln sich in den *Nll. faciales* (im einzelnen inkonstant), *Nll. submandibulares* und *Nll. submentales.* Von hier bestehen Kommunikationen mit den Halslymphknoten.

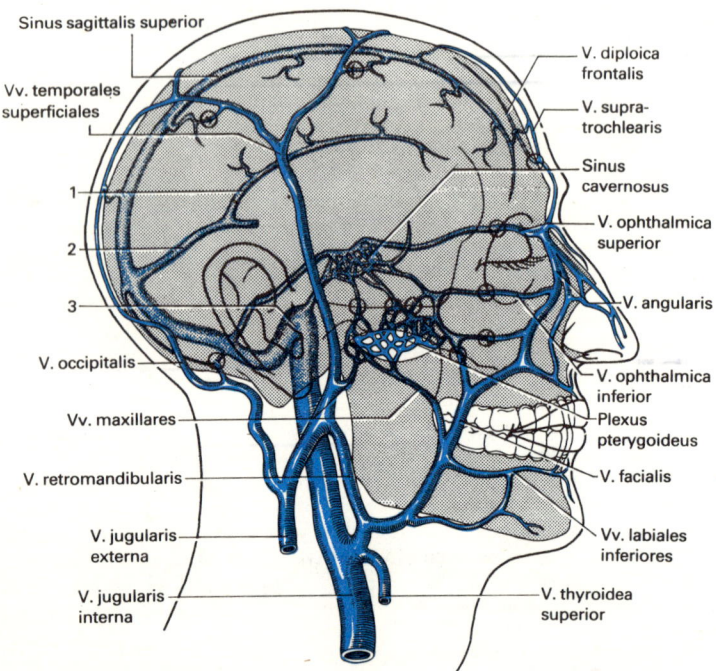

Sinus sagittalis superior

Vv. temporales superficiales

1

2

3

V. occipitalis

Vv. maxillares

V. retromandibularis

V. jugularis externa

V. jugularis interna

V. diploica frontalis

V. supra-trochlearis

Sinus cavernosus

V. ophthalmica superior

V. angularis

V. ophthalmica inferior

Plexus pterygoideus

V. facialis

Vv. labiales inferiores

V. thyroidea superior

Abb. 63. Venen des Kopfs und Blutleiter der harten Hirnhaut. Innere Venen hell. Die Kommunikationen zwischen äußeren und inneren Venen sind durch Kreise markiert (Infektionspforten!).

1 Sinus sagittalis inferior
2 Sinus rectus
3 Bulbus v. jugularis superior

Knöcherne Grundlage des Gesichts
(Abb. 64, 65)

Da die Weichteile, die den Gesichtsschädel bedecken, stellenweise nur dünn sind, läßt sich der Knochen in weitestem Ausmaß palpieren. Die Grundlage der Stirn wird von der Stirnbeinschuppe, *Squama frontalis,* gebildet. Im medialen Drittel der scharfrandigen Orbitabögen fühlt man die *Incisura/Foramen frontale* und seitlich davon die *Incisura/Foramen supraorbitale* (1. Trigeminusdruckpunkt). Über der Augenhöhle erhebt sich der Augenbrauenbogen, *Arcus superciliaris,* und der Stirnbeinhöcker, *Tuber frontale,* zwischen denen die Stirnglatze, *Glabella,* liegt.
Unter der Stirn findet sich zu beiden Seiten die Öffnung der Augenhöhle, *Aditus orbitae,* (Abb. 77). Die Orbitaränder werden
– oben vom *Margo supraorbitalis* des Stirnbeins,
– unten vom *Margo infraorbitalis* des Jochbeins und Oberkiefers,

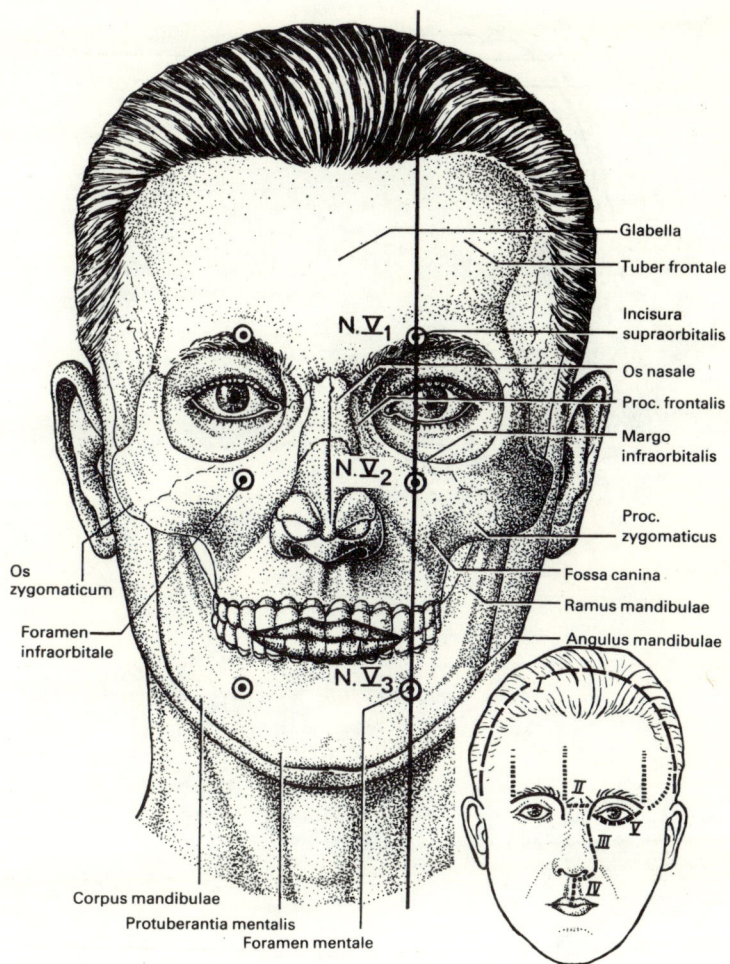

Abb. 64. Gesicht mit palpablen Knochenstellen; die Trigeminusdruckpunkte sind durch Kreise markiert. Übliche Hautschnitte bei Operationen (unten rechts).

I Frontaler Bügelschnitt, II Brillenschnitt, III Paranasalschnitt, IV medianer Oberlippenschnitt, V Subziliarschnitt

– seitlich vom Jochbein und
– medial vom Stirnfortsatz des Oberkiefers gebildet.
Zwischen den medialen Orbitarändern liegt die Nasenwurzel, die sich aus dem paarigen Nasenbein, *Os nasale,* und dem Stirnfortsatz, *Proc. frontalis,* beider Oberkiefer zusammensetzt.

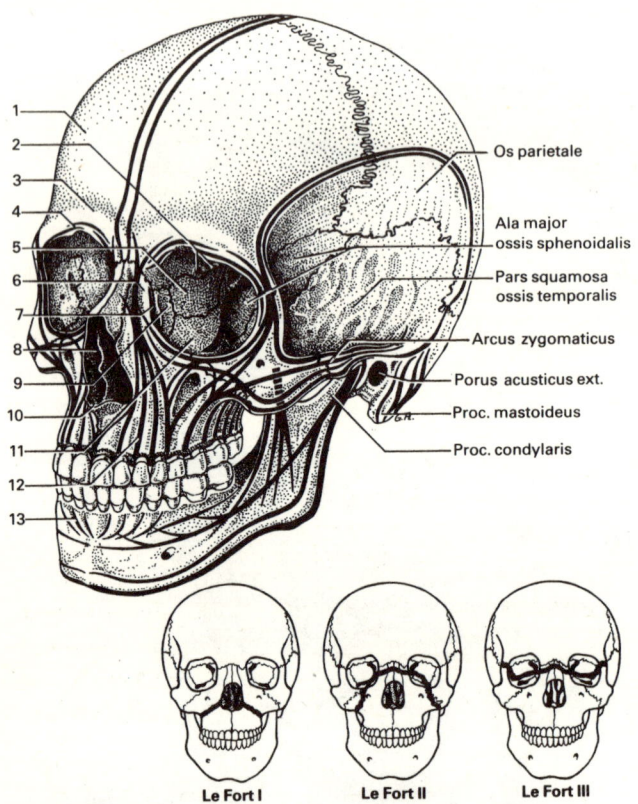

1		Os parietale
2		
3		Ala major
4		ossis sphenoidalis
5		Pars squamosa
6		ossis temporalis
7		Arcus zygomaticus
8		
9		Porus acusticus ext.
10		Proc. mastoideus
11		Proc. condylaris
12		
13		

Le Fort I   **Le Fort II**   **Le Fort III**

Abb. 65.   Bau des Gesichtsschädels und typische Mittelgesichtsfrakturen.

Le Fort I: Querer Abriß des Oberkiefers oberhalb des harten Gaumens
Le Fort II: Abriß von Nasenwurzel, Siebbein, Oberkiefer und Jochbein
Le Fort III: Abriß des Mittelgesichts von der Schädelbasis

1 Squama frontalis	8 Apertura piriformis
2 Foramina ethmoidalia	9 Os lacrimale
3 Arcus superciliaris	10 Spina nasalis anterior
4 Margo supraorbitalis	11 Facies orbitalis maxillae
5 Lamina orbitalis ossis ethmoidalis	12 Proc. alveolaris maxillae
6 Proc. frontalis maxillae	13 Pars alveolaris mandibulae
7 Fossa sacci lacrimalis	

Unterhalb der Orbita tastet man die Vorderfläche des Oberkiefers, *Facies anterior maxillae*. Etwa in der Mitte des unteren Orbitarands liegt das *Foramen infraorbitale* (2. Trigeminusdruckpunkt) und darunter eine flache Grube, die *Fossa canina*. Sie ist eine wichtige Orientierungsstelle für den operativen Zugang zur Kieferhöhle (Caldwell-Luc-Operation). Medial fühlt man die Ränder der knöchernen Nasenöffnung, *Apertura piriformis*.

Unten am Ansatz des knorpligen Nasenseptums springt die *Spina nasalis anterior* des Oberkiefers vor.

Seitlich ist der Oberkiefer durch einen Jochbogenfortsatz mit dem Os zygomaticum verzahnt. Hinter dem *Proc. zygomaticus* liegt die *Facies infratemporalis,* welche von der dünnen hinteren Wand der Kieferhöhle, dem *Tuber maxillae,* gebildet wird. Mehrere kleine Öffnungen dienen dem Durchtritt von Nerven und Gefäßen für die oberen Zähne. Hier erfolgt die Leitungsanästhesie zur Extraktion der oberen Molaren (Tuberanästhesie). Am Ansatz der Oberlippe fühlt man den Alveolarfortsatz, *Proc. alveolaris.* Neugeborene haben noch keinen Alveolarfortsatz, und bei zahnlosen Greisenkiefern ist er bereits wieder zurückgebildet.

Der konstruktive Bau des Gesichtsschädels entspricht dem Prinzip der Rahmenkonstruktion. Der Kaudruck wird durch die Gesichtspfeiler auf die Schädelkapsel übertragen (Abb. 65).

Unterkiefer, Mandibula
(Abb. 64 bis 66, 87)

Unterhalb der Mundspalte liegt der Unterkieferkörper, *Corpus mandibulae,* dessen vorspringendes Kinn, *Protuberantia mentalis,* ein Charakteristikum des rezenten Menschen ist. Unten am Kinn fühlt man beiderseits ein kleines Höckerchen, *Tuberculum mentale,* und weiter zungenwärts die *Spina mentalis.* Unterhalb vom 1. oder 2. Prämolar liegt das *Foramen mentale* (3. Trigeminusdruckpunkt).

Oberhalb der Kinnlippenfurche tastet man den Alveolarteil des Unterkiefers, *Pars alveolaris.* Der hintere Rand des Unterkieferastes, *Ramus mandibulae,* und der Unterkieferwinkel, *Angulus mandibulae,* sind seitlich zu fühlen. Die Seitenfläche des Unterkieferastes wird vom M. masseter und von der Ohrspeicheldrüse bedeckt. Unmittelbar vor dem Ohr liegt das Kiefergelenk (Abb. 48, 66). Der Gelenkfortsatz des Unterkiefers, *Proc. condylaris,* trägt den Gelenkkopf, *Caput mandibulae,* der durch den Unterkieferhals, *Collum mandibulae,* mit dem Ramus verbunden ist. Vor dem Gelenkfortsatz erhebt sich der Kronenfortsatz, *Proc. coronoideus,* an dem der M. temporalis inseriert. Er liegt medial vom Jochbogen und ist palpatorisch von außen nicht zu erreichen. Man fühlt ihn aber von der Mundhöhle aus, wenn man den vorderen Rand des Kieferastes nach oben verfolgt. Auf der Innenseite des Unterkieferastes liegt etwa in Höhe der Kaufläche das *Foramen mandibulae* (Abb. 87, 92), durch das der N. alveolaris inferior mit der gleichnamigen Arterie in den Unterkieferkanal, *Canalis mandibulae,* eintritt.

Leitungsanästhesien werden etwa einen Finger breit oberhalb des Foramen mandibulae gesetzt. Das Foramen mandibulae wird durch einen kleinen Knochenvorsprung, *Lingula mandibulae,* und die Insertion des *Lig. sphenomandibulare* verdeckt. An der Innenseite des Unterkieferkörpers verläuft schräg von hinten oben nach vorn unten die *Linea mylohyoidea,* an welcher der Mundbodenmuskel, *M. mylohyoideus,* ansetzt.

Kiefergelenk und Kaumuskeln

Im Kiefergelenk, *Articulatio temporomandibularis,* artikulieren das *Caput mandibulae* (Abb. 48, 66) mit dem Schläfenbein in der *Fossa mandibularis.* Das Pfannendach fällt nach vorn zum *Tuberculum articulare* ab. Da es relativ

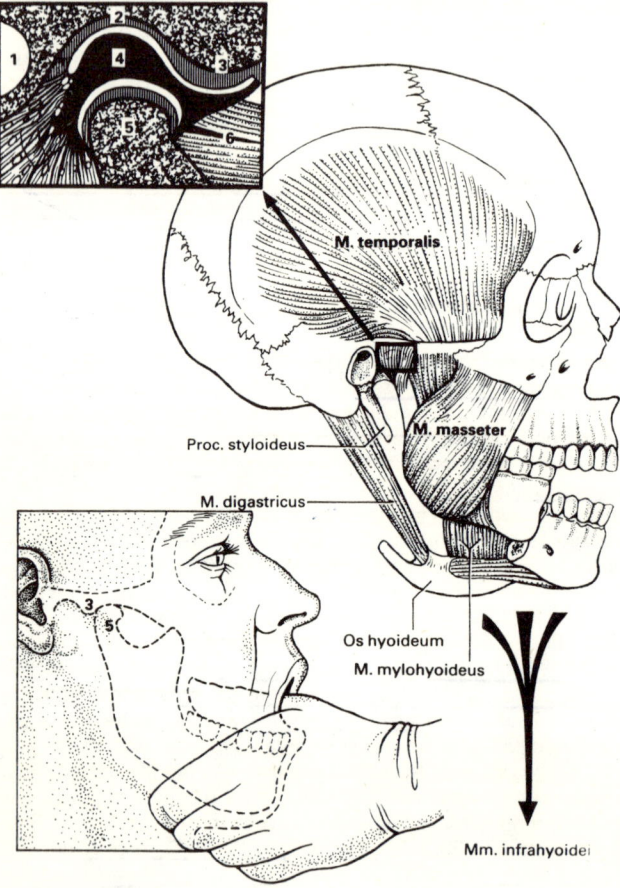

Abb. 66.   Kaumuskeln und Kiefergelenk. Beim Unterkieferbruch im Bereich des Foramen mentale wird das proximale Segment nach oben und das distale nach unten gezogen. Sagittalschnitt durch das Kiefergelenk (oben links). Luxation des Kiefergelenks (unten), das Kieferköpfchen ist vor das Tuberculum articulare gerutscht.

1 Meatus acusticus externus
2 Fossa mandibularis
3 Tuberculum articulare
4 Discus articularis
5 Proc. condylaris
6 M. pterygoideus lateralis

106

dünn ist, können vom Kiefergelenk ausgehende entzündliche Prozesse in die mittlere Schädelgrube durchbrechen. Ein Discus articularis teilt das Kiefergelenk in einen oberen und einen unteren Gelenkspalt. Am Kiefergelenk gibt es 3 Bänder,

– das *Lig. laterale* verstärkt die Gelenkkapsel außen,

– das *Lig. sphenomandibulare* und

– das *Lig. stylomandibulare* ziehen zur Innenseite des Unterkieferastes, ohne die Kapsel zu berühren.

Hinter dem Kiefergelenk liegt der äußere Gehörgang. Bei Gewalteinwirkungen auf das Kinn kann das Kieferköpfchen dessen vordere Wand beschädigen, sofern es nicht vom Gelenkfortsatz abbricht.

Zwischen Kiefergelenk und Ohr ziehen der N. auriculotemporalis und die A. temporalis superficialis mit den gleichnamigen Venen zur Kopfschwarte (Abb. 3, 93). Medial liegt die Fissura petrotympanica (Glaser), die der Chorda tympani zum Durchtritt dient.

Operativ kann das Kiefergelenk durch Schnittführung hinter dem Ohr (retroaurikulär) oder vor dem Ohr (präaurikulär) unterhalb des Jochbogens freigelegt werden.

Im Kiefergelenk werden Scharnierbewegungen, sagittale Gleitbewegungen und Rotationsbewegungen ausgeführt. Rutscht das Kieferköpfchen bei maximaler Mundöffnung unter das Tuberculum articulare nach vorn, dann kann der Mund nicht mehr geschlossen werden. Die Reposition erfolgt derart, daß der Unterkiefer durch Druck auf die unteren Zahnreihen nach unten und hinten geführt wird.

Die Kaumuskeln (Abb. 66) bewegen den Unterkiefer gegen den Oberkiefer.

1. Der *M. masseter* zieht vom Jochbogen zur Seitenfläche des Unterkieferastes,

2. der *M. temporalis* aus der Fossa temporalis zum Proc. coronoideus,

3. der *M. pterygoideus medialis* vom Flügelfortsatz des Keilbeins zur Innenfläche des Unterkieferastes und

4. der *M. pterygoideus lateralis* von der Lamina lateralis des Flügelfortsatzes und der Unterfläche des Keilbeinflügels zum Collum mandibulae und Discus articularis.

Alle Kaumuskeln, mit Ausnahme des M. pterygoideus lateralis, sind Heber des Unterkiefers. Da sie aber in verschiedenen Richtungen von der Vertikalen abweichen, können sie den Unterkiefer gleichzeitig nach vorn, zur Seite und nach hinten ziehen. Als Abkömmlinge des 1. Kiemenbogens werden sie vom N. trigeminus innerviert.

Bei Läsionen der motorischen Trigeminuswurzel sind die Schläfen eingesunken (Temporalisatrophie), und der Unterkiefer weicht zur erkrankten Seite ab. Ein typisches Symptom für den allgemeinen Tetanus ist eine durch die Starre der Kaumuskulatur auftretende Kiefersperre (Trismus).

Augenregion, Regio orbitalis

Die Augenregion umfaßt das Gebiet der Augenlider, einschließlich des der Augenbrauen (Abb. 1), und die Augenhöhle, *Orbita,* mit ihrem Inhalt. In der Augenhöhle befinden sich Augapfel mit bindegewebiger Kapsel, Fettkörper, Sehnerv, Augenmuskeln, Lidheber, Nerven und Gefäße sowie Tränendrüse. Die Augenhöhle wird vom Periost, *Periorbita,* ausgekleidet. Die Periorbita überzieht alle Öffnungen und wird durch die in ihr enthaltenen glatten Muskelfasern, *M. orbitalis,* in einem gewissen Spannungszustand gehalten.

Augenlider, Palpebrae
(Abb. 67 bis 69)

Oberes und unteres Augenlid, *Palpebra superior* und *Palpebra inferior,* bedecken den Augapfel von vorn. Sie vereinigen sich an den Augenwinkeln in der *Commissura palpebrarum medialis* und *lateralis.* Ihr freier Rand umschließt die Lidspalte, *Rima palpebrarum.* Die vordere Lidkante ist mit Augenwimpern, *Cilia* (3 bis 4 Reihen), besetzt, an deren Schäften die *Gll. sebaceae* (Zeis) und die *Gll. ciliares* (Moll) münden. Bei Sekretstauungen schwellen die Moll-Drüsen zum „Gerstenkorn" (Hordeolum) an. Auf der hinteren Lidkante liegen die Öffnungen der *Gll. tarsales* (Meibom), die bei behinderter Sekretabgabe zum „Hagelkorn" (Chalazion) anschwellen. Am medialen Augenwinkel liegt der Tränensee, *Lacus lacrimalis,* und die *Caruncula lacrimalis.* Im Unterhautbindegewebe sammeln sich leicht Flüssigkeiten an (Lidödem), die als Folge von Kreislauf- oder Nierenerkrankungen auftreten können. Die Befestigung der Augenlider erfolgt durch
– das *Septum orbitale* an den Orbitarändern,
– das *Lig. palpebrale mediale* an der Crista lacrimalis anterior und
– das *Lig. palpebrale laterale* am Jochbein.
Die Lidplatte, *Tarsus,* dient der Versteifung des Augenlids und dem Ansatz des Septum orbitale. Tarsus und Septum orbitale schließen die Orbita vorn ab und werden vom *M. orbicularis oculi* bedeckt. Ober- und Unterlid enthalten außerdem glatte, sympathisch innervierte Muskelfasern, *M. tarsalis superior* und *inferior* (Müller). In das Oberlid strahlt außerdem noch der Lidheber, *M. levator palpebrae superioris,* ein (Abb. 67). Bei Unterbrechungen des Halssympathikus (Stellatumblockade) entsteht das Bild des Horner-Symptomenkomplexes; das Oberlid hängt herab (Ptosis), die Pupille verengt sich (Miosis) und der Augapfel sinkt ein (Enophthalmus). Durch Narbenzug, Lähmungen, Mißbildungen u. a. m. können die Augenlider nach außen (Ektropium) oder innen (Entropium) gekehrt sein.
Die Bindehaut, *Tunica conjunctiva,* verbindet die Augenlider mit dem Augapfel. Sie ist mit dem Tarsus als *Tunica conjunctiva palpebrarum* fest verwachsen. Mit dem Augapfel ist sie locker verbunden, so daß sie bei Hornhautverletzungen chirurgisch als „Verband" über die Cornea gezogen werden

108

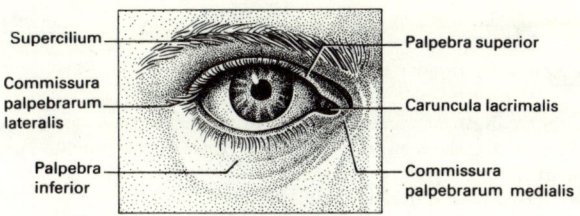

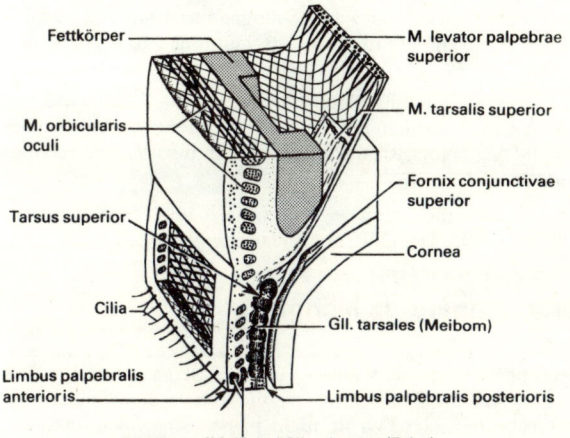

Abb. 67.   Regio orbitalis (oben) und Rekonstruktionsschema eines Oberlids (unten, nach J. Rohen 1969)

kann. Am *Fornix conjunctivae superior* und *inferior* schlägt sie in die *Tunica conjunctiva bulbi* um. In den oberen Konjunktivalsack münden die Ausführungsgänge der Tränendrüse (5 bis 15). Am medialen Augenwinkel bildet die Bindehaut die sichelförmige *Plica semilunaris conjunctivae*.

Nerven. Sensibel werden die Augenlider von *Rr. palpebrales* (aus dem N. trigeminus) innerviert. Der *N. infratrochlearis* gibt von medial her Zweige an beide Augenlider ab, der *N. lacrimalis* versorgt den seitlichen Augenwinkel und der *N. infraorbitalis* mit *Rr. palpebrales inferiores* das Unterlid.
Der M. orbicularis oculi (mimischer Muskel) wird vom *N. facialis* und der M. levator palpebrae superioris vom *N. oculomotorius* (Ptosis bei Lähmung) versorgt.
Sympathische Fasern für den M. tarsalis superior und inferior kommen aus dem *Plexus caroticus internus*.

Die Arterien entstammen der *A. ophthalmica* (aus der A. carotis int.).
– Die *Aa. palpebrales mediales* aus der A. supratrochlearis und

109

– die *Aa. palpebrales laterales* aus der A. lacrimalis vereinigen sich zu Gefäßbögen,
– dem *Arcus palpebralis superior* und
– dem *Arcus palpebralis inferior.*
Die Arterienbögen anastomosieren mit dem R. frontalis der A. temporalis
superficialis und A. angularis aus der A. facialis (Zusammenfluß von A. carotis ext. und int.).
Die arterielle Versorgung der Bindehaut erfolgt durch
– die *Aa. conjunctivales posteriores* aus der A. lacrimalis und
– die *Aa. conjunctivales anteriores* aus den Aa. ciliares anteriores.
Die Cornea ist von einem zirkulären Randschlingennetz umgeben, das bei
Entzündungen der Bindehaut deutlich in Erscheinung tritt (ziliare und
konjunktivale Infektion).

Die Venen bilden ein subkutanes Netz, das am oberen Orbitarand mit
den Vv. supratrochleares, seitlich mit den Vv. temporales superficiales
und medial über die V. angularis mit der V. facialis und V. ophthalmica
superior anastomosiert.

Die Lymphgefäße fließen medial zu den Nll. faciales und Nll. mandibula-
res und lateral zu den Nll. parotidei superficiales et profundi (Abb. 115).

Tränenapparat, Apparatus lacrimalis
(Abb. 68)

Der Tränenapparat besteht aus der Tränendrüse und den ableitenden Trä-
nenwegen. Während sich die Tränendrüse seitlich unter dem Orbitadach
in einer flachen Grube befindet (wo sie nicht palpabel ist), beginnen die
ableitenden Tränenwege mit den Tränenpunkten am medialen Lidwinkel.

Die Tränendrüse, *Gl. lacrimalis,* wird durch die Sehne des M. levator palpebrae superioris in einen oberen und unteren Teil, *Pars orbitalis* und *Pars
palpebralis,* gespalten.

Die abführenden Tränenwege beginnen mit dem *Punctum lacrimale* des
Ober- und Unterlids. Durch die etwa 1 cm langen, hakenförmig gebogenen Tränenkanälchen, *Canaliculi lacrimales,* gelangt die Tränenflüssigkeit in
den ca. 1 cm langen Tränensack, *Saccus lacrimalis.* Dieser liegt an der medialen unteren Ecke der Orbita in der *Fossa sacci lacrimalis* und wird vorn und
hinten vom Lig. palpebrale mediale eingefaßt.
Die Tränenkanälchen sind von einem komplizierten Längs- und Ringmus-
kelsystem umgeben, das nach dem Prinzip der Druck-Saug-Pumpe funk-
tioniert (Rohen 1973). Sie können nach Kontrastfüllung röntgenologisch
dargestellt und auch sondiert werden. Dazu wird eine dünne Kanüle ins
Punctum lacrimale eingeführt.
Der Tränensack geht in den 1,2 bis 1,4 cm langen Tränennasengang, *Ductus nasolacrimalis,* über, der im unteren Nasengang hinter einer kleinen
Schleimhautfalte, *Plica lacrimalis* (Hasner), mündet.

Nerven. Die Tränendrüse wird sensibel vom *N. lacrimalis* (aus dem 1. Trigeminusast) und sekretorisch vom *N. petrosus major* (Intermediusanteil des N. VII) innerviert. Nach der Umschaltung im Ganglion pterygopalatinum schließen sich die postganglionären Fasern des N. petrosus major dem N. zygomaticus an und gelangen durch einen R. communicans zum N. lacrimalis. Sympathisch wird die Tränendrüse von Zweigen des Plexus caroticus internus innerviert.

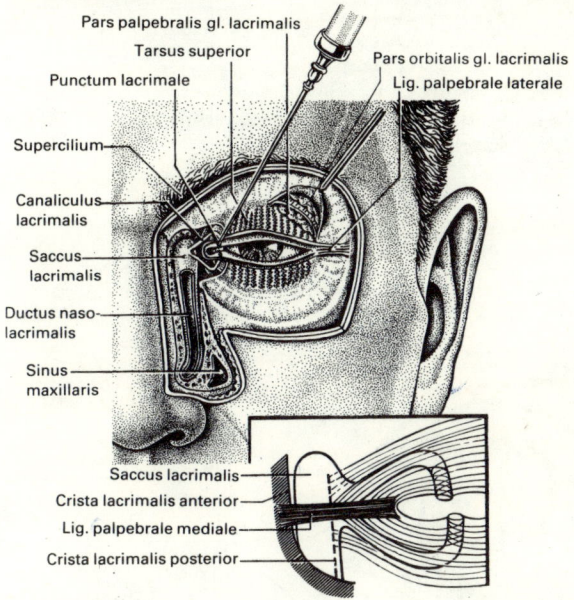

Abb. 68. Septum orbitale und Tränenapparat. Tränenkanälchen (unten, nach J. Rohen 1969 leicht verändert)

Augapfel, Bulbus oculi
(Abb. 69, 70)

Der *Bulbus oculi* liegt im vorderen Teil der Orbita, etwas näher zur oberen und äußeren Wand; der Augenabstand von der Pupillenmitte (rechts und links) beträgt 56 bis 61 mm. Der Hornhautscheitel befindet sich in gleicher Höhe mit dem oberen und unteren Orbitarand und etwas vor dem seitlichen Rand der Augenhöhle. Vorverlagerungen (Exophthalmus) werden bei stärkerer retroorbitaler Blutfülle, Basedow-Krankheit, Retrobulbärphlegmone u. a. m., Rückverlagerungen (Enophthalmus) bei Flüssigkeitsverlusten beobachtet. Da der Bulbus medial von der Nase geschützt wird, treffen ihn Verletzungen meist von lateral, von wo aus er auch operativen Eingriffen zugänglich ist.

111

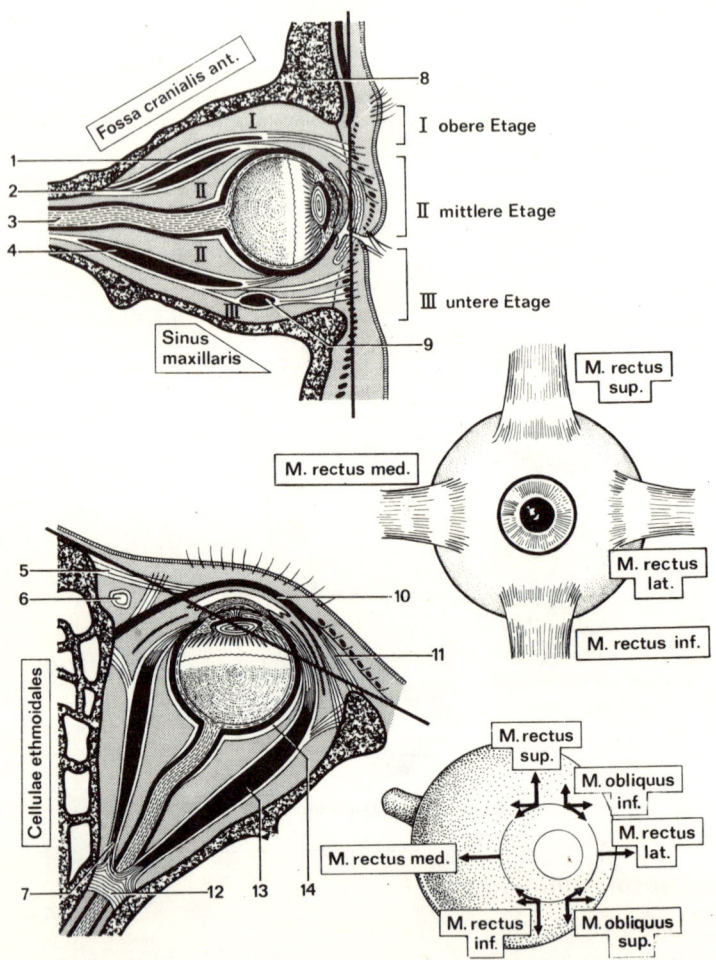

Abb. 69. Lage des Augapfels in der Augenhöhle im Sagittalschnitt (oben) und im Horizontalschnitt (unten). Ansatz der geraden Augenmuskeln (Mitte) und Wirkungen der Augenmuskeln (unten rechts).

1 M. levator palpebrae superioris
2 M. rectus superior
3 N. opticus
4 M. rectus inferior
5 Lig. palpebrale mediale
6 Ductus nasolacrimalis
7 M. rectus medialis
8 Os frontale
9 M. obliquus inferior
10 Palpebra superior
11 Lig. palpebrale laterale
12 Annulus tendineus communis (Zinn)
13 M. rectus lateralis
14 Vagina bulbi (Tenon)

112

Zwischen dem Orbitafettkörper, *Corpus adiposum orbitae,* und dem Bulbus liegt eine bindegewebige Gleithülle, *Vagina bulbi* (Tenon). Sie ist hinten am N. opticus mit der Sclera verwachsen, endet vorn unter der Conjunctiva und hängt an den Durchtrittsstellen der Augenmuskeln mit den Muskelfaszien zusammen. Sie schließt den mit Bindegewebsfasern durchzogenen Gleitraum, *Spatium episclerale,* ein, der den Gelenkspalt für die Augendrehungen bildet. Der Tenon-Raum kann durch Kontrastfüllungen bei der Orbitographie sichtbar gemacht werden.

Am Augapfel unterscheidet man einen vorderen Augenpol, der durch die Konvexität der Hornhaut gebildet wird, und einen hinteren Augenpol, der lateral von der Eintrittsstelle des Sehnerven liegt. Rechtwinklig zum Äquator stehende Halbkreise bilden, wie bei der Erdkugel, die Meridiane. Die Maße des Augapfels (aus J. Sobotta, H. Becher 1973, auf eine Stelle nach dem Komma gerundet) sind folgende:

Augenachse	mm	*Durchmesser der Cornea*	mm
–, äußere	24,3	–, horizontaler	11,9
–, innere	21,7	–, vertikaler	11,0
Durchmesser des Augapfels		*Achse der Linse*	
–, äquatorialer	24,3	–, sagittale	4,0
–, vertikaler	23,6	–, äquatoriale	9,5
Krümmungsradius der		*Entfernung von der*	
Sclera	12,7	Cornea zur Linse	3,0
Cornea	7,8	Linse zur Netzhaut	14,5

Das Innere des Auges
(Abb. 70, 71)

Die Wand des Augapfels wird von 3 Schichten gebildet.
- Außen liegt die *Tunica fibrosa bulbi* mit *Sclera* und *Cornea,*
- in der Mitte die *Tunica vasculosa bulbi* mit *Choroidea, Corpus ciliare* und *Iris* und
- innen die *Tunica interna bulbi* mit der *Retina (Pars pigmentosa* und *Pars nervosa).*

Die Lederhaut, *Sclera,* bildet einen mechanischen Schutz für das Auge und dient den Augenmuskeln zum Ansatz. Hinten vereinigt sie sich am Abgang des N. opticus mit der Durascheide. Beim Absinken des Augenbinnendrucks kann es zur Netzhautablösung (Ablatio retinae) und beim Druckanstieg zum grünen Star (Glaukom) kommen.

Die Hornhaut, *Cornea,* ist wie ein Uhrglas in die Lederhaut eingelassen; der erhabene Kornealrand bildet den *Limbus corneae.* Die Hornhaut ist durchsichtig und gefäßfrei. Ihr Epithel ist sehr gut innerviert und daher gegen Berührung, Verletzung, Austrocknung usw. besonders empfindlich (Lidschlußreflex). Ihr Schichtenaufbau ermöglicht es, partielle Hornhauttransplantationen vorzunehmen (lamellierende Keratoplastik).

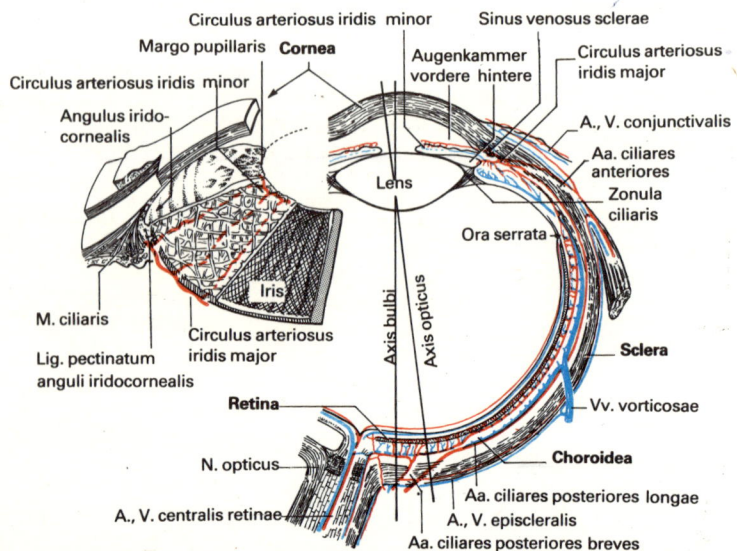

Circulus arteriosus iridis minor
Margo pupillaris **Cornea**
Augenkammer vordere hintere
Sinus venosus sclerae
Circulus arteriosus iridis major
Circulus arteriosus iridis minor
Angulus irido-cornealis
A., V. conjunctivalis
Aa. ciliares anteriores
Lens
Zonula ciliaris
Ora serrata
M. ciliaris
Iris
Axis bulbi
Axis opticus
Lig. pectinatum anguli iridocornealis
Circulus arteriosus iridis major
Sclera
Retina
Vv. vorticosae
N. opticus
Choroidea
A., V. centralis retinae
Aa. ciliares posteriores longae
A., V. episcleralis
Aa. ciliares posteriores breves

Abb. 70.   Schnitt durch den Augenbulbus, links daneben Rekonstruktionsschema der Iris (nach H. Feneis 1982)

Die vordere Augenkammer, *Camera anterior bulbi,* liegt zwischen Hornhaut, Iris und Linse. Hier befindet sich ein Faserwerk, *Reticulum trabeculare,* durch dessen Maschen (Fontana-Räume) das Kammerwasser in den *Sinus venosus sclerae* (Schlemm) abfließt. Zuviel Kammerwasser führt zu einem Ansteigen des Augenbinnendrucks. Durch die Pupille kommuniziert die vordere Augenkammer mit

der hinteren Augenkammer, *Camera posterior bulbi,* die sich von der Iris und dem Corpus ciliare bis zur Vorderfläche des Glaskörpers erstreckt.

Die Linse, *Lens,* besitzt einen Aufhängeapparat, *Zonula ciliaris* (Zinn), der mit zahlreichen Fasern, *Fibrae zonulares,* vom Linsenäquator zum Ziliarkörper zieht. Die Extraktion eines Altersstars (Katarakt) wird dadurch erleichtert, daß mit zunehmendem Lebensalter die Zahl der Zonulafasern abnimmt.

Der Ziliarkörper, *Corpus ciliare,* liegt zwischen *Ora serrata* und Iriswurzel und enthält glatte Muskelfasern, *M. ciliaris* (die parasympathisch vom N. oculomotorius innerviert werden). Diese entspannen den Aufhängeapparat, wodurch die Linse ihre stärker gewölbte Eigenform annimmt und so ihre Brechkraft für das Nahsehen erhöht. Mit zunehmendem Alter nimmt die Akkomodationsbreite der Linse ab (Alterssichtigkeit). Die 70 bis 80

114

Fortsätze des Ziliarkörpers, *Procc. ciliares,* sind stark vaskularisiert und produzieren das Kammerwasser.

Die Regenbogenhaut, *Iris,* bestimmt die Augenfarbe; ihr freier Innenrand begrenzt die Pupille. Sie wird durch den *M. sphincter pupillae* verengt (parasympathische Innervation vom N. oculomotorius) und durch den *M. dilatator pupillae* (sympathische Innervation vom Plexus caroticus int.) erweitert.

Der Glaskörperraum, *Camera vitrea bulbi,* wird, mit Ausnahme des vorderen Abschnitts, von der Netzhaut umschlossen.

Die Aderhaut, *Choroidea,* zwischen Sclera und Retina grenzt sich zum Pigmentepithel durch eine Basalmembran (Bruch) ab. Beim Zerfall elastischer Elemente im Organismus (Systemerkrankungen) zeigt die Bruch-Membran Sprünge, die im Augenspiegel zu sehen sind.

Die Netzhaut, *Retina,* gliedert sich topographisch in eine *Pars optica retinae,* die an einer gezackten Linie, *Ora serrata,* endet, eine *Pars ciliaris retinae* und *Pars iridica retinae.* In der Pars optica werden die Lichtreize zu Nervenimpulsen umgewandelt; sie entspricht dem Augenhintergrund (Abb. 71).

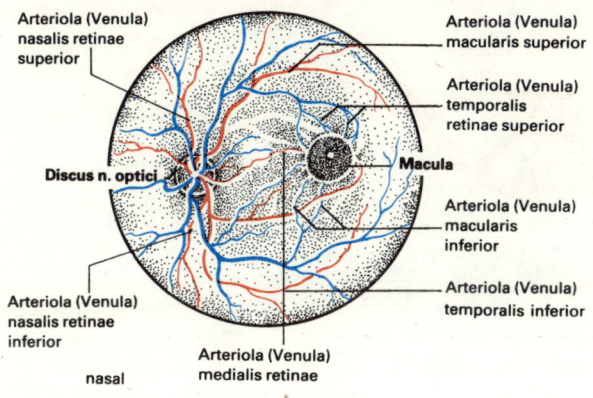

Abb. 71. Augenhintergrund mit Verzweigungsmuster der A. und V. centralis retinae

Gefäße des Auges und Sehnerv
(Abb. 70 bis 72)

Arterien. Der Augapfel wird von Ästen der A. ophthalmica versorgt.
– Die *A. centralis retinae* tritt 10 bis 15 mm vor dem Bulbus in den Sehnerven ein und zieht zur Netzhaut (Abb. 72).
– Die *Aa. ciliares posteriores breves* (10 bis 15) durchbohren die Sclera rund um den N. opticus und versorgen die Choroidea.

- Die *Aa. ciliares posteriores longae* (2) laufen medial und lateral zwischen
  Sclera und Choroidea nach vorn, wo sie im Ziliarkörper
- den *Circulus arteriosus iridis major* bilden. Er erhält Zuflüsse von
- den *Aa. ciliares anteriores* aus der A. lacrimalis sowie von Muskelästen.
- Der *Circulus arteriosus iridis minor* am Pupillenrand wird von Anastomosen zwischen den radiären Ästen des Circulus iridis major gebildet.

Die Venen fließen in die *V. ophthalmica superior* und *inferior* (Abb. 76).
- Die *V. centralis retinae* verläuft wie die gleichnamige Arterie.
- Der *Sinus venosus sclerae* (Schlemm) liegt am Kammerwinkel und nimmt
  das Kammerwasser auf.
- Die *Vv. ciliares* münden in die Augenmuskel- oder Choroidealvenen.
- Die *Vv. vorticosae* (4 bis 5) drainieren die Aderhaut und
- die *Vv. episclerales* verlaufen auf der Sclera.

Der Sehnerv, *N. opticus,* (Abb. 69 bis 74) beginnt in der Retina und endet
an der Sehnervenkreuzung vor der Sella turcica (Abb. 73, 74). Da er entwicklungsgeschichtlich eine Ausstülpung des Gehirns ist, wird er wie dieses von 3 Hirnhäuten umgeben. Seinen Weg legt er in 4 Abschnitten zurück.

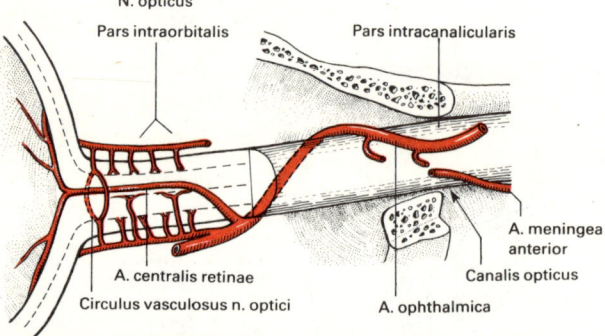

Abb. 72.   Arterielle Versorgung des N. opticus (nach L. Perlemuter, J. Waligora, M. Djindjian 1980)

1. Die *Pars intraocularis* liegt in der Augapfelwand.
2. Die *Pars intraorbitalis* (20 bis 35 mm) läuft durch die Orbita. Sie verläßt
   das Auge nicht genau am hinteren Augenpol, sondern etwa 3 mm nasal
   und 0,5 bis 1,0 mm unterhalb davon. Ihre schwach S-bogenförmige
   Krümmung gibt Spielraum für Bewegungen des Bulbus.
3. Die *Pars intracanalicularis* (5 bis 8 mm) zieht zusammen mit der A. ophthalmica durch den Canalis opticus des kleinen Keilbeinflügels. Hier ist
   die Dura mit der Periorbita verwachsen und daher bei Schädelbasisfrak-
   turen besonders gefährdet (Durarisse).
4. Die *Pars intracranialis* (5 bis 17 mm) verläuft bis zur Sehnervenkreuzung
   durch die Cavitas subarachnoidealis.

116

Augenmuskeln, Mm. bulbi
(Abb. 69, 73, 74)

Der Augapfel wird von 6 Muskeln bewegt. Es gibt 4 gerade und 2 schräge
Augenmuskeln.
Die geraden Augenmuskeln bilden zusammen mit dem M. levator palpebrae superioris einen Kegel, dessen Spitze in der Tiefe der Orbita liegt.
Sie entspringen von einem Sehnenring, *Annulus tendineus communis* (Zinn),
in der Umgebung des Canalis opticus und im medialen Teil der Fissura orbitalis superior. Sie inserieren mit ihren flachen Sehnen vor dem Äquator
des Bulbus.
Die schrägen Augenmuskeln, *M. obliquus superior* und *inferior,* setzen hinter
dem Augenäquator an. Der obere schräge Augenmuskel zieht im oberen
Winkel der Orbita zur *Fovea trochlearis,* wo seine Sehne spitzwinklig nach
hinten und lateral abgelenkt wird. Der untere schräge Augenmuskel entspringt als einziger außerhalb des Muskelkegels von der *Crista lacrimalis posterior* unterhalb des Tränensacks.
– Als Horizontalmotoren wirken der *M. rectus medialis* und *lateralis,*
– als Vertikalmotoren der *M. rectus superior* und *inferior* sowie die beiden
  schrägen Augenmuskeln,
– als Innenrotatoren der *M. rectus superior* und *M. obliquus superior* und
– als Außenrotatoren der *M. obliquus inferior* und *M. rectus inferior.*

Nerven. Die Augenmuskeln werden von 3 Nerven innerviert. Der *N. oculomotorius* versorgt alle Muskeln, mit Ausnahme des M. obliquus superior,
der vom *N. trochlearis,* und des M. rectus lateralis, der vom *N. abducens* versorgt wird. Bei der Abduzenslähmung ist das Auge einwärts und bei einer
Okulomotoriuslähmung nach außen unten gedreht.

Leitungsbahnen in der Orbita
(Abb. 73 bis 76)

Alle Nerven treten durch die Fissura orbitalis superior in die Orbita. Eine
Ausnahme macht der N. opticus, der durch den Canalis opticus zieht. Der
Canalis opticus und der angrenzende Teil der Fissura orbitalis superior
sind von dem ovalen Sehnenring, *Annulus tendineus communis* (Zinn), um-
randet. Dieser Ring schließt den N. opticus, N. oculomotorius, N. abducens, N. nasociliaris und die A. ophthalmica nach ihrem Eintritt in die Orbita ein.
Die Orbita wird in 3 Etagen gegliedert.
– Die *obere Etage* liegt als schmaler Spalt zwischen dem Dach der Orbita
  und dem M. levator palpebrae superioris; sie beherbergt die Tränendrüse,
– die *mittlere Etage* befindet sich zwischen M. rectus superior und N. opticus und
– die *untere Etage* zwischen N. opticus und Boden der Orbita.

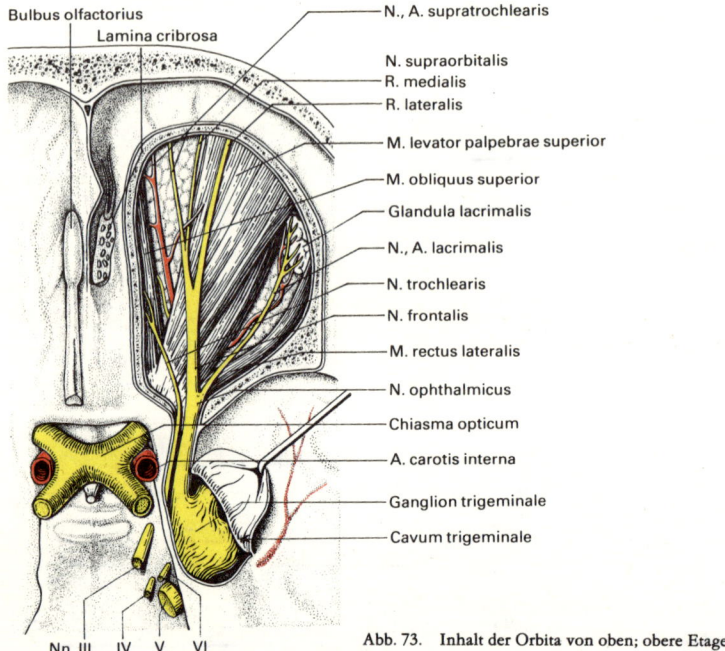

Bulbus olfactorius
Lamina cribrosa

N., A. supratrochlearis
N. supraorbitalis
R. medialis
R. lateralis
M. levator palpebrae superior
M. obliquus superior
Glandula lacrimalis
N., A. lacrimalis
N. trochlearis
N. frontalis
M. rectus lateralis
N. ophthalmicus
Chiasma opticum
A. carotis interna
Ganglion trigeminale
Cavum trigeminale

Nn. III   IV   V   VI

Abb. 73.   Inhalt der Orbita von oben; obere Etage

In der oberen Etage verlaufen

– der *N. lacrimalis, N. frontalis* und *N. trochlearis.*

Der *N. lacrimalis* zieht zusammen mit den gleichnamigen Gefäßen zwischen dem oberen und seitlichen Augenmuskel zur Tränendrüse und endet am lateralen Augenwinkel.

Der *N. frontalis* teilt sich in den *N. supraorbitalis,* der sich in einen *R. medialis* und einen *R. lateralis* aufzweigt, und in den *N. supratrochlearis.* Die Nerven ziehen mit den gleichnamigen Arterien und Venen um den oberen Orbitarand zur Stirn (Abb. 3).

Der *N. trochlearis* überkreuzt den M. rectus superior und zieht nach medial zum M. obliquus superior, den er innerviert.

In der mittleren Etage findet man außer

– dem N. opticus den *N. nasociliaris,* den *R. superior* des *N. oculomotorius,* den *N. abducens* und das *Ganglion ciliare.*

Der *N. nasociliaris* zieht neben dem M. rectus medialis nach vorn und mit seinem Endast, dem *N. infratrochlearis,* zum medialen Augenwinkel und zum Tränensack. Seine Äste sind der *N. ethmoidalis posterior* und *anterior,* die durch die gleichnamigen Foramina zu den hinteren Siebbeinzellen bzw. zur Schädelhöhle und durch die Lamina cribrosa zur Schleimhaut der

118

Nasenhöhle gelangen. Die aus ihm entspringenden beiden *Nn. ciliares longi* ziehen mit sympathischen Fasern zum Bulbus.

Der *R. superior* des N. oculomotorius läuft zum M. rectus superior und zum M. levator palpebrae superioris und der N. abducens zum M. rectus lateralis.

Das Ganglion ciliare (Abb. 74, 75, 95, 97) liegt seitlich vom N. opticus etwa 2 cm hinter dem Augapfel. Es ist etwa 2 mm lang und kann in 25 % der Fälle auch doppelt vorkommen. In ihm werden die parasympathischen Nervenfasern für die inneren Augenmuskeln (M. ciliaris und M. sphincter pupillae) umgeschaltet, welche die Akkommodation und Pupillenmotorik regeln.

– Die *Radix oculomotoria* führt dem Ganglion präganglionäre parasympathische Fasern aus dem N. oculomotorius zu.

– Die *Radix sympathica* zieht mit sympathischen Fasern vom Plexus caroticus internus ohne Umschaltung durch das Ganglion ciliare zum Augapfel zur Innervation des M. dilatator pupillae.

– Die *Radix nasociliaris* führt sensible Fasern durch das Ganglion ciliare zum N. nasociliaris.

– Die *Nn. ciliares breves* (12 bis 20) ziehen vom Ganglion ciliare zum Augapfel. Sie führen parasympathische, sympathische und sensible Fasern.

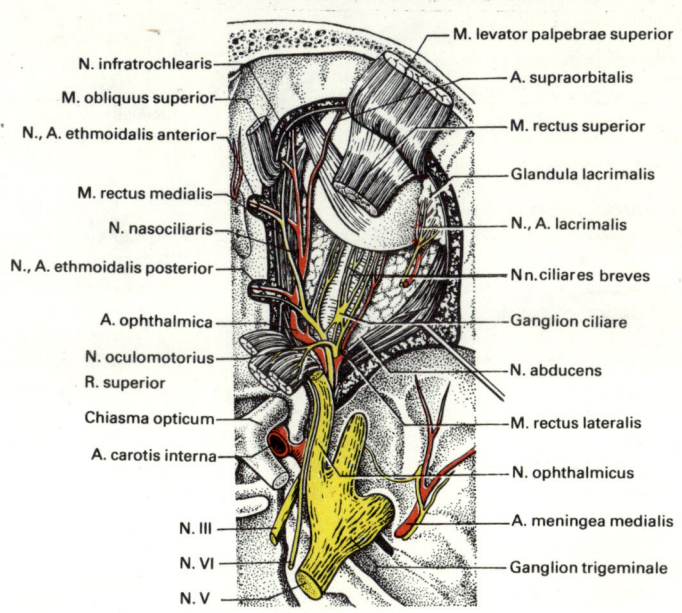

N. infratrochlearis

M. obliquus superior

N., A. ethmoidalis anterior

M. rectus medialis

N. nasociliaris

N., A. ethmoidalis posterior

A. ophthalmica

N. oculomotorius
R. superior

Chiasma opticum

A. carotis interna

N. III

N. VI

N. V

M. levator palpebrae superior

A. supraorbitalis

M. rectus superior

Glandula lacrimalis

N., A. lacrimalis

Nn. ciliares breves

Ganglion ciliare

N. abducens

M. rectus lateralis

N. ophthalmicus

A. meningea medialis

Ganglion trigeminale

Abb. 74.   Inhalt der Orbita von oben; mittlere Etage

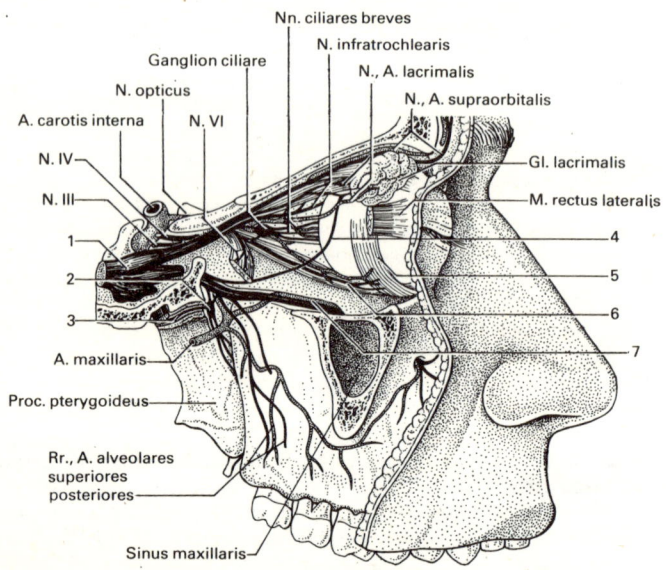

Abb. 75. Nerven und Arterien der Orbita von der Seite. Die römischen Zahlen kennzeichnen die entsprechenden Hirnnerven.

1 Ganglion trigeminale (Gasser)	4 R. communicans cum n. zygomatico	6 R. inferior des N. oculomotorius
2 Ganglion pterygopalatinum	5 M. obliquus inferior	7 N., A. infraorbitalis
3 N. canalis pterygoidei		

In der unteren Etage verlaufen

– der *R. inferior* des *N. oculomotorius,* der *N. infraorbitalis* und der *N. zygomaticus.*

Der *R. inferior* des *N. oculomotorius* zieht zum M. rectus medialis und M. rectus inferior sowie zum M. obliquus inferior.

Der *N. infraorbitalis* läuft zusammen mit der gleichnamigen Arterie unter der Periorbita durch den Canalis infraorbitalis zur Haut des Gesichts.

Der *N. zygomaticus* liegt unter der Periorbita an der seitlichen Wand der Augenhöhle. Durch eine Anastomose mit dem N. lacrimalis führt er der Tränendrüse parasympathische Fasern aus dem Ganglion pterygopalatinum zu. Sein *R. zygomaticotemporalis* und *R. zygomaticofacialis* gelangen durch das Jochbein zur Haut der Schläfe (Abb. 3).

Arterien (Abb. 72 bis 75). In der Orbita zweigt sich die *A. ophthalmica* (aus der A. carotis int.) auf. Sie tritt mit dem Sehnerven durch den Canalis opticus und läuft nach vorn zum medialen Augenwinkel. Durch Kontrastfüllungen über die A. carotis interna kann das Verzweigungsgebiet der A. ophthalmica röntgenologisch dargestellt werden.

In der oberen Etage entläßt sie die *A. supratrochlearis* und die *A. supraorbitalis*.

In der mittleren Etage liegt ihr hauptsächliches Aufzweigungsgebiet. Sie entläßt hier die *A. centralis retinae,* die *Aa. ciliares posteriores breves* und *longae,* die *A. ethmoidalis posterior* und *anterior* sowie die *A. dorsalis nasi.* Durch eine Anastomose mit der A. angularis steht sie mit der A. facialis in Verbindung.

In der unteren Etage verläuft die *A. infraorbitalis* (Endast der A. maxillaris).

Venen (Abb. 76). Die Orbitavenen sind klappenlos; ihre Verläufe weichen von denen der Arterien ab. Wegen ihrer Kommunikationen mit den Gesichtsvenen und dem Sinus cavernosus (Abb. 63) sind sie für die Fortleitung von Entzündungen von besonderer Bedeutung (Sinusthrombose). Sie bilden 2 größere Stämme, die *V. ophthalmica superior* und *inferior.*
Die *V. ophthalmica superior* zieht medial vom Bulbus über den Sehnerven nach lateral durch die Fissura orbitalis superior zum Sinus cavernosus. Ihre Zuflüsse kommen von den 4 *Vv. vorticosae* aus dem Augenbulbus und der oberen Hälfte der Orbita.

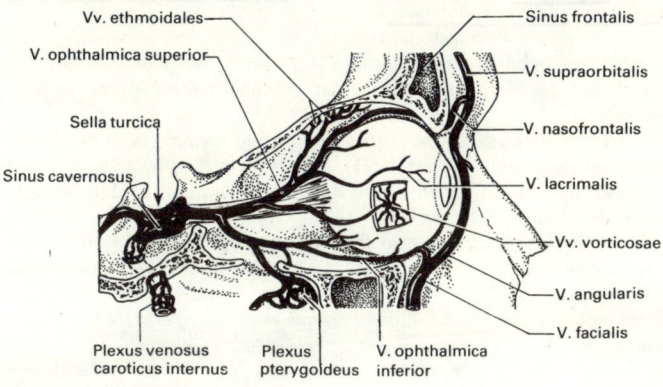

Abb. 76. Venen der Orbita von lateral

Die *V. ophthalmica inferior* verläuft vorn am Boden der Orbita und vereinigt sich hinten mit der V. ophthalmica superior. Sie kann aber auch durch die Fissura orbitalis inferior zum Plexus pterygoideus ziehen oder mit den Venen der Nasenhöhle kommunizieren.

Die Lymphgefäße ziehen lateral zu den Nll. parotidei superficiales et profundi und medial zu den Nll. submandibulares (Abb. 115).

121

Knochen der Augenhöhle

(Abb. 77)

Die Augenhöhle hat die Form einer vierseitigen Pyramide, deren Spitze im Canalis opticus an der Wurzel des kleinen Keilbeinflügels liegt. Ihre Tiefe beträgt 4 bis 5 cm. Über der *Orbita* findet man die vordere Schädelgrube und Stirnhöhle, unten die Kieferhöhle und nasal die Siebbeinzellen. Auf Grund dieser engen räumlichen Beziehungen können eitrige Nebenhöhlenentzündungen auf die Orbita (per continuitatem) übergreifen, den Bulbus verdrängen oder Fisteln bilden.

Eine wichtige Orientierung (zur Bestimmung der Ohr-Augen-Ebene) ist das *Foramen infraorbitale* (Infraorbitalpunkt), das bei Fernröntgenaufnahmen die tiefste Stelle der Orbita kennzeichnet.

Die obere Wand, *Paries superior,* wird von der Pars orbitalis des Stirnbeins und der Ala minor des Keilbeins gebildet,

die mediale Wand, *Paries medialis,* vorn vom Tränenbein, dahinter von der Lamina orbitalis des Siebbeins und hinten vom Keilbeinkörper,

die untere Wand, *Paries inferior,* von der Facies orbitalis des Oberkiefers und des Jochbeins sowie z. T. vom Proc. orbitalis des Gaumenbeins,

die seitliche Wand, *Paries lateralis,* von der Facies orbitalis des Jochbeins und des großen Keilbeinflügels.

Die Orbita unterhält Verbindungen

– **zur vorderen Schädelgrube** durch das *Foramen ethmoidale anterius* am oberen Rand der Siebbeinplatte für die gleichnamigen Nerven und die Arterie,

– **zur mittleren Schädelgrube** durch die *Fissura orbitalis superior* für die Augenmuskelnerven (N. III, IV, VI), den N. ophthalmicus (N. V_1) und die V. ophthalmica superior, durch den *Canalis opticus* für den N. opticus und die A. ophthalmica,

– **zur Fossa infratemporalis** und **Fossa pterygopalatina** durch die *Fissura orbitalis inferior* für die V. ophthalmica inferior, den N. infraorbitalis und N. zygomaticus,

– **zu den Siebbeinzellen** durch das *Foramen ethmoidale posterius* für gleichnamige Nerven, Arterie und Vene,

– **zum Gesicht** durch den *Canalis infraorbitalis* für N., A. infraorbitalis (N. V_2) und durch das *Foramen zygomaticoorbitale* für den N. zygomaticus (N. V_2),

– **zur Nasenhöhle** durch den Tränennasengang, *Ductus nasolacrimalis,* der in den unteren Nasengang mündet, und die *Foramina ethmoidalia.*

Ist bei Oberkieferbrüchen der Orbitaboden verletzt, dann kann es zum Sensibilitätsausfall des N. infraorbitalis oder zu Stellungsveränderungen des Auges kommen. Isolierte Frakturen des Orbitabodens oder der Lamina orbitalis des Siebbeins entstehen durch Fausthieb auf das Auge (Überdruckfraktur oder blow-out-fracture, Abb. 77).

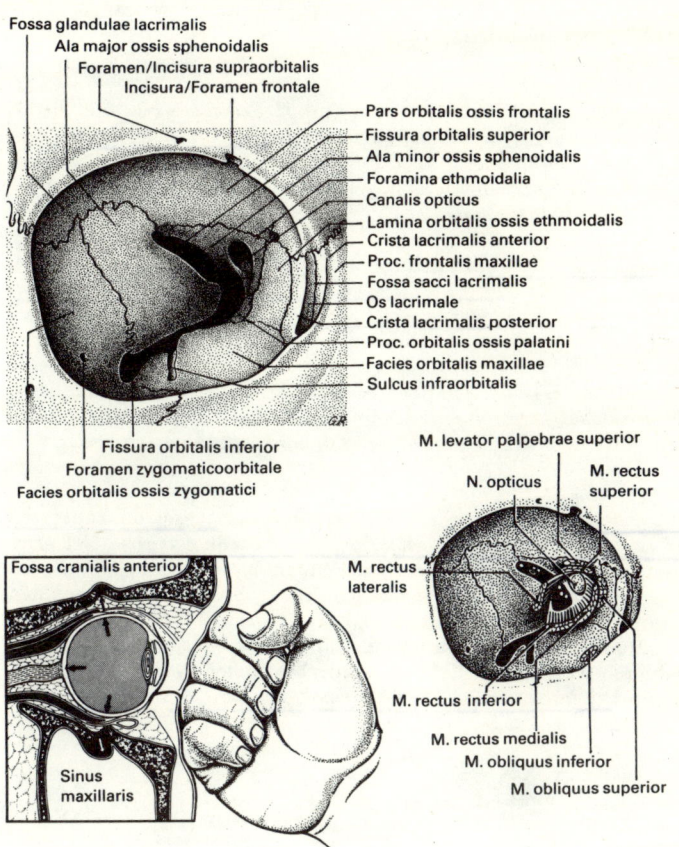

Fossa glandulae lacrimalis
Ala major ossis sphenoidalis
Foramen/Incisura supraorbitalis
Incisura/Foramen frontale

Pars orbitalis ossis frontalis
Fissura orbitalis superior
Ala minor ossis sphenoidalis
Foramina ethmoidalia
Canalis opticus
Lamina orbitalis ossis ethmoidalis
Crista lacrimalis anterior
Proc. frontalis maxillae
Fossa sacci lacrimalis
Os lacrimale
Crista lacrimalis posterior
Proc. orbitalis ossis palatini
Facies orbitalis maxillae
Sulcus infraorbitalis

Fissura orbitalis inferior
Foramen zygomaticoorbitale
Facies orbitalis ossis zygomatici

M. levator palpebrae superior
N. opticus
M. rectus superior
M. rectus lateralis
M. rectus inferior
M. rectus medialis
M. obliquus inferior
M. obliquus superior

Fossa cranialis anterior
Sinus maxillaris

Abb. 77. Knochenmosaik der Augenhöhle (oben), Stümpfe der Augenmuskeln (Mitte) und Blow-out-fracture (unten)

Nasenregion, Regio nasalis

Die Nasenregion (Abb. 1) umfaßt das Gebiet der äußeren Nase, die Nasenhöhle und die Nasennebenhöhlen.

Die Nasenwurzel, *Radix nasi,* wird von Knochen unterlagert und die Nasenspitze von Knorpel abgestützt. Die Nasenknorpel, *Cartilagines nasi,* ermöglichen der Nasenspitze eine gewisse Beweglichkeit, wodurch sie als vorspringender Teil des Gesichts weniger bruchgefährdet ist. Der knöcherne Teil der Nase besteht aus dem *Proc. frontalis* beider Oberkiefer und dem paarigen *Os nasale.*

Nasenhöhle, Cavitas nasi

(Abb. 78 bis 85)

Die Nasenhöhle gliedert sich in einen Vorhof, *Vestibulum nasi,* und die eigentliche Nasenhöhle, *Cavitas nasi.* Durch eine Scheidewand, *Septum nasi,* wird sie in 2 Hälften geteilt. Ihre äußeren Öffnungen sind die Nasenlöcher, *Nares,* und ihre hinteren die *Choanen;* sie führen in den Nasenrachenraum, *Meatus nasopharyngeus.*

Das Vestibulum nasi entspricht etwa der Ausdehnung der Nasenflügel, *Alae nasi.* Es besitzt wie die äußere Haut mehrschichtiges Plattenepithel und Haare, *Vibrissae,* Schweiß- und Talgdrüsen. Letztere sind für die Entstehung von Nasenfurunkeln klinisch bedeutungsvoll. Eine Epithelleiste an der Seitenwand, *Limen nasi,* grenzt den Vorhof gegen die eigentliche Nasenhöhle ab. Da die Achse des Nasenvorhofs schräg verläuft, müssen die Nasenlöcher beim Nasenspiegeln (Rhinoscopia anterior) oder beim Einbringen von Instrumenten mit einem Nasenspekulum gespreizt werden.

Die Cavitas nasi trägt an der seitlichen Nasenwand 3 übereinandergelegene Nasenmuscheln, *Concha nasalis superior, media* und *inferior.* Gelegentlich findet man noch eine oberste rudimentäre Nasenmuschel *(Concha nasalis suprema),* die bei Neugeborenen deutlicher hervortritt. Zwischen den Nasenmuscheln verlaufen die Nasengänge, *Meatus nasi superior, medius* und *inferior.* Von besonderer Wichtigkeit sind die anatomischen Verhältnisse im mittleren Nasengang. Hier liegt, verdeckt von der mittleren Nasenmuschel, ein halbmondförmiger Spalt, *Hiatus semilunaris,* der vorn vom *Proc.*

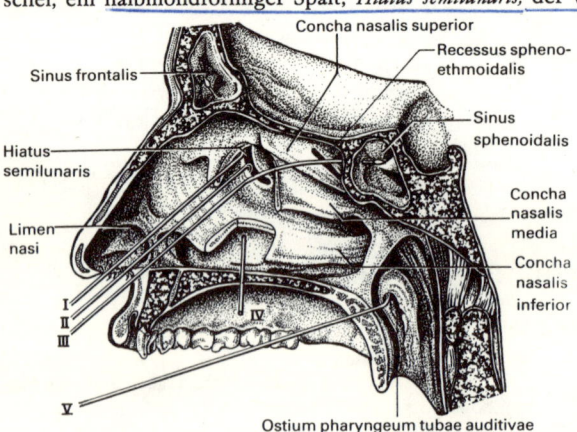

Abb. 78. Seitenwand der Nasenhöhle; mittlere und untere Nasenmuschel sind partiell reseziert.

Kommunikationen: I Stirnhöhle, II Kieferhöhle, III Keilbeinhöhle, IV Tränennasengang, V Tuba auditiva

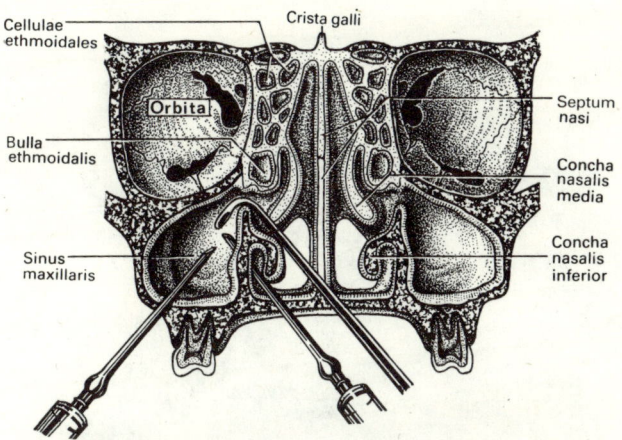

Abb. 79. Frontalschnitt durch die Nasenhöhle mit Zugängen zur Kieferhöhle

uncinatus und hinten von der wulstartigen Siebbeinzelle, *Bulla ethmoidalis* begrenzt wird.

- In den *mittleren Nasengang* münden die Kiefer- und Stirnhöhle in einer vor der Bulla gelegenen Nische, *Infundibulum ethmoidale,* sowie die vorderen und mittleren Siebbeinzellen.
- In den *oberen Nasengang* öffnen sich die hinteren Siebbeinzellen und in einer Nische über der oberen Nasenmuschel, dem *Recessus sphenoethmoidalis,* die Keilbeinhöhle.
- Im *unteren Nasengang* endet der Tränennasengang, *Ductus nasolacrimalis,* hinter einer kleinen Schleimhautfalte, *Plica lacrimalis* (Hasner).

Die Nasenschleimhaut wird in *Regio respiratoria* und *Regio olfactoria* gegliedert. Erstere besitzt mehrreihiges Flimmerepithel für die Reinigung der Atemluft. Seröse und muköse Drüsen dienen der Befeuchtung und ein ausgedehnter submuköser Gefäßplexus der Vorwärmung der Atemluft. Zahlreiche Sperrvorrichtungen und arteriovenöse Anastomosen hemmen oder fördern den Blutzufluß, so daß die Schleimhaut schnell an- und abschwellen kann. Die *Regio olfactoria* breitet sich nur auf der oberen Nasenmuschel und ein kleines Stück auf der Nasenscheidewand aus. Sie enthält die Riechzellen.

Leitungsbahnen der Nasenhöhle
(Abb. 80 bis 82)

In der Nasenhöhle gibt es 2 Versorgungsbereiche, einen vorderen und einen hinteren. Der vordere erhält Zweige vom 1. Trigeminusast und von der A. ophthalmica (aus der A. carotis int.), der hintere vom 2. Trigeminusast und von der A. maxillaris (aus der A. carotis ext.).

125

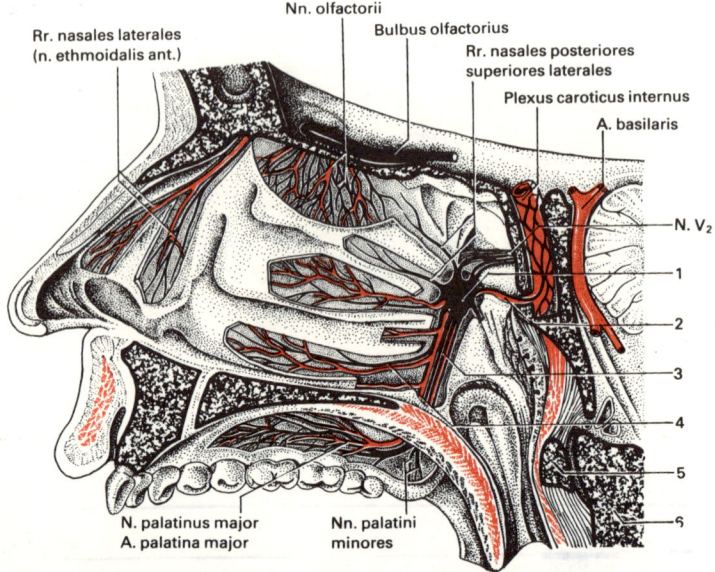

Rr. nasales laterales
(n. ethmoidalis ant.)

Nn. olfactorii

Bulbus olfactorius

Rr. nasales posteriores
superiores laterales

Plexus caroticus internus

A. basilaris

N. V₂

1

2

3

4

5

6

N. palatinus major
A. palatina major

Nn. palatini
minores

Abb. 80.   Nerven und Arterien der seitlichen Nasenwand. Zur Darstellung des Ganglion pterygopalatinum sind Teile des Keilbeins reseziert.

1 Ganglion pterygopalatinum
2 N., A. canalis pterygoidei
·3 A. palatina descendens, Nn. palatini

4 R. nasales posteriores
 inferiores
5 Arcus anterior des Atlas
6 Dens axis

Die Nerven für den vorderen Versorgungsbereich sind der *N. ethmoidalis anterior,* der durch das Foramen ethmoidale anterius des Siebbeins in die vordere Schädelgrube tritt und von hier extradural durch die Siebbeinplatte zur Nasenhöhle gelangt.

– Mit 4 *Rr. nasales* verzweigt er sich im vorderen Bereich; ein *R. nasalis externus* zieht an der Knochen-Knorpel-Grenze nach außen zur Haut des Nasenrückens.

Der hintere Versorgungsbereich erhält Nerven, die vom *Ganglion pterygopalatinum* durch das Foramen sphenopalatinum in die Nasenhöhle eintreten.

– Die *Rr. nasales posteriores superiores laterales* (etwa 10) ziehen zur oberen und mittleren Nasenmuschel sowie zu den hinteren Siebbeinzellen,

– die *Rr. nasales posteriores inferiores* zum hinteren Teil der unteren Nasenmuschel,

– die *Rr. nasales posteriores superiores mediales* (2 bis 3) zum Nasenseptum.

An der Nasenscheidewand verläuft der *N. nasopalatinus (incisivus)* nach vorn und zusammen mit der A. nasalis posterior septi durch den Canalis incisivus zur Gaumenschleimhaut (Abb. 81).

126

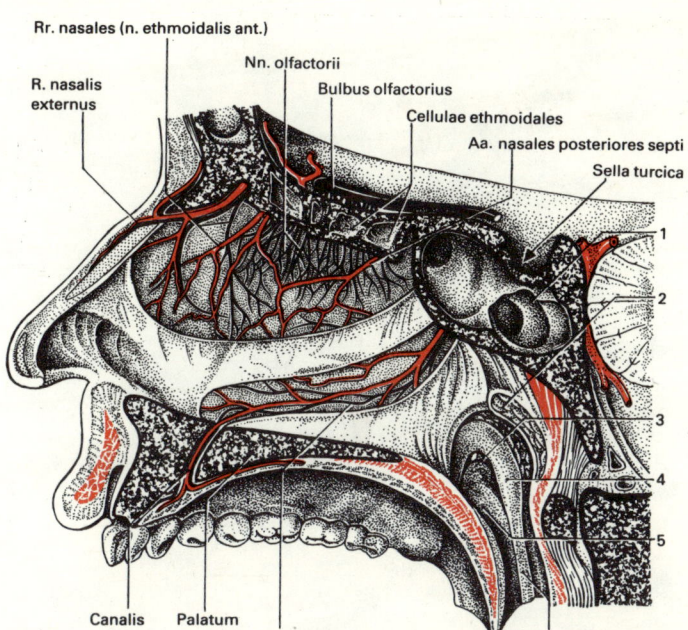

Rr. nasales (n. ethmoidalis ant.)

R. nasalis
externus

Nn. olfactorii

Bulbus olfactorius

Cellulae ethmoidales

Aa. nasales posteriores septi

Sella turcica

Canalis
incisivus

Palatum
osseum

N. nasopalatinus
(incisivus)

Plica salpingopharyngea

Abb. 81.   Nerven und Gefäße der Nasenscheidewand.

| 1 Sinus sphenoidalis | 3 Ostium pharyngeum tubae | 4 Torus tubarius |
| 2 Tonsilla pharyngea | auditivae | 5 Torus levatorius |

Die Geruchsnerven, *Nn. olfactorii* (etwa 20), ziehen am Dach der Nasenhöhle durch die Lamina cribrosa zum *Bulbus olfactorius* (Abb. 80, 81). Da sie von Hirnhäuten begleitet werden, kann es bei Frakturen der vorderen Schädelbasis zu Durarissen kommen und Liquor aus der Nase fließen. Es besteht dann die Gefahr der aufsteigenden Infektion (Meningitis, Enzephalitis).

Arterien (Abb. 82). Der vordere Teil der Nasenhöhle wird von der *A. ethmoidalis anterior* aus der A. ophthalmica, der hintere von den *Aa. nasales posteriores, laterales et septi* der A. sphenopalatina (aus der A. maxillaris) und z. T. von der *A. ethmoidalis posterior* versorgt.

Die Venen bilden ein Geflecht, aus dem das Blut über den Plexus pterygoideus zur *V. retromandibularis* abfließt. Es bestehen Kommunikationen mit den Venen des Gesichts, Pharynx und bei Kindern über eine klappenlose Vene, die durch das Foramen caecum tritt, mit dem Sinus sagittalis superior.

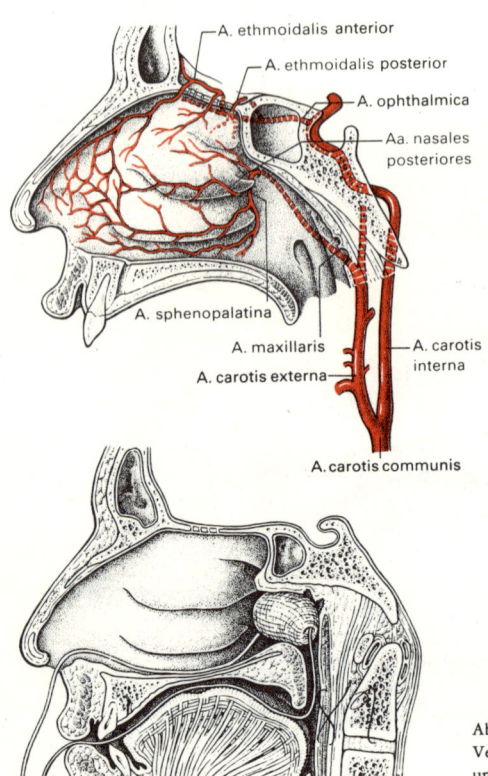

A. ethmoidalis anterior

A. ethmoidalis posterior

A. ophthalmica

Aa. nasales posteriores

A. sphenopalatina

A. maxillaris

A. carotis externa

A. carotis interna

A. carotis communis

Abb. 82. Arterielle Versorgungsgebiete der Nase (oben) und Nasentamponade (unten)

Lymphgefäße. Aus dem vorderen Teil der Nase ziehen die Lymphbahnen zu den Nll. submandibulares und aus dem hinteren Nasengebiet zu den Nll. retropharyngeales und tiefen Halslymphknoten.

Knöcherne Grundlage der Nasenhöhle
(Abb. 83, 84)

Der Boden der Nasenhöhle ist zugleich das Dach der Mundhöhle. Die vorderen 2 Drittel werden vom *Proc. palatinus* des Oberkiefers und das hintere Drittel von der *Lamina horizontalis* des Gaumenbeins gebildet. Die 4 Fortsätze stoßen in einem kreuzförmigen Nahtverband zusammen; der hintere Knochenrand ist zu der mittelständigen *Spina nasalis posterior* ausgezogen. Etwa in Höhe der Eckzähne findet man zu beiden Seiten der Nasenscheidewand den *Canalis incisivus,* der auf der oralen Seite des Gaumens unmittelbar hinter den oberen mittleren Schneidezähnen mündet (Abb. 80 bis 84). Auf der Mundhöhlenseite der Lamina horizontalis liegen

128

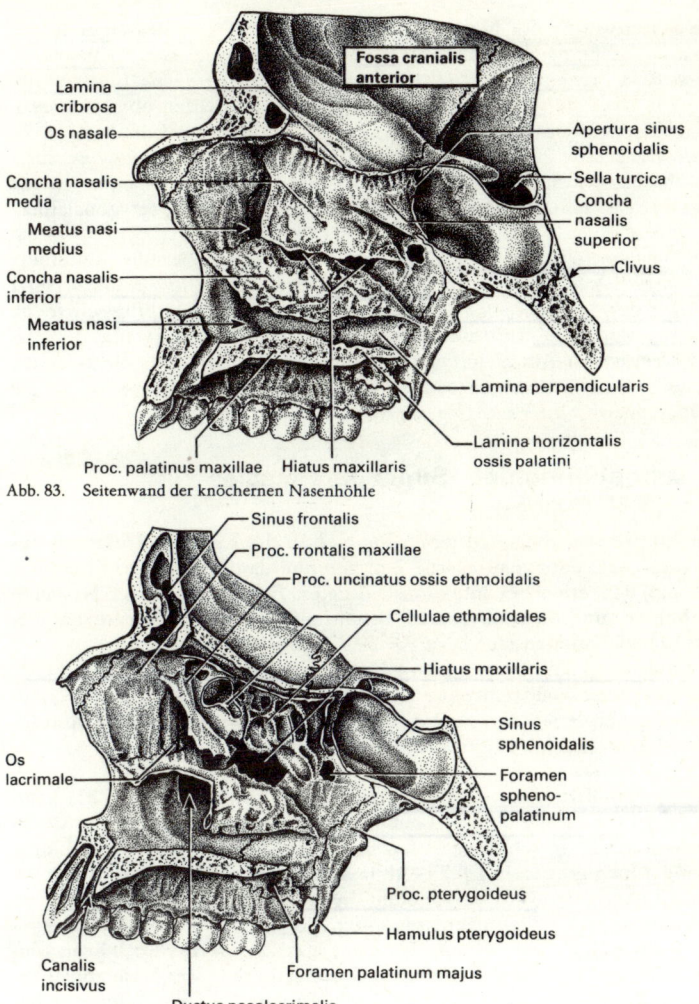

Fossa cranialis anterior

Lamina cribrosa

Os nasale

Concha nasalis media

Meatus nasi medius

Concha nasalis inferior

Meatus nasi inferior

Apertura sinus sphenoidalis

Sella turcica

Concha nasalis superior

Clivus

Lamina perpendicularis

Lamina horizontalis ossis palatini

Proc. palatinus maxillae

Hiatus maxillaris

Abb. 83. Seitenwand der knöchernen Nasenhöhle

Sinus frontalis

Proc. frontalis maxillae

Proc. uncinatus ossis ethmoidalis

Cellulae ethmoidales

Hiatus maxillaris

Sinus sphenoidalis

Foramen spheno-palatinum

Os lacrimale

Proc. pterygoideus

Hamulus pterygoideus

Foramen palatinum majus

Canalis incisivus

Ductus nasolacrimalis

Abb. 84. Parasagittalschnitt durch die knöcherne Nasenhöhle. Die untere Nasenmuschel ist z. T. abgetragen

das *Foramen palatinum majus* (Mündung des Canalis palatinus major) und die *Foramina palatina minora* (Öffnungen der gleichnamigen Kanäle). **Das Dach der Nasenhöhle** wird vorn von je einem Nasenbein, *Os nasale,* dahinter vom Stirnbein, *Os frontale,* von der *Lamina cribrosa* des Siebbeins und dorsal vom Keilbeinkörper, *Corpus ossis sphenoidalis,* gebildet.

Die Seitenwände der Nasenhöhle bestehen aus Teilen des Oberkiefers, *Maxilla,* Siebbeins, *Os ethmoidale,* Gaumenbeins, *Os palatinum,* Keilbeins, *Os sphenoidale,* Tränenbeins, *Os lacrimale,* Nasenbeins, *Os nasale,* und aus der unteren Nasenmuschel, *Concha nasalis inferior.* Die beiden oberen Nasenmuscheln gehören zum Siebbein, die untere ist ein selbständiger Knochen. Die relativ große Öffnung zur Kieferhöhle wird vom *Proc. uncinatus* des Siebbeins weitgehend überdeckt. An der Wurzel des *Proc. pterygoideus* liegt das *Foramen sphenopalatinum,* die Öffnung zur Fossa pterygopalatina.

Die Nasenscheidewand, *Septum nasi,* (Abb. 79, 81) besteht aus einem knorpligen, knöchernen und bindegewebigen Teil. Die *Pars ossea* setzt sich aus der *Lamina perpendicularis* des Siebbeins und dem Pflugscharbein, *Vomer,* zusammen. Nur selten ist die Nasenscheidewand gerade. Bei stärkeren seitlichen Abweichungen (Septumdeviationen) kann die Nasenatmung behindert sein. Der bindegewebige Teil, *Pars membranacea,* ist ein kleiner Bezirk hinter der Nasenspitze.

Nasennebenhöhlen, Sinus paranasales
(Abb. 78, 81, 83 bis 85)

Der Einbau von pneumatisierten Räumen in die Knochenstrukturen des Schädels stellt eine anatomische Besonderheit dar. Neben den Komplikationsmöglichkeiten bei infektionsbedingten Erkrankungen im Nasennebenhöhlen- und Mittelohrbereich kommt dieser Pneumatisierung bei mechanischen Traumen eine spezielle Bedeutung zu.
Die volle Ausbildung der Nasennebenhöhlen erfolgt erst nach der Pubertät. Die Schleimhautfläche aller Nebenhöhlen ist größer als die der Nasenhöhle. Hyperplasien der Schleimhaut können in die Nasenhöhle vordringen (Nasenpolypen) und die Atmung behindern.

Die Kieferhöhle, *Sinus maxillaris* (Highmore), (Abb. 77, 79, 85, 87) ist in der Regel die größte aller Nebenhöhlen. Beim Neugeborenen hat sie einen Durchmesser von 2 bis 5 mm, beim Erwachsenen ist sie pyramidenförmig. Oben grenzt sie an die Orbita, unten dehnt sie sich bis in den Alveolarfortsatz aus. Ihre tiefste Stelle liegt im Bereich des 1. Molars, wo Aussackungen (Dehiszenzen) bis unter die Wurzelspitzen reichen können (Abb. 87). Da die Öffnung des Sinus maxillaris relativ hoch liegt, können Flüssigkeiten aus der Kieferhöhle nur schwer in die Nase abfließen. Scharfe Punktionen der Kieferhöhle werden vom unteren Nasengang her vorgenommen (Abb. 79).

Die Stirnhöhle, *Sinus frontalis,* (Abb. 84, 85) zeigt eine sehr variable Ausdehnung. In der Regel ist sie mehrfach gekammert und unsymmetrisch. In 10 % der Fälle kann sie ganz fehlen oder sich über das Orbitadach bis zu den kleinen Keilbeinflügeln ausbreiten. Die Stirnhöhle mündet in den mittleren Nasengang. Bei ausgedehnter Pneumatisation des Os frontale und der Rhinobasis werden nach Frontobasaltraumen weniger Komplika-

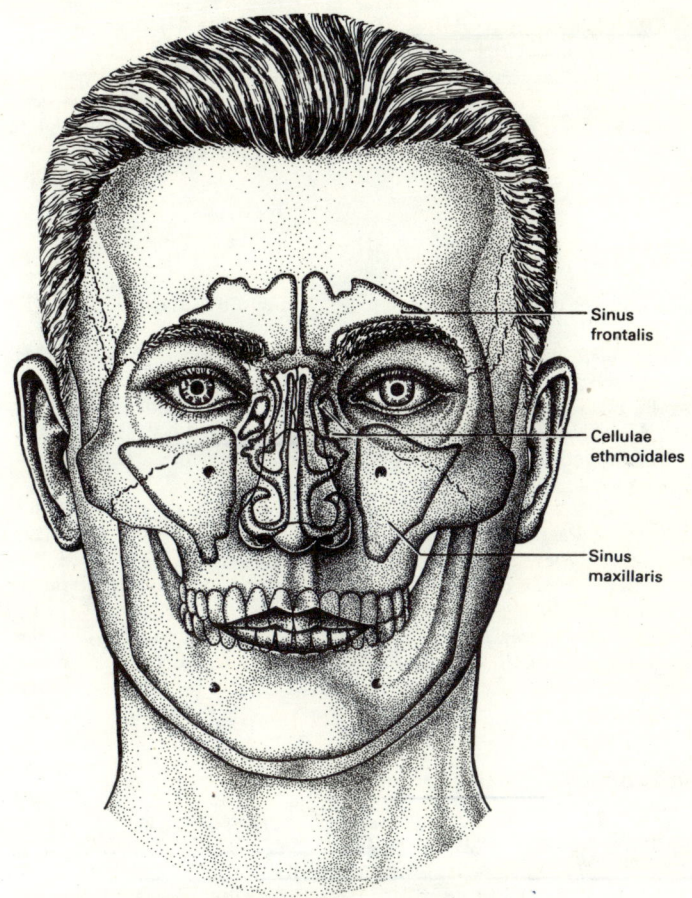

Abb. 85.   Nasenhöhle und Nasennebenhöhlen in frontaler Projektion

tionen am Gehirn beobachtet als bei geringerer Entwicklung der Stirnhöhlen (Knautschzone). Andererseits besteht bei ausgedehnter Pneumatisation der Rhinobasis die Gefahr einer komplizierter Frakturierung mit Duraverletzungen.

Die Siebbeinzellen, *Cellulae ethmoidales,* (Abb. 79, 84, 85) bilden ein zwischen beiden Augenhöhlen gelegenes Wabenwerk. Ihre Wände sind relativ dünn, so daß eitrige Entzündungen leicht in die Augenhöhlen und in die vordere Schädelgrube durchbrechen können. Die vorderen und mittleren Siebbeinzellen münden in den mittleren, die hinteren in den oberen Nasengang.

131

Die Keilbeinhöhle, *Sinus sphenoidalis,* (Abb. 78, 81 bis 84) liegt im Keilbeinkörper und bildet sich erst nach dem 4. Lebensjahr aus. Meist ist sie durch eine asymmetrische, unvollkommene Scheidewand gekammert. An der Vorderwand besitzt sie eine Öffnung zum oberen Nasengang in den Recessus sphenoethmoidalis.

Die Nerven und Gefäße für die Nasennebenhöhlen entstammen denen, welche die Nase versorgen.

Mundregion, Regio oralis

Die Mundregion (Abb. 1) umfaßt das Gebiet um die Mundspalte und die Mundhöhle.

Die Lippen und Wangen zeigen einen dreischichtigen Aufbau. Ihre Grundlage wird vom *M. orbicularis oris* und *M. buccinator* gebildet, denen außen die Haut und innen die Schleimhaut des Mundes anliegt. Die submuköse Verschiebeschicht enthält die *Gll. labiales* und *Gll. buccales.* Man fühlt die Lippendrüsen als grobe Körnelungen, wenn man die Lippe durch die Zahnreihen gleiten läßt.

Zwischen M. masseter und M. buccinator schiebt sich ein Ausläufer des Fettkörpers, *Corpus adiposum buccae* (Bichat), in die *Regio buccalis* vor. Erreicht er den vorderen Masseterrand nicht, so erscheinen die Wangen eingefallen. Bei Neugeborenen ist er besonders stark ausgebildet und von einer Bindegewebskapsel umschlossen.

Die Mundspalte ist von einer Muskelschlinge umgeben, die sich über die Mundwinkel allseitig in das Gesicht fortsetzt (Abb. 60). Bei ihrer Kontraktion verengt sie den Vorhof, was für die Retention von Zahnprothesen von praktischer Bedeutung ist.

Mundvorhof, Vestibulum oris
(Abb. 86, 90)

Der Mundvorhof ist ein hufeisenförmiger Spalt, der außen von den Lippen und Wangen und innen von den Alveolarfortsätzen und Zähnen begrenzt wird. Die Umschlagstelle der Schleimhaut vom Alveolarfortsatz auf die Lippen bzw. Wangen erfolgt etwa in halber Höhe der Zahnwurzeln. Oben und unten wird das Vestibulum durch das Lippenbändchen, *Frenulum labii superioris* und *inferioris*, in 2 gleiche Schenkel halbiert. Ein stark entwickeltes oberes Lippenbändchen kann die Ursache für die Entstehung einer Lücke zwischen beiden Schneidezähnen (Diastema) sein. Etwa in Höhe des oberen 2. Molars mündet der Ausführungsgang der Ohrspeicheldrüse auf der *Papilla parotidea.* Einen Hinweis auf die Mündungsstelle geben gewöhnlich Zahnsteinablagerungen an den gegenüberliegenden Zähnen.

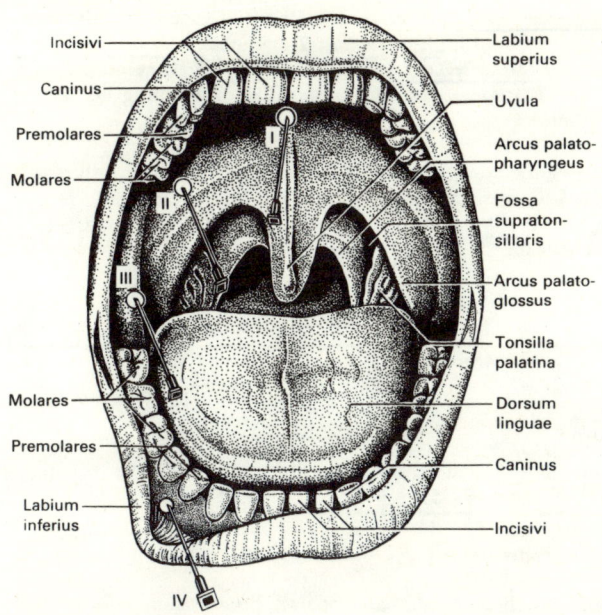

Incisivi

Caninus

Premolares

Molares

Labium
superius

Uvula

Arcus palato-
pharyngeus

Fossa
supraton-
sillaris

Arcus palato-
glossus

Tonsilla
palatina

Molares

Premolares

Labium
inferius

Dorsum
linguae

Caninus

Incisivi

IV

Abb. 86. Einblick in die Mundhöhle. Typische Injektionsstellen für Leitungsanästhesien sind durch Kanülen gekennzeichnet.

I Papilla incisiva, II Foramen palatinum majus, III Foramen mandibulae, IV Foramen mentale

Mundhöhle, Cavitas oris propria
(Abb. 86, 90)

Die Mundhöhle geht hinten an der Schlundenge in den Rachen über. Seitlich wird sie von den Alveolarfortsätzen und Zahnreihen, unten vom Mundboden und oben vom Gaumen begrenzt. Auf dem Mundboden liegen die Zunge und Unterzungendrüse (Abb. 89).

Zähne, Dentes
(Abb. 85 bis 87, 89 bis 92)

Die Zähne reihen sich zu einem lückenlosen oberen und unteren Zahnbogen, *Arcus dentalis superior* und *inferior,* aneinander. In dieser Anordnung bilden sie das Gebiß. Beide Bögen werden durch die mediane Sagittalebene in 2 bilateral-symmetrische Bogenschenkel mit je 8 Zähnen zerlegt, die einer Kieferhälfte entsprechen.
Das menschliche Gebiß unterliegt einem einmaligen Zahnwechsel und setzt sich aus verschieden geformten Zähnen zusammen. Die erste Zahngarnitur enthält 20 Milchzähne, *Dentes decidui,* die zweite 32 bleibende

133

Zähne, _Dentes permanentes._ In jeder Kieferhälfte gibt es 2 Schneidezähne, _Dentes incisivi,_ einen Eckzahn, _Dens caninus,_ 2 Prämolaren, _Dentes premolares,_ und 3 Mahlzähne, _Dentes molares._ Das Milchgebiß enthält keine Prämolaren, sondern nur 2 _Milchmolaren._ Zur kurzen Kennzeichnung der Zähne werden sie numeriert.

Nach den Festlegungen auf dem FDI (Fédération Dentaire Internationale)-Kongreß 1970 in Bukarest gelten folgende Numerierungen:

Für bleibende Zähne

oben rechts   oben links

18	17	16	15	14	13	12	11	21	22	23	24	25	26	27	28
48	47	46	45	44	43	42	41	31	32	33	34	35	36	37	38

unten rechts   unten links

Für Milchzähne

oben rechts   oben links

55	54	53	52	51	61	62	63	64	65
85	84	83	82	81	71	72	73	74	75

unten rechts   unten links

Die Zähne sind durch den Zahnhalteapparat, _Periodontium,_ im Alveolarfortsatz der Kiefer befestigt. Die daran beteiligten Gewebe sind das Zahnzement, die knöcherne Alveolenwand, _Os alveolare,_ das zwischen Alveolenwand und Zahnwurzel gelegene Bindegewebe, _Lig. periodontale,_ und das Zahnfleisch, _Gingiva._ Die Zahnfächer, _Alveoli,_ werden durch _Septa interalveolaria_ und die Wurzelfächer durch _Septa interradicularia_ getrennt.

Die Wurzeln der oberen Schneidezähne projizieren sich auf den Boden der Nasenhöhle, so daß von ihnen ausgehende Zysten die Schleimhaut hier auftreiben können (Gerber-Wulst). Die Alveole des oberen Eckzahns liegt meist zwischen der Nasen- und Kieferhöhle, die Wurzeln der Prämolaren und Molaren befinden sich unter der Kieferhöhle (Abb. 87), so daß es bei Extraktionen zur Eröffnung derselben kommen kann.

Die Wurzeln der unteren Zähne stehen in engen Beziehungen zum _Canalis mandibulae._ Da dieser hinten ansteigt, liegen die Wurzelspitzen der letzten Molaren näher am Mandibularkanal. Das _Foramen mentale_ liegt unter den Wurzelspitzen der unteren Prämolaren (Verletzungsgefahr bei Wurzelspitzenresektionen). Wurzelspitzenabszesse können in den Mandibularkanal durchbrechen, der den Eiter wie ein Dränagerohr ableiten kann (Abb. 105).

Nerven (Abb. 61). Die oberen Zähne werden von den _Nn. alveolares superiores_ (N. V$_2$) versorgt, die von außen in den Oberkiefer eintreten.

Die unteren Zähne erhalten ihre Nerven vom _N. alveolaris inferior_ (N. V$_3$), der mit den gleichnamigen Gefäßen am Foramen mandibulae in den Cana-

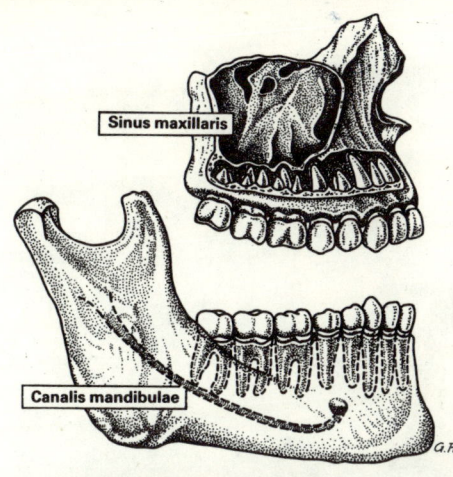

Abb. 87. Lagebeziehungen der Zahnwurzeln zur Kieferhöhle (oben) und zum Unterkieferkanal (unten)

lis mandibulae eintritt. Die Nerven bilden im Ober- und Unterkiefer je einen Plexus dentalis, von dem jeder Zahn seine Zweige für die Zahnpulpa und das Periodontium erhält.

Arterien. Die Zähne werden von Zweigen der A. maxillaris (aus der A. carotis ext.) versorgt. Ihre Verläufe und Bezeichnungen entsprechen denen der Nerven.

Die Venen fließen zur V. facialis und zum Plexus pterygoideus.

Die Lymphgefäße ziehen zu den Nll. submandibulares und Nll. submentales (Abb. 90).

Zunge, Lingua
(Abb. 86, 88 bis 90)

Die Zunge liegt auf dem Mundboden. Ihre Wurzel, *Radix linguae,* reicht bis zum Kehldeckel und ist mit diesem durch 3 Schleimhautfalten,
– die unpaare *Plica glossoepiglottica mediana* und
– die paarige *Plica glossoepiglottica lateralis* verbunden.
Auf dem Zungenrücken findet man eine mittelständige Längsfurche, *Sulcus medianus linguae.* Die Grenze zum Zungengrund wird vom V-förmigen *Sulcus terminalis* gebildet, an dessen Spitze das *Foramen caecum linguae* (Morgagni) liegt. Es ist der Rest des während der Entwicklung vorhandenen Schilddrüsengangs, *Ductus thyroglossalis.* In seltenen Fällen kann durch Aussprossung dieses Schilddrüsengangs, vornehmlich bei Frauen, eine Zungenstruma entstehen.

Die Zungenschleimhaut trägt Papillen für die Aufnahme von Geschmacks- und Tastreizen.

135

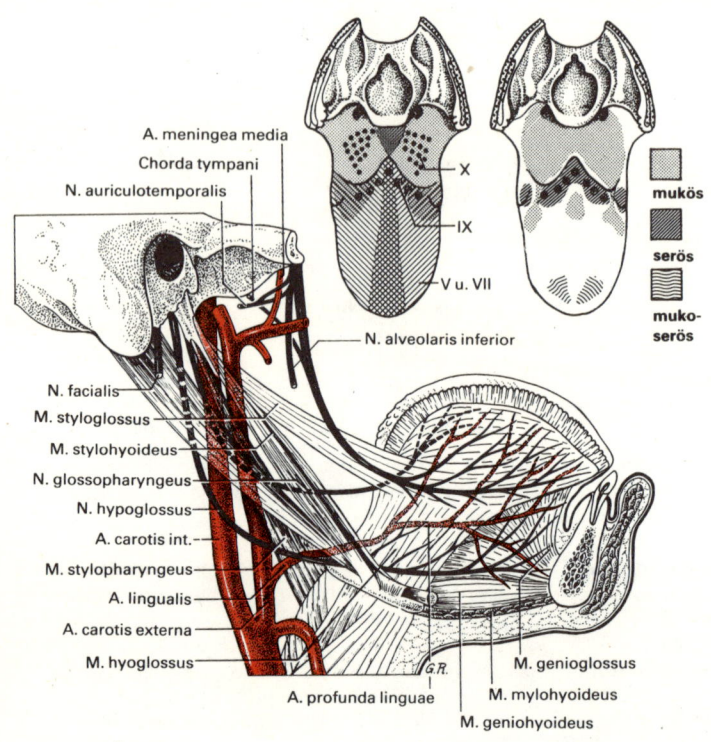

mukös

serös

muko-
serös

A. meningea media
Chorda tympani
N. auriculotemporalis

X
IX
V u. VII

N. alveolaris inferior

N. facialis
M. styloglossus
M. stylohyoideus
N. glossopharyngeus
N. hypoglossus
A. carotis int.
M. stylopharyngeus
A. lingualis
A. carotis externa
M. hyoglossus

G.R.

A. profunda linguae

M. genioglossus
M. mylohyoideus
M. geniohyoideus

Abb. 88.   Nerven und Arterien der Zunge. Die Figuren oben rechts zeigen die
Innervationsbereiche der Hirnnerven V, VII, IX und X sowie die Verteilung der Zungendrüsen

– Die umwallten *Papillae vallatae* (6 bis 12) liegen dicht vor dem Sulcus
  terminalis,
– die pilzförmigen *Papillae fungiformes* hauptsächlich an der Zungenspitze
  und an den Zungenrändern,
– die fadenförmigen *Papillae filiformes* verteilen sich über den ganzen Zungenrücken (sie geben der Zunge das samtartige Aussehen), und
– die blattförmigen *Papillae foliatae* finden sich am hinteren Seitenrand
  der Zunge.
Am Zungengrund liegt die Zungentonsille, *Tonsilla lingualis.*
Unter der Schleimhaut des Zungenrückens breitet sich eine Sehnenplatte,
Aponeurosis linguae, aus, an der ein großer Teil der Muskelfasern ansetzt.

Die Zungenmuskeln gliedert man in äußere und innere Zungenmuskeln.
Äußere Zungenmuskeln entspringen außerhalb der Zunge,
1. der *M. genioglossus* von der Spina mentalis des Unterkiefers,

136

2. der *M. styloglossus* vom Proc. styloideus,
3. der *M. hyoglossus* vom Zungenbein und
4. der *M. chondroglossus* vom kleinen Zungenbeinhorn.

Die Eigenmuskeln der Zunge bestehen aus oberflächlichen und tiefen Längsfasern sowie aus transversalen und vertikalen Muskelfasern. Beide Seiten sind durch eine Bindegewebsplatte, *Septum linguae,* voneinander getrennt, was die Ausbreitung von Phlegmonen von einer Seite auf die andere behindert.

In der Zungenspitze liegt die *Gl. lingualis anterior* (Nuhn).

Nerven (Abb. 88, 89). Die Zunge wird von mehreren Nerven innerviert.
– Der *N. lingualis* (N. V₃) versorgt die vorderen 2 Drittel der Schleimhaut sensibel. Er führt auch sensorische und sekretorische Fasern über
– die *Chorda tympani* (Intermediusanteil des N. facialis).
– Der *N. glossopharyngeus* innerviert das Gebiet der Papillae vallatae und das hintere Drittel der Zungenschleimhaut sensibel und sensorisch,
– der *N. vagus* die Zungenwurzel bis zur Epiglottis sensibel, sensorisch und sekretorisch.
– Vom *Plexus caroticus externus* erhält die Zunge sympathische Fasern,
– der *N. hypoglossus* versorgt die Zungenmuskulatur motorisch.

Arterien (Abb. 88, 89). Die Zunge erhält ihr Blut von der *A. lingualis.* Sie entspringt aus der A. carotis externa und zieht unter dem M. hyoglossus als *A. profunda linguae* bis zur Zungenspitze. Kleinere Zweige ziehen zu den Gaumenmandeln, *Rr. dorsales linguae,* zum Zungengrund und die *A. sublingualis* zur Unterzungengegend.

Unterzungenbereich und Mundboden
(Abb. 88 bis 90)

Die Unterfläche der Zunge zeigt eine glatte zarte Schleimhaut. Eine mediane Schleimhautfalte, *Frenulum linguae,* verbindet sie mit dem Mundboden. Beiderseits vom Zungenbändchen verläuft die *Plica fimbriata* und seitlich unter der Zunge eine flache Schleimhautfalte, *Plica sublingualis,* die der Ausdehnung der Unterzungendrüse, *Gl. sublingualis,* entspricht. Das mediale Ende der Plica sublingualis trägt die *Caruncula sublingualis,* in welcher der Ductus submandibularis zusammen mit dem *Ductus sublingualis major* (Bartholin) ausmünden. Von der Caruncula aus kann der Ductus submandibularis sondiert oder können die Gänge der Submandibular- und Sublingualdrüse mit Röntgenkontrastmittel gefüllt werden (Sialographie). Die kleinen Ausführungsgänge der Unterzungendrüse, *Ductus sublinguales minores,* münden auf der Plica sublingualis.

Die Gl. sublingualis grenzt seitlich an den Unterkiefer. Sie wird von einer Faszie umhüllt, die hinten eine offene Verbindung zum Trigonum submandibulare freiläßt. Medial von ihr verläuft der *Ductus submandibularis,* dessen hinteres Ende noch von der Gl. submandibularis begleitet und vom *N. lingualis* unterkreuzt wird. Medial verläuft außerdem die *A. sublin-*

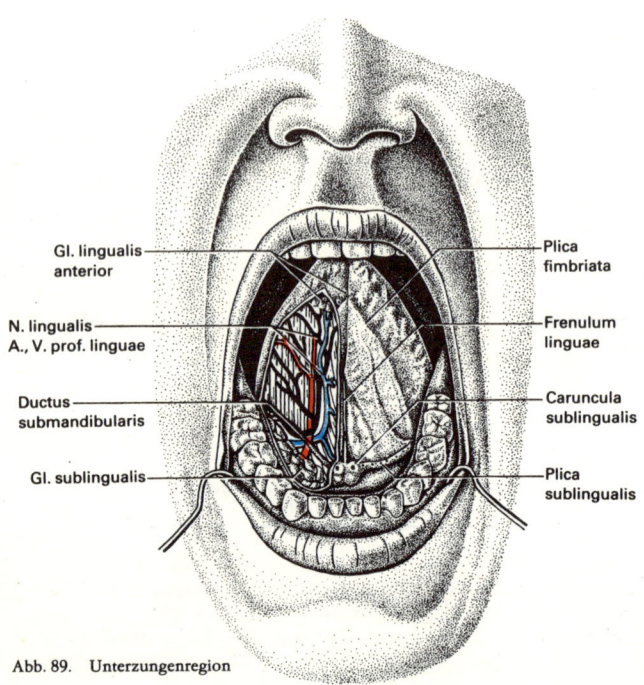

GI. lingualis anterior

N. lingualis
A., V. prof. linguae

Ductus submandibularis

GI. sublingualis

Plica fimbriata

Frenulum linguae

Caruncula sublingualis

Plica sublingualis

Abb. 89.   Unterzungenregion

gualis, die vorn mit der A. submentalis anastomosiert, und der kleine *N. sublingualis.* Unter ihr liegen der *N. hypoglossus* und die *V. comitans n. hypoglossi,* welche in die V. jugularis interna fließt.

Die Lymphgefäße (Abb. 90) der Zungenspitze sammeln sich in den *Nll. submentales,* die der Zungenränder in den *Nll. submandibulares* und die des Zungengrunds in den oberen tiefen Halslymphknoten. In der Zunge können unbeständige Lymphknoten vorkommen.

<u>Der Mundboden</u> wird von den oberen Zungenbeinmuskeln, *Mm. suprahyoidei,* verspannt.
1. Der *M. mylohyoideus* ist der eigentliche Mundbodenmuskel. Seine Fasern ziehen von der Linea mylohyoidea des Unterkiefers zu einer medianen Raphe, die am Zungenbeinkörper ansetzt.
2. Der *M. geniohyoideus* liegt über dem obigen. Er entspringt von der Spina mentalis und inseriert am Zungenbein.
3. Der *M. digastricus* zieht von der Fossa digastrica des Unterkiefers nach hinten zum Zungenbein.
   – Sein *Venter anterior* liegt unter dem M. mylohyoideus,
   – sein *Venter posterior* setzt sich bis zur Incisura mastoidea an die Schädelbasis fort.

138

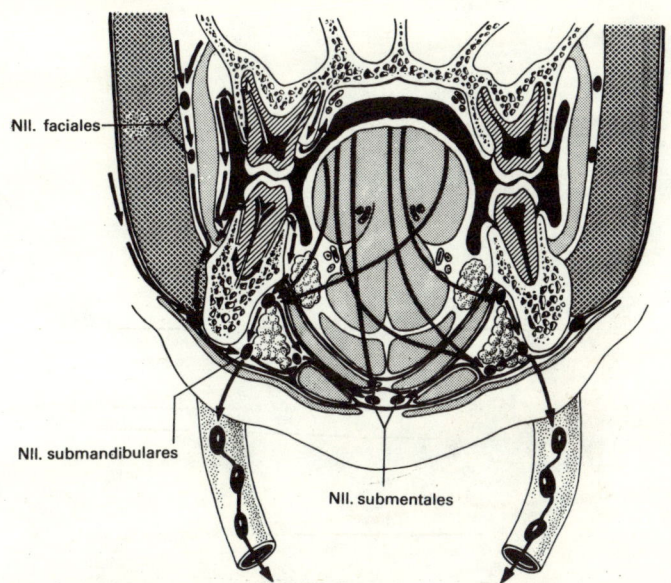

NII. faciales

NII. submandibulares

NII. submentales

Abb. 90. Frontalschnitt durch die untere Gesichtsregion mit Lymphabflüssen

Die Sehne zwischen beiden Bäuchen ist durch eine Bindegewebsschlinge sowie durch die Insertion des *M. stylohyoideus* am Zungenbein fixiert.

4. Der *M. stylohyoideus* entspringt vom Griffelfortsatz der Schädelbasis.
In der Nische zwischen Unterkieferrand und Venter anterior des M. digastricus liegt das *Trigonum submandibulare* (Abb. 90, 106).

Nerven. Der M. mylohyoideus und Venter anterior des M. digastricus werden vom *N. mylohyoideus* (N. V$_3$), der M. geniohyoideus vom 1. Zervikalsegment über den *N. hypoglossus,* der hintere Bauch des M. digastricus und der M. stylohyoideus vom *N. facialis* innerviert.

Gaumen, Palatum
(Abb. 78, 79 bis 84, 86, 91)

Der Gaumen bildet das Dach der Mundhöhle. Man unterscheidet einen harten Gaumen, *Palatum durum,* der zugleich der Boden der Nasenhöhle ist, und einen weichen Gaumen, *Palatum molle.* Die Grenze zwischen beiden liegt etwa in Höhe des letzten Molars. Der hintere Abschnitt des weichen Gaumens ist das Gaumensegel, *Velum palatinum.*
Der harte Gaumen bildet das Widerlager der Zunge und ist mit 3 bis 4 Gaumenleisten, *Plicae palatinae transversae,* versehen. Der weiche Gaumen

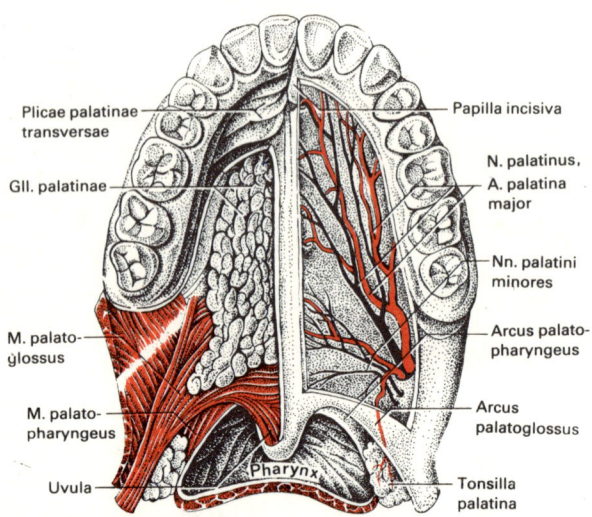

Plicae palatinae transversae

Gll. palatinae

M. palatoglossus

M. palatopharyngeus

Uvula

Pharynx

Papilla incisiva

N. palatinus, A. palatina major

Nn. palatini minores

Arcus palatopharyngeus

Arcus palatoglossus

Tonsilla palatina

Abb. 91. Gaumen nach partieller Entfernung der Schleimhaut

stellt das Gleitfeld der Speisen dar; seine Schleimhaut ist mit Drüsen, *Gll. palatinae,* und Fettgewebe unterpolstert. In einer fibrösen Randzone ist die Gaumenschleimhaut mit dem Alveolarfortsatz des Oberkiefers und in einer fibrösen Medianzone mit der *Sutura palatina mediana* verwachsen. Palatinale Abszesse breiten sich daher nur selten zur Gegenseite aus. Hinter den oberen mittleren Schneidezähnen erhebt sich die *Papilla incisiva.* Sie entspricht der Lage des *Foramen incisivum,* durch das der N. nasopalatinus mit den gleichnamigen Gefäßen vom Nasenseptum herkommend in die Schleimhaut des Gaumens eintritt.

Das Gaumensegel endet hinten mit dem Zäpfchen, *Uvula.* Die Grundlage wird von einer Muskelplatte gebildet, die sich aus

– *M. levator veli palatini, M. tensor veli palatini, M. uvulae, M. palatoglossus* und *M. palatopharyngeus* zusammensetzt.

Die beiden letztgenannten Muskeln bilden die Grundlage des vorderen und hinteren Gaumenbogens, welche die seitliche Begrenzung der Schlundenge, *Isthmus faucium,* darstellen.

Nerven (Abb. 91). Die Gaumenschleimhaut wird vorn vom *N. nasopalatinus* und hinten vom *N. palatinus major* sowie von den *Nn. palatini minores* (alle von N. V₂) versorgt. Die hinteren treten zusammen mit den gleichnamigen Gefäßen medial vom letzten Molaren durch die Lamina horizontalis des Gaumenbeins. Beim Spalten palatinaler Abszesse sowie bei der Bildung von Stiellappen zum Abdecken von Defekten sollten die Nerven-Gefäß-Bündel nicht durchtrennt werden.

Die Gaumenmuskeln werden, mit Ausnahme des M. tensor veli palatini,

der von einem Zweig des 3. Trigeminusastes versorgt wird, von *N. glosso-pharyngeus* und *N. vagus* aus dem Plexus pharyngeus innerviert.
Die Austrittsstellen der Nerven am Gaumen werden bei Leitungsanästhesien zur Extraktion oberer Zähne aufgesucht (Abb. 86).

Die Arterien entstammen der A. maxillaris. Die *A. palatina major* versorgt hauptsächlich das Gebiet des harten Gaumens, und die *Aa. palatinae minores* aus der *A. palatina descendens* ziehen zum weichen Gaumen.

Die Venen fließen in den Plexus pterygoideus und in die V. retromandibularis.

Lymphgefäße. Die Lymphe sammelt sich in den Nll. submandibulares und Nll. cervicales profundi (Abb. 90, 115).

Gaumenmandel, Tonsilla palatina
(Abb. 86, 91, 92, 99, 100)

Die Gaumenmandeln liegen in einer Nische, *Fossa tonsillaris,* die vom vorderen und hinteren Gaumenbogen, *Arcus palatoglossus* und *Arcus palatopha-*

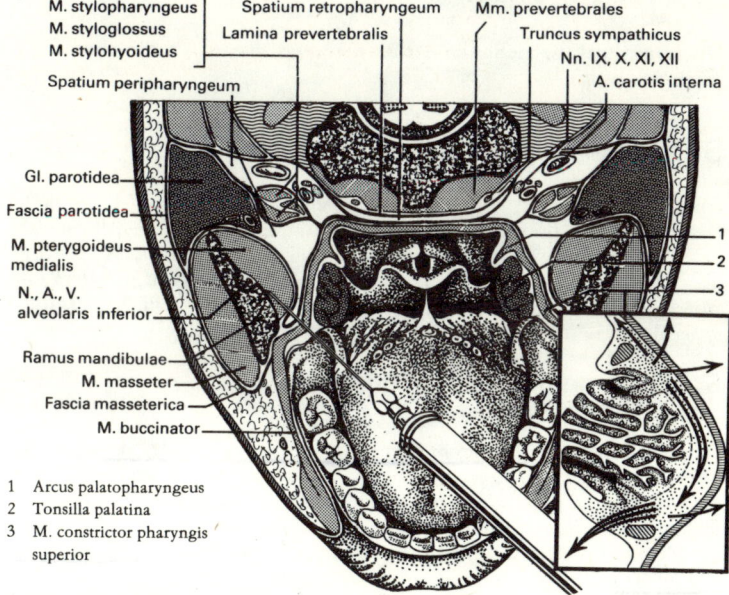

M. stylopharyngeus
M. styloglossus
M. stylohyoideus
Spatium peripharyngeum
Spatium retropharyngeum
Lamina prevertebralis
Mm. prevertebrales
Truncus sympathicus
Nn. IX, X, XI, XII
A. carotis interna
Gl. parotidea
Fascia parotidea
M. pterygoideus medialis
N., A., V. alveolaris inferior
Ramus mandibulae
M. masseter
Fascia masseterica
M. buccinator

1 Arcus palatopharyngeus
2 Tonsilla palatina
3 M. constrictor pharyngis superior

Abb. 92. Horizontalschnitt in Höhe des 1. Halswirbels mit Parotisloge und Peripharyngealraum (weiß) sowie Schrägschnitt durch die Gaumenmandel mit Ausbreitungswegen von Tonsillarabszessen (unten rechts) (umgezeichnet nach A. Eckert-Möbius 1968).

141

ryngeus, sowie oben von einer bogenförmigen Falte, *Plica semilunaris,* begrenzt wird. Über der Tonsille findet sich eine kleine dreieckige Vertiefung, *Fossa supratonsillaris,* (Abb. 86), die bei paratonsillären Abszessen verstrichen ist. Übergroße Gaumenmandeln beengen den Schlund und geben der Sprache einen kloßigen Beiklang. Die Oberfläche der Tonsillen zeigt 10 bis 20 Grübchen, *Fossulae tonsillares,* die als Mündungsstellen der Krypten meist Zellreste (Mandelpfröpfe) enthalten.

Die *Tonsilla palatina* projiziert sich bei seitlicher Ansicht etwa auf den Kieferwinkel. Tumoren der Tonsillen sind von außen hinter diesem zu tasten. Die Tonsilla palatina liegt medial vom oberen Schlundschnürer und ist von diesem durch Bindegewebe abgegrenzt, das ein glattes Herausschälen bei Tonsillektomien ermöglicht.

Nerven. Die Gaumenmandel wird von Zweigen des *N. glossopharyngeus* innerviert.

Arterien. Die arterielle Versorgung erfolgt durch einen *R. tonsillaris* aus der *A. palatina ascendens* (aus der A. facialis), durch die *Rr. dorsales linguae* (aus der A. lingualis) und *Aa. palatinae minores* (aus der A. palatina descendens). Bei Tonsillektomien auftretende stärkere Blutungen kommen meist aus peritonsillären Venengeflechten des Plexus pharyngeus, seltener aus der A. palatina ascendens.

Die Lymphgefäße ziehen in der Rachenwand abwärts zu den oberen Nll. cervicales profundi.

Seitliche Kopfregionen

Über dem Jochbogen liegt die Schläfenregion und darunter die seitliche Gesichtsregion, die sich in mehrere Felder gliedert (Abb. 1). Alle Weichteile auf der Außenseite des Unterkieferastes gehören zur oberflächlichen und alle medial davon gelegenen zur tiefen Gesichtsregion. Letztere entspricht dem Gebiet der Fossa infratemporalis und führt in den parapharyngealen Raum.

Schläfenregion, Regio temporalis
(Abb. 1, 3, 93)

Die Schläfenregion entspricht dem Ausbreitungsgebiet des *M. temporalis,* der von einer derben *Fascia temporalis* bedeckt wird. Diese spaltet sich über dem Jochbogen in 2 Blätter und inseriert am Innen- und Außenrand des Jochbogens, wodurch sie eine mit Fett gefüllte Loge einschließt. Medial von der Temporalisfaszie liegt der temporale Ausläufer des *Corpus adiposum buccae* (Bichat).

Nerven (Abb. 3, 93). Die Schläfenregion wird sensibel vom *N. auriculotemporalis* (N. V$_3$) und *R. zygomaticotemporalis* des *N. zygomaticus* (N. V$_2$) ver-

sorgt. Der Schläfenmuskel wird von *Nn. temporales profundi* (N. V₃) innerviert, die von medial in ihn eintreten.

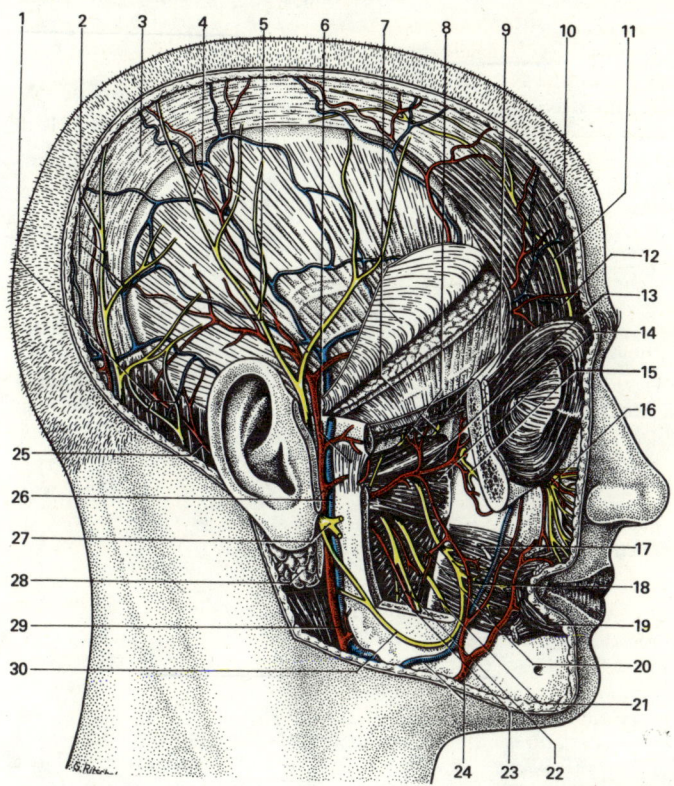

Abb. 93.   Schläfenregion und tiefe Gesichtsgegend nach partieller Resektion des Jochbogens und
des Unterkieferastes.

1 N. aoccipitalis minor
2 N. occipitalis major,
   A. occipitalis
3 Galea aponeurotica
4 Fascia temporalis
5 N. auriculotemporalis
6 Lig. laterale
7 Fascia temporalis,
   Lamina superficialis,
   Lamina profunda
8 Nn. temporales profundi,
   Aa. temporales profundae
9 M. temporalis

10 Venter frontalis des M.
    occipitofrontalis
11 N. frontalis
12 M. orbicularis oculi
13 A. maxillaris
14 M. pterygoideus lateralis
15 Nn. alveolares superiores
    posteriores
16 N., A. infraorbitalis
17 Ductus parotideus im M.
    buccinator
18 N. buccalis
19 M. orbicularis oris

20 M. pterygoideus medialis
21 N. lingualis
22 N., A. alveolaris inferior
23 N. mylohyoideus
24 A., V. facialis
25 A. auricularis posterior
26 A. temporalis superficialis,
    Vv. temporales superficiales
27 N. facialis
28 Gl. parotidea
29 V. retromandibularis
30 Anastomose zwischen N.
    facialis und N. buccalis

143

Arterien. Die *A. temporalis superficialis* (ein Endast der A. carotis ext., Abb. 94) verläuft wie der N. auriculotemporalis scheitelwärts auf der Faszie. Digitale Kompressionen zur Blutstillung werden vor dem Ohr durch Druck gegen das Schläfenbein vorgenommen. Die *Aa. temporales profundae* entspringen aus der A. maxillaris (der andere Endast der A. carotis ext.) und treten von medial in den M. temporalis ein.

Die Venen leiten das Blut durch die *Vv. temporales superficiales* ab, welche in die V. retromandibularis münden.

Die Lymphgefäße sammeln sich in den Nll. parotidei superficiales und profundi (Abb. 3, 115).

Die knöcherne Grundlage der Schläfenregion wird von der Schuppe des Schläfenbeins, *Pars squamosa,* und vom großen Keilbeinflügel, *Ala major,* gebildet. Oben wird sie von der *Linea temporalis superior* begrenzt, an der sich die Temporalisfaszie befestigt. Unterhalb von dieser Linie verläuft die *Linea temporalis inferior,* die dem oberen Rand des Schläfenmuskels entspricht. Zwischen der knöchernen Grundlage und dem Jochbogen liegt die Schläfengrube, *Fossa temporalis,* die sich vorn bis zum seitlichen Orbitabogen erstreckt und unten in die Unterschläfengrube, *Fossa infratemporalis,* übergeht.

Oberflächliche seitliche Gesichtsregion
(Abb. 1, 3, 102)

Seitlich vom aufsteigenden Unterkieferast findet man die Ohrspeicheldrüse und den M. masseter.

Die Ohrspeicheldrüse, *Gl. parotidea,* liegt in der Parotisloge, die von der derben *Fascia parotidea* umgeben ist (Abb. 104). Hinten grenzt sie an den M. sternocleidomastoideus, unten ist sie durch einen kräftigen Faszienstreifen von der Submandibularloge abgegrenzt und vorn vereinigt sie sich mit der *Fascia masseterica.* Sie erstreckt sich bis zur Innenfläche des M. pterygoideus medialis und erreicht die vom Proc. styloideus entspringenden Muskeln (Abb. 92). Zum Peripharyngealraum hin ist die Loge offen, so daß sich Parotisphlegmonen nach medial leicht ausbreiten können.

Die Parotis liegt mit ihrem Hauptteil hinter dem Kieferast. Vorn überlagert sie den hinteren Rand des M. masseter, oben erstreckt sie sich bis zum äußeren Gehörgang und Kiefergelenk. Bei Vergrößerungen der Drüse (Ziegenpeter, Tumoren, Abszesse) stehen die Ohrläppchen ab. Der *Ductus parotideus* überquert den M. masseter, tritt in den Wangenfettpfropf ein und durchbohrt den M. buccinator. In seiner Begleitung findet sich häufig eine *Gl. parotidea accessoria* und in seinem Mündungsgebiet ein rudimentärer Epithelstrang, *Gl. parotidea primitiva* (Chievitz), von dem sich Tumoren entwickeln können. Der Verlauf des Ausführungsgangs projiziert sich auf die Verbindungslinie zwischen der Incisura intertragica und dem Lippenrot der Oberlippe.

144

Nerven. Sensibel wird die Parotis vom *N. auriculotemporalis* (N. V₃) versorgt. Ihre sekretorischen Fasern kommen aus dem *Ganglion oticum*, das parasympathische Zuflüsse über den *N. petrosus minor* vom N. glossopharyngeus (Jacobson-Anastomose, Abb. 54) erhält.

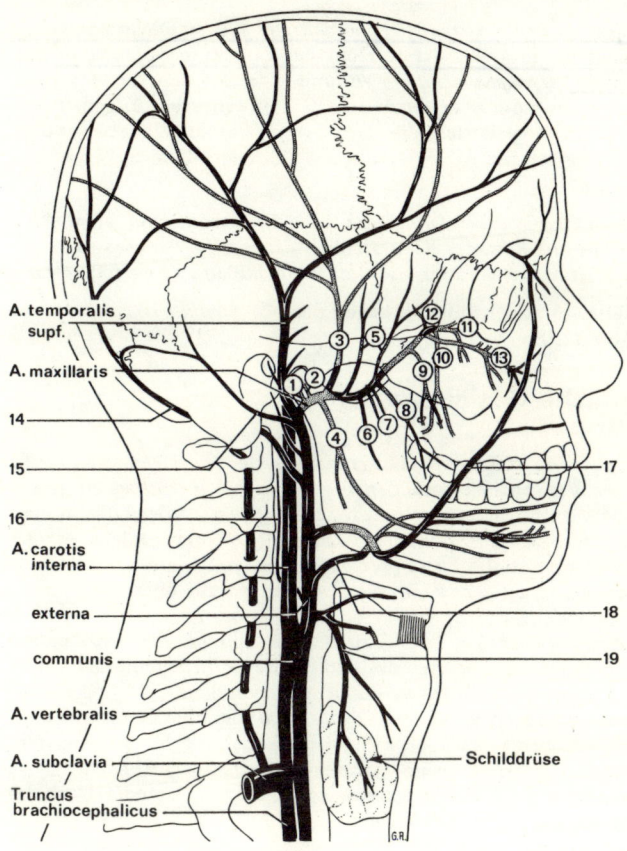

Abb. 94.   Aufzweigungen der A. carotis externa. Ihre Endäste sind die A. temporalis superficialis und die A. maxillaris, die sich in 3 Abschnitte teilt, den mandibulären, mittleren und medialen.

1 A. auricularis profunda	8 A. buccalis	14 A. occipitalis
2 A. tympanica anterior	9 A. alveolaris superior	15 A. auricularis posterior
3 A. meningea media	posterior	16 A. pharyngea ascendens
4 A. alveolaris inferior	10 A. palatina descendens	17 A. facialis
5 Aa. temporales profundae	11 A. sphenopalatina	18 A. lingualis
6 A. masseterica	12 A. canalis pterygoidei	19 A. thyroidea superior
7 Rr. pterygoidei	13 A. infraorbitalis	

Der N. facialis bildet in der Ohrspeicheldrüse den *Plexus parotideus,* wodurch die Drüse in einen oberflächlichen und tiefen Lappen geteilt wird. Beim Ausschälen von Tumoren, Schnittinzisionen u. a. m. besteht somit die Gefahr der Fazialisverletzung (Abb. 62).

Arterien. Die *A. carotis externa* tritt oberhalb des Lig. stylomandibulare in die Parotisloge ein und teilt sich in Höhe des Collum mandibulae in ihre beiden Endäste, *A. temporalis superficialis* und *A. maxillaris,* (Abb. 94). Über dem Jochbogen läuft die *A. zygomaticoorbitalis* zum seitlichen Augenwinkel, unterhalb des Jochbogens zieht die *A. transversa faciei* zur Wange. Vor dem M. masseter kreuzen die A., V. facialis den ventralen Rand des Unterkiefers.

Venen. Die *V. retromandibularis* durchläuft die Parotis von oben nach unten. Ihre Zuflüsse kommen hauptsächlich aus den Vv. temporales superficiales, der V. transversa faciei und den Vv. maxillares (Abb. 63).

Lymphgefäße. In der Parotisloge liegen die *Nll. parotidei superficiales* und *profundi* (Abb. 115).

Tiefe seitliche Gesichtsregion
(Abb. 93, 98)

Die tiefe Gesichtsregion entspricht dem Gebiet der *Fossa infratemporalis.* In ihr liegen der Wangenfettkörper, *Corpus adiposum buccae* (Bichat), M. pterygoideus medialis und lateralis, die Verzweigungsgebiete des N. mandibularis und der A. maxillaris sowie der venöse Plexus pterygoideus. Medial öffnet sie sich vorn in die Fossa pterygopalatina und hinten in den Peripharyngealraum. Oben geht sie in die Fossa temporalis über.

Nerven. Der *N. mandibularis* (n. V$_3$) zieht zusammen mit der *Radix motoria (Portio minor)* durch das Foramen ovale in die Fossa infratemporalis. Dicht unter dem Foramen ovale liegt an seiner medialen Seite
- das *Ganglion oticum* (Abb. 95, 97). Dieses parasympathische Ganglion erhält seine sekretorischen Fasern für die Parotis vom N. glossopharyngeus über den *N. petrosus minor* (Jacobson-Anastomose, Abb. 54).
- Ein *R. meningeus* zieht zusammen mit der A. meningea media durch das Foramen spinosum zurück zur Dura.
- Die Radix motoria entläßt den *N. massetericus,* die *Nn. temporales profundi,* den *N. pterygoideus lateralis* und *medialis* zu den Kaumuskeln. Letzterer versorgt außerdem auch den M. tensor veli palatini und den M. tensor tympani.
- Der *N. buccalis* zieht zum M. buccinator; er innerviert Haut und Schleimhaut der Wange sowie das vestibuläre Zahnfleisch im Molarenbereich (der M. buccinator wird vom N. facialis versorgt!).
- Der *N. auriculotemporalis* bildet nach seinem Abgang eine Schlinge um die A. meningea media, nimmt Zweige vom Ganglion oticum auf und zieht hinter dem Kiefergelenk zur Parotis und zur Schläfenregion.

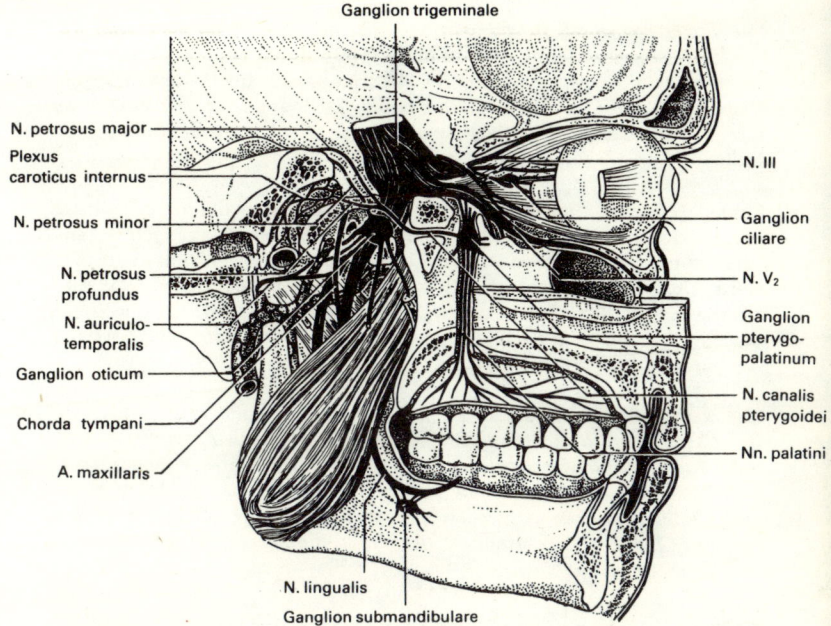

Ganglion trigeminale

N. petrosus major

Plexus caroticus internus

N. petrosus minor

N. petrosus profundus

N. auriculotemporalis

Ganglion oticum

Chorda tympani

A. maxillaris

N. III

Ganglion ciliare

N. V₂

Ganglion pterygopalatinum

N. canalis pterygoidei

Nn. palatini

N. lingualis

Ganglion submandibulare

Abb. 95.   Nerven und parasympathische Ganglien in der Unterschläfengrube und Augenhöhle von medial

- Der *N. alveolaris inferior* gelangt zwischen beiden Flügelmuskeln zum Foramen mandibulae, tritt hier in den Unterkiefer ein und innerviert die Zähne (Abb. 61). Kurz vor seinem Eintritt entläßt er den *N. mylohyoideus* für die Versorgung des gleichnamigen Muskels und des vor deren Bauchs des M. digastricus.
- Der *N. lingualis* läuft über die Lateralfläche des M. pterygoideus medialis zur Regio sublingualis und strahlt seitlich in die Zunge ein (Abb. 88). In seinem absteigenden Teil nimmt er die Chorda tympani (vom N. facialis) auf (Abb. 54).

Arterien (Abb. 94, 98). In der Unterschläfenregion liegt das Verzweigungsgebiet der A. maxillaris, das sich in 3 Abschnitte gliedert. Die A. maxillaris tritt zwischen Collum mandibulae und Lig. sphenomandibulare in die Fossa infratemporalis ein (mandibulärer Abschnitt) und zieht zwischen den beiden Köpfen des M. pterygoideus lateralis (mittlerer Abschnitt) zur Fossa pterygopalatina (medialer Abschnitt).

Die vom *mandibulären Abschnitt* entspringenden Arterien versorgen Teile des äußeren Gehörgangs, der Paukenhöhle, harten Hirnhaut sowie die Zähne des Unterkiefers.

Die vom *mittleren Abschnitt* abgehenden Arterien ziehen zur Wange (Anastomosen mit der A. facialis) und zu allen Kaumuskeln.

Die vom *medialen Abschnitt* entspringenden Arterien versorgen die Kieferhöhle, die oberen Zähne, den hinteren Teil der Nasenhöhle (Anastomosen mit den vorderen Arterien der Nasenhöhle aus der A. ophthalmica), Teile der Rachenwand, der Paukenhöhle, Tuba auditiva, den Boden der Orbita sowie das Unterlid und die Oberlippe (Anastomosen mit der A. facialis).

Venen (Abb. 63). Zwischen dem M. pterygoideus medialis und lateralis breitet sich ein dichtes Venengeflecht, *Plexus (venosus) pterygoideus,* aus. Sein Blut fließt durch die Vv. maxillares in die V. retromandibularis halswärts. Durch die Foramina an der Schädelbasis unterhält er zahlreiche Anastomosen mit dem Sinus cavernosus (Infektionspforte). Des weiteren steht er mit den oberflächlichen Venen des Gesichts und der Orbita in Verbindung.

Die knöcherne Grundlage der Regio infratemporalis wird medial von der *Lamina lateralis* des *Proc. pterygoideus,* vorn vom *Tuber maxillae,* seitlich vom *Ramus mandibulae* und oben vom großen Keilbeinflügel begrenzt. Durch die *Fissura orbitalis inferior* steht sie mit der Orbita und durch das *Foramen ovale* und *Foramen spinosum* mit der mittleren Schädelgrube in Verbindung. Nach medial öffnet sie sich durch die *Fissura pterygomaxillaris* in die *Fossa pterygopalatina.*

Flügelgaumengrube, Fossa pterygopalatina
(Abb. 95, 96, 98)

Die Flügelgaumengrube ist die mediale Fortsetzung der Fossa infratemporalis zwischen Oberkiefer und Flügelfortsatz des Keilbeins bis zur Lamina perpendicularis des Gaumenbeins. Ihr Dach wird vom Keilbeinkörper und großen Keilbeinflügel gebildet.
Die *Fossa pterygopalatina* unterhält Verbindungen
– **zur mittleren Schädelgrube** durch das *Foramen rotundum* für den N. maxillaris;
– **zur Schädelbasis** durch den *Canalis pterygoideus* für N. und A. canalis pterygoidei;
– **zur Augenhöhle** durch die *Fissura orbitalis inferior* für N. und A. infraorbitalis und N. zygomaticus;
– **zur Nasenhöhle** durch das *Foramen sphenopalatinum* für Rr. nasales posteriores superiores laterales und mediales sowie A. sphenopalatina;
– **zur Mundhöhle** durch den *Canalis palatinus major* für den N. palatinus major und die A. palatina descendens;
– **zur Fossa infratemporalis** durch die *Fissura pterygomaxillaris* für die A. maxillaris.
An der medialen Seite des N. maxillaris liegt das parasympathische *Ganglion pterygopalatinum,* das den Drüsen der Nasen- und Gaumenschleimhaut sowie der Tränendrüse sekretorische Fasern aus dem Intermediusanteil des N. facialis über den *N. petrosus major* zuführt.

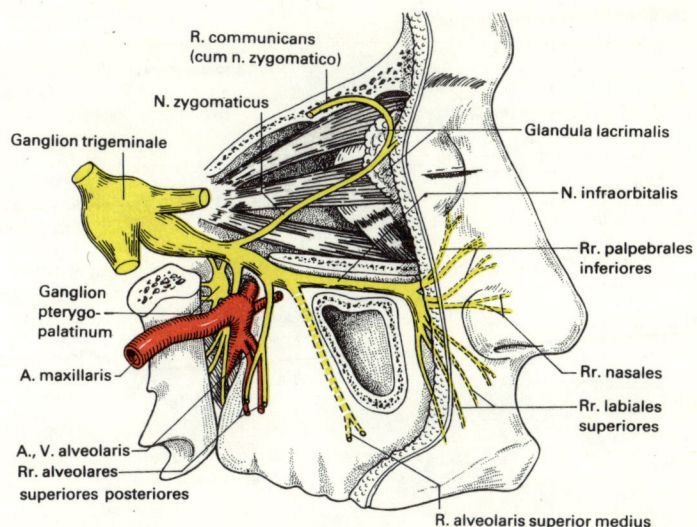

R. communicans
(cum n. zygomatico)

N. zygomaticus

Ganglion trigeminale

Ganglion pterygo-palatinum

A. maxillaris

A., V. alveolaris
Rr. alveolares
superiores posteriores

Glandula lacrimalis

N. infraorbitalis

Rr. palpebrales inferiores

Rr. nasales

Rr. labiales superiores

R. alveolaris superior medius

Abb. 96. Flügelgaumengrube und Augenhöhle von lateral (aus L. Perlemuter, J. Waligora, M. Djindjian 1980)

Peripharyngealraum, Spatium peripharyngeum
(Abb. 92, 98)

Der an den Pharynx anschließende Bindegewebsraum, *Spatium peripharyngeum,* beginnt vorn als schmaler Spalt zwischen der lateralen Schlundwand und dem M. pterygoideus medialis als *Spatium lateropharyngeum.* Dorsal reicht er bis zur tiefen Halsfaszie und zu den vom Proc. mastoideus entspringenden Muskeln (M. sternocleidomastoideus, Venter posterior des M. digastricus). Hinten medial setzt er sich als Retropharyngealraum, *Spatium retropharyngeum,* fort. Eine sagittale Bindegewebsplatte bildet hier die Grenze. Seitlich erstreckt er sich bis zur Ohrspeicheldrüse, und unten geht er in das Mediastinum über.

Das Spatium lateropharyngeum wird durch eine frontal gestellte Bindegewebsplatte, welche die vom Proc. styloideus entspringenden Muskeln (M. stylohyoideus, M. styloglossus, M. stylopharyngeus) einschließt, in 2 Abschnitte geteilt.
– Der vordere Abschnitt ist mit Fett gefüllt,
– der hintere Abschnitt kommuniziert mit der Schädelhöhle durch das Foramen jugulare, den Canalis caroticus und Canalis hypoglossalis. In ihm finden sich die *Hirnnerven IX, X, XI, XII* und der *Halssympathikus* sowie die *A. carotis interna* und *V. jugularis interna.*

149

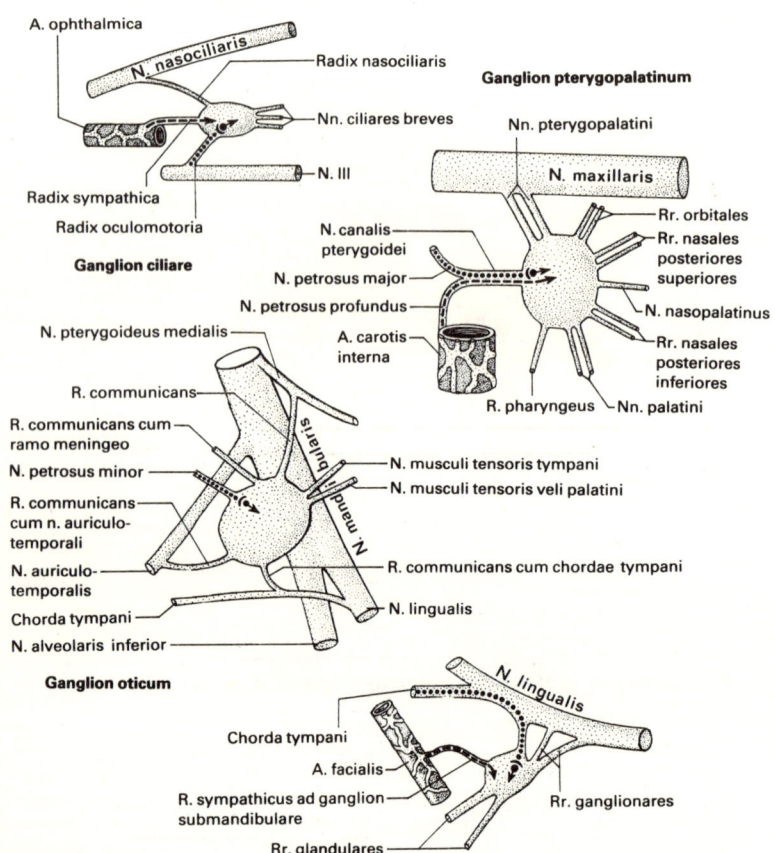

Ganglion ciliare

A. ophthalmica
N. nasociliaris
Radix nasociliaris
Nn. ciliares breves
Radix sympathica
Radix oculomotoria
N. III

Ganglion pterygopalatinum

Nn. pterygopalatini
N. maxillaris
N. canalis pterygoidei
N. petrosus major
N. petrosus profundus
A. carotis interna
Rr. orbitales
Rr. nasales posteriores superiores
N. nasopalatinus
Rr. nasales posteriores inferiores
R. pharyngeus
Nn. palatini

Ganglion oticum

N. pterygoideus medialis
R. communicans
R. communicans cum ramo meningeo
N. petrosus minor
R. communicans cum n. auriculo-temporali
N. auriculo-temporalis
Chorda tympani
N. alveolaris inferior
N. mandibularis
N. musculi tensoris tympani
N. musculi tensoris veli palatini
R. communicans cum chordae tympani
N. lingualis

Ganglion submandibulare

N. lingualis
Chorda tympani
A. facialis
R. sympathicus ad ganglion submandibulare
Rr. glandulares
Rr. ganglionares

Abb. 97.   Schematische Darstellung der parasympathischen Ganglien des Kopfs

Der N. glossopharyngeus liegt an der Schädelbasis zwischen A. carotis interna und V. jugularis interna, weiter unten läuft er seitlich am M. stylopharyngeus vorbei und strahlt in die Zunge ein. Im Foramen jugulare bildet er

– das *Ganglion superius (intracraniale)* und darunter in der Fossula petrosa
– das größere *Ganglion inferius (extracraniale)*.
– Mit *Rr. tonsillares* versorgt er die Gaumenmandeln und die Schleimhaut der Gaumenbögen.
– Seine *Rr. pharyngei* bilden zusammen mit Zweigen des N. vagus und Truncus sympathicus den *Plexus pharyngeus*. Vom Ganglion inferius entspringt

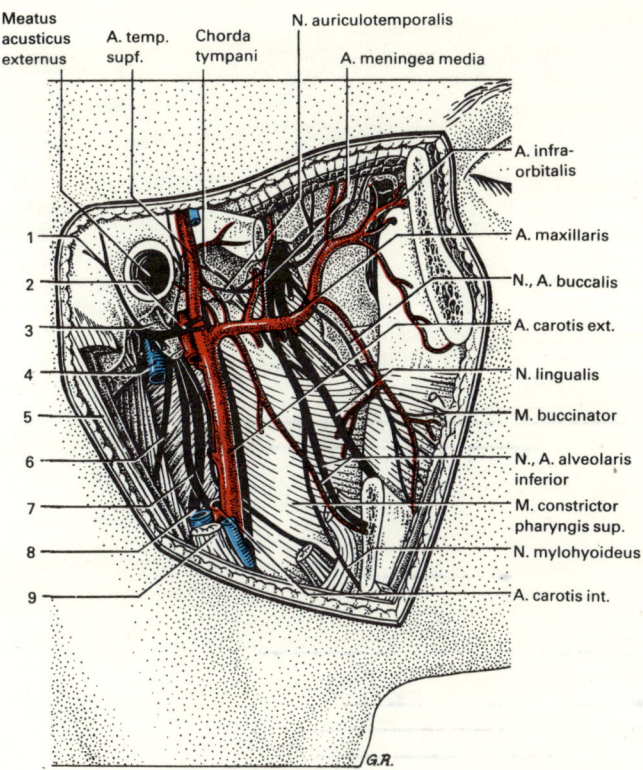

Meatus acusticus externus   A. temp. supf.   Chorda tympani   N. auriculotemporalis   A. meningea media

A. infra-orbitalis

A. maxillaris

N., A. buccalis

A. carotis ext.

N. lingualis

M. buccinator

N., A. alveolaris inferior

M. constrictor pharyngis sup.

N. mylohyoideus

A. carotis int.

G.R.

Abb. 98.   Nerven und Arterien in der Unterschläfengrube und im Peripharyngealraum.

1 N. auricularis posterior	4 V. jugularis interna	7 N. hypoglossus
2 N. facialis	5 M. sternocleidomastoideus	8 N. vagus
3 Proc. styloideus	6 N. accessorius	9 M. digastricus

- der *N. tympanicus.* Er führt sensible und parasympathische Fasern durch den Canaliculis tympanicus in die Paukenhöhle. Hier bildet er mit sympathischen Fasern aus dem Plexus caroticus internus den *Plexus tympanicus.* Aus diesem geht
- der *N. petrosus minor* hervor, der die vordere Wand des Felsenbeins durchbricht, extradural zum Foramen lacerum zieht und durch dieses zum Ganglion oticum gelangt. Diese Verbindung führt parasympathische Fasern zur Parotis (Jacobson-Anastomose, Abb. 54).

Der N. vagus zieht zwischen V. jugularis interna und A. carotis interna abwärts. Im Foramen jugulare bildet er
- das *Ganglion superius.* An der Schädelbasis nimmt er

- den *R. internus* des *N. accessorius* auf. Etwa 1 cm tiefer liegt
- das *Ganglion inferius (nodosum)*, das spindelförmig und 2 bis 3 cm lang ist.
- Ein *R. meningeus* zieht von außen rückläufig zur Dura und
- der *R. auricularis* durch den Canalicus mastoideus zum äußeren Ohr.
- Mit *Rr. pharyngei* strahlt er in den *Plexus pharyngeus* ein.

Der N. accessorius spaltet sich unterhalb des Foramen jugulare in *R. internus* und *R. externus*. Ersterer verbindet sich mit dem N. vagus, letzterer innerviert den M. sternocleidomastoideus und M. trapezius.

Der N. hypoglossus verläßt den Schädel durch den Canalis hypoglossalis. Er zieht im Bogen zwischen A. carotis interna und V. jugularis interna nach vorn, überkreuzt die Äste der A. carotis externa und gelangt über den Hinterrand des Mundbodens in die Zungenmuskulatur.

Der Truncus sympathicus liegt in der tiefen Halsfaszie; sein *Ganglion cervicale superius* findet sich medial von der A. carotis interna (Abb. 114).

Rachen, Pharynx
(Abb. 99, 100)

Der Rachen ist das ca. 12 cm lange Verbindungsstück zwischen Nasenhöhle, Mundhöhle und Speiseröhre. In seiner Schleimhaut befinden sich lymphatische Gewebe, die
den lymphatischen Rachenring (Waldeyer) bilden (Abb. 100). Dazu gehören
- die Tubenmandel, *Tonsilla tubaria,* an der Tubenöffnung,
- die Rachenmandel, *Tonsilla pharyngealis,* am Rachendach,
- die Gaumenmandel, *Tonsilla palatina,* zwischen den Gaumenbögen und
- die *Tonsilla lingualis* am Zungengrund.
Topographisch gliedert man den Schlund in 3 Etagen.
- die *Pars nasalis* oder *Epipharynx* hinter der Nasenhöhle,
- die *Pars oralis* oder *Mesopharynx* hinter der Mundhöhle,
- die *Pars laryngea* oder *Hypopharynx* hinter dem Kehlkopf.

Die Pars nasalis kommuniziert durch die Choanen mit dem Nasenrachenraum und reicht unten bis zum Gaumensegel. Sie ist mit mehrreihigem Flimmerepithel ausgekleidet. Ihr Dach, *Fornix pharyngis,* liegt unter dem Keilbeinkörper, der Pars basilaris des Hinterhauptbeins und den Spitzen der Felsenbeinpyramiden. Am Rachendach liegt die *Tonsilla pharyngealis* (Abb. 99, 100). Mit Beginn des Schulalters bildet sie sich zurück und ist bis zur Pubertät verschwunden. Bei starken Wucherungen (adenoide Vegetationen) kann durch sie die Nasenatmung behindert sein.
In der Seitenwand mündet hinter der unteren Nasenmuschel die Ohrtrompete im *Ostium pharyngeum tubae auditivae.* Die Öffnung wird oben vom Tubenwulst, *Torus tubarius,* überlagert, der sich nach unten in einer Schleimhautfalte, *Plica salpingopharyngea,* fortsetzt. Die an der Tubenöff-

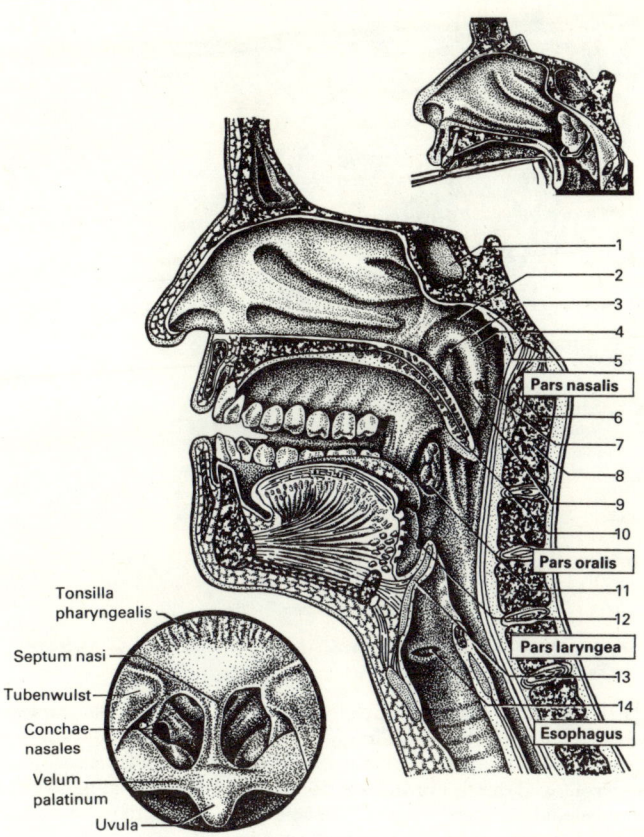

Tonsilla pharyngealis

Septum nasi

Tubenwulst

Conchae nasales

Velum palatinum

Uvula

Pars nasalis

Pars oralis

Pars laryngea

Esophagus

Abb. 99. Pharynx im medianen Sagittalschnitt. Adenotomie (oben), postrhinoskopisches Bild (unten).

1 Sinus sphenoidalis
2 Recessus pharyngeus (Rosenmüller)
3 Ostium pharyngeum tubae auditivae
4 Torus tubarius

5 Tonsilla pharyngealis
6 Arcus anterior atlantis
7 Plica salpingopharyngea
8 Dens axis
9 Torus levatorius
10 Velum palatinum

11 Tonsilla palatina
12 Tonsilla lingualis
13 Epiglottis
14 Cavitas laryngis

nung gelegene *Tonsilla tubaria* (Abb. 100) kann die Tubenfunktion beeinträchtigen. Unterhalb des Ostium wölbt sich der *M. levator veli palatini* als Levatorwulst vor. Hinter dem Tubenwulst findet man als schmale Bucht den *Recessus pharyngeus* (Rosenmüller). An der Rückwand bildet der obere Schlundschnürer den gegen das Gaumensegel vorspringenden Passavant-Wulst.

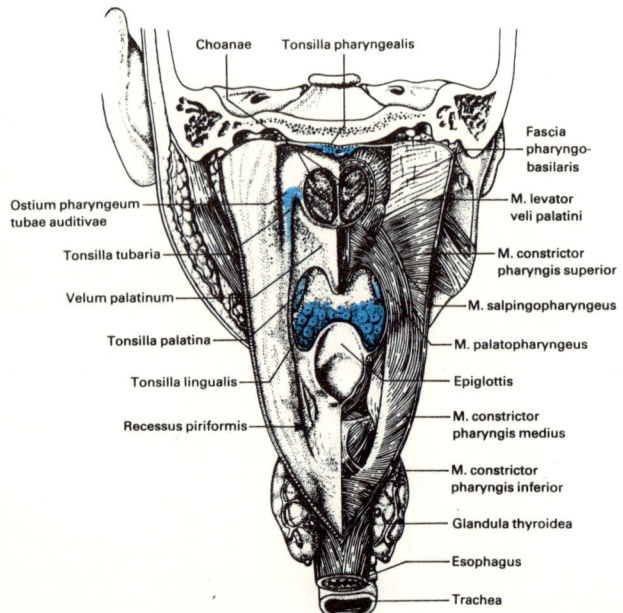

Abb. 100.   Rachen von hinten aufgeschnitten. Die Schleimhaut der rechen Seite ist abpräpariert, lymphatischer Rachenring blau

Gelegentlich gibt es einen vom Rachendach ausgehenden Kanal, *Canalis craniopharyngeus.* Es ist ein persistierender Gang im Keilbeinkörper, der sich von der Entwicklung der Hypophyse herleitet. Klinisch ist er insofern bedeutungsvoll, weil durch ihn Infekte der oberen Luftwege zu den Hirnhäuten fortgeleitet werden können (Gefahr der Meningitis). Im Kanal oder am Rachendach werden manchmal auch rudimentäre Anlagen des Hypophysenstiels beobachtet.

Die Pars oralis reicht vom Gaumensegel bis zur Epiglottis. An der Grenze zwischen Mundhöhle und mittlerer Etage liegt die Schlundenge, *Isthmus faucium.* Sie wird von den beiden hintereinander gelegenen Gaumenbögen, *Arcus palatoglossus* und *Arcus palatopharyngeus,* gebildet, zwischen denen die *Tonsilla palatina* liegt (Abb. 86, 91, 99, 100). Die mittlere Etage ist, wie auch die untere, mit mehrschichtigem Plattenepithel ausgekleidet.

Die Pars laryngea erstreckt sich von der Epiglottis bis zum Ringknorpel. Vorn steht sie durch den Kehlkopfeingang mit der Luftröhre in Verbindung und endet unten am Ösophagusmund. An ihrer vorderen Wand liegen die Kehlkopföffnung, *Aditus laryngis,* und darunter die Rückfläche des

154

Ringknorpels. Zwischen Schildknorpelplatte und *Plica aryepiglottica* breitet sich der *Recessus piriformis* aus.

Die Pharynxmuskeln bestehen aus Schlundschnürern und Schlundhebern. Die Fasern der Schlundschnürer vereinigen sich in einer dorsalen Bindegewebsnaht, *Raphe pharyngis,* die am Tuberculum pharyngeum des Hinterhauptbeins befestigt ist. Man unterscheidet

1. den *M. constrictor pharyngis superior,* der (mit 4 Teilen) von der Schädelbasis, dem Unterkiefer und der Zunge entspringt,
2. den *M. constrictor pharyngis medius,* der vom Zungenbein kommt,
3. den *M. constrictor pharyngis inferior,* der vom Schild- und Ringknorpel entspringt.

Die Schlundheber strahlen in die seitliche Schlundwand ein. Zu ihnen gehören

– der *M. stylopharyngeus, M. palatopharyngeus* und *M. salpingopharyngeus.*

Nerven. Der *N. glossopharyngeus, N. vagus* und *Truncus sympathicus* bilden einen *Plexus pharyngeus.* An der hinteren Schlundwand liegt das sensible Rezeptorfeld, von dem der Schluckreflex ausgelöst wird. Durch Anästhesie der hinteren Rachenwand, z. B. mit Cocain, kann der Schluckreflex ausgeschaltet werden.

Die Arterien kommen aus der *A. pharyngea ascendens, A. palatina ascendens* (Ast der A. facialis), *A. sphenopalatina* und *A. canalis pterygoidei* (alle aus der A. carotis ext.). Der untere Abschnitt wird außerdem noch von den Schilddrüsenarterien versorgt.

Die Venen bilden einen ausgedehnten *Plexus pharyngeus,* der direkt oder indirekt in die V. jugularis interna mündet.

Die Lymphgefäße sammeln sich in den *Nll. retropharyngeales* und den oberen tiefen Halslymphknoten.

Hals, Cervix

Der Hals ist das Verbindungsstück zwischen Kopf und Brust; seine knöcherne Grundlage wird von der Halswirbelsäule gebildet. Die Abgrenzung
zum Kopf erfolgt durch den ventralen Rand des Unterkiefers, Warzenfortsatz, die *Linea nuchae superior* und *Protuberantia occipitalis externa*. Unten
verläuft die Grenze über dem Brust- und Schlüsselbein zum *Acromion* und
weiter nach hinten über die *Spina scapulae* zum 7. Halswirbel, der als *Vertebra prominens* deutlich tastbar ist. Der eigentliche Hals, der den Luft- und
Speiseweg sowie die zwischen Kopf- und Brustraum verlaufende Nerven-
und Gefäßstraße enthält, liegt vor der Wirbelsäule. Der hintere Teil des
Halses ist der Nacken, der als Region des Rückens abgehandelt wird.

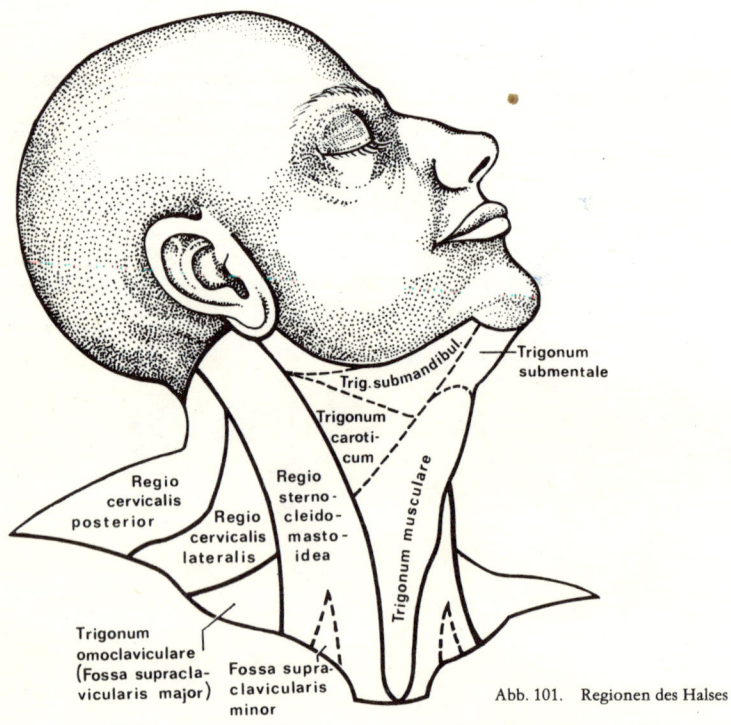

Abb. 101. Regionen des Halses

Oberflächenanatomie des Halses

(Abb. 101)

Das äußere Relief des Halses wird vorn durch die *Prominentia laryngea* des Kehlkopfs geprägt, der beim Mann als „Adamsapfel" vorspringt. Der seitlich hervortretende *M. sternocleidomastoideus* gliedert den Hals in eine vordere und laterale Region. Am Innenrand des Unterkiefers palpiert man die weiche Gl. submandibularis und die submandibulären Lymphknoten; letztere besonders dann, wenn sie vergrößert sind. Im Winkel zwischen Mundboden und vorderer Halsregion sind das Zungenbein und darunter der Kehlkopf zu tasten. Im *Trigonum caroticum* fühlt man den Puls der Halsschlagader. Über dem *Manubrium sterni* liegt die Drosselgrube, über dem Sternoklavikulargelenk zwischen den beiden Ursprungsköpfen des M. sternocleidomastoideus die *Fossa supraclavicularis minor* und seitlich über dem Schlüsselbein die *Fossa supraclavicularis major.*

Die Haut des Halses ist relativ dünn und auf ihrer Unterfläche leicht verschieblich. Durch ihre Verbindung mit dem *Platysma* klaffen quere Schnittränder stärker als vertikal verlaufende.

Hautnerven und Hautvenen des Halses

(Abb. 102, 103, 118)

Hautnerven. Die Haut des Halses wird von den sensiblen Ästen des *Plexus cervicalis* innerviert, der aus den oberen 4 Halssegmenten hervorgeht. Die Nerven treten am hinteren Rand des M. sternocleidomastoideus, dem „Punctum nervosum" (Erb-Punkt), an die Oberfläche und strahlen von hier fächerförmig über den Hals aus.

- Der *N. occipitalis minor* zieht am hinteren Rand des M. sternocleidomastoideus zur Hinterhauptgegend,
- der *N. auricularis magnus* kreuzt den M. sternocleidomastoideus und läuft zum äußeren Ohr,
- der *N. transversus colli* anastomosiert vorn mit dem R. colli des N. facialis,
- die *Nn. supraclaviculares* strahlen divergierend über das Schlüsselbein und die Schulter aus.

Die Hautvenen (Abb. 63, 103) sammeln sich in der *V. jugularis externa* und *V. jugularis anterior;* ihre Verläufe sind sehr variabel. Wird beim Pressen oder bei Stauungen der Rückfluß des Bluts gehemmt, dann treten die Venen deutlich hervor. Durch Verwachsungen mit der oberflächlichen Halsfaszie und dem Platysma kann ihr Lumen bei Bewegungen des Halses erweitert und die Blutzirkulation gefördert werden. Alle Halsvenen stehen unter dem Sog des Brustraums, so daß bei ihrer Eröffnung die Gefahr der Luftembolie besteht.

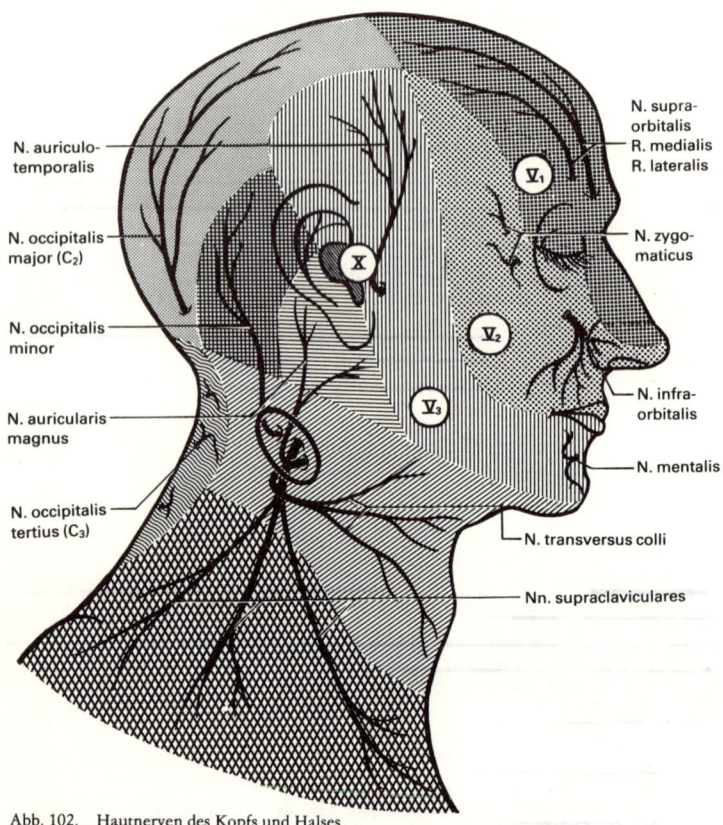

N. supra-
orbitalis
R. medialis
R. lateralis

N. auriculo-
temporalis

N. zygo-
maticus

N. occipitalis
major (C₂)

N. occipitalis
minor

N. auricularis
magnus

N. occipitalis
tertius (C₃)

N. infra-
orbitalis

N. mentalis

N. transversus colli

Nn. supraclaviculares

Abb. 102. Hautnerven des Kopfs und Halses

Halsmuskeln
(Abb. 103, 111, 114, 119)

Topographisch lassen sich die Halsmuskeln unter Ausschluß der Kehl-
kopf- und Schlundmuskeln in 3 Schichten gliedern.

Die oberflächliche Schicht der Halsmuskeln besteht aus
1. dem *Platysma*, das auf der oberflächlichen Halsfaszie liegt und wie alle
mimischen Muskeln vom N. facialis innerviert wird, und
2. dem *M. sternocleidomastoideus*. Dieser zieht schräg vom Proc. mastoideus
und von der Linea nuchae superior des Schädels zum Brust- und Schlüsselbein. Bei einseitiger krankhafter muskulärer Kontraktur entsteht das
Bild des Schiefhalses (Caput obstipum bzw. Torticollis). Er wird, wie
auch der M. trapezius, vom N. accessorius versorgt.

Die mittlere Schicht besteht aus den unteren Zungenbeinmuskeln *Mm infrahyoidei,* welche die Halseingeweide von vorn bedecken (Abb. 103).

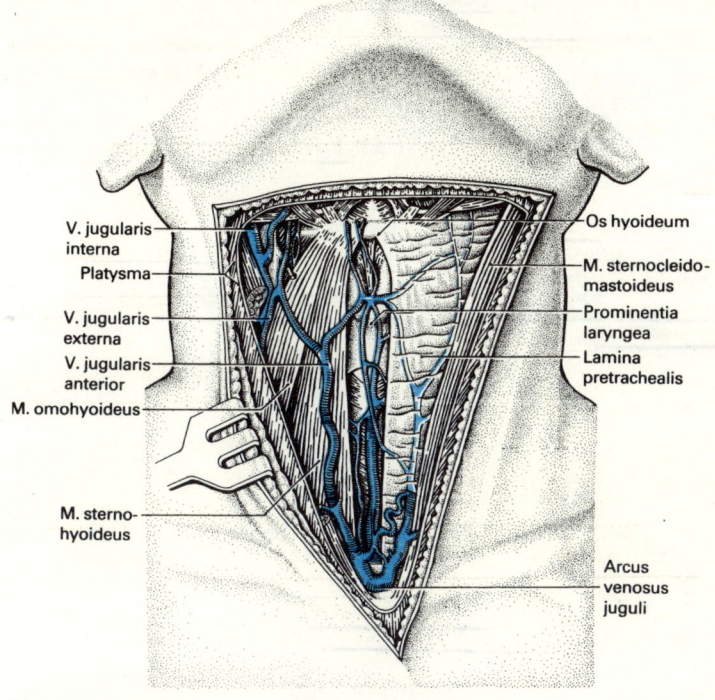

Abb. 103.   Hautvenen des Halses und mittleres Blatt der Halsfaszie

1. Der *M. sternohyoideus* zieht vom Manubrium sterni zum Zungenbeinkörper,
2. der *M. sternothyroideus* liegt unter dem obigen und verläuft vom Manubrium sterni zur Linea obliqua des Schildknorpels,
3. der *M. thyrohyoideus* zieht vom Schildknorpel zum Zungenbeinkörper.
4. Der *M. omohyoideus* entspringt am oberen Rand des Schulterblatts und inseriert am Zungenbeinkörper. Dabei kreuzt er die großen Halsgefäße und spannt die mittlere Halsfaszie. Er teilt die seitliche Halsregion in einen oberen und unteren Abschnitt (Abb. 113).

Alle unteren Zungenbeinmuskeln werden von der *Ansa cervicalis,* einer Nervenschlinge aus C_1 bis C_3, innerviert, die sich dem N. hypoglossus anlegt.

Die tiefe Schicht der Halsmuskeln wird ventral von der Halswirbelsäule, von den *prävertebralen Halsmuskeln* und seitlich von den *Skalenusmuskeln* gebildet.

Prävertebrale Halsmuskeln sind
– der *M. longus colli, M. longus capitis* und *M. rectus capitis anterior.*
Zu den Muskeln der Skalenusgruppe gehören
– der *M. scalenus anterior, medius* und *posterior.* Sie bilden über der Pleurakuppel ein zeltartiges Dach. Sie entspringen von den Querfortsätzen
der Halswirbelsäule und inserieren an den oberen beiden Rippen.

Die hintere Skalenuslücke ist ein Spalt zwischen M. scalenus anterior
und M. scalenus medius. Sie dient dem Plexus brachialis und der A. subclavia zum Durchtritt.

Die vordere Skalenuslücke ist ein Spalt zwischen M. scalenus anterior
und M. sternocleidomastoideus, durch den die V. subclavia hindurch-
tritt.
Alle tiefen Halsmuskeln werden von *Rr. ventrales* der Spinalnerven C_1 bis
C_8 innerviert.

Halsfaszie, Fascia cervicalis
(Abb. 103, 104, 111)

Muskeln, Eingeweide und Leitungsbahnen werden von Blättern der Halsfaszie umhüllt. Sie dienen den Organen als Gleitspalten; sie können aber
auch natürliche Wege für die Infektionsausbreitung (per continuitatem)
darstellen (Abb. 105). Die *Fascia cervicalis* besteht aus 3 Blättern,
1. dem oberflächlichen Blatt, *Lamina superficialis,*
2. dem mittleren Blatt, *Lamina pretrachealis,* und
3. dem tiefen Blatt, *Lamina prevertebralis.*

Das oberflächliche Blatt der Halsfaszie liegt unter dem Platysma, schließt
den M. sternocleidomastoideus und im Nackenbereich den M. trapezius
ein. Hinten setzt es sich in die Nackenfaszie, *Fascia nuchae,* fort. Am Mundboden bedeckt dieses Faszienblatt die Gl. submandibularis (Submandibularloge); am Kieferwinkel geht sie in die *Fascia masseterica* und *Fascia parotidea* (Parotisloge) über (Abb. 104). Oben ist die Lamina superficialis am
ventralen Rand des Unterkiefers, in der Mitte am Zungenbein und unten
am Schlüsselbein sowie am Manubrium sterni befestigt.

Das mittlere Blatt der Halsfaszie bekleidet den vorderen Umfang des
Eingeweiderohrs und spannt sich zwischen Zungenbein, Sternum und
Schlüsselbein sowie M. omohyoideus beider Seiten aus (Abb. 103). Die
Lamina pretrachealis wird vom M. omohyoideus gespannt und ist mit der
Gefäßscheide, *Vagina carotica,* (Abb. 104) verwachsen.

Das tiefe Blatt der Halsfaszie liegt hinter dem Eingeweiderohr und bedeckt die tiefen Halsmuskeln (Abb. 111). Es reicht von der Schädelbasis
bis zum 3. Brustwirbel. Seitlich setzt es sich über die Mm. scaleni und den

160

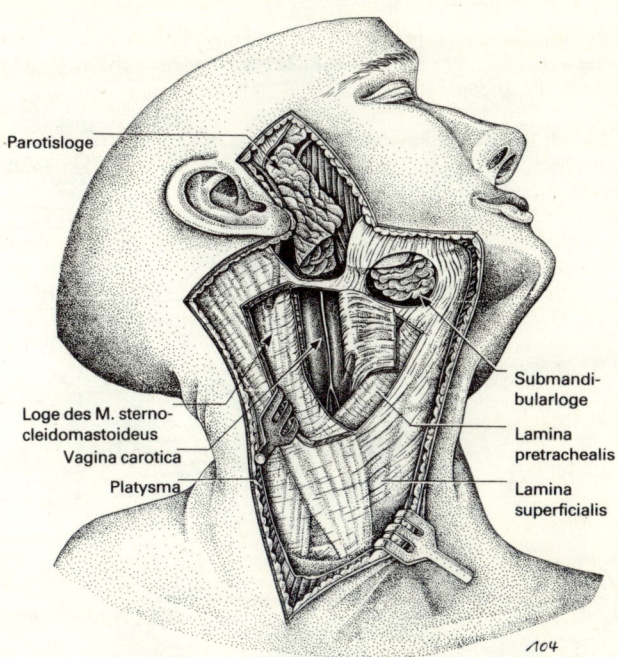

Parotisloge

Loge des M. sterno-
cleidomastoideus

Vagina carotica

Platysma

Submandi-
bularloge

Lamina
pretrachealis

Lamina
superficialis

Abb. 104. Parotis- und Submandibularloge in ihren Beziehungen zur Halsfaszie

M. levator scapulae bis in das Nackenbindegewebe und unten bis zur Achselhöhle fort. In der *Lamina prevertebralis* liegen Grenzstrang und N. phrenicus.

Logen des Halses
(Abb. 104 bis 106)

Sie werden von den Blättern der Halsfaszie gebildet und dienen Drüsen und Lymphknoten als Lagerstätten sowie Nerven und Gefäßen als Durchgangsstraßen. In ihnen können sich Eiter und Ergüsse ansammeln bzw. fortgeleitet werden.

Die Submandibularloge *(Spatium submandibulare)* (Abb. 86, 90) ist der Raum zwischen der medialen Fläche des Unterkiefers und der Unterfläche des M. mylohyoideus. Unten wird sie vom oberflächlichen Blatt der Halsfaszie abgeschlossen, hinten ist sie zur Sublingualloge hin offen. In ihr befinden sich die Gl. submandibularis, Lymphknoten, Nerven und Gefäße.

Die Submentalloge *(Spatium submentale)* liegt zwischen Unterkiefer und Zungenbein (Abb. 90). Seitlich wird sie vom rechten und linken vorderen

Bauch des M. digastricus begrenzt und unten vom oberflächlichen Blatt der Halsfaszie abgeschlossen. Sie ist mit lockerem Bindegewebe ausgefüllt und enthält die Nll. submentales.

Die Loge des M. sternocleidomastoideus *(Spatium sternocleidomastoideum)* wird vom oberflächlichen Blatt der Halsfaszie gebildet (Abb. 104). Sie enthält den gleichnamigen Muskel.

Die Suprasternalloge *(Spatium suprasternale)* ist der Raum zwischen oberflächlichem und mittlerem Blatt der Halsfaszie über dem Brustbein (Abb. 112). Außer Bindegewebe und Fett enthält sie den Arcus venosus juguli, der die V. jugularis anterior beider Seiten miteinander verbindet.

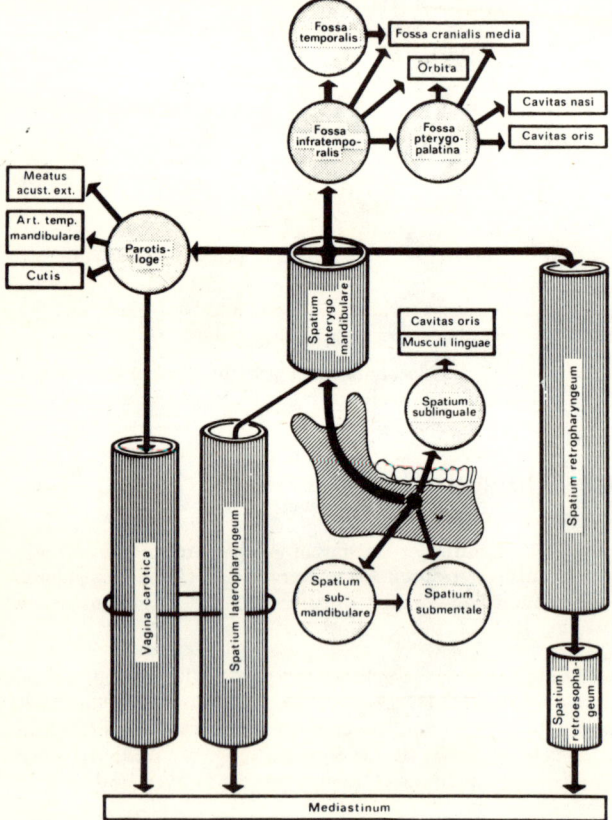

Abb. 105.   Ausbreitungsmöglichkeiten dentogener Infektionen (per continuitatem) an Kopf und Hals

Der prätracheale Spalt *(Spatium pretracheale)* liegt hinter dem mittleren Blatt der Halsfaszie (Abb. 111) und begleitet die Luftröhre ins Mediastinum. In ihm befinden sich der Isthmus der Schilddrüse, Venengeflechte und der Truncus brachiocephalicus.

Die Vagina carotica (Abb. 104, 105) ist ein Faszienschlauch, der seitlich vom Eingeweiderohr ins Mediastinum zieht. In ihr liegen A. carotis communis, V. jugularis interna, N. vagus und Radix superior der Ansa cervicalis.

Der seitliche Pharyngealraum, *Spatium lateropharyngeum,* (Abb. 92, 98, 105) erstreckt sich lateral vom Pharynx bis zur Gl. parotidea. Hinten reicht er bis zum tiefen Blatt der Halsfaszie, medial bis zum Spatium retropharyngeum, oben bis zur Fossa infratemporalis und unten bis zum Mediastinum.

Der retropharyngeale Spalt, *Spatium retropharyngeum,* liegt zwischen hinterer Pharynxwand und tiefem Blatt der Halsfaszie (Abb. 92, 105). Oben beginnt er an der Schädelbasis, und unten geht er in den retroösophagealen Spalt über. Vom seitlichen Pharyngealraum ist er nur durch einen dünnen Faszienstreifen getrennt. Außer lockerem Bindegewebe enthält er kleinere Äste der A. pharyngea ascendens sowie Vv. pharyngeae aus dem Plexus pharyngeus. Verletzungen dieser Gefäße können zu starken Blutungen führen. Fast regelmäßig liegen in Höhe des 2. Halswirbels 2 kleine Nll. retropharyngeales (Einzugsgebiet aus Tuba auditiva, Nase und Rachenwand). Bei Kindern sind sie meist stark ausgebildet.

Der retroösophageale Spalt *(Spatium retroesophageum)* ist die Fortsetzung des obigen hinter dem Halsteil des Esophagus in das Mediastinum.

Der prävertebrale Spalt *(Spatium prevertebrale)* liegt zwischen dem tiefen Blatt der Halsfaszie und der Wirbelsäule (Abb. 92, 111) und wird von den tiefen Halsmuskeln ausgefüllt.

Vordere Halsregion, Regio cervicalis anterior
(Abb. 101)

Sie wird oben vom ventralen Rand des Unterkiefers und zu beiden Seiten von M. sternocleidomastoideus begrenzt. Ihre Spitze entspricht der Drosselgrube. Die vordere Halsregion gliedert sich in mehrere Felder (Abb. 101).

Unterkieferdreieck, Trigonum submandibulare
(Abb. 90, 101, 106)

Die Begrenzung des Trigonum submandibulare erfolgt
– seitlich vom Unterkieferrand,

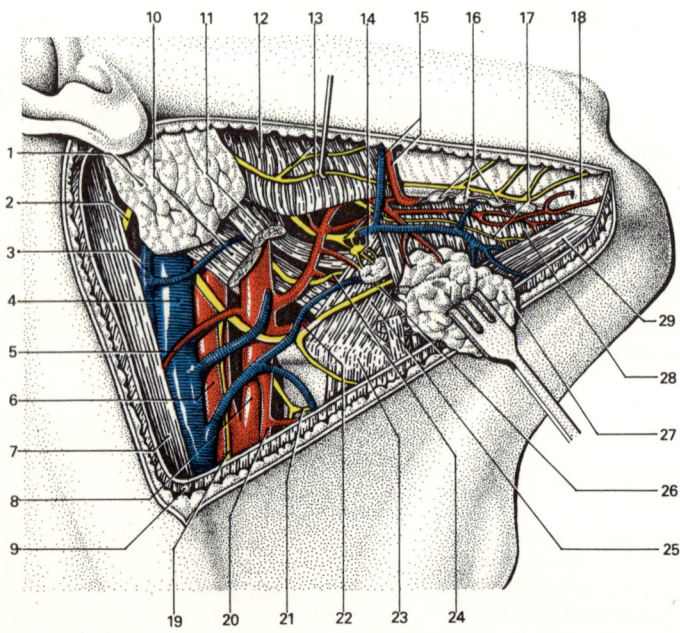

Abb. 106.   Unterkieferdreieck.

1 Gl. parotidea
2 N. accessorius
3 V. jugularis externa
4 V. jugularis interna
5 R. sternocleidomastoideus
6 A. carotis interna
7 M. sternocleidomastoideus
8 A. carotis externa
9 Platysma
10 Venter posterior des M. digastricus
11 M. stylohyoideus

12 M. masseter
13 R. marginalis des N. facialis
14 N. lingualis und Ganglion submandibulare
15 A., V. facialis
16 Nll. submandibulares
17 N. mylohyoideus
18 A. submentalis
19 Radix superior der Ansa cervicalis
20 A. thyroidea superior

21 N. laryngeus superior
22 A. lingualis
23 Os hyoideum
24 N. glossopharyngeus
25 M. hyoglossus
26 N. hypoglossus
27 Gl. submandibularis
28 M. mylohyoideus
29 Venter anterior des M. digastricus

– medial vom Venter anterior des M. digastricus,
– oben vom M. mylohyoideus und M. hyoglossus,
– hinten vom M. styloglossus und M. stylopharyngeus.
Im Unterkieferdreieck liegt die Submandibularloge mit der Gl. submandibularis. Die Drüse setzt sich dorsal bis zum Peripharyngealraum fort und biegt hier mit einem hakenförmigen Fortsatz um den hinteren Rand des M. mylohyoideus in die Sublingualloge um. In dieser läuft ihr Ausführungsgang nach vorn bis zur Mündungsstelle, der *Caruncula sublingualis,* (Abb. 89).

164

Nerven. Im Trigonum submandibulare findet man
- den *R. marginalis mandibulae* und *R. colli* des *N. facialis,*
- den *N. mylohyoideus,* eine Abzweigung des *N. alveolaris inferior* (N. V₃) an der Medialseite des Unterkiefers,
- den *N. hypoglossus,* der von unten hinten in das Trigonum zieht,
- den *N. lingualis* (N. V₃), der oberhalb der Gl. submandibularis zur Sublingualregion läuft (Abb. 89),
- das *Ganglion submandibulare* unterhalb des N. lingualis (Abb. 95, 97) und
- den *N. glossopharyngeus* im hinteren Abschnitt des Trigonum mit seinem Leitmuskel, dem M. stylopharyngeus.

Arterien. Das Trigonum submandibulare liegt im Verzweigungsgebiet der A. carotis externa (Abb. 94) und wird von *A. facialis* und *A. lingualis* durchzogen. Die *A. facialis* tritt durch die Drüse zum vorderen Masseterrand. Im Trigonum entläßt sie die *A. palatina ascendens,* die zwischen M. styloglossus und M. stylopharyngeus zur Gaumenmandel aufsteigt, und weiter vorn die *A. submentalis,* die zusammen mit dem N. mylohyoideus zum Kinn zieht. Die *A. lingualis* entspringt unter der vorhergenannten und läuft unter dem M. hyoglossus nach vorn zur Zunge.

Venen. Die *V. facialis* verläuft in der oberflächlichen Halsfaszie und die *V. retromandibularis* etwas tiefer hinter dem Kieferwinkel. Die V. facialis mündet, nachdem sie das Blut der V. retromandibularis aufgenommen hat, in die V. jugularis interna und steht z. T. durch Anastomosen mit der V. jugularis externa in Verbindung (Abb. 63).

Lymphknoten (Abb. 90, 115). An der medialen Seite des unteren Kieferrands findet man 3 *Nll. submandibulares.* Ihre Zuflüsse kommen von den Wangen, Nasenflügeln, dem seitlichen Zungenrand, der Oberlippe, seitlichen Unterlippe und den oberen Schneidezähnen. Sie stehen mit den tiefen Halslymphknoten in Verbindung.

Kinndreieck, Trigonum submentale

Die Begrenzung des Trigonum submentale erfolgt oben durch das Kinn, unten durch das Zungenbein und seitlich durch den vorderen Bauch des M. digastricus. Das Kinndreieck wird vom oberflächlichen Blatt der Halsfaszie bekleidet, die es zur *Submentalloge* schließt. In der Loge befinden sich *Nll. submentales,* welche die Lymphe von der Zungenspitze, den unteren Schneidezähnen, dem mittleren Teil der Unterlippe und dem Mundboden aufnehmen.

Karotisdreieck, Trigonum caroticum
(Abb. 101, 107)

Das *Trigonum caroticum* erscheint äußerlich als flache Grube. Hinten wird es vom vorderen Rand des M. sternocleidomastoideus, oben vom Venter posteroir des M. digastricus, vorn vom Venter superior des M. omohyoideus, außen vom oberflächlichen Blatt der Halsfaszie und Platysma begrenzt. Es enthält die Vagina carotica mit dem Nerven-Gefäß-Strang.

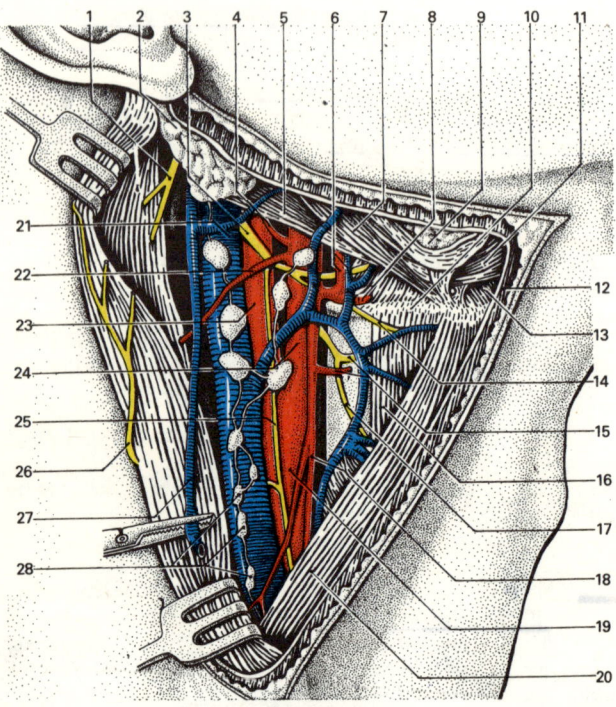

Abb. 107. Karotisdreieck, Trigonum caroticum.

1 N. accessorius und M. sternocleidomastoideus
2 Gl. parotidea
3 N. hypoglossus
4 A. occipitalis
5 Venter posterior des M. digastricus
6 A., V. facialis
7 M. stylohyoideus
8 A. lingualis
9 Gl. submandibularis
10 Os hyoideum
11 Venter anterior des M. digastricus

12 Platysma
13 M. mylohyoideus
14 R. thyrohyoideus der Ansa cervicalis
15 N. laryngeus superior, A. laryngea superior
16 M. thyrohyoideus
17 R. externus des N. laryngeus superior
18 A., V. thyroidea superior
19 A. carotis communis
20 Venter superior des M. omohyoideus
21 V. jugularis interna

22 R. sternocleidomastoideus
23 A. carotis interna
24 A. carotis externa
25 Radix superior der Ansa cervicalis
26 N. auricularis magnus am M. sternocleidomastoideus
27 V. jugularis externa
28 Nll. cervicales profundi

Nerven. Das Karotisdreieck ist das Durchzugsgebiet zahlreicher Nerven.

- Der *R. colli n. facialis* anastomosiert hier mit dem N. transversus colli (aus dem Plexus cervicalis) unter dem Platysma.
- Der *N. hypoglossus* kommt zwischen der V. jugularis interna und den Karotiden hervor und verschwindet im Trigonum submandibulare.
- Die *Radix superior* der *Ansa cervicalis,* die den N. hypoglossus verläßt, nimmt im unteren Abschnitt des Karotisdreiecks
- die *Radix inferior* aus dem 1. bis 3. Zervikalsegment auf.
- Der *N. vagus* verläuft in der Vagina carotica und entläßt
- den *N. laryngeus superior,* der medial zum Kehlkopf zieht, und
- die *Rr. cardiaci cervicales superiores* für das Herz.
- Der *N. accessorius* durchläuft das Trigonum caroticum im oberen Winkel seitlich von der V. jugularis interna.
- Der *N. glossopharyngeus* erreicht das Karotisdreieck im Grenzgebiet zum Trigonum submandibulare.
- Der *Truncus sympathicus* verläuft im tiefen Blatt der Halsfaszie.
- Das *Ganglion cervicale superius* des Halsgrenzstrangs liegt vor dem Querfortsatz des 2. oder 3. Halswirbels (Abb. 114).

Arterien. Im Karotisdreieck liegt die Teilungsstelle der *A. carotis communis* etwa in Höhe des oberen Schildknorpelrands (3. bis 4. Halswirbel). Ihre Lage kann variieren, was für die Unterbindung der A. carotis externa wichtig ist. Die digitale Kompression der A. carotis communis wird an der Innenseite des M. sternocleidomastoideus in Höhe des Kehlkopfs durch Druck gegen die Halswirbelsäule vorgenommen.
In der Karotisgabel liegt das *Glomus caroticum* (mit Chemo-, Presso- und Hydrorezeptoren). Hier finden sich Endigungen von N. glossopharyngeus, N. vagus und Halssympathikus. Druck oder Schlag auf die Carotis kann durch Reizung des autonomen Nervensystems augenblicklich zur Bewußtlosigkeit führen.
Die Lagebeziehungen der Karotiden zueinander entsprechen nicht ihren Bezeichnungen. Die *A. carotis interna* liegt lateral und hinten, die *A. carotis externa* vorn und medial. Das sicherste Unterscheidungsmerkmal bei Unterbindungen ist die Tatsache, daß die A. carotis interna außerhalb des Schädels keine (!) Äste abgibt. Ihre Unterbindung führt zur Mangeldurchblutung einer Hemisphäre des Gehirns.
Die *A. carotis externa* zieht unter dem hinteren Bauch des M. digastricus in die Parotisloge. Im Karotisdreieck entläßt sie
- die *A. thyroidea superior* unterhalb des Zungenbeins,
- die *A. lingualis* über dem großen Zungenbeinhorn und
- die *A. facialis* über der A. lingualis.
- Die *A. pharyngea ascendens* steigt an der Schlundwand auf, und
- die *A. occipitalis* zieht nach hinten zur Hinterhauptregion.

Venen. Im Karotisdreieck findet man die *V. jugularis externa* und *V. jugularis anterior* (Abb. 63). Ihre Verläufe sind sehr variabel. Etwas tiefer fließen die *V. retromandibularis, V. facialis, V. sublingualis, V. comitans n. hypoglossi* und *V. thyroidea superior* in die *V. jugularis interna.*

Die *V. jugularis interna* liegt im Vergleich zu den Karotiden am weitesten lateral und dorsal. Sie mündet hinter dem Sternoklavikulargelenk in die V. subclavia. Der Zusammenfluß beider Venen bildet den seitlich offenen „Venenwinkel". Die rechte Jugularvene ist meist etwas stärker als die linke, ähnlich wie der rechte Sinus sigmoideus.

Lymphknoten. Unter dem M. digastricus liegt der *Nl. jugulodigastricus,* der die Lymphe vom Zungengrund, von den Tonsillen und vom Epipharynx aufnimmt. Er ist der oberste der tiefen Halslymphknoten (Abb. 115) und bei Entzündungen seiner Einzugsbereiche palpabel.

Muskeldreieck, Trigonum musculare

Das Muskeldreieck der vorderen Halsregion liegt zwischen der Medianlinie, dem vorderen Rand des M. sternocleidomastoideus und dem oberen Bauch des M. omohyoideus. Es wird vom oberflächlichen und mittleren Blatt der Halsfaszie bekleidet. In ihm liegen die unteren Zungenbeinmuskeln, der Kehlkopf, die Schilddrüse, Epithelkörperchen sowie der Halsteil der Luft- und Speiseröhre.

Kehlkopf, Larynx
(Abb. 99, 100, 108 bis 110, 112)

Der Kehlkopf liegt unter dem Zungenbein. Beim Erwachsenen projiziert sich der Kehldeckel auf den 3., der obere Kehlkopfrand auf den 4. und die Stimmritze auf den 5. Halswirbel (wichtig für Intubationen). Bei Frauen steht er etwas höher als bei Männern; im Alter senkt er sich. Säuglinge haben einen sehr hohen Kehlkopfstand, so daß die Nahrung beiderseits am Kehldeckel vorbei in den Schlund gleiten kann (Säuglinge können zugleich atmen und schlucken). Hinter dem Kehlkopf befindet sich die Pars laryngea des Pharynx und der Halsteil des Esophagus.

Der Kehlkopf ist nach allen Seiten beweglich. Durch seine Aufhängung am Zungenbein macht er alle Lageveränderungen desselben mit, was z. B. beim Schlucken oder Sprechen zu beobachten ist.

Innenraum des Kehlkopfs, Cavitas laryngis
(Abb. 99, 100, 108)

Der Kehlkopfeingang befindet sich hinter dem Zungengrund. Zwischen diesem und dem Kehldeckel spannen sich
– die *Plica glossoepiglottica mediana* und
– die *Plica glossoepiglottica lateralis* aus.
Diese Schleimhautfalten begrenzen auf jeder Seite ein kleines Grübchen, *Vallecula epiglottica.*

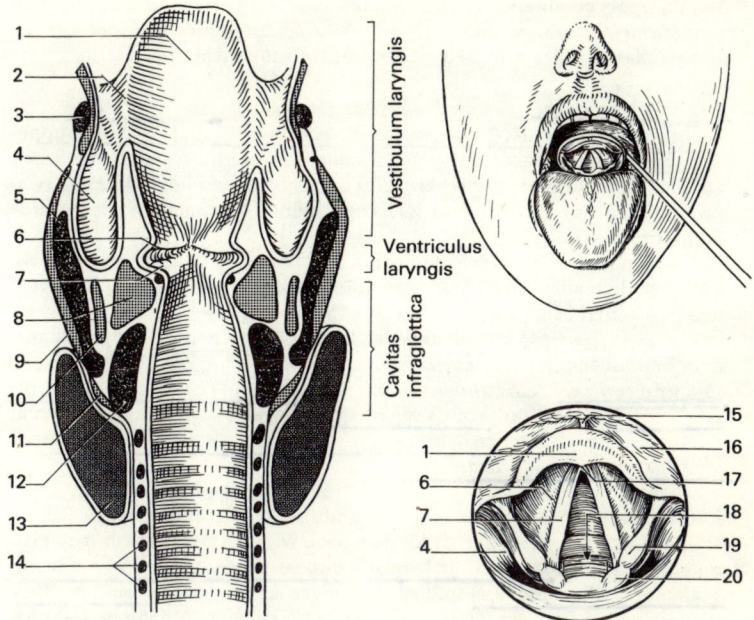

Abb. 108. Kehlkopf und Trachea im Frontalschnitt (nach J. Rohen 1977). Kehlkopfspiegelbild und Vergrößerung desselben (oben rechts) (nach A. Eckert-Möbius 1968).

1 Epiglottis
2 Plica aryepiglottica
3 Os hyoideum
4 Recessus piriformis
5 Cartilago thyroidea
6 Plica vestibularis
7 Plica vocalis
8 M. vocalis

9 M. thyrohyoideus
10 M. thyroarytenoideus
11 M. cricothyroideus
12 Cartilago cricoidea
13 Gl. thyroidea
14 Cartilagines tracheales
15 Plica glossoepiglottica mediana

16 Vallecula epiglottica
17 Tuberculum epiglotticum
18 Incisura interarytenoidea
19 Tuberculum cuneiforme
20 Tuberculum corniculatum (Santorini)

Der Innenraum des Kehlkopfs gliedert sich in 3 Etagen.
– Die obere Etage ist das *Vestibulum laryngis,*
– die mittlere der *Ventriculus laryngis,*
– die untere Etage die *Cavitas infraglottica.*

Die obere Etage, *Vestibulum laryngis,* beginnt mit dem Kehlkopfeingang, *Aditus laryngis,* der vorn von der Epiglottis und zu beiden Seiten von der *Plica aryepiglottica* begrenzt wird. Nach unten verjüngt sich das Vestibulum trichterförmig bis zur Taschenfalte, *Plica vestibularis.*
Auf der Plica aryepiglottica erheben sich 2 kleine Höckerchen. Das vordere *Tuberculum cuneiforme* wird von einem Knorpelschüppchen (Wrisberg) und das hintere *Tuberculum corniculatum* (Santorini) von der Spitze des

Stellknorpels gebildet. Zwischen beiden Stellknorpelspitzen liegt die *Incisura interarytenoidea*. Seitlich von der Plica aryepiglottica und der Schildknorpelplatte findet man den Recessus piriformis (Abb. 100).

Die mittlere Etage, *Ventriculus laryngis* (Morgagni), ist die seitliche Ausbuchtung zwischen der Taschenfalte, *Plica vestibularis,* und der Stimmlippe, *Plica vocalis.* Im Kehlkopfspiegelbild sieht man die Taschenfalten seitlich von den Stimmlippen. Zwischen beiden Taschenfalten liegt die *Rima vestibuli* (falsche Stimmritze) und zwischen beiden Stimmfalten die (echte) Stimmritze, *Rima glottidis.*
Die Stimmlippe wird vom Stimmband, *Lig. vocale,* unterlagert und vom *M. vocalis* seitlich abgestützt. Man untergliedert sie in 2 Abschnitte. Der vordere, zwischen Schildknorpel und Proc. vocalis des Stellknorpels gelegene ist die *Pars intermembranacea* und der hintere, zwischen beiden Stellknorpeln befindliche die *Pars intercartilaginea* (Abb. 110).
Die untere Etage, *Cavitas infraglottica,* ist das Anschlußstück des Kehlkopfs zur Luftröhre. Es wird vom Ringknorpel umgeben, von dessen oberem Rand sich die elastischen Fasern der Submukosa als *Conus elasticus* nach oben zum Stimmband fortsetzen.

Die Kehlkopfschleimhaut trägt respiratorisches Epithel, mit Ausnahme am Kehldeckel und an den Stimmbändern, wo man mehrschichtiges Plattenepithel findet. Das sehr lockere submuköse Bindegewebe auf der laryngealen Seite der Epiglottis und an den Plicae aryepiglotticae kann bei Entzündungen (z. B. durch Wespenstich) viel Flüssigkeit aufnehmen (Glottisödem) und so den Kehlkopfeingang verschließen (Erstickungsgefahr).

Skelett, Bänder und Muskeln des Kehlkopfs
(Abb. 109, 110)

Das Kehlkopfskelett wird von 4 Knorpeln gebildet.
1. Der Schildknorpel, *Cartilago thyroidea,* umschließt den Kehlkopf von vorn mit 2 Platten. Durch seinen paarigen unteren Fortsatz, *Cornu inferius,* artikuliert er mit
2. dem Ringknorpel, *Cartilago cricoidea.* Die Ringknorpelplatte liegt hinten, der Ringknorpelbogen vorn. Auf dem oberen Rand der Ringknorpelplatte sitzt beiderseits
3. der Stellknorpel, *Cartilago arytenoidea.* An seinem nach vorn zeigenden *Proc. vocalis* ist das Stimmband, und an seinem lateralen *Proc. muscularis* sind Muskeln befestigt.
4. Der Kehldeckel, *Epiglottis,* hat die Form eines Fahrradsattels. Seine Spitze, *Petiolus,* setzt unten an der Innenseite des Schildknorpels an.

Die Kehlkopfbänder dienen der Aufhängung des Kehlkopfs und der Verbindung der Knorpel untereinander. Die wichtigsten sind
– die *Membrana thyrohyoidea* zwischen Schildknorpel und Zungenbein,

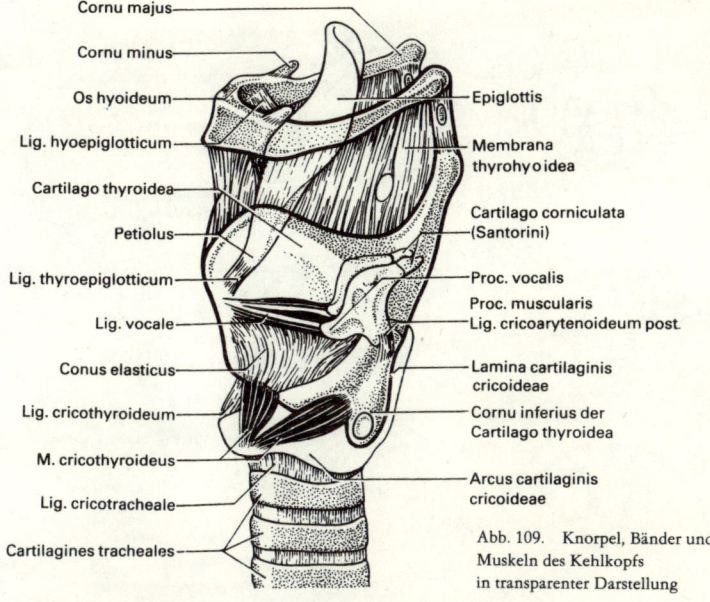

Cornu majus
Cornu minus
Os hyoideum
Lig. hyoepiglotticum
Cartilago thyroidea
Petiolus
Lig. thyroepiglotticum
Lig. vocale
Conus elasticus
Lig. cricothyroideum
M. cricothyroideus
Lig. cricotracheale
Cartilagines tracheales

Epiglottis
Membrana thyrohyoidea
Cartilago corniculata (Santorini)
Proc. vocalis
Proc. muscularis
Lig. cricoarytenoideum post.
Lamina cartilaginis cricoideae
Cornu inferius der Cartilago thyroidea
Arcus cartilaginis cricoideae

Abb. 109. Knorpel, Bänder und
Muskeln des Kehlkopfs
in transparenter Darstellung

– das *Lig. thyroepiglotticum* zwischen Petiolus und Schildknorpel,
– das *Lig. hyoepiglotticum* zwischen Kehldeckel und Zungenbein,
– das *Lig. cricothyroideum* zwischen Ring- und Schildknorpel,
– das *Lig. cricotracheale* zwischen Ringknorpel und Trachea,
– das *Lig. cricopharyngeum* zwischen Ringknorpelplatte und Rachenwand,
– das *Lig. cricoarytenoideum posterius* zwischen Ringknorpelplatte und Stellknorpel,
– das *Lig. vocale* oder Stimmband zwischen Schildknorpel und Proc. vocalis des Stellknorpels,
– das *Lig. vestibulare* oder Taschenband über dem Stimmband und
– der *Conus elasticus*, ein Verstärkungszug der *Membrana fibroelastica laryngis*, zwischen Ringknorpel und Stimmbändern.

Zwischen Kehldeckel und Zungenbein liegt ein mit Fett und Bindegewebe gefüllter Raum, der bei der Pharyngotomia subhyoidea media (Abb. 112) eröffnet wird.

Die **Kehlkopfmuskeln**, *Mm. laryngis*, gliedert man in äußere und innere Kehlkopfmuskeln. Der einzige äußere Kehlkopfmuskel ist der *M. cricothyroideus* („Externus" oder „Anticus"). Seine beiden Partien verbinden Schild- und Ringknorpel miteinander. Innere Kehlkopfmuskeln sind
1. der *M. aryepiglotticus* zwischen Stellknorpelspitze und Epiglottis,
2. der *M. thyroepiglotticus* und *M. thyroarytenoideus*, die den Schildknorpel mit dem Kehldeckel bzw. Stellknorpel verbinden,

171

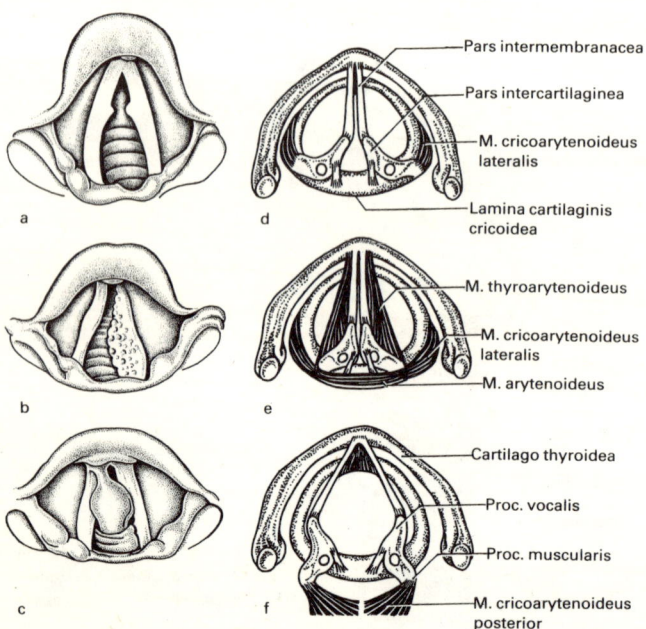

Abb. 110. Kehlkopfbefunde (links). a Sängerknötchen, b Stimmbandkarzinom, c Polyp.
Verschiedene Formen der Stimmritze (rechts).

d Bänderschluß durch Kontraktion des M. cricoarytenoideus lateralis,

e vollkommener Verschluß der Stimmritze durch Kontraktion des M. thyroarytenoideus und M. arytenoideus,

f weite Öffnung durch Kontraktion des M. cricoarytenoideus posterior

3. der *M. cricoarytenoideus posterior* („Posticus"), der von der Ringknorpel-platte zum Proc. muscularis des Stellknorpels zieht (einziger Öffner der Stimmritze!),

4. der *M. cricoarytenoideus lateralis* („Lateralis") zwischen Ringknorpelbogen und Proc. muscularis des Stellknorpels,

5. der *M. arytenoideus obliquus* und *transversus* an der Hinterfläche zwischen beiden Stellknorpeln, die zusammen mit dem „Lateralis" die Stimmritze schließen, und

6. der *M. vocalis,* der als Stimmbandmuskel vom Schildknorpel zum Proc. vocalis des Stellknorpels zieht.

Nerven und Gefäße des Kehlkopfs
(Abb. 111, 119)

Der *N. laryngeus superior* versorgt mit dem *R. externus* den M. cricothyro-ideus. Sein *R. internus* durchbohrt zusammen mit den gleichnamigen Gefäßen die Membrana thyrohyoidea, wirft im Recessus piriformis die *Plica nervi laryngei* auf und innerviert die obere Hälfte der Kehlkopfschleimhaut bis zur Stimmritze. Bei Lähmungen (z. B. nach Diphtherie) verhindert der Sensibilitätsausfall den reflektorischen Kehlkopfverschluß.

Der *N. laryngeus inferior* versorgt als Endast des *N. laryngeus recurrens* alle inneren Muskeln des Kehlkopfs und die untere Hälfte der Schleimhaut bis zur Stimmritze. Motorische Lähmungen (Rekurrenspresen) sind durch Stimm- und Atmungsstörungen gekennzeichnet.

Arterien. Ihre Verläufe und Versorgungsbereiche entsprechen denen der Nerven. Die *A. laryngea superior* kommt aus der A. thyroidea superior (aus der A. carotis ext.) und versorgt den oberen Teil, die *A. laryngea inferior* aus der A. thyroidea inferior (aus dem Truncus thyrocervicalis) den unteren und hinteren Teil des Kehlkopfs.

Venen. Unter der Schleimhaut der Ringknorpelplatte liegt ein Venengeflecht, das mit den Venen am Ösophagusmund kommuniziert. Die *V. laryngea superior* fließt über die V. thyroidea superior in die V. jugularis interna und die *V. laryngea inferior* in den Plexus thyroideus impar, der über die V. thyroidea inferior in die V. brachiocephalica sinistra mündet.

Die Lymphgefäße bilden ein oberes und unteres Netz, das über regionäre Lymphknoten in die Nll. cervicales profundi abgeleitet wird (Abb. 115).

Schilddrüse und Epithelkörperchen
(Abb. 111, 119)

Die Schilddrüse, *Gl. thyroidea,* erreicht mit ihren beiden Seitenlappen den Schildknorpel, und ihr Verbindungsstück, *Isthmus,* kreuzt die Trachea etwa in der Höhe des 2. bis 4. Trachealrings. Gelegentlich wird noch als entwicklungsgeschichtlicher Rest ein medialer Schilddrüsenstrang, *Lobus pyramidalis,* beobachtet.

Die Schilddrüse liegt hinter der mittleren Halsfaszie und den unteren Zungenbeinmuskeln (Abb. 111). Durch eine derbe Doppelkapsel, *Capsula fibrosa,* ist sie von der Umgebung abgegrenzt und läßt sich aus dieser gut herauspräparieren. Zwischen Trachea und Esophagus verläuft der N. laryngeus recurrens, dessen Verletzung bei Schilddrüsenoperationen Lähmung der Stimmbänder zur Folge hat.

Bei Vergrößerung der Schilddrüse (Struma) kann die Luftröhre zur „Säbelscheidentrachea" komprimiert oder der Gefäß-Nerven-Strang verschoben werden. Druck auf den N. laryngeus recurrens ruft Heiserkeit oder auf den Halssympathikus den Horner-Symptomenkomplex hervor. Beim Einwachsen des Kropfs in das Mediastinum (Struma retrosternalis) sind die mechanischen Auswirkungen einer Schilddrüsenvergrößerung am stärksten. Eine besondere Form ist der „Tauchkropf", der zwischen Hals und Mediastinum hin und her pendelt.

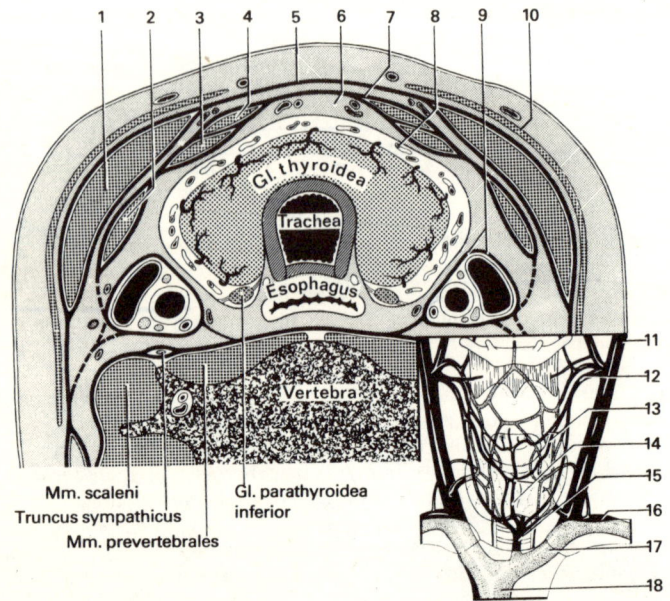

Abb. 111. Querschnitt durch den Hals in Höhe der Schilddrüse sowie Venengeflecht der Schilddrüse, Plexus thyroideus impar (unten rechts).

1 M. sternocleidomastoideus
2 M. omohyoideus
3 M. sternothyroideus
4 M. sternohyoideus
5 Lamina superficialis
6 Prätrachealer Spalt
7 Lamina pretrachealis der Fascia cervicalis
8 Capsula fibrosa mit Plexus venosus
9 Vagina carotica mit A. carotis communis, V. jugularis interna und N. vagus
10 Platysma
11 V. jugularis interna
12 V. thyroidea superior
13 Vv. thyroideae mediae
14 Plexus thyroideus impar
15 V. thyroidea inferior
16 V. subclavia
17 V. brachiocephalica sinistra
18 V. cava superior

Die Epithelkörperchen, *Gll. parathyroidea superior* und *inferior,* haben etwa die Größe einer Linse und liegen in der hinteren Wand der Schilddrüsenkapsel (Abb. 111). In der Regel gibt es 2 obere und 2 untere; ihre Anzahl kann aber ebenso wie ihre Lage sehr variieren. Die unteren liegen meist an der Eintrittsstelle der A. thyroidea inferior. Die Epithelkörperchen regeln mit ihrem Parathormon den Kalzium- und Phosphatstoffwechsel. Ihre Entfernung löst lebensbedrohliche Krämpfe (parathyreoprive Tetanie) aus, und Überschußproduktionen führen zu Demineralisation des Knochens.

Nerven (Abb. 119). An der Oberfläche von Schilddrüse und Epithelkörperchen befindet sich ein Plexus, der Zuflüsse vom *N. laryngeus superior* (aus N. X) und vom *Truncus sympathicus* erhält.

174

Arterien. Die Schilddrüse wird von 4 bis 5 Arterien versorgt, die auf Grund ihrer zahlreichen Anastomosen ohne Risiko unterbunden werden können.

- Die *A. thyroidea superior* kommt aus der A. carotis ext.,
- die *A. thyroidea inferior* ist ein Ast des Truncus thyrocervicalis (aus der A. subclavia), und
- die *A. thyroidea ima* entspringt aus der Aorta oder dem Truncus brachiocephalicus. Sie ist unpaar und kommt nur in 10 % der Fälle vor.

Die Venen bilden am unteren Schilddrüsenpol den *Plexus thyroideus impar.* Er liegt zwischen beiden Kapselblättern (bei Eröffnung besteht Gefahr der Luftembolie). Der Abfluß erfolgt durch
- die *V. thyroidea superior* in die V. facialis oder V. jugularis interna,
- die *Vv. thyroideae mediae* in die V. jugularis interna und
- die *V. thyroidea inferior* in die V. brachiocephalica sinistra.

Die Lymphgefäße fließen über Nll. thyroidei, Nll. pre- und paratracheales zu den Nll. cervicales profundi (Abb. 115).

Halsteil der Luft- und Speiseröhre
(Abb. 111, 112, 119)

Die Luftröhre, *Trachea,* beginnt unter dem Ringknorpel in Höhe des 6. bis 7. Halswirbels und tritt hinter dem Manubrium sterni in das obere Mediastinum. Vor ihr liegt ein Bindegewebsspalt *(Spatium pretracheale),* in dem sich der Isthmus der Schilddrüse, der Plexus thyroideus impar, Truncus brachiocephalicus und, sofern vorhanden, die A. thyroidea ima befinden. Der obere Trachealabschnitt wird von beiden Schilddrüsenlappen umgriffen (Kompressionsgefahr beim Kropf), dem unteren liegen beiderseits die Karotiden an.

Die Speiseröhre, *Esophagus,* beginnt am Ösophagusmund in Höhe der Ringknorpelplatte vor dem 6. bis 7. Halswirbel. Ihr Halsteil verläuft in einer Länge von 4 bis 5 cm zwischen der Trachea und Wirbelsäule. Von der Trachea ist sie durch das Spatium retroesophageum getrennt. Weiter unten verschiebt sie sich etwas nach links (bei operativen Eingriffen wird sie links von der Trachea aufgesucht).

Nerven und Gefäße. Zwischen der Trachea und dem Esophagus verläuft der *N. laryngeus recurrens* (vom N. X) hinten seitlich zum Kehlkopf. Die Gefäßversorgung erfolgt aus der *A. thyroidea inferior.* Entlang der Trachea findet man die *Nll. paratracheales.* Die Lymphe des Esophagus fließt in die Nll. retropharyngeales und Nll. cervicales profundi.

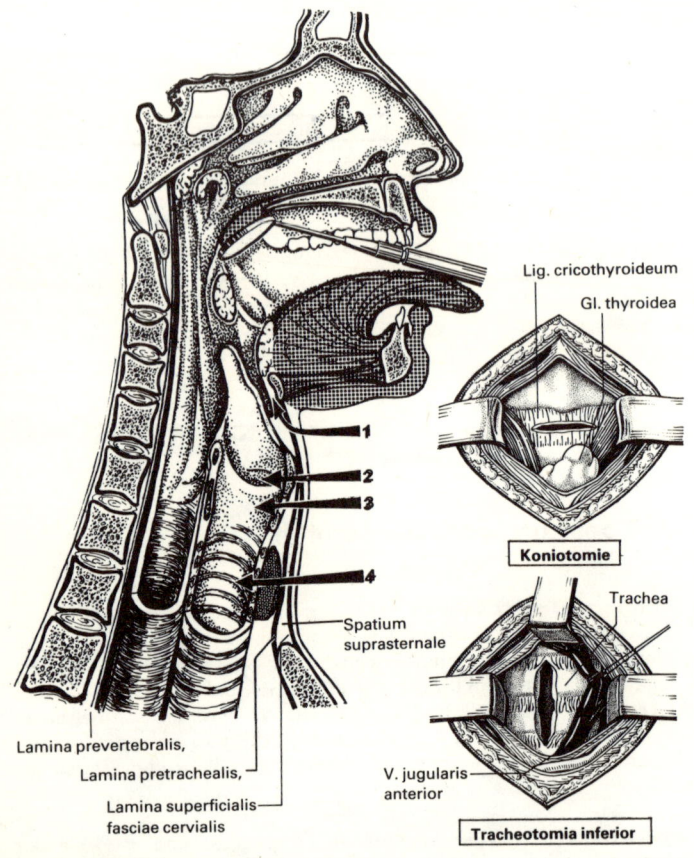

Lig. cricothyroideum

Gl. thyroidea

Koniotomie

Trachea

V. jugularis anterior

Tracheotomia inferior

Spatium suprasternale

Lamina prevertebralis,

Lamina pretrachealis,

Lamina superficialis fasciae cervialis

Abb. 112. Zugänge zum Kehlkopf, Rachen und zur Luftröhre (links). Noteingriffe (rechts).

1 Pharyngotomia subhyoidea media mit Durchtrennung der Membrana thyrohyoidea
2 Thyreotomie mit Spaltung des Schildknorpels
3 Koniotomie mit Durchtrennung des Conus elasticus
4 Tracheotomie mit Durchtrennung des Schilddrüsenisthmus sowie Spaltung des 3. und 4. Trachealknorpels

Regio sternocleidomastoidea
(Abb. 113)

Die Lage und Ausbreitung dieser Region entspricht etwa der des *M. sterno-cleidomastoideus.* Hinten reicht sie bis zur Wirbelsäule, medial bis zur Trachea bzw. bis zum Esophagus und unten bis zur Pleurakuppel. In ihr liegt die *Vagina carotica* mit dem Nerven-Gefäß-Strang.

176

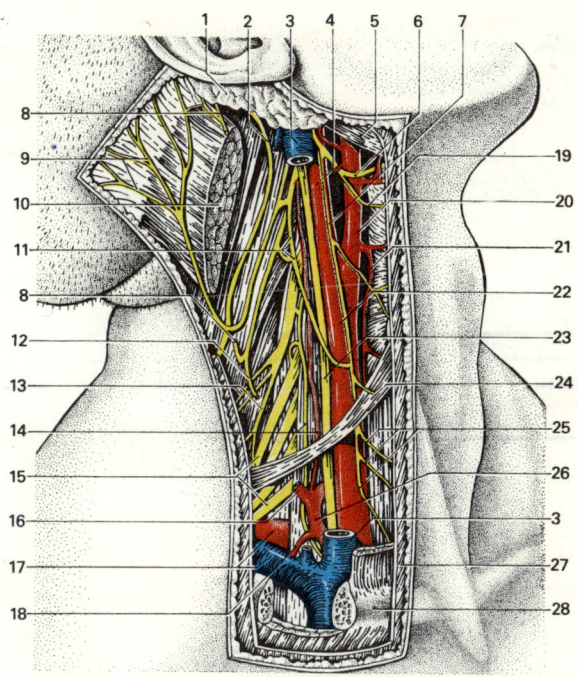

Abb. 113.   Regio sternocleidomastoidea.

1 Gl. parotidea
2 N. accessorius
3 V. jugularis interna
4 A. carotis interna
5 M. digastricus
6 N. hypoglossus
7 Radix superior der Ansa cervicalis
8 N. auricularis magnus
9 N. occipitalis minor
10 M. sternocleidomastoideus

11 Radix inferior der Ansa cervicalis
12 N. transversus colli
13 Nn. supraclaviculares
14 N. phrenicus und A. cervicalis ascendens
15 Plexus brachialis
16 A. cervicalis superficialis
17 A., V. subclavia
18 A. suprascapularis
19 R. thyrohyoideus des N. hypoglossus

20 A. carotis externa
21 A. thyroidea superior
22 A. carotis communis
23 N. vagus
24 M. omohyoideus
25 Rr. musculares für die Mm. infrahyoidei
26 Truncus thyrocervicalis
27 Platysma
28 Clavicula

Nerven. Am Hinterrand des M. sternocleidomastoideus treten die Hautäste des Plexus cervicalis am „Punctum nervosum" an die Oberfläche (Abb. 102, 117).

– Der *N. accessorius* zieht von medial zum M. sternocleidomastoideus und weiter zum M. trapezius, die er beide innerviert.

– Der *N. vagus* läuft in der Vagina carotica abwärts. Er entläßt hier die *Rr. cardiaci cervicales superiores* und *inferiores* für das Herz und zieht zwischen A. und V. subclavia in das Mediastinum.

- Der *Truncus sympathicus* liegt im tiefen Blatt der Halsfaszie.
- Die *Radix inferior* der *Ansa cervicalis* und der *N. phrenicus* treten zwischen den tiefen Halsmuskeln hervor.

Der N. phrenicus verläuft zusammen mit der A. cervicalis ascendens auf dem M. scalenus anterior. Er tritt zwischen A. und V. subclavia in den Brustraum zum Zwerchfell. In 20 % der Fälle gibt es einen Nebenphrenikus (C$_5$ bis C$_7$).

Halssympathikus
(Abb. 114)

Der Halsteil des *Truncus sympathicus* liegt mit seinen 3 Ganglien im tiefen Blatt der Halsfaszie. Das *Ganglion cervicale superius* findet sich in Höhe des 2. oder 3. und das kleine *Ganglion cervicale medium* in Höhe des 6. Halswirbels. Das untere Halsganglion liegt vor dem 1. Rippenköpfchen und ist meist mit dem 1., manchmal auch noch mit dem 2. Brustganglion zum *Ganglion cervicothoracicum (stellatum)* verschmolzen.

1. **Das Ganglion cervicale superius** versorgt den Kopf und das obere Halsgebiet. Es entläßt
   - den *N. jugularis* zum Ganglion inferius des N. glossopharyngeus und zum Ganglion superius des N. vagus,
   - den *N. caroticus internus* zur Bildung des *Plexus caroticus internus,* aus dem der *N. petrosus profundus* (Abb. 97) und Zweige zum *Plexus tympanicus* abgehen,
   - die *Nn. carotici externi* zur Bildung des *Plexus caroticus externus* und *Plexus caroticus communis,* von dem ein Zweig zum Ganglion submandibulare führt,
   - die *Rr. laryngopharyngei* zum Plexus pharyngeus und
   - den *N. cardiacus cervicalis superior* zum Plexus cardiacus.
2. **Das Ganglion cervicale medium** entsendet
   - den *N. cardiacus cervicalis medius* zum tiefen Teil des Plexus cardiacus.
3. **Das Ganglion cervicothoracicum (stellatum)** versorgt Hals, Arm, Herz und Lungen mit sympathischen Fasern. Aus ihm entspringen
   - die *Ansa subclavia,* welche die A. subclavia von hinten umschlingt,
   - der *N. cardiacus cervicalis inferior,* der zum tiefen Teil des Plexus cardiacus zieht, und
   - der *N. vertebralis,* der den *Plexus vertebralis* bildet.
   - Der *Plexus subclavius* setzt sich auf die A. subclavia mit ihren Arterienabgängen fort.

Zur Lösung arteriovenöser Spasmen wird der Grenzstrang durch Lokalanästhetika ausgeschaltet (Stellatumblockade). Die Folge ist eine umfangreiche Vasodilatation im sympathischen Versorgungsbereich. Bei der Stellatumblockade sticht man etwa 2 Querfinger breit über dem Schlüsselbein am medialen Rand des M. sternocleidomastoideus in Richtung auf den 7. Halswirbel mit einer 8 bis 10 cm langen Injektionsnadel ein. Den Erfolg der Injektion erkennt man am Horner-Symptomenkomplex (Enophthalmus, Ptosis, Miosis).

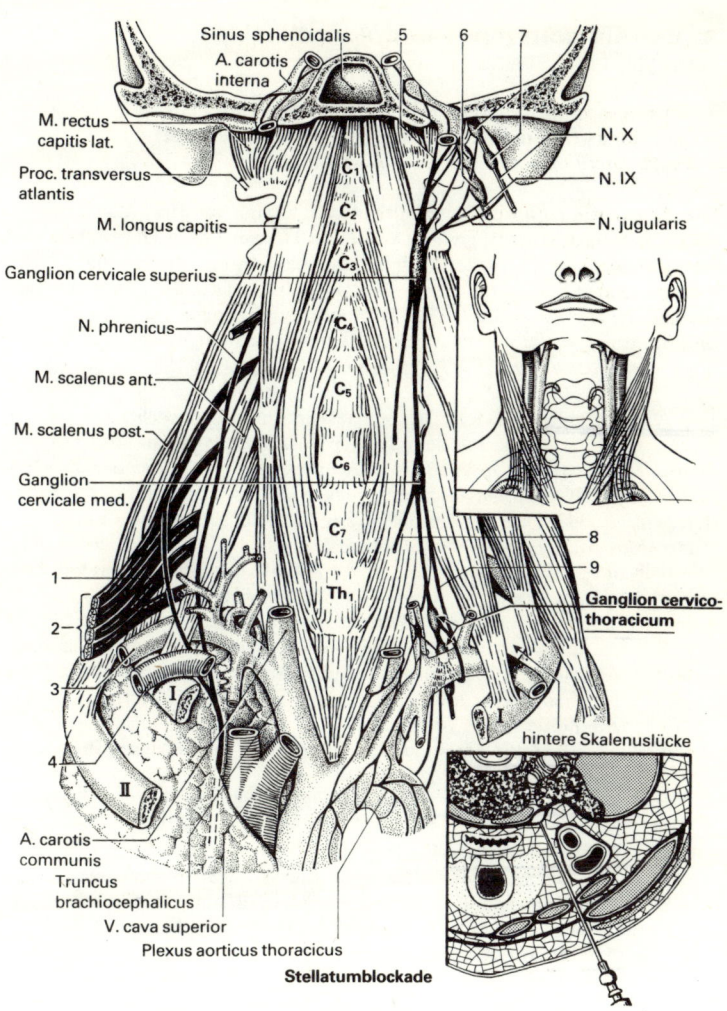

Abb. 114. Halssympathikus und Einstichstellen zur Stellatumblockade (rechts).

1 Nn. phrenici accessorii
2 Plexus brachialis
3 A. subclavia
4 V. subclavia
5 N. caroticus internus
6 Ganglion superius et
  inferius n. IX

7 Ganglion superius et
  inferius n. X
8 N. cardiacus cervicalis
  superior
9 Ansa subclavia

A. carotis communis und A. subclavia

(Abb. 114, 119)

In der Regio sternocleidomastoidea finden sich außer einem R. sternocleidomastoideus (aus der A. carotis ext.) 2 große Arterienstämme,
– die *A. carotis communis* und *A. subclavia.*

Die A. carotis communis verläuft in der Vagina carotica. Man kann sie gegen den stark vorspringenden ventralen Höcker des 6. Halswirbels, *Tuberculum caroticum,* abdrücken (Digitalkompression bei Verletzungen). Die rechte A. carotis communis liegt oberflächlicher als die linke, was sich daraus erklärt, daß die rechte weiter vorn aus dem Truncus brachiocephalicus und die linke weiter dorsal aus dem Aortenbogen entspringt (der Aortenbogen ist nahezu sagittal gestellt, Abb. 119, 128).

Die A. subclavia oder Schlüsselbeinarterie entspringt rechts hinter dem Sternoklavikulargelenk aus dem Truncus brachiocephalicus und links im oberen Mediastinum direkt aus dem Aortenbogen. Sie läuft über die Pleurakuppel durch die hintere Skalenuslücke und hinterläßt auf der 1. Rippe den *Sulcus a. subclaviae.* Zur Unterbindung wird die A. subclavia hinter dem Ansatz des M. sternocleidomastoideus aufgesucht; ihre Punktion erfolgt oberhalb des Schlüsselbeins (Abb. 278). Die aus ihr entspringenden Arterien ziehen zum Kopf, zur Brustwand und zum Hals.

1. Die *A. vertebralis* zieht zwischen M. scalenus anterior und M. longus colli nach oben, tritt unterhalb des Tuberculum caroticum in das Foramen processus transversarii des 6. Halswirbels, läuft durch diese Foramina zur Schädelbasis und gelangt durch das große Hinterhauptloch in die Schädelhöhle (Abb. 26, 94).

2. Die *A. thoracica interna* zieht an der Innenfläche der vorderen Brustwand abwärts zum Zwerchfell (Abb. 129).

3. Der *Truncus thyrocervicalis* entspringt kurz vor der hinteren Skalenuslücke und entläßt
   – die *A. thyroidea inferior* für Schilddrüse, Kehlkopf, Pharynx, Esophagus und Trachea; sie entläßt auch die *A. cervicalis ascendens,* die auf dem M. scalenus anterior zur Schädelbasis aufsteigt und durch die Foramina intervertebralia Zweige an das Rückenmark abgibt.
   – Die *A. transversa colli* läuft vor dem M. scalenus anterior zur hinteren Halspartie und
   – die *A. suprascapularis* zieht über den M. scalenus anterior nach lateral und gelangt über das Lig. transversum scapulae auf die Dorsalseite des Schulterblatts (Abb. 273).

4. Der *Truncus costocervicalis* entspringt kurz vor der hinteren Skalenuslücke und versorgt mit
   – der *A. cervicalis profunda* die Nackenmuskulatur und mit
   – der *A. intercostalis suprema* die oberen beiden Interkostalräume.

Venen und Lymphgefäße
in der Regio sternocleidomastoidea
(Abb. 115, 117)

Venen. Zwischen Platysma und oberflächlichem Blatt der Halsfaszie verläuft in variabler Weise die *V. jugularis externa* und in der Vagina carotica die *V. jugularis interna* (Abb. 117). Beide münden hinter dem Sternoklavikulargelenk in die V. subclavia, welche durch die vordere Skalenuslücke in das obere Mediastinum zieht. Durch die Fixierung ihrer hinteren Fläche am Schlüsselbein wird ihr Lumen offen gehalten.

Lymphgefäße (Abb. 115). Am Venenwinkel münden rechts der *Ductus lymphaticus dexter* und links der *Ductus thoracicus.*
Der *Ductus lymphaticus dexter* ist nur kurz und entsteht durch den Zusammenfluß

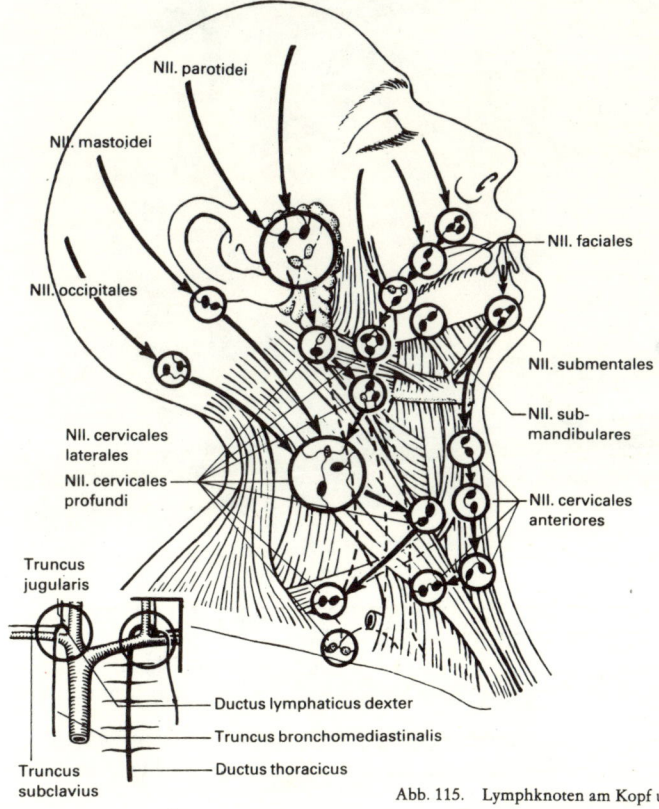

Abb. 115.   Lymphknoten am Kopf und Hals

181

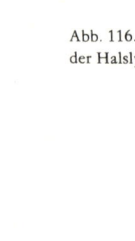

Topograpische Regionen
der Lymphknotenmetastasen

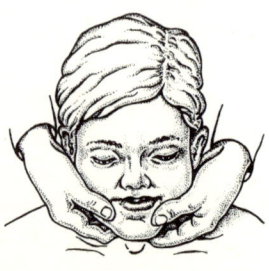

Submentale und
submandibuläre Lymphknoten

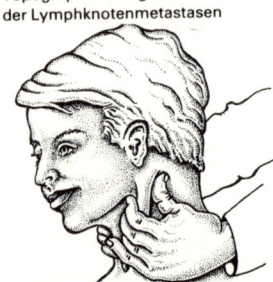

Tiefe Halslymphknoten

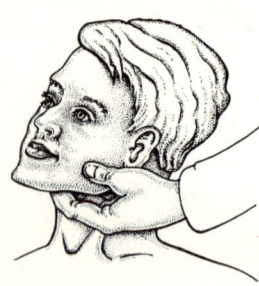

Submandibuläre
Lymphknoten

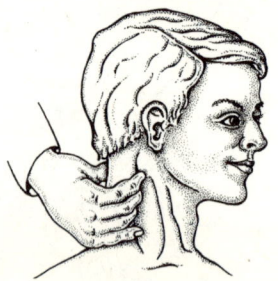

Oberflächliche
Halslymphknoten

- des *Truncus jugularis,* der die Lymphe aus dem Kopf- und Halsgebiet über die tiefen Halslymphknoten ableitet,
- des *Truncus subclavius,* der mit der V. subclavia verläuft und die Lymphe des Arms und der vorderen Brustwand über die axillären Lymphknoten sammelt, und
- des *Truncus bronchomediastinalis,* der hinter der V. brachiocephalica aus dem Brustraum hervorkommt und die Lymphe aus der Lunge und dem Mediastinum enthält.

Der *Ductus thoracicus* oder Brustlymphgang mündet im linken Venenwinkel. Vor seiner Einmündung nimmt er den *Truncus jugularis, subclavius* und *bronchomediastinalis* der linken Seite auf.

Die *Nll. cervicales superficiales* findet man meist in Begleitung der V. jugularis externa. Ihr Einzugsgebiet ist die untere Ohrmuschel, der untere Parotisteil sowie die oberflächliche Schicht des Halses. Sie stehen mit den *Nll. cervicales profundi* in Verbindung (Abb. 107).

Die metastatische Ausbreitung von Tumoren erfolgt zunächst in regionären Lymphknoten. Die Absiedlung entspricht der Regionengliederung des Halses (Abb. 116).

Seitliche Halsregion, Regio cervicalis lateralis
(Abb. 101, 117, 118)

Die seitliche Halsregion wird vorn vom M. sternocleidomastoideus, hinten vom M. trapezius und unten vom Schlüsselbein begrenzt. Den Boden bilden medial die 3 Mm. scaleni, hinten der M. levator scapulae, M. splenius capitis und das tiefe Blatt der Halsfaszie. Unten öffnet sich die seitliche Halsregion zwischen 1. Rippe, Schlüsselbein und Schulterblatt zur Achselhöhle. Durch den hinteren Bauch des M. omohyoideus wird sie in einen oberen, nicht näher bezeichneten und einen unteren Abschnitt, das

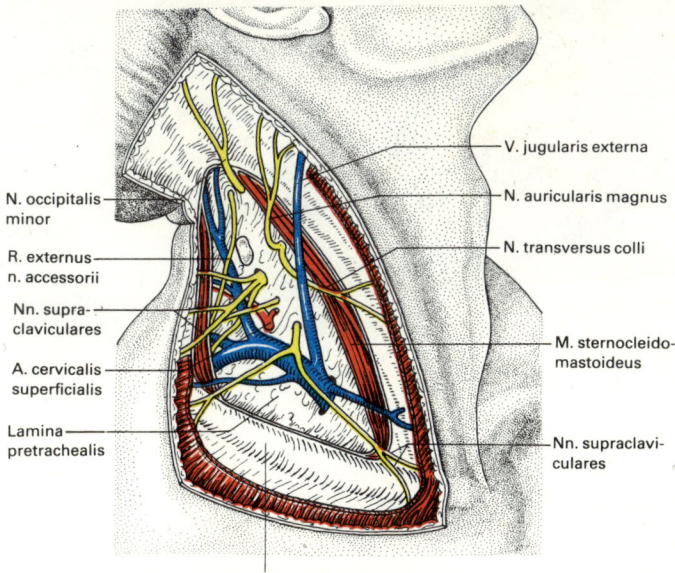

N. occipitalis minor

R. externus n. accessorii

Nn. supraclaviculares

A. cervicalis superficialis

Lamina pretrachealis

V. jugularis externa

N. auricularis magnus

N. transversus colli

M. sternocleidomastoideus

Nn. supraclaviculares

Lamina superficialis fasciae cervicalis

Abb. 117. Oberflächliche Schicht der seitlichen Halsregion

Trigonum omoclaviculare, gegliedert. Letzteres entspricht der *Fossa supraclavicularis major* (Abb. 101), in der man den Puls der A. subclavia fühlen kann.

Nerven. Vom *Punctum nervosum* (Abb. 102, 117) ziehen
– die *Nn. supraclaviculares* zur Schulter und vorderen Brustwand. Krankhafte Veränderungen der Halswirbelsäule können daher Schmerzen in der Schulter auslösen (Periarthritis humeroscapularis).

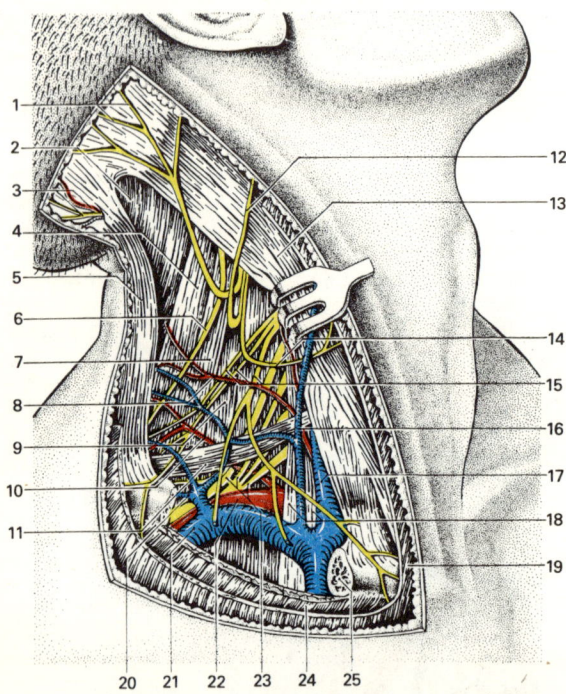

Abb. 118.   Tiefe Schicht der seitlichen Halsregion.

1 N. occipitalis minor	9 M. scalenus medius	18 M. scalenus anterior
2 M. splenius capitis	10 R. profundus der A.	19 Platysma
3 N. occipitalis major, A., V.	transversa colli	20 V. suprascapularis
occipitalis	11 M. omohyoideus	21 V. subclavia
4 M. levator scapulae	12 N. auricularis magnus	22 A. subclavia
5 M. trapezius	13 M. sternocleidomastoideus	23 Plexus brachialis
6 N. accessorius	14 N. transversus colli	24 M. pectoralis major
7 M. scalenus posterior	15 Nn. supraclaviculares	25 Clavicula
8 R. superficialis der A.	16 V. jugularis externa	
transversa colli	17 V. jugularis interna	

Weitere Nerven der seitlichen Halsregion sind:
– Der *N. accessorius* läuft nach Verlassen des M. sternocleidomastoideus auf dem M. levator scapulae nach unten zum M. trapezius.
– Der *N. dorsalis scapulae* (aus dem Plexus brachialis) zieht unter dem M. levator scapulae zum M. rhomboideus major und minor.
– Der *N. suprascapularis* (aus dem Plexus brachialis) läuft nach lateral und durch die Incisura scapulae zu den dorsalen Muskeln des Schulterblatts (Abb. 273).
– Der *N. thoracicus longus* durchbohrt den M. scalenus medius und zieht auf dem M. serratus anterior an der Brustwand abwärts (Abb. 274).

Trigonum omoclaviculare
(Abb. 101, 118)

Das *Trigonum omoclaviculare* ist der untere Teil des seitlichen Halsdreiecks, der durch die mittlere Halsfaszie in eine oberflächliche und eine tiefe Schicht gegliedert wird. Letztere grenzt in der Tiefe an die Mm. scaleni, die sich zu einem spitzen Dach über der Pleurakuppel erheben. Die tiefe Schicht enthält außer einem Fettkörper den Plexus cervicalis, Plexus brachialis, die A. und V. subclavia (Abb. 118).
Der Plexus brachialis tritt zusammen mit der A. subclavia durch die hintere Skalenuslücke. Zur Blockade oder Leitungsanästhesie des Plexus brachialis wird über der Mitte des Schlüsselbeins in Richtung des 2. und 3. Brustwirbeldornfortsatzes eingestochen (hierbei kann die Pleurakuppel verletzt werden).

Lymphknoten. Über oder unter dem M. omohyoideus liegt hinter der mittleren Halsfaszie der *Nl. juguloomohyoideus* (links auch Virchow-Drüse genannt) (Abb. 115). Bei Vergrößerung fühlt man über dem Schlüsselbein die *Nll. supraclaviculares.* Am vorderen Rand des M. trapezius finden sich oberflächliche Halslymphknoten, *Nll. cervicales superficiales,* die mit den tiefen Halslymphknoten kommunizieren.

Die Pleurakuppeln überragen das Schlüsselbein um 2 bis 3 cm (Abb. 119, 133), so daß man sie vom Hals her auskultieren kann. Sie werden von den Mm. scaleni bedeckt und durch Bindegewebszüge verstärkt, die mit der 1. Rippe, Wirbelsäule, tiefen Halsfaszie, dem Esophagus und der Trachea in Verbindung stehen. Gelegentlich wird ein M. scalenus minimus beobachtet, der vom 7. Halswirbel in die Pleurakuppel ausstrahlt.
Von medial zieht die A. subclavia über die Kuppel und hinterläßt auf der Lungenspitze eine tiefe Furche. Oben liegt der Plexus brachialis der Pleurakuppel auf, vorn wird sie vom N. phrenicus, von den Vasa thoracica interna und der A. vertebralis gekreuzt. Die V. subclavia verläuft ventral von der Lungenspitze. Hinten links findet man den Ductus thoracicus, und in Höhe des 1. Rippenköpfchens liegt das Ganglion cervicothoracicum (stellatum) (Abb. 114).

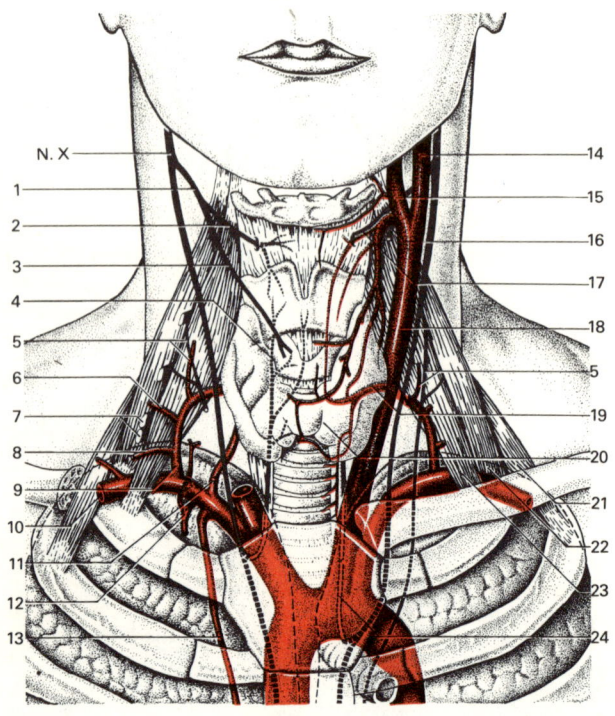

Abb. 119. Topographische Beziehungen zwischen Hals und Pleurakuppeln.

1 N. laryngeus superior	9 Truncus thyrocervicalis	17 A. laryngea superior
2 R. internus	10 A. subclavia in der	18 A. carotis communis
3 R. externus	hinteren Skalenuslücke	19 A. thyroidea inferior
4 N. laryngeus inferior	11 A. vertebralis	20 Gl. thyroidea
5 N. phrenicus und A.	12 Truncus costocervicalis	21 M. scalenus posterior
cervicalis ascendens	13 A. thoracica interna	22 M. scalenus medius
6 A. transversa colli	14 A. carotis interna	23 M. scalenus anterior
7 Plexus brachialis	15 A. carotis externa	24 N. laryngeus recurrens
8 A. suprascapularis	16 A. thyroidea superior	

Halsrippen können als Rudiment vom 5. bis zum 7. Halswirbel ausgehen und in sehr verschiedenen Graden ausgebildet sein. Im Röntgenbild sind sie immer nachzuweisen. Da sie in engen räumlichen Beziehungen zum Plexus brachialis und zur A. und V. subclavia stehen, haben sie klinische Bedeutung. Sie können motorische, sensible und vasomotorische Reizerscheinungen an der oberen Extremität hervorrufen.

Brust, Thorax

Die Brust ist der obere Teil des Rumpfs; ihre knöcherne Grundlage ist der Brustkorb. Die obere Grenze verläuft über dem *Manubrium sterni* und den beiden Schlüsselbeinen zum *Acromion* und hinten oberhalb der *Spina scapulae* zum Dornfortsatz des 7. Halswirbels. Unten wird die Brust von einer Linie begrenzt, die vom Schwertfortsatz des Brustbeins, *Proc. xiphoideus,* über den Rippenbögen und den Enden der untersten Rippen zum Dornfortsatz des 12. Brustwirbels verläuft (Abb. 120).

Der Brustraum ist von der Bauchhöhle durch das Zwerchfell getrennt. Oberhalb des Zwerchfells liegen die Brustorgane und unterhalb desselben, noch vom Brustkorb umschlossen, die Organe des Oberbauchs. Stärkere Gewalteinwirkungen auf den Thorax (Contusio thoracis) sind meist mit intrathorakalen und intraabdominalen Läsionen verbunden.

Die Brust ist ventrodorsal abgeflacht und zusammen mit dem Schultergürtel oben breiter als unten. Der knöcherne Brustkorb hat eine umgekehrte Form (Abb. 131, 133). Den Brustumfang mißt man bei Männern in Höhe der Brustwarzen, bei Frauen über denselben; er beträgt je nach Konstitutionstyp 70 bis 120 cm.

Beim Neugeborenen stehen die Rippen noch annähernd horizontal, und der sagittale Durchmesser ist verhältnismäßig groß. Mit zunehmendem Alter senken sich die Rippen, das Brustbein nähert sich der Wirbelsäule, und der Brustkorb wird flacher. Bei Frauen ist die Brust kürzer und flacher als bei Männern. Pathologische Formen, z. B. Trichterbrust oder Verkrümmung der Wirbelsäule (Kyphoskoliose), können die Funktionen der Brustorgane behindern.

Wände und Regionen der Brust

Die vordere und seitliche Brustwand werden vom Brustbein und von den Rippen gebildet; hinten liegt die Brustwirbelsäule. Durch die obere Thoraxapertur besteht eine breite Verbindung zum Hals; der untere Abschluß erfolgt durch das Zwerchfell.

Topographisch sehr wichtige Stellen sind der Angulus sterni (Abb. 125) (= Ansatz des 2. Rippenknorpels am Brustbein) und der Dornfortsatz des 7. Halswirbels *(Vertebra prominens).* Des weiteren benutzt man Hilfslinien, die über die Brustwand gezogen werden (Abb. 120).

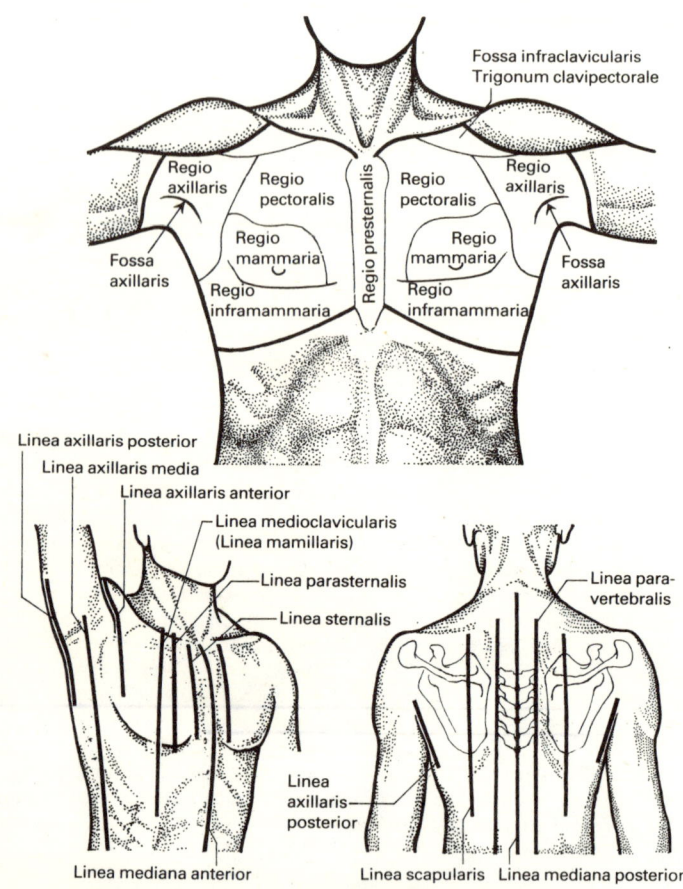

Abb. 120. Regionen und Orientierungslinien am Oberkörper

Oberflächenanatomie und Schichten der Brustwand

In der vorderen Medianfurche palpiert man das Brustbein. Zu beiden Seiten der Mittellinie liegt der *M. pectoralis major* und auf diesem die *Brustdrüse.* Unterhalb der großen Brustmuskeln ziehen die geraden Bauchmuskeln über dem Rippenbogen abwärts. Seitlich fühlt man die Rippen und Ansatzzacken des *M. serratus anterior,* in deren Lücken die Ursprünge des äußeren schrägen Bauchmuskels liegen (Gerdy-Linie).
Die 1. Rippe ist meist nicht zu tasten, weil sie vom Schlüsselbein bedeckt wird. Dieses tritt am oberen Rand der Brust meist deutlich hervor oder

188

läßt sich auch bei fettleibigen Personen gut palpieren. Am medialen Ende findet sich das Sternoklavikulargelenk und lateral des Akromioklavikulargelenk. Vom Schwertfortsatz des Brustbeins setzt sich beiderseits der Rippenbogen fort. Verletzungen der Brustwand sind hauptsächlich durch ihre Auswirkungen auf die Atem- und Herzmechanik bedeutsam.

Die vordere und seitliche Brustwand gliedern sich in 3 Schichten.

– Die *oberflächliche Schicht* besteht aus Haut, Brustdrüse, subkutanem Binde- und Fettgewebe,
– die *mittlere Schicht* aus Faszien und Gliedmaßenmuskeln der Brust sowie aus Muskeln des Bauchs und
– die *tiefe Schicht* aus der knöchernen Grundlage des Thorax, Zwischenrippenmuskeln, Fascia endothoracica und Pleura parietalis.

Oberflächliche Schicht
(Abb. 121, 122)

Die Haut der Brust ist relativ dünn und auf ihrer Unterlage gut verschieblich. Bei Männern findet sich in der Medianfurche eine mehr oder weniger stark ausgebildete Terminalbehaarung, die sich nach unten auf die vordere Bauchwand fortsetzt. Das Unterhautbindegewebe, das besonders bei Frauen ein dickeres Fettpolster bilden kann, ist durch die *Membrana sterni* mit dem Brustbein verwachsen.

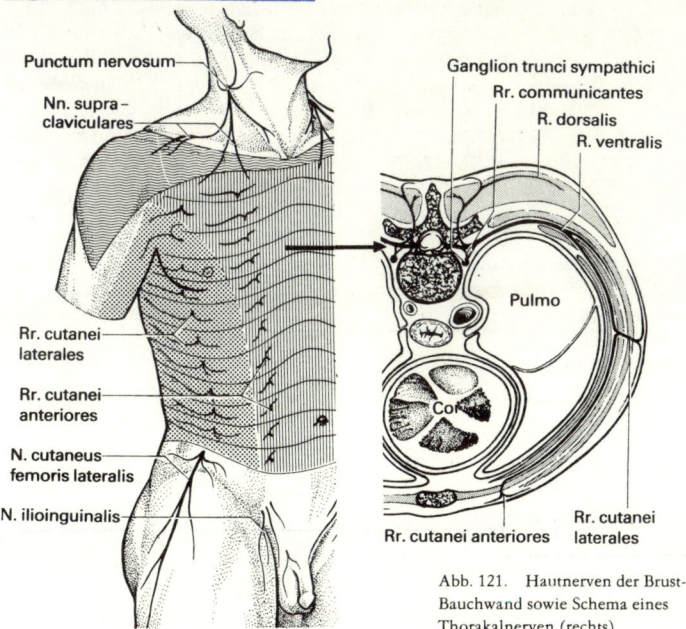

Abb. 121. Hautnerven der Brust- und Bauchwand sowie Schema eines Thorakalnerven (rechts)

Hautnerven (Abb. 121). Oben wird die Brustwand noch von den *Nn. supraclaviculares* aus dem Plexus cervicalis versorgt. Die anderen Hautäste entstammen den segmental gegliederten Thorakalnerven, *Nn. thoracici.* Ihre *Rr. ventrales* entsenden einen *R. cutaneus lateralis,* der in der Axillarlinie zwischen den Ursprungszacken des M. serratus anterior hervortritt, und die *Rr. cutanei anteriores,* die neben dem Brustbein in die Haut eindringen. Die Rr. cutanei laterales des 2. und 3. Thorakalnerven stehen als *Nn. intercostobrachiales* mit den Hautnerven des Oberarms in Verbindung (Abb. 276). Die oberen 6 Thorakalnerven innervieren die Haut der Brust- und die unteren 6 die der Bauchwand.

Die Arterien der oberflächlichen Schicht (Abb. 129) sind
– die *A. thoracica superior* (variabler Ast aus der A. axillaris),
– die *A. thoracica lateralis* (aus der A. axillaris), die am Seitenrand des M. pectoralis minor abwärts zieht,
– die *A. thoracodorsalis* (aus der A. axillaris), die unter der hinteren Achselfalte nach unten läuft, sowie
– die *Rr. perforantes* (aus der A. thoracica int.), die durch den 1. bis 6. Interkostalraum in die Haut eindringen.

Die Hautvenen münden in die V. axillaris; es gibt aber auch Abflüsse in die V. jugularis externa (wichtig bei Stauungen). Die *Vv. thoracoepigastricae* und die *V. thoracica lateralis* ziehen an der seitlichen Brustwand nach oben. Sie nehmen das Blut aus dem oberen Teil der Bauch- und Brustwand auf. Durch Anastomosen mit der V. epigastrica superficialis, die in die V. femoralis fließt, bilden sie einen Kollateralkreislauf zwischen der oberen und unteren Hohlvene (interkavale Anastomosen, Abb. 151, 152) und durch ihre Verbindungen mit den Vv. paraumbilicales auch mit dem Pfortaderkreislauf (portokavale Anastomosen, Abb. 174). Bei Stauungen der Pfortader (Leberzirrhose) erweitern sich die Venen in der Umgebung des Nabels und bilden das „Medusenhaupt".

Die Lymphgefäße (Abb. 123) fließen über die *Nll. paramammarii* zu den axillären Lymphknoten. Es bestehen außerdem Verbindungen zu den Nll. cervicales superficiales, Nll. parasternales, Nll. mediastinales anteriores und Nll. intercostales.

Brustdrüse, Mamma
(Abb. 122)

Die Brustdrüse ist die größte Hautdrüse des Menschen. Sie liegt zu 2 Dritteln auf dem M. pectoralis major und zu einem Drittel auf dem M. serratus anterior. Die gesunde Brustdrüse ist auf der oberflächlichen Körperfaszie verschieblich. Bei Mammakarzinomen, die in den Muskel metastasiert sind, ist die Verschieblichkeit aufgehoben. Die Brustdrüse der Frau breitet sich zwischen der 3. bis 6. Rippe, von der Parasternal- bis zur vorderen Axillarlinie aus. Drüsen- und Fettkörper werden von Bindege-

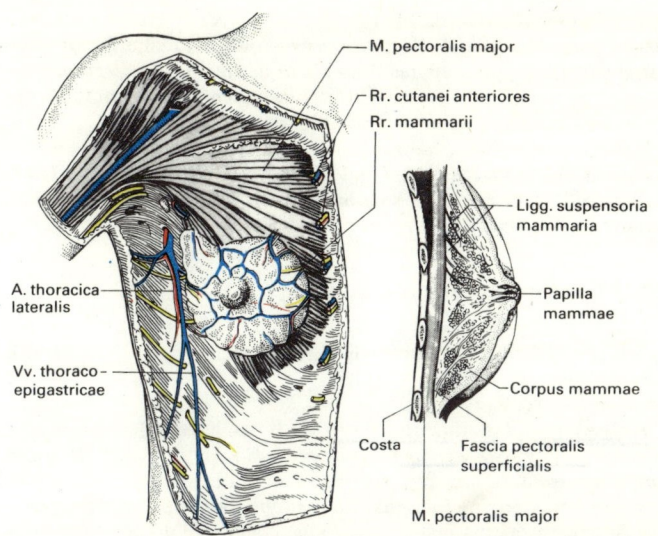

Abb. 122.　Topographie der Brustdrüse (links) und Brustdrüse im Sagittalschnitt (rechts)

webssträngen, *Ligg. suspensoria mammaria* (Cooper), durchzogen, welche die Pektoralisfaszie mit der Haut verbinden. Die Fülle und Größe der Brust wird vom Fettkörper, ihre Straffheit vom Bindegewebsapparat bestimmt. Nach der Geburt des 1. Kindes sowie mit zunehmendem Alter wird sie schlaffer und senkt sich. Eine feminine Ausbildung des Drüsenkörpers gibt es auch beim Mann (Gynäkomastie). Als Folge von Entwicklungsstörungen können Brustdrüse und Brustwarze fehlen (Amastie oder Athelie) oder vermehrt auftreten (Polymastie öder Polythelie).
Die Brustwarze, *Papilla mammaria,* des Mannes projiziert sich auf den 4. Interkostalraum. Sie enthält glatte Muskelfasern, die sie bei Berührungsreizen zur Erektion bringen und für den Saugakt greifbar machen. Stark abgeflachte oder eingezogene Brustwarzen der Frau (Dysthelie) können ebenso wie Entzündungen derselben zum Stillhindernis werden. Die auf ihr mündenden Milchgänge erweitern sich unter pathologischen Bedingungen zu Milchzysten (Galaktozelen). Die Brustwarze ist von einem pigmentierten Hof umgeben, in dem kleine Knäueldrüsen (Montgomery-Drüsen) münden.

Nerven. Die Brustdrüse wird von den oberen *Nn. thoracici* innerviert.

Die Arterien der Mamma sind
– die *Rr. mammarii* aus der A. thoracica interna,
– die *Aa. intercostales posteriores* (meist 2. und 3.) und
– die *A. thoracica lateralis* (aus der A. axillaris).

191

Die Venen bilden ein oberflächliches und tiefes Netz. Die oberflächlichen Venen leiten das Blut in die *V. thoracica lateralis* und vom *Plexus venosus areolaris* aus der Umgebung der Brustwarze in die *Vv. thoracoepigastricae.* Beide Venen münden in die V. axillaris. Es bestehen auch Verbindungen zur V. jugularis externa.

Unten anastomosieren die Venen mit den oberflächlichen Bauchwandvenen. Während der Schwangerschaft oder der Laktation können sie stark anschwellen und unter der Haut sichtbar werden. Die tiefen Venen kommunizieren mit den Vv. intercostales posteriores.

Lymphabflüsse der Brustdrüse
(Abb. 123)

Es gibt ein oberflächliches und tiefes Lymphgefäßnetz, aus denen die Lymphe in 3 Richtungen abfließt.

Die 1. Abflußbahn (Hauptabflußbahn) zieht nach lateral oben in die Achselhöhle zu den *Nll. axillares.* Zwischenstationen sind die *Nll. paramammarii* am Seitenrand der Brustdrüse. Meist findet sich hier ein größerer Lymphknoten oder eine Lymphknotengruppe (Sorgius-Lymphknoten), der beim Brustkrebs häufig befallen ist. Seine Nähe zu den Nn. intercostobrachiales erklärt bei Metastasen die ausstrahlenden Schmerzen in den Arm.

Die 2. Abflußbahn führt durch den M. pectoralis major entweder nach lateral zu den axillären Lymphknoten oder nach medial zu den tiefen Halslymphknoten. Stationen sind die *Nll. axillares interpectorales* zwischen beiden Brustmuskeln. Über die *Nll. intercostales* bestehen Verbindungen zu

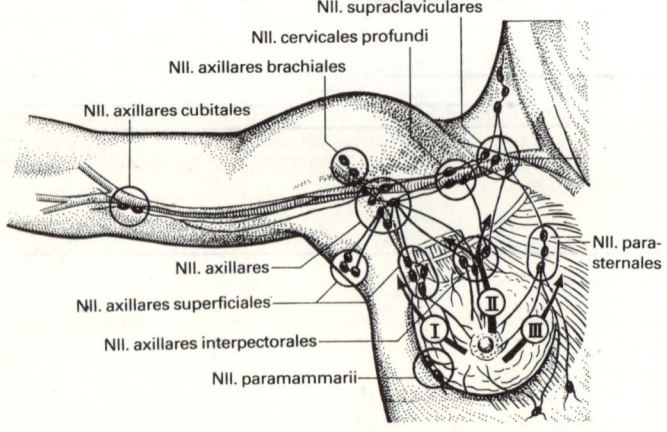

Abb. 123. Lymphknoten der Brustwand und der Achselhöhle von vorn

den Lymphknoten des hinteren Mediastinum und über die *Nll. parasterna-les* zu denen des vorderen Mediastinum. Letztere können mit den Lymphknoten der anderen Seite kommunizieren (paradoxe Metastasen).

Die 3. Abflußbahn geht über die *Nll. parasternales* entlang den Vasa thoracica in die großen Lymphstämme, die am Venenwinkel münden. Die Lymphgefäße kommunizieren mit denen der Gegenseite, den tiefen Halslymphknoten und den axillären Lymphknoten.

Mittlere Schicht der Brustwand
(Abb. 122, 123, 274)

Von der oberflächlichen Schicht ist sie durch die *Fascia pectoralis* getrennt. Diese setzt sich oben in die Lamina superficialis der Fascia cervicalis, seitlich in die Fascia axillaris, unten in die oberflächliche Faszie des äußeren schrägen Bauchmuskels fort und reicht medial bis zum Brustbein. Während sie dem M. pectoralis major fest anhaftet, ist sie mit dem Unterhautfettgewebe und der Brustdrüse nur locker verbunden.

1. Der *M. pectoralis major* breitet sich mit seinem Ursprung zwischen Schlüsselbein, Brustbein und den Rippenknorpeln auf der vorderen Brustwand aus und inseriert U-förmig an der Crista tuberculi majoris humeri. Unter ihm liegt die *Fascia clavipectoralis,* die den M. pectoralis minor und den M. subclavius bedeckt (Abb. 265). Subpectoralphlegmonen werden durch Inzision am Unterrand des M. pectoralis major und Gegeninzision unterhalb des Schlüsselbeins entlastet.
2. Der *M. pectoralis minor* zieht von den Rippen 3 bis 5 zum Proc. coracoideus scapulae und der *M. subclavius* vom 1. Rippenknorpel zur Unterfläche des Schlüsselbeins.
3. Der *M. serratus anterior* bedeckt die Seitenwand der Brust. Er zieht von den oberen 9 Rippen zum medialen Rand des Schulterblatts.

Nerven (Abb. 276). Der M. pectoralis major und minor sowie der M. serratus anterior werden von Ästen des Plexus brachialis innerviert.
– Der *N. pectoralis medialis* und *N. pectoralis lateralis* ziehen zu den Pektoralismuskeln und
– der *N. thoracicus longus* zum M. serratus anterior.

Arterien (Abb. 283). Die mittlere Schicht der Brustwand wird arteriell von Ästen der A. axillaris und Aa. intercostales versorgt.
– Die *A. thoracica superior* läuft in die oberen Interkostalräume und zum M. serratus anterior,
– die *A. thoracoacromialis* teilt sich zwischen M. pectoralis major und M. deltoideus (in der Mohrenheim-Grube) in ihre Äste und zieht mit *Rr. pectorales* zu den Muskeln,
– die *A. thoracica lateralis* läuft am Seitenrand des M. pectoralis minor abwärts (Abb. 274) und

- die *A. subscapularis* zieht mit der A. thoracodorsalis in der hinteren Achselfalte nach unten und anastomosiert mit den Aa. intercostales posteriores.

Die Venen begleiten die Arterien und münden in die V. axillaris.

Die Lymphgefäße ziehen zu den regionären Lymphknoten, *Nll. pectorales* (Abb. 123, 124). Sie kommunizieren mit den Nll. parasternales, den Nll. intercostales und den Lymphgefäßen der oberflächlichen Schicht.

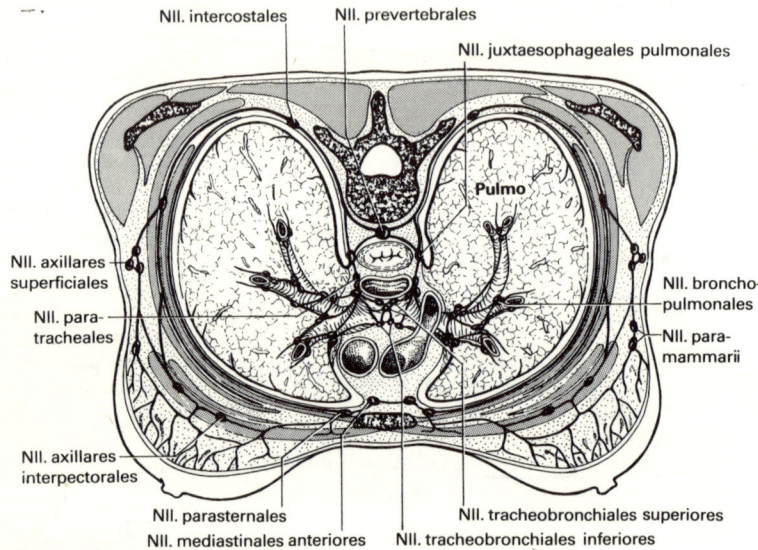

Nll. intercostales   Nll. prevertebrales

Nll. juxtaesophageales pulmonales

Pulmo

Nll. axillares superficiales

Nll. para-tracheales

Nll. broncho-pulmonales

Nll. para-mammarii

Nll. axillares interpectorales

Nll. parasternales   Nll. tracheobronchiales superiores

Nll. mediastinales anteriores   Nll. tracheobronchiales inferiores

Abb. 124. Schichten der Brustwand im Horizontalschnitt mit Lymphbahnen

Tiefe Schicht der Brustwand
(Abb. 123 bis 128)

Der Brustkorb, *Thorax,* bildet die Grundlage der tiefen Schicht. Er setzt sich aus der Brustwirbelsäule, den Rippen und dem Brustbein zusammen. Seine obere Öffnung, *Apertura thoracis superior,* wird von der 1. Rippe, dem 1. Brustwirbel und dem *Manubrium sterni* eingefaßt. Da die Rippen nach vorn abfallen, trifft eine über dem Brustbein nach hinten gelegte Horizontale den 2. unteren Rand des Brustwirbels (Abb. 125). Das erklärt auch, daß die Pleurakuppeln den Brustkorb überragen (Abb. 133). Die wesentlich weitere untere Brustkorböffnung, *Apertura thoracis inferior,* wird von der Wirbelsäule, den freien Rippen und dem Schwertfortsatz des Brustbeins, *Proc. xiphoideus,* umrahmt. Letzterer befindet sich etwa in Höhe des 9. Brustwirbels. Die Rippenbögen beider Seiten bilden einen nach unten offenen Winkel, *Angulus infrasternalis.*

194

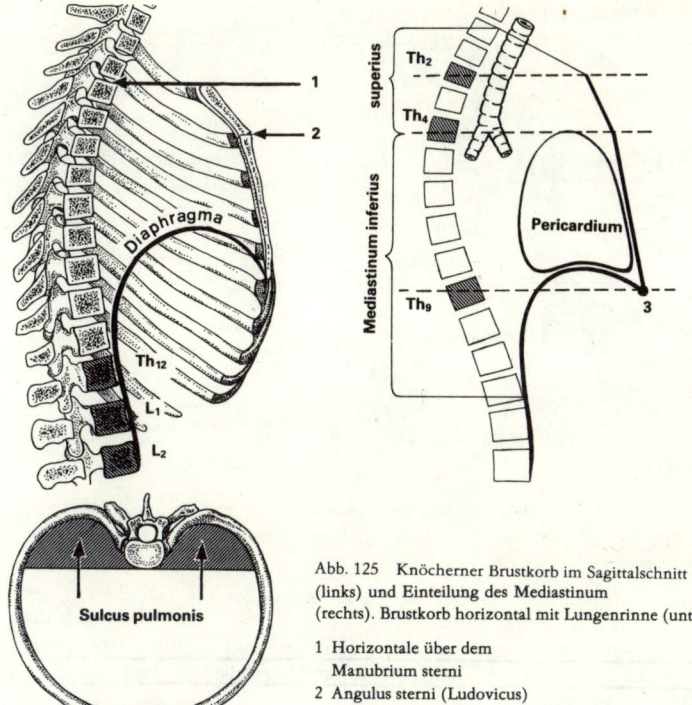

Abb. 125   Knöcherner Brustkorb im Sagittalschnitt
(links) und Einteilung des Mediastinum
(rechts). Brustkorb horizontal mit Lungenrinne (unten).

1 Horizontale über dem
  Manubrium sterni
2 Angulus sterni (Ludovicus)
3 Proc. xiphoideus

Eine wichtige Orientierungsstelle ist die Horizontale, die durch den *Angulus sterni* (Ludovicus) geht. Sie trifft auf den 4. Brustwirbelkörper und bildet die Grenze zwischen oberem und unterem Mediastinum. In ihrer Höhe liegen die Bifurcatio tracheae und der konkave Rand des Arcus aortae (Abb. 125); außerdem treffen hier die vorderen Pleuragrenzen beider Seiten dicht aufeinander (Abb. 133).

Die Rippen bilden 12 Brustrippenpaare, von denen 7 in direkter Verbindung mit dem Brustbein stehen. Die 3 folgenden Rippen erreichen das Brustbein, indem sich ihr Knorpelende an die nächsthöher gelegene Rippe anlegt und so den Rippenbogen, *Arcus costalis,* bildet. Die beiden letzten Rippen enden frei in der Bauchwand.

Das Rippenköpfchen, *Caput costae,* artikuliert mit 2 Wirbelkörpern und der Rippenhöcker, *Tuberculum costae,* mit dem Querfortsatz des Wirbels, so daß die Bewegungsachse der Rippen in der Längsrichtung des Rippenhalses, *Collum costae,* liegt. Der von den Rippenkörpern gebildete Winkel, *Angulus costae,* vertieft den Brustkorb beiderseits von der Wirbelsäule zur Lungenrinne, *Sulcus pulmonis,* die von der Lunge ausgefüllt wird (Abb. 125). Am

195

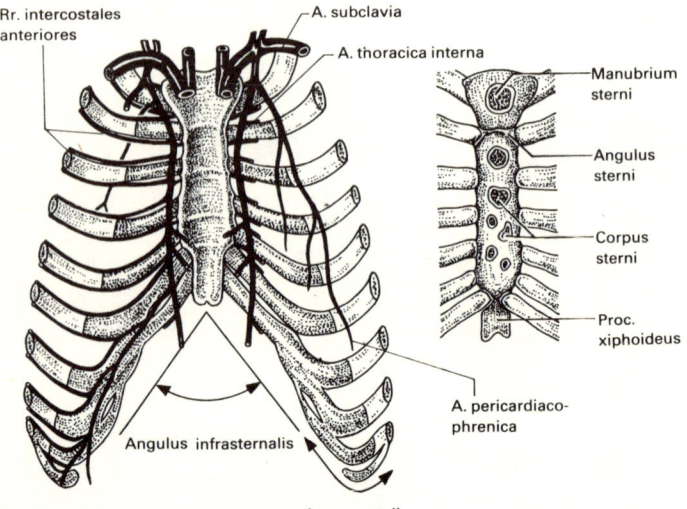

Abb. 126. Brustbein und Rippen von innen mit Arterien (links). Sternum mit Knochenkernen eines einjährigen Kindes (rechts)

unteren Rippenrand verläuft der *Sulcus costae,* der die Interkostalnerven und -gefäße aufnimmt.
Die Rippen sind bevorzugter Sitz von Metastasen verschiedenster Primärtumoren. Im Senium zeigen sie verstärkt Neigungen zu Frakturen durch Elastizitätsverlust.

Das Brustbein entwickelt sich aus den beiden paarigen Sternalleisten. Bleibt die Vereinigung der Leisten aus, dann entsteht eine Spaltbildung (Fissura sterni congenita). Die Verknöcherung beginnt im 4. Embryonalmonat mit mehreren Knochenkernen. Bei Kindern bis zum 12. Lebensjahr ist das Brustbein im Bereich der Rippenansätze immer noch knorplig, was bei Sternalpunktionen zu beachten ist (Abb. 126).
Das Sternum des Erwachsenen hat eine dünne Kompakta und eine gut entwickelte Spongiosa mit rotem blutbildendem Knochenmark und weiten Sinusoiden. Wegen seiner oberflächlichen Lage ist es für Punktionen besonders gut zugänglich. Brustbeinfrakturen sind selten und werden bei Jugendlichen so gut wie gar nicht beobachtet.

Zwischenrippenräume, Spatia intercostalia
(Abb. 125 bis 129)

Die Interkostalräume werden von Muskeln ausgefüllt (Abb. 127, 128).
1. Die *Mm. intercostales externi* liegen außen und erstrecken sich von der Wirbelsäule bis zur Knorpelknochengrenze. Über den knorpligen Ab-

196

schnitt setzen sie sich zum Brustbein als *Membrana intercostalis externa* fort.

2. Die *Mm. intercostales interni* befinden sich innen und reichen vom Brustbein bis zum Rippenwinkel (Abb. 127, 128). Das letzte Ende bis zur Wirbelsäule wird von der *Membrana intercostalis interna* überspannt.

3. Die *Mm. intercostales intimi* sind eine Abspaltung der Mm. intercostales interni.

4. Die *Mm. subcostales* sind nur im unteren Teil des Brustkorbs vorhanden und überspringen hier 1 bis 2 Rippen.

5. Der *M. transversus thoracis* zieht vom Sternum zu den Rippenknorpeln 2 bis 6.

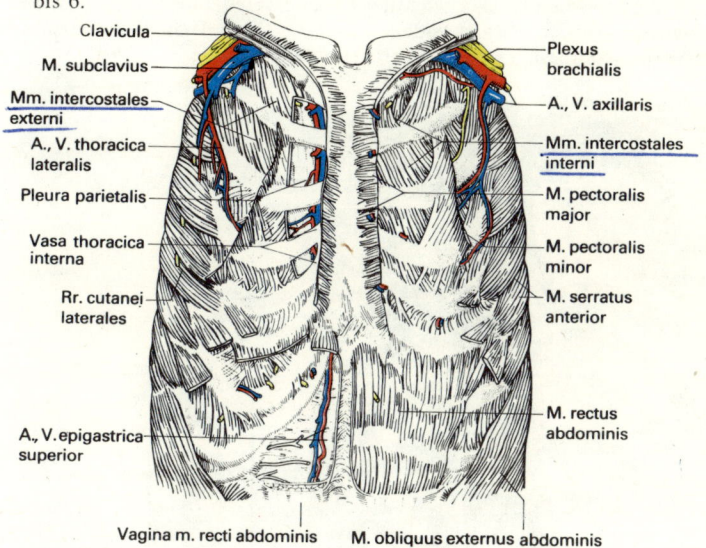

Clavicula —
M. subclavius —
Mm. intercostales externi
A., V. thoracica lateralis
Pleura parietalis —
Vasa thoracica interna
Rr. cutanei laterales
A., V. epigastrica superior

— Plexus brachialis
— A., V. axillaris
— Mm. intercostales interni
— M. pectoralis major
— M. pectoralis minor
— M. serratus anterior
— M. rectus abdominis

Vagina m. recti abdominis   M. obliquus externus abdominis

Abb. 127. Tiefe Schicht der Brustwand von vorn

Die Fascia endothoracica ist eine lockere Bindegewebsschicht an der Innenseite der Brustwand. Sie liegt unter der Pleura parietalis und ist unter den Pleurakuppeln besonders verstärkt. Oben steht sie mit dem tiefen Blatt der Halsfaszie in Verbindung. In ihrem hinteren Abschnitt verlaufen die interkostalen Leitungsbahnen bis zum Rippenwinkel und vorn die Vasa thoracica interna (Abb. 126, 129).

Die Leitungsbahnen in den Interkostalräumen (Abb. 121, 128, 129) verlaufen im hinteren Abschnitt bis zum Rippenwinkel subpleural. Bei Rippenfellentzündungen können sie schmerzhaft reagieren. Weiter lateral ziehen sie zwischen den Interkostalmuskeln am unteren Rand der Rippen im Sulcus costae nach vorn. Die Vene liegt in der Regel oben, die Arterie in der Mitte und der Nerv unten (Abb. 128).

Nerven (Abb. 121). Die *Nn. thoracici* verlassen mit 12 Nervenpaaren den Wirbelkanal durch je ein Foramen intervertebrale. Die oberen 6 Interkostalnerven ziehen mit ihren *Rr. ventrales* bis zum Sternum und die unteren 6 über den Rippenbogen zwischen den Ursprungszacken des Zwerchfells hindurch zur Bauchwand.

Die Arterien (Abb. 128, 129, 137, 149) bilden in den Interkostalräumen Ringe, die ihren Zufluß von
– den *Aa. intercostales posteriores* aus der Pars thoracica aortae und
– den *Aa. intercostales anteriores* aus der A. thoracica interna erhalten.
Diese Arterienringe stellen wichtige Kollateralkreisläufe bei der Aortenisthmusstenose dar (Pars ascendens aortae → A. subclavia → A. thoracica int. → Aa. intercostales → Pars thoracica aortae).

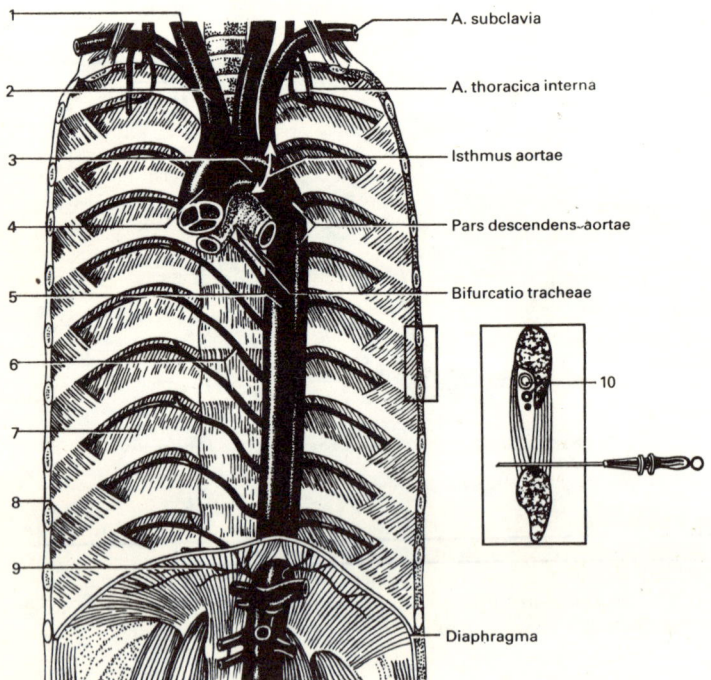

Abb. 128. Dorsale Brustwand mit Aorta und Interkostalarterien und Lage der Punktionsnadel im Interkostalraum (rechts).

1 A. carotis communis
2 Truncus brachiocephalicus
3 Arcus aortae
4 Pars ascendens aortae
5 Pars thoracica aortae
6 Aa. intercostales posteriores
7 Mm. intercostales externi
8 Mm. intercostales interni
9 Aa. phrenicae inferiores
10 Nerven und Gefäße im Sulcus costae

Die *Aa. intercostales posteriores* der beiden oberen Interkostalräume entspringen aus der *A. intercostalis suprema* (ein Ast des Truncus costocervicalis aus der A. subclavia), die restlichen (3 bis 11) aus der Pars thoracica aortae. Letztgenannte ziehen seitwärts über die Rippenhälse (die rechten überkreuzen die Wirbelkörper), wo sie einen *R. spinalis* für das Rückenmark und einen *R. dorsalis* zum Rücken abgeben. In der Nähe des Rippenwinkels entlassen sie den *R. collateralis,* der am oberen Rand der Rippe nach vorn zieht.

Pleurapunktionen werden hinter der hinteren Axillarlinie am oberen Rand einer Rippe vorgenommen (Abb. 128). Der Sulcus costae ist hier am tiefsten, und die Leitungsbahnen sind am besten geschützt. Kommt es bei

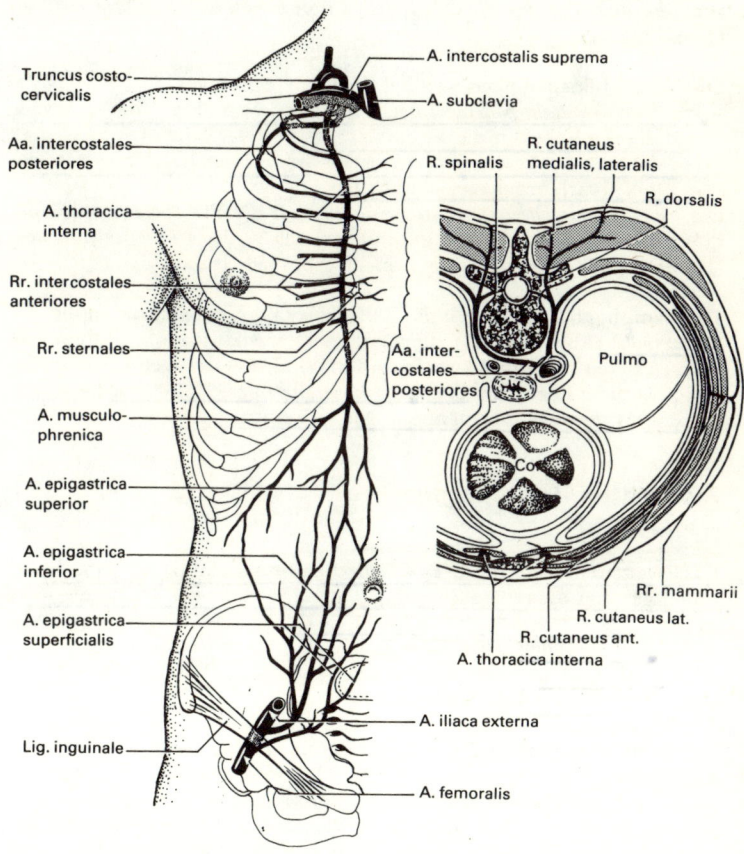

Abb. 129. Arterienanastomose in der vorderen Rumpfwand und Schema eines interkostalen Arterienrings im Horizontalschnitt (rechts)

penetrierenden oder perforierenden Brustwandverletzungen zu Gefäßläsionen, dann füllen sich die Pleuraräume mit Blut (Hämatothorax).

Die *Aa. intercostales anteriores* laufen meist am oberen und unteren Rand der Rippen zwischen den Interkostalmuskeln nach lateral und vereinigen sich mit den hinteren Interkostalarterien zum Arterienring.

Die *A. thoracica interna* zieht von der A. subclavia hinter den Rippenknorpeln nach unten zum Zwerchfell (Abb. 126). In Höhe des 7. Rippenknorpels teilt sie sich in

– die *A. musculophrenica* und *A. epigastrica superior.*

Erstere verzweigt sich im Ursprungsgebiet des Zwerchfells, letztere tritt an der Rückseite des M. rectus abdominis in die Rektusscheide ein und anastomosiert mit der A. epigastrica inferior aus der A. iliaca externa (Abb. 129).

Die Venen bilden ähnlich wie die Arterien Gefäßringe.

– Die *Vv. intercostales posteriores* der rechten Seite münden in die V. azygos und die der linken in die V. hemiazygos.

– Die *Vv. intercostales anteriores* fließen in die Vv. thoracicae internae, die in die V. brachiocephalica einmünden.

Die *Vv. thoracicae internae* anastomosieren über die Vv. epigastricae superiores mit der V. epigastrica inferior aus der V. iliaca externa und den Hautvenen der oberflächlichen Schicht (Abb. 151, 152).

Die Lymphgefäße begleiten die Blutgefäße. Vorn münden sie in die *Nll. parasternales* (Abb. 123, 124), die mit den Nll. mediastinales anteriores und unteren tiefen Halslymphknoten vernetzt sind. Am dorsalen Ende der Interkostalräume liegen die *Nll. intercostales,* die über die Nll. mediastinales posteriores mit dem Ductus thoracicus in Verbindung stehen.

Zwerchfell, Diaphragma
(Abb. 125, 130)

Das Zwerchfell bildet die Grenze zwischen Brust- und Bauchraum. In der Ruhelage steht die rechte Zwerchfellkuppel in Höhe des 4. und die linke in Höhe des 5. Interkostalraums (Abb. 141).

– Die *Pars lumbalis* entspringt von der Lendenwirbelsäule,

– die *Pars costalis* von den Rippen und

– die *Pars sternalis* vom Brustbein.

Alle Muskelfasern inserieren am *Centrum tendineum.*

Die Pars lumbalis bildet 2 Schenkel, *Crus dextrum* und *Crus sinistrum.* Außerdem gibt es 3 Sehnenbögen. Das *Lig. arcuatum mediale* (Psoasarkade) spannt sich zwischen Körper und Querfortsatz des 1. Lendenwirbels über dem M. psoas major aus, das *Lig. arcuatum laterale* (Quadratusarkade) verbindet vor dem M. quadratus lumborum den Querfortsatz des 1. Lendenwirbels mit der 12. Rippe; und das *Lig. arcuatum medianum* spannt sich vor dem Hiatus aorticus aus.

Muskelfreie Stellen, d. h. nur bindegewebig verschlossene Bezirke sind
– die *Larrey-Spalte* zwischen Pars sternalis und Pars costalis sowie
– die *Bochdalek-Lücke* zwischen Pars costalis und Pars lumbalis.
Beide sind bevorzugte Orte für den Durchbruch von Abszessen und
Zwerchfellhernien.

Die großen Zwerchfellöffnungen (Abb. 130) sind
– der *Hiatus aorticus* zwischen beiden Schenkeln der Pars lumbalis,
– der *Hiatus esophageus* vor dem Aortenschlitz und
– das *Foramen venae cavae* im Centrum tendineum.
Der *Hiatus aorticus* weicht etwas nach links von der Medianlinie ab und
reicht vom 1. Lendenwirbel bis zum 11. Brustwirbel. Durch ihn treten die
Aorta mit dem Plexus aorticus thoracicus und der Ductus thoracicus.
Der *Hiatus esophageus* liegt in Höhe des 10. Brustwirbels. Er dient dem
Durchtritt der Speiseröhre, des Truncus vagalis anterior und posterior so-

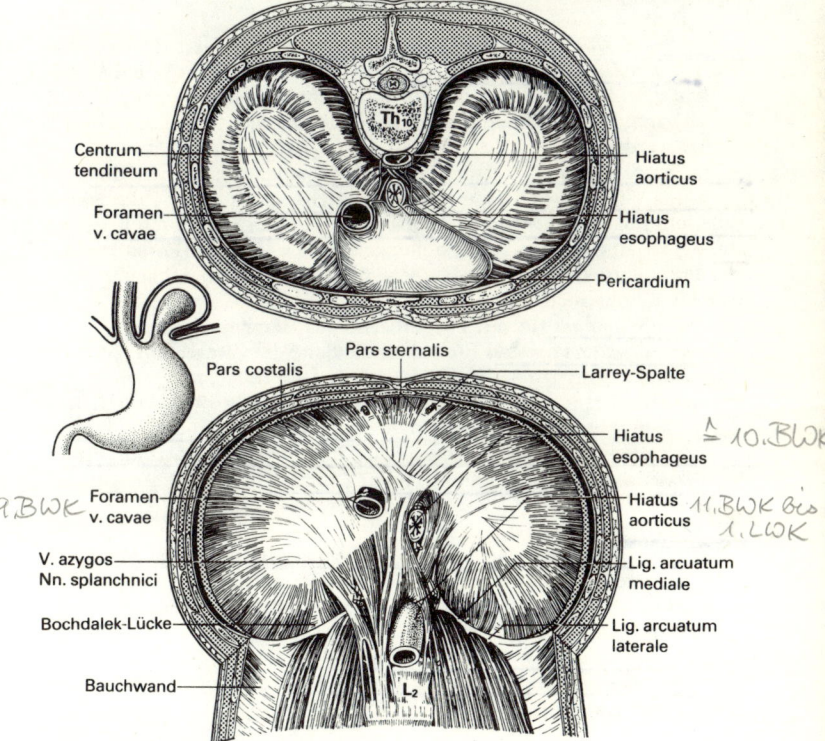

Abb. 130. Zwerchfell von oben (obere Figur) und von unten (untere Figur).
Paraösophagealhernie (Mitte)

wie des R. phrenicoabdominalis des linken N. phrenicus. Da die Speiseröhre mit dem Zwerchfell durch Bindegewebe verschieblich verbunden ist, läßt sie sich bei Operationen von diesem leicht lösen. Das paraösophageale Bindegewebe ist auch der Entstehungsort für Hernien (Hernia paraesophagica), die sich taschenartig in den Brustraum vorschieben. Im Bruchsack können sich auch Magen, Dick- und Dünndarm sowie Netzteile oder die Milz befinden.

Das *Foramen venae cavae* liegt rechts von der Medianlinie in Höhe des 9. Brustwirbels. Außer der unteren Hohlvene dient es dem Durchtritt des R. phrenicoabdominalis vom rechten N. phrenicus.

Kleinere Zwerchfellöffnungen findet man noch in der Pars lumbalis für den Durchtritt von Truncus sympathicus, V. azygos und V. hemiazygos sowie N. splanchnicus major und N. splanchnicus minor.
Durch die Larrey-Spalte zieht die A. epigastrica superior (Endast der A. thoracica int.) hindurch.

Nerven. Das Zwerchfell wird vom *N. phrenicus* innerviert. Dieser Nerv geht aus den Zervikalsegmenten C_{3-5} hervor, tritt zwischen A. und V. subclavia in das obere Mediastinum ein und zieht zwischen Pleura und Perikard abwärts. Bei Eröffnung des Herzbeutels kann der N. phrenicus leicht verletzt werden.
Der rechte N. phrenicus gelangt durch das Foramen venae cavae, der linke durch den Hiatus esophageus des Zwerchfells. In 20 % der Fälle gibt es Nebenphrenizi, *Nn. phrenici accessorii,* die aus tieferen Segmenten hervorgehen. Bei therapeutischen Ruhigstellungen des Zwerchfells (Phrenikotomie oder Phrenikusexhairese) ist an solche Möglichkeiten zu denken.
Äste des N. phrenicus sind
- der *R. pericardiacus* für die Vorderfläche des Herzbeutels und
- die *Rr. phrenicoabdominales* für die untere Seite des Zwerchfells sowie für das Bauchfell bis zur Gallenblase und bis zum Pancreas.

Wird der N. phrenicus durch eine Pleuritis oder Perikarditis gereizt, dann kann es zum Schluckauf (Singultus), bei einer Gallenblasenentzündung zu ausstrahlenden Schmerzen in die rechte und bei einer Entzündung des Pankreasschwanzes in die linke Schulter kommen.

Die Arterien des Zwerchfells sind
- die *A. pericardiacophrenica* (aus der A. thoracica int.), die den N. phrenicus begleitet,
- die *A. musculophrenica* (lateraler Endast der A. thoracica int.), die hinter dem Rippenbogen zum Zwerchfell zieht, sowie
- die *Aa. phrenicae superiores* aus der Brustaorta und
- die *Aa. phrenicae inferiores* aus der Bauchaorta für die obere bzw. untere Fläche des Zwerchfells (Abb. 128).

Die Venen münden in die V. azygos und V. hemiazygos sowie in die Vv. thoracicae internae.

Die Lymphknoten liegen auf der Ober- und Unterfläche des Zwerchfells, *Nll. phrenici superiores* und *inferiores*. Ihre Einzugsgebiete sind Zwerchfell und Leber.

Brusthöhle, Cavitas thoracis
(Abb. 131)

Der Brustraum wird durch eine sagittale Scheidewand, *Mediastinum,* in 2 ungleich große Höhlen unterteilt. Diese werden von der Pleura parietalis ausgekleidet und von den Lungen ausgefüllt. Im Mittelraum befindet sich als 3. Höhle der Herzbeutel, der das Herz einschließt.

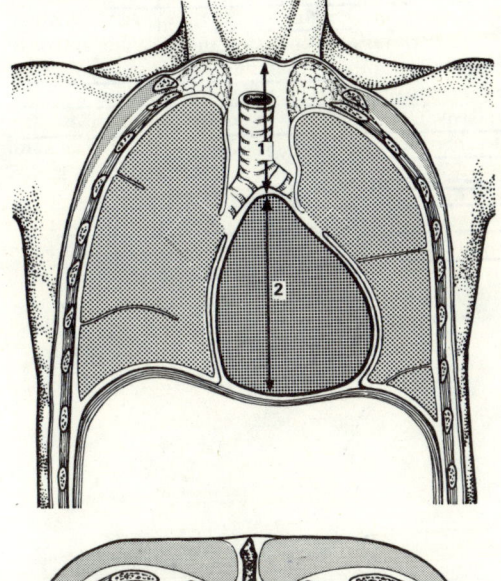

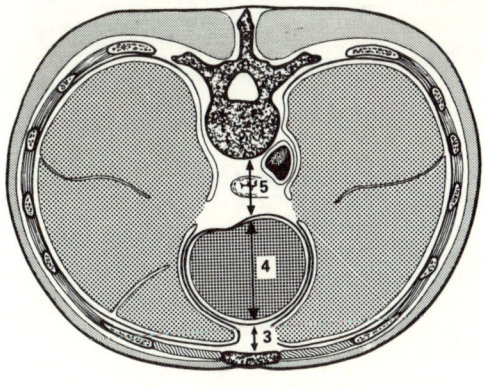

Abb. 131.   Brusthöhlen und Mediastinum.
1 Mediastinum superius
2 Mediastinum inferius
3 Mediastinum anterius
4 Mediastinum medium
5 Mediastinum posterius

Pleura und Pleurahöhlen

(Abb. 131 bis 133)

Die Pleura ist eine seröse Haut. Ihr parietales Blatt bekleidet die Brustwand von innen (Brustfell), ihr viszerales Blatt die Lungen (Lungenfell). Beide Pleurablätter sind durch einen kapillären Spalt, *Cavitas pleurae,* voneinander getrennt. Die Oberfläche der Pleura trägt Mesothel. Daher ist sie glatt und durch die Absonderung einer geringen Flüssigkeitsmenge schlüpfrig, so daß sich beide Pleurablätter leicht gegeneinander verschieben können. Bei Entzündungen, die mit einer Aufrauhung der Oberfläche einhergehen, entstehen Reibegeräusche.

Dringt bei Verletzungen Luft zwischen beide Pleurablätter ein, dann kollabiert die Lunge, und es entsteht ein Pneumothorax. Der offene Pneumothorax kann als Folge einer Perforation der Brustwand und der geschlossene bei Lungenverletzungen auftreten. Erfolgt mit der Atmung eine ständige Luftzufuhr in den Pleuraspalt (Ventilpneumothorax), dann wird das Mediastinum zur gesunden Seite verdrängt (Spannungspneumothorax), was zum Herzstillstand führen kann. Der Spannungspneumothorax kann durch eine Pneumothoraxdrainage entlastet werden. Hierzu wählt man 2 Wege. Man durchsticht in der Medioklavikularlinie den 2. oder 3. Interkostalraum oder in der mittleren Axillarlinie den 5. oder 6. Interkostalraum mit einer weitlumigen Kanüle. Die im Pleuraraum aufgestaute Luft kann so durch die Kanüle entweichen (Abb. 132).

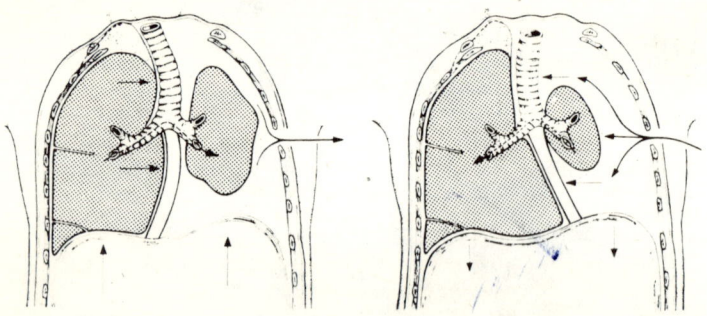

Abb. 132.   Offener Pneumothorax; Inspirium (links) und Exspirium (rechts)

Die Pleura parietalis liegt auf der Fascia endothoracica, von der sie sich stumpf ablösen läßt (Pneumolyse). Topographisch unterscheidet man
– die *Pleura costalis* im Gebiet der Rippen, der Interkostalräume, des Brustbeins und der Seitenflächen der Wirbelsäule,
– die *Pleura mediastinalis* am Mediastinum und Perikard,
– die *Pleura diaphragmatica* auf der oberen Fläche des Zwerchfells und
– die *Cupula pleurae* oder Pleurakuppel, die mit der 1. Rippe verwachsen ist und sich bis in das Halsgebiet erhebt (Abb. 119, 133).

Die Pleura visceralis beginnt am Lungenstiel zusammen mit der Pleura mediastinalis; sie bildet unterhalb vom Lungenhilum das zum Zwerchfell auslaufende *Lig. pulmonale.*
Während oben und hinten die kostale und mediastinale Pleura fließend ineinander übergehen, bilden sich vorn und unten

die Recessus pleurales. Diese sind Reserveräume, in welche die Lungen bei der Inspiration gleiten, ohne sie jedoch ganz auszufüllen (Abb. 133).
– Der *Recessus costomediastinalis* liegt hinter dem Brustbein,
– der *Recessus costodiaphragmaticus* zwischen den abfallenden Zwerchfell-schenkeln und der seitlichen Brustwand. In der vorderen Axillarlinie ist er 6 bis 8 cm hoch; vorn und hinten wird er niedriger (2 bis 3 cm).
Sammeln sich im Recessus costodiaphragmaticus Flüssigkeiten (Exsudate) oder Blut, dann werden die Lungen nach oben oder das Zwerchfell nach unten verdrängt.

Nerven (Abb. 137, 149). Die Pleura costalis wird von *Nn. intercostales,* die Pleura mediastinalis und Pleura diaphragmatica von *N. phrenicus* und *N. vagus* innerviert. Entzündungen des Rippenfells können über die Nn. inter-costobrachiales schmerzhaft in den Arm ausstrahlen. Die Pleura visceralis erhält ihre Nerven aus dem *Plexus pulmonalis.* Außer freien Nervenendigungen werden in ihr verschiedene Formen von Endkörperchen beobachtet. Im Gegensatz zum Lungengewebe ist die Pleura sehr schmerzempfindlich.

Die Arterien und Venen der Pleura parietalis entstammen den Brust-wandgefäßen (Abb. 128, 137, 149). Die Pleura visceralis wird von Vasa privata der Lunge versorgt.

Die Lymphgefäße der Pleura parietalis führen zu den *Nll. parasternales, Nll. intercostales, Nll. mediastinales anteriores* und *posteriores.* Außerdem gibt es Verbindungen mit den *Nll. axillares interpectorales* (Abb. 123, 124), die bei Pleuritiden am Rand des M. pectoralis major tastbar sind.
Aus der Pleura mediastinalis führt die Lymphe in die vorderen und hinteren mediastinalen Lymphknoten (Abb. 150).
Das Lymphgefäßnetz der Pleura diaphragmatica steht mit den *Nll. parasternales,* den *Nll. mediastinales anteriores* und *posteriores* und durch das Zwerchfell mit den Lymphgefäßen des Bauchfells in Verbindung.

Pleura- und Lungengrenzen
(Abb. 133)

Die Pleuragrenzen beziehen sich auf die Pleurakuppel, den vorderen und unteren Rand der Pleura.
Die *Pleurakuppel* überragt die 1. Rippe vorn und das Schlüsselbein um 2 bis 3 cm. Sie wird von der *Membrana suprapleuralis* (Fortsetzung der Fascia

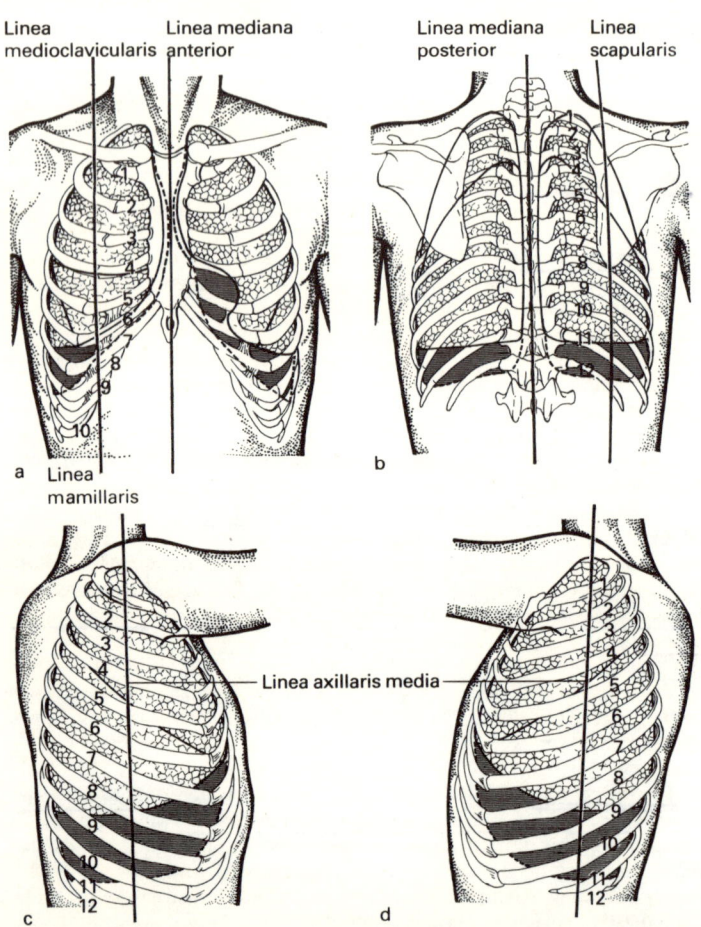

Abb. 133. Pleura- und Lungengrenzen, a von vorn mit Thymus- und Herzdreieck, b von hinten, c und d von der Seite. Die Recessus pleurales sind schraffiert.

Die untere Pleuragrenze schneidet die Mamillarlinie in Höhe des 7. Rippenknorpels, die Axillarlinie in Höhe der 10. Rippe (rechts) bzw. 11. Rippe (links), die Skapularlinie in Höhe der 12. Rippe.

Die untere Lungengrenze schneidet die Mamillarlinie in Höhe des 6. Rippenknorpels, die Axillarlinie in Höhe der 8. Rippe, die Skapularlinie in Höhe der 11. Rippe.

Die Fissura obliqua beginnt hinten in Höhe des 3. Brustwirbels (Höhe der Spina scapulae) und verläuft nach vorn unten zur Knorpel-Knochen-Grenze der 6. Rippe.

Die Fissura horizontalis erreicht die 4. Rippe in der Mamillarlinie

206

endothoracica) verstärkt. Die Lungenspitze kann in der Fossa supraclavicularis major auskultiert und hier auch leicht verletzt werden (z. B. bei Plexus-brachialis-Blockaden, Abb. 275).

Die *vordere Pleuragrenze* verläuft hinter dem Sternoklavikulargelenk nach unten. Sie konvergiert bis zum Angulus sterni (Ludovicus), wo sich die Pleurasäcke beider Seiten fast berühren. Von hier zieht sie parallel zur Mittellinie bis zum Ansatz der 4. Rippe (links) bzw. 6. Rippe (rechts). Dann weichen die vorderen Pleuraränder auseinander, links stärker als rechts, und gehen in die untere Pleuragrenze über. Oberhalb des Angulus sterni liegt das *Thymusdreieck,* das bei Kindern größer ist als bei Erwachsenen, und im unteren Drittel des Brustbeins das *Herzbeuteldreieck.* In dem letztgenannten liegt der Herzbeutel der vorderen Brustwand an, so daß er hier punktiert werden kann, ohne die Pleurahöhlen zu verletzen.

Die *untere Pleuragrenze* folgt dem Rippenbogen, biegt nach hinten um und unterkreuzt die unteren Rippen in Höhe des Dornfortsatzes des 12. Brustwirbels. Sie gerät hier in topographische Beziehungen zu Organen des Oberbauchs, der Nieren und Nebennieren, woraus sich das Übergreifen von Abszessen auf die Pleura sowie gemeinsame Verletzungen von Pleura und Oberbauchorganen erklären.

Die Lungengrenzen folgen nicht überall den Pleuragrenzen, besonders unten und vorn; bei der Atmung kommt es zu Verschiebungen.

- Die *Lungenspitzen* liegen in den Pleurakuppeln und überragen das Schlüsselbein um 2 bis 3 cm, wo man sie auch perkutieren und auskultieren kann. Ihre Verschiebungen bei der Atmung sind hier geringfügig.
- Die *vorderen Lungengrenzen* verlaufen parallel zu den vorderen Pleuragrenzen. Links am Ansatz der 4. Rippe weichen sie durch die *Incisura cardiaca* dem Sternalrand stärker aus. Die *Lingula pulmonis sinistri* springt in Höhe der 5. und 6. Rippe gegen die vordere Pleuragrenze vor und bildet den Übergang zur unteren Lungengrenze.
- Die *unteren Lungengrenzen* liegen über dem Recessus costodiaphragmaticus. Sie verschieben sich bei der Atmung um 2 bis 3 Querfingerbreiten (3 bis 6 cm). Bei starken Flüssigkeitsansammlungen in der Pleurahöhle kann die Verschieblichkeit der unteren Lungengrenze eingeschränkt sein.
- Die *hinteren Lungengrenzen* verlaufen parallel zur Wirbelsäule. Ihre Verschieblichkeit ist wie die der Lungenspitzen gering.
- Das *Lungenhilum* projiziert sich vorn am Sternalrand auf den 3. Interkostalraum und hinten etwa auf den 5. Brustwirbel.
- Die *Bifurcatio tracheae* liegt etwa in Höhe des 4. Brustwirbels; bei der Einatmung verschiebt sie sich um ca. eine Brustwirbelbreite nach unten.

Die oberen Lungenlappen beider Seiten sowie der rechte Mittellappen liegen der vorderen, die beiden Unterlappen der hinteren Brustwand an. Die Lungenbasis ruht auf der Zwerchfellkuppel.

Lunge, Pulmo

(Abb. 133 bis 135)

Auf Grund ihrer Elastizität paßt sich die Lunge der Form der Pleurahöhlen an. Die formalingehärtete Lunge zeigt daher Abdrücke der benachbarten Organe. Beide Lungenflügel werden durch Interlobärspalten, die fast bis zum Hilum einschneiden, in Lappen gegliedert.

Die *Fissura obliqua* trennt den Ober- und Unterlappen, *Lobus superior* und *inferior*, und die *Fissura horizontalis* auf der rechten Seite den Mittellappen, *Lobus medius*, vom Oberlappen. Nahezu 50 % aller Lungen zeigen weitere, sehr unterschiedlich ausgebildete Spalten und zusätzliche Lappen (Herz-, Azygoslappen), die bei der Beurteilung von Röntgenbildern zu Fehldeutungen führen können. Die Facies costalis der Lunge liegt der Brustwand an und trägt die Eindrücke der Interkostalräume, die vermutlich postmortal durch die Wirkung des äußeren Luftdrucks entstehen.

Die *Facies medialis* grenzt mit ihrer *Pars vertebralis* an die Wirbelsäule und mit ihrer *Pars mediastinalis* an das Mediastinum. Sie enthält das Lungenhilum mit der Lungenwurzel und den Abdruck des Herzens, *Impressio cardiaca*. Vor der Lungenwurzel, *Radix pulmonis*, findet sich der Abdruck der V. cava superior und hinter diesem der des Esophagus und bei starker Blutfüllung auch der der V. azygos. Der linke Lungenflügel ist durch die *Incisura cardiaca pulmonis sinistri* eingeschnitten; die *Lingula pulmonis sinistri* springt gegen das Zwerchfell vor. Auf ihrer Medialfläche findet man außer der *Impressio cardiaca* den Abdruck des Aortenbogens. Die Lungenspitzen zeigen den Eindruck der A. subclavia. Die *Facies diaphragmatica* bildet die dem Zwerchfell zugekehrte untere konkave Fläche der Lunge.

Bronchien und Lungensegmente

(Abb. 134, 135)

Die Bronchien beginnen mit der Aufteilung der Luftröhre an der *Bifurcatio tracheae* in die beiden Hauptbronchien, *Bronchus principalis (dexter et sinister)*. Am Lungenhilum, *Hilum pulmonis*, treten sie zusammen mit der *A. pulmonalis*, den *Vv. pulmonales*, den *Rr.* und *Vv. bronchiales*, Lymphgefäßen sowie mit Zweigen des *N. vagus* und *Truncus sympathicus* in die Lunge ein. Die Lagebeziehungen der Bronchien und Gefäße sind am Lungenhilum auf beiden Seiten etwas verschieden. Im Prinzip ergibt sich von oben nach unten folgende Anordnung:

Rechtes Hilum	Linkes Hilum
Bronchus principalis dexter	*A. pulmonalis*
A. pulmonalis	*Bronchus principalis sinister*
Vv. pulmonales	*Vv. pulmonales*

Im Inneren der Lunge wird die Lage der Bronchien und Gefäße unregelmäßiger, und das Bild verwischt sich. Der rechte Hauptbronchus ist kürzer, weiter und verläuft steiler als der linke, so daß er praktisch in Verlängerung der Luftröhre liegt. Daraus er-

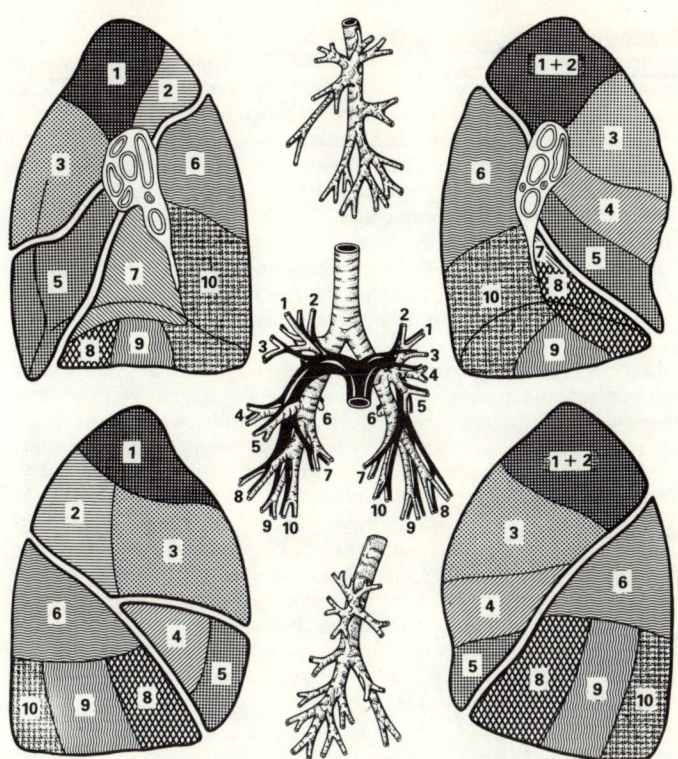

Abb. 134. Bronchialbaum und Lungensegmente (international gültige, in London 1949 beschlossene Nomenklatur). Nach den derzeit gültigen PNA werden das 1. und 2. Segment des Oberlappens der linken Lunge auch als Segmentum apicoposterius zusammengefaßt.

Rechte Lunge
Oberlappen

1 Segmentum apicale
2 Segmentum posterius
3 Segmentum anterius

Mittellappen
4 Segmentum laterale
5 Segmentum mediale

Unterlappen
6 Segmentum apicale
7 Segmentum basale mediale
8 Segmentum basale anterius
9 Segmentum basale laterale
10 Segmentum basale posterius

Linke Lunge
Oberlappen
Pars superior
1 u. 2 Segmentum apicoposterius
3 Segmentum anterius
4 Segmentum lingulare superius ⎫
5 Segmentum lingulare inferius ⎭ Lingula

Unterlappen
6 Segmentum apicale
7 Segmentum basale mediale (cardiacum)
8 Segmentum basale anterius
9 Segmentum basale laterale
10 Segmentum basale posterius

klärt sich auch, daß Aspirationspneumonien im rechten Unterlappen häufiger auftreten als im linken. Vom rechten Hauptbronchus gehen 3 und vom linken 2 Lappenbronchien, *Bronchi lobares,* ab. Der *Bronchus lobaris superior dexter* liegt über der Lungenarterie, d. h. „eparteriell", und der *Bronchus lobaris superior sinister* unter der Lungenarterie, d. h. „hyparteriell".

Aus den Lappenbronchien gehen die Segmentbronchien, *Bronchi segmentales,* hervor und unterteilen sich weiter in die Subsegmentbronchien. Jeder Segmentbronchus ist genau bezeichnet. Für die Beurteilung von Bronchogrammen hat es sich aber als zweckmäßig erwiesen, die Segmentbronchien durch arabische Ziffern und die Subsegmentbronchien durch Buchstaben zu kennzeichnen. Der Bronchialbaum kann röntgenologisch (zur Karzinomdiagnostik) durch Bronchographie dargestellt werden.

Die Lungensegmente, *Segmenta bronchopulmonalia,* (Abb. 134) sind an der Lungenoberfläche nicht abzugrenzen. Ihre Gliederung geht von den Segmentbronchien aus, die mit ihren zugeordneten Arterien eine bronchoarterielle Einheit bilden; die Venen verlaufen intersegmental. Die Form eines Segments ist keil- oder pyramidenförmig; die Spitze ist hilumwärts gerichtet. Die nächstkleinere Einheit sind die *Subsegmente.*
Die Segmentanatomie ist für die Bronchoskopie, Röntgenologie und Thoraxchirurgie von Bedeutung, weil sich bestimmte Erkrankungen der Lunge auf einzelne Segmente beschränken. Segmente können ohne größere Blutungsgefahr reseziert werden. Jede Lunge wird in 10 Segmente unterteilt, wobei das 1. und 2. Segment der linken Lunge zusammengefaßt werden. Die rechte Lunge besitzt 3 Segmente im Oberlappen, 2 im Mittellappen und 5 im Unterlappen. Die linke Lunge enthält je 5 Segmente im Ober- und Unterlappen (Abb. 134).

Nerven und Gefäße der Lunge
(Abb. 134a, 135)

Nerven. Die Bronchien und Arterien der Lunge werden von einem Nervengeflecht, *Plexus pulmonalis,* umsponnen, das sich aus Ästen
– des *N. vagus, Truncus sympathicus* und wahrscheinlich auch des *N. phrenicus* zusammensetzt. Der Plexus enthält *Ganglienzellen.*
Die sympathischen Fasern kommen aus den oberen Brustganglien des Truncus sympathicus. Die afferenten Bahnen für die Schmerzleitung von der Pleura und den Bronchien sowie für Volumenrezeptionen verlaufen im N. vagus. In ihm ziehen auch efferente Fasern zur glatten Muskulatur. Sekretorische Fasern sind wahrscheinlich sowohl im Vagus als auch im Sympathikus enthalten. Vasodilatatorische Fasern werden im Phrenikus und Sympathikus vermutet.

Arterien (Abb. 134a, 135). Man unterscheidet „Vasa publica", die das venöse Blut vom Herzen in die Lungen und nach der Arterialisierung wieder zurück zum Herzen führen, und „Vasa privata", die der Eigenernährung der Lunge dienen.

210

- Die *A. pulmonalis dextra* und *sinistra* (Vasa publica) entspringen aus dem Truncus pulmonalis. Sie teilen sich in Lappenarterien, von denen die Segmentarterien abzweigen. Im Alveolarseptum bilden sie ein Kapillarnetz, in dem das Blut arterialisiert wird. Funktionell sind die Lungenarterien Endarterien.
- Die *Rr. bronchiales* (Vasa privata) verzweigen sich mit dem Bronchialbaum und unter der Pleura. Sie entspringen aus der Brustaorta oft in Höhe der Bifurcatio tracheae, aus der A. thoracica interna sowie aus der 3. bzw. 4. Interkostalarterie.

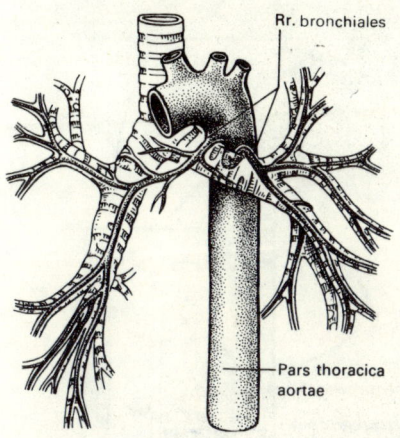

Rr. bronchiales

Pars thoracica aortae

Abb. 134a. Bronchialarterien aus der Brustaorta

Venen. Die *Vv. pulmonales* verlaufen peripher intersegmental und zentral zusammen mit den Bronchien und Arterien. Sie münden in den linken Vorhof des Herzens. Die *Vv. bronchiales* sammeln das Blut aus den *peribronchialen Plexus,* die auch als Blutspeicher der Lunge bezeichnet werden. Sie münden in die Lungenvenen oder in die V. azygos und V. hemiazygos.

Die Blutzirkulation der Lunge wird maßgeblich durch die Atemmechanik gefördert. Außerdem gibt es zahlreiche arterielle und arteriovenöse Anastomosen, die unter Umgehung des Kapillarsystems für eine zweckmäßige Blutverteilung sorgen (Abb. 135). In der Ruhe sind diese Anastomosen zur Entlastung der übrigen Gefäße geöffnet. Bei körperlicher Anstrengung schließen sie sich, um die kardiopulmonale Blutreserve zur Arterialisierung in die erweiterten Kapillaren strömen zu lassen. Bei Abflußbehinderungen (z. B. Mitralstenose) kommt es zur Stauung im Lungenkreislauf (Stauungsbronchitis).

Lymphgefäße (Abb. 135). Die Lungen besitzen ein gut entwickeltes Lymphgefäßnetz, das sich unter der Pleura in den interlobulären Septen, im perivaskulären und peribronchialen Bindegewebe sowie in der Wand der Bronchien ausbreitet. Die Lymphbahnen verlaufen peribronchial über

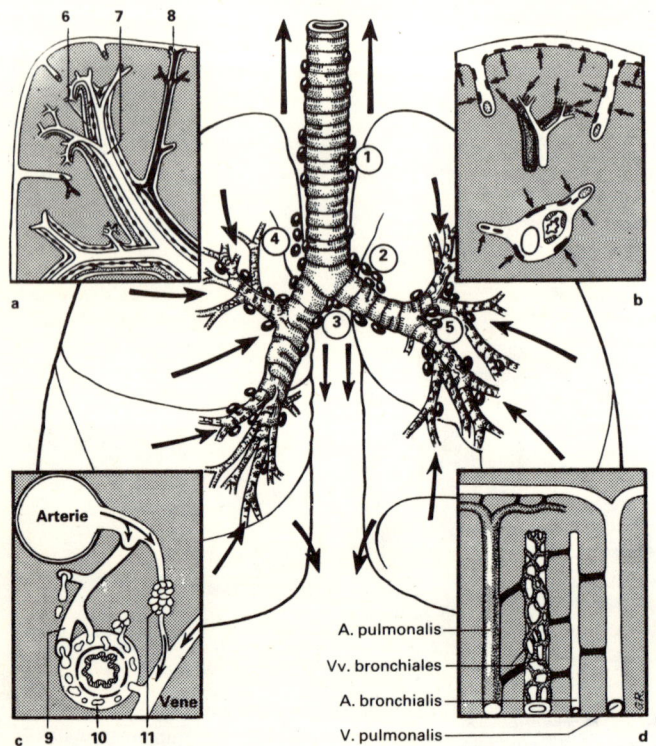

Abb. 135. Lymphbahnen und Gefäßanastomosen der Lunge.

a Schema eines Lungensegments,
b Lymphabfluß, subpleural und peribronchial (Pfeile),
c Haupt- und Nebenschluß des Blutkreislaufs,
d Schema der möglichen Gefäßanastomosen (schwarz).

1 Nll. paratracheales	4 Nll. juxtaesophageales	8 Lungenvene
2 Nll. tracheobronchiales	pulmonales	9 Sperrarterie und
superiores	5 Nll. bronchopulmonales	arteriovenöse Anastomose
3 Nll. tracheobronchiales	6 Lungenarterie	10 Vv. bronchiales
inferiores	7 Bronchus	11 Lungenkapillaren

die regionären Lymphknoten der Lunge zum Truncus bronchomediastinalis, der rechts in den Ductus lymphaticus dexter und links in den Venenwinkel mündet (Abb. 115). Außerdem bestehen Verbindungen zu den Nll. parasternales, den Nll. mediastinales anteriores und posteriores sowie über das Lig. pulmonale zu den Nll. phrenici inferiores (Abb. 150). Regelmäßig vorkommende Lymphknoten der Lunge und Trachea sind
– die *Nll. bronchopulmonales* (Hilumlymphknoten) im Hilumgebiet,

212

- die *Nll. tracheobronchiales superiores* über den Hauptbronchien,
- die *Nll. tracheobronchiales inferiores* unter der Bifurkation,
- die *Nll. paratracheales* entlang der Trachea,
- die *Nll. juxta-esophageales pulmonales* neben der Speiseröhre.

Mittelfell, Mediastinum
(Abb. 131)

Das Mediastinum ist ein Bindegewebsraum zwischen den beiden Pleurahöhlen (*quod in medio stat* = was in der Mitte steht), der von der Wirbelsäule bis zum Brustbein und unten bis zum Zwerchfell reicht. Oben setzt er sich in das Halsbindegewebe fort. In ihm liegen Herz, Thymus, Lymphknoten, Fett sowie Leitungsbahn zwischen Hals und Bauchraum. Durch seine Verbindungen mit den Bindegewebsspalten des Halses können Entzündungen von oben auf das Mediastinum übergreifen.

Topographisch untergliedert man das Mediastinum in
1. **oberes Mediastinum,** *Mediastinum superius,* das oberhalb der Bifurcatio tracheae in Höhe des 4. Brustwirbelkörpers liegt, und
2. **unteres Mediastinum,** *Mediastinum inferius,* das von der Bifurcatio tracheae bis zum Zwerchfell reicht. Letzteres wird weiter unterteilt in
   - das vordere Mediastinum, *Mediastinum anterius,* zwischen Herzbeutel und Brustbein,
   - das mittlere Mediastinum, *Mediastinum medium,* welches das Herz und den Herzbeutel enthält, und
   - das hintere Mediastinum, *Mediastinum posterius,* zwischen Herzbeutel und Wirbelsäule.

Oberes Mediastinum, Mediastinum superius
(Abb. 131, 136)

Im oberen Mediastinum liegen vorn der *Thymus,* dahinter die großen Venen, *Vv. brachiocephalicae (dextra* und *sinistra), V. cava superior,* der *Truncus pulmonalis,* der Aortenbogen, *Arcus aortae,* mit seinen Abgängen, die *Nn. vagi,* die *Trachea* sowie *Lymphknoten.* Außerdem ziehen der *Esophagus, Ductus thoracicus* und beiderseits der *Truncus sympathicus* durch das obere Mediastinum.
Nach Verletzungen der Trachea, der Bronchien oder des Esophagus kann Luft ins Mediastinum dringen (Mediastinalemphysem) und durch Druck auf die obere Hohlvene eine obere Einflußstauung verursachen.
Der Bries, *Thymus.* (Abb. 136) liegt hinter dem Sternum. Er bedeckt die Luftröhre und großen Gefäße, so daß er bei starker Vergrößerung Atembeschwerden oder venöse Einflußstauungen verursachen kann. Unten erreichen beide Lappen den Herzbeutel, und oben setzt er sich über den Rand des Brustbeins manchmal bis zur Schilddrüse fort. Zu beiden Seiten wird er von der Pleura mediastinalis begrenzt, deren vordere Ränder hier

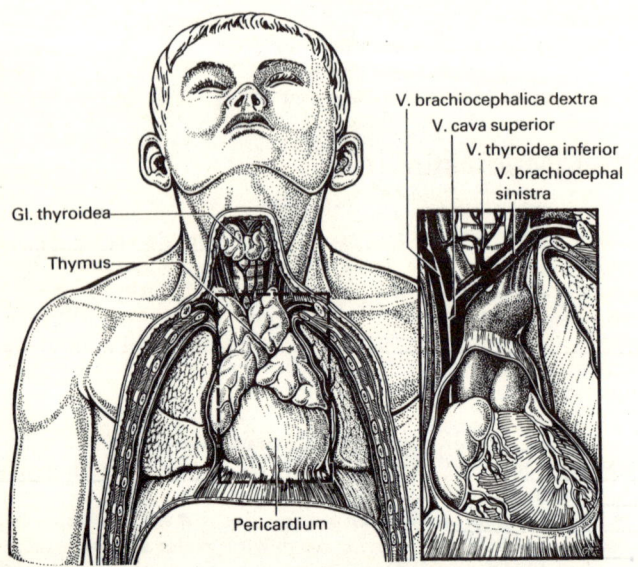

V. brachiocephalica dextra
V. cava superior
V. thyroidea inferior
V. brachiocephal
sinistra

Gl. thyroidea

Thymus

Pericardium

Abb. 136.   Mediastinum von vorn mit Thymus eines Kindes und Herz mit eröffnetem Herzbeutel

auseinanderweichen und auf der Brustwand das Thymusdreieck frei lassen (Abb. 133).

Seine relativ größte Entfaltung erreicht der Thymus beim Neugeborenen mit etwa 12 g. Durch Thymusüberlagerungen sind daher die Mediastinalgrenzen schlecht sichtbar. Beim Dreijährigen wiegt er etwa 40 g, und nach der Pubertät bildet er sich zum retrosternalen Fettkörper zurück. Die Thymusinvolution unterbleibt beim Status thymolymphaticus.

Nerven. Er wird von *N. vagus* und *Truncus sympathicus* innerviert.

Gefäße. Die arterielle Versorgung erfolgt durch die *Rr. thymici* aus der *A. thoracica interna* und der *A. thyroidea inferior.* Die *Vv. thymici* münden hauptsächlich in die Vv. brachiocephalicae und die Lymphgefäße in die Nll. mediastinales anteriores.

Leitungsbahnen im oberen Mediastinum
(Abb. 136, 137, 149) ·

Die obere Hohlvene, *V. cava superior,* (Abb. 136, 143, 151) entsteht durch den Zusammenfluß der *Vv. brachiocephalicae (dextra et sinistra)* hinter dem sternalen Ansatz der 1. rechten Rippe. In sie mündet die V. azygos ein. Die Brachiozephalvenen gehen aus der Vereinigung von V. jugularis interna und V. subclavia hervor; die Vereinigungsstelle bildet den Venenwinkel (Abb. 115), an dem der Ductus thoracicus (links) und der Ductus lumphaticus dexter münden. Die rechte V. brachiocephalica ist ca. 3 cm lang und zieht fast vertikal abwärts, die linke hat etwa die doppelte Länge und verläuft schräg.

Die *obere Hohlvene* zieht in 5 bis 6 cm Länge hinter dem rechten Sternalrand, den sie um eine Querfingerbreite überragt, abwärts. Ihr unteres Ende wird vom Herzbeutel eingeschlossen und mündet in Höhe des 4. Interkostalraums in den rechten Vorhof des Herzens. Die rechte Seite wird von der Pleura mediastinalis bekleidet, der sich der rechte N. phrenicus und die Vasa pericardiacophrenica anlegen. Links von ihr liegt die Aorta ascendens und hinter ihr der rechte Hauptbronchus.

Die Lungenschlagader, *Truncus pulmonalis,* (Abb. 142, 143, 146) liegt von allen Gefäßstämmen am weitesten vorn. Sie entspringt aus der rechten Herzkammer in Höhe des Sternalansatzes der linken 3. Rippe und gabelt sich unter dem Aortenbogen in die *A. pulmonalis dextra* und *sinistra.* Während sich die linke Pulmonalarterie in der Richtung des Truncus fortsetzt, biegt die rechte fast rechtwinklig ab. Von der Teilungsstelle des Truncus pulmonalis oder der linken Lungenarterie zieht das *Lig. arteriosum* zum Aortenbogen (Abb. 146). Dieses ist der entwicklungsgeschichtliche Rest des Ductus arteriosus (Botallo), der im embryonalen Kreislauf Aorta und Truncus pulmonalis verbindet. Schließt er sich nach der Geburt nicht, dann kommt es durch einen Kurzschluß zwischen der Aorta und dem Truncus pulmonalis (Shunt) zur Überlastung beider Ventrikel. Er kann operativ verschlossen werden.

Die Körperschlagader, *Aorta,* (Abb. 128, 146, 149) entspringt aus der linken Herzkammer und steigt als *Pars ascendens aortae* zwischen V. cava superior und Truncus pulmonalis nach rechts auf. Nach dem Verlassen des Herzbeutels geht sie in den *Arcus aortae* über. Dieser überkreuzt in annähernd sagittaler Richtung die linke Lungenwurzel und hinterläßt auf der linken Lunge eine tiefe Furche. Dabei passiert er den Esophagus, den er etwas eindellt (Abb. 148), und erreicht das hintere Mediastinum an der linken Seite der Wirbelsäule. Erweiterungen (Aortenaneurysma) können zu Druckusuren an der Wirbelsäule führen. Am Ende des Aortenbogens befindet sich der *Isthmus aortae,* der den Übergang zur Pars descendens aortae bildet. Dieser ist die Prädilektionsstelle für angeborene Verengungen (Aortenisthmusstenose), die durch Resektion beseitigt werden können.

Von der Konvexseite des Aortenbogens entspringen die großen Schlagadern für den Kopf und Arm. Rechts am oberflächlichsten liegt der *Truncus brachiocephalicus,* dessen Abgang sich auf den sternalen Ansatz der rechten 2. Rippe projiziert. Er wird von der V. brachiocephalica sinistra überkreuzt. Links vom Truncus verlassen die *A. carotis communis sinistra* und die *A. subclavia sinistra* den Aortenbogen. Die linke A. subclavia liegt am weitesten dorsal. Aus der Konkavität des Aortenbogens zieht das *Lig. arteriosum* zum Truncus pulmonalis (Abb. 146).

215

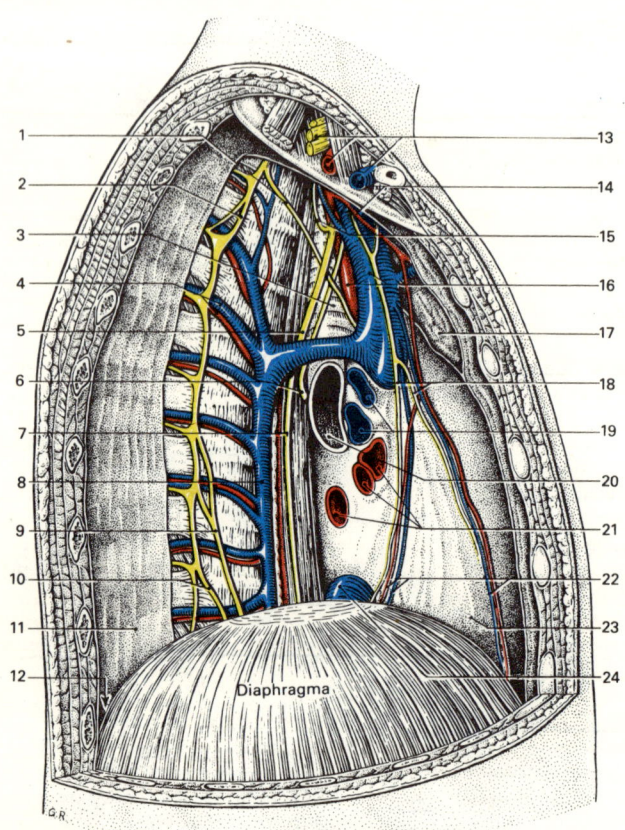

Abb. 137. Mediastinum von rechts, die Pleura parietalis ist z. T. entfernt.

 1 N. cardiacus cervicalis
   inferior
 2 Truncus sympathicus
 3 Trachea
 4 A., V. intercostalis
   posterior
 5 N. vagus
 6 Rr. cardiaci cervicales
   inferiores
 7 Truncus vagalis posterior
 8 V. azygos
 9 N. splanchnicus major
10 N. splanchnicus minor
11 Pleura parietalis
12 Recessus
   costodiaphragmaticus
13 Plexus brachialis, A., V.
   subclavia
14 A. thoracica interna
15 N. laryngeus recurrens
16 Truncus brachiocephalicus
   und V. brachiocephalica
17 Thymus
18 N. phrenicus, R.
   pericardiacus
19 A. pulmonalis dextra
20 Bronchus principalis
   dexter
21 Vv. pulmonales dextrae
22 Vasa pericardiacophrenica
23 Pericardium
24 V. cava inferior

Der N. vagus (N. X) (Abb. 137, 148, 149) tritt jederseits zwischen A. carotis communis und V. jugularis interna in das obere Mediastinum ein. Nachdem der linke N. vagus den Aortenbogen und der rechte die A. subclavia überkreuzt haben, entlassen beide je einen rückläufigen *N. laryngeus recurrens* für die Muskeln des Kehlkopfs (Abb. 119). Ventral gibt er die *Rr. cardiaci cervicales inferiores* zum Herzen ab. Der rechte N. vagus kreuzt die Seitenfläche der Trachea und unterkreuzt die V. azygos. Der N. vagus wird beiderseits vom N. phrenicus, links bis zum Aortenbogen und rechts bis zur A. subclavia, begleitet.

Auf Grund der räumlichen Beziehungen können bei Erweiterungen des Aortenbogens (Aortenaneurysma) die V. brachiocephalica sinistra, die Trachea sowie der linke N. laryngeus recurrens komprimiert werden, wodurch es zur venösen Stauung, Atemnot oder Heiserkeit kommt.

Die Luftröhre, *Trachea,* (Abb. 131, 135, 137, 148) beginnt in Höhe des 6. Halswirbels und zieht in einer Länge von 10 bis 12 cm vor dem Esophagus bis zum 4. oder 5. Brustwirbel nach unten (bei Neugeborenen bis zum 2., bei Greisen bis zum 7.). An der *Bifurcatio tracheae,* die sich vorn auf das Brustbein etwa in Höhe der 3. Rippe projiziert, teilt sie sich in die Stammbronchien.

Der Bifurkationswinkel beträgt beim Erwachsenen 55° bis 65°, bei Kindern 70° bis 80°. Bei tiefer Einatmung verlängert sich die Luftröhre um 1 bis 2 cm, und der Teilungswinkel wird etwas größer. Im Bronchoskop sieht man an der Teilungsstelle einen Knorpelsporn, *Carina tracheae.* Vor der Trachea und seitlich von ihr liegen die großen Gefäße; rechts grenzt sie an die Pleura mediastinalis. Die Bifurkation und der linke Hauptbronchus werden vom Aortenbogen überlagert. Bei Verletzungen der Trachea kann Luft ins Mediastinum gelangen (Mediastinalemphysem oder Pneumomediastinum), die zum Hals aufsteigt und im Jugulum tastbar ist.

Lymphknoten finden sich entlang der Luftröhre als *Nll. paratracheales* sowie im Gebiet der Bifurkation als *Nll. bronchopulmonales* und *Nll. tracheobronchiales superiores* (Abb. 135).

Vorderes Mediastinum, Mediastinum anterius
(Abb. 131, 150)

Im Spalt zwischen Perikard und Brustbein befinden sich außer Bindegewebe und Fett die *Nll. mediastinales anteriores* und die *Nll. parasternales* (Abb. 150). Die *Ligg. sternopericardiaca* verbinden den Herzbeutel mit dem Brustbein, und unter der Pleura verlaufen die *Vasa thoracica interna* (Abb. 126, 129).

Mittleres Mediastinum, Mediastinum medium
(Abb. 131)

Das mittlere Mediastinum bildet des Zentrum des unteren Mediastinum. Außer Herz mit Herzbeutel liegen hier der *N. phrenicus* und die *Vasa pericardiacophrenica.*

Herzbeutel, Pericardium

(Abb. 136 bis 139, 149)

Der Herzbeutel liegt dem Herzen als seröser Sack faltenlos an. Er besteht aus einem fibrösen und serösen Anteil, *Pericardium fibrosum* und *serosum*. Ersterer ist der äußere feste Bindegewebsteil des Herzbeutels. Das Pericardium serosum bekleidet die Innenfläche des Herzbeutels als parietales Blatt, *Lamina parietalis*, und die Oberfläche des Herzens als viszerales Blatt, *Lamina visceralis*, mit einschichtigem Epithel. Das viszerale Blatt wird auch *Epicardium* genannt.

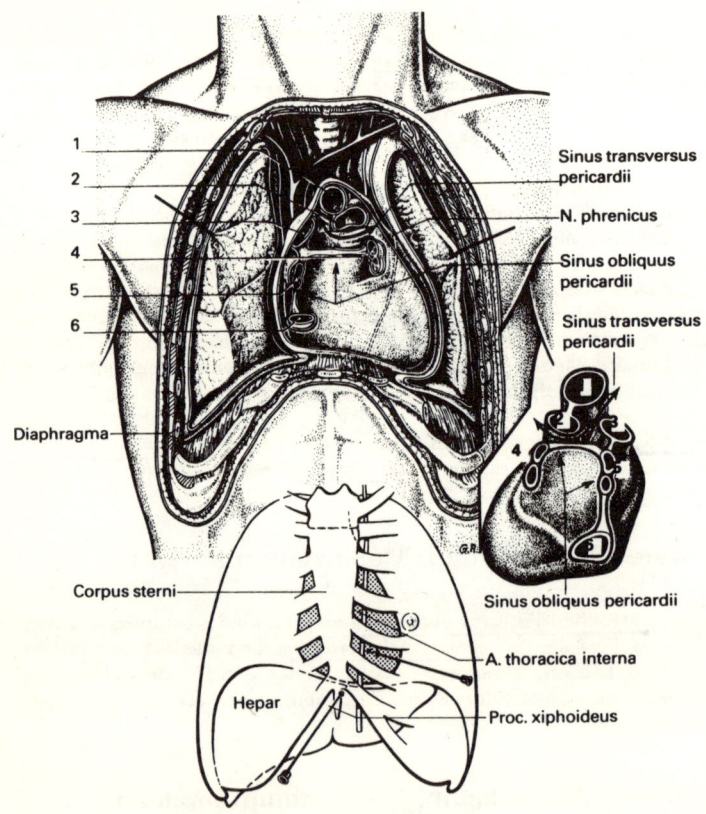

Abb. 138.   Eröffneter Herzbeutel in situ und Umschlaglinien des Perikards von dorsal (Mitte). Vordere thorakale Herzbeutelpunktionen (unten).

1 Aorta	3 V. cava superior	5 Vv. pulmonales dextrae
2 Truncus pulmonalis	4 Vv. pulmonales sinistrae	6 V. cava inferior

Beide Blätter gehen am Abgang der großen Gefäße ineinander über und schließen die *Cavitas pericardialis* als Spaltraum zwischen sich ein. Eine geringe Flüssigkeitsmenge ermöglicht dem Herzen eine gute Gleitfunktion.

Bei Entzündungen (Perikarditis) kann die Flüssigkeit im Herzbeutel vermehrt sein, oder es kann zu Verklebungen bzw. zu Verwachsungen beider Perikardblätter mit schwieligen Umpanzerungen des Herzens kommen. Die operative Trennung beider Blätter (Kardiolyse) befreit das Herz aus seiner Umklammerung und ermöglicht die Wiederherstellung normaler Kreislaufverhältnisse.

Die äußere fibröse Schicht verhindert eine Überdehnung des Herzbeutels und stellt die Verbindung mit der Umgebung her. Vorn ist das Perikard durch die *Ligg. sternopericardiaca* mit dem Brustbein verbunden und unten fest mit dem *Centrum tendineum* des Zwerchfells verwachsen. Seine Seitenflächen werden von der Pleura mediastinalis überzogen und sind weitgehend verschieblich, so daß Ergüsse den Herzbeutel nach beiden Seiten hin ausweiten können. Seine hintere, der Wirbelsäule zugekehrte Fläche erreicht den Esophagus.

Die Aorta und der Truncus pulmonalis verlassen den Herzbeutel durch die „arterielle Pforte"; die Vv. cavae und Vv. pulmonales treten durch die „venöse Pforte" in ihn ein. Diese Verhältnisse erklären sich aus der Entwicklungsgeschichte. Der Herzschlauch hat ursprünglich eine venöse Einstrombahn und eine arterielle Ausstrombahn. Mit der Schleifenbildung werden die entgegengesetzt gelegene Ein- und Ausstrombahn einander genähert, so daß beim Erwachsenen nur noch ein spaltförmiger Zwischenraum, der *Sinus transversus pericardii,* (Abb. 146) verbleibt.

Die Umschlaglinie zwischen Perikard und Epikard (Abb. 138, 146) kreuzt die Aorta kurz vor dem Abgang des Truncus brachiocephalicus und vor der Aufzweigung des Truncus pulmonalis, so daß der Ductus arteriosus (Botallo) außerhalb des Herzbeutels liegt.

Bei einer Ruptur der Pars ascendens aortae kann das ausströmende Blut die Herzvorhöfe komprimieren (Herzbeuteltamponade). An der venösen Pforte ist der Verlauf der Umschlaglinie etwas komplizierter, im Prinzip kreuzförmig. Der vertikale Schenkel läuft von der oberen zur unteren Hohlvene über die rechten Lungenvenen und der horizontale Schenkel von den rechten zu den linken Lungenvenen. Durch die intraperikardiale Lage der Venen können diese bei Ergüssen im Herzbeutel gestaut werden.

In Buchten und Nischen des Herzbeutelraums können sich Perikardergüsse ansammeln. Der *Sinus obliquus pericardii* liegt zwischen den rechten und linken Lungenvenen und der V. cava inferior (Abb. 138). Weitere Ausbuchtungen finden sich am Übergang von der unteren in die hintere Wand gegen die Speiseröhre und vorn am Übergang von der unteren in die vordere Wand.

Herzbeutelpunktionen werden im Winkel zwischen Rippenbogen und

Schwertfortsatz auf der linken Seite vorgenommen (Abb. 138). Man erreicht den Herzbeutel durch Eröffnung des linken 4. Interkostalraums und inzidiert ihn parallel zum N. phrenicus.

Nerven. Der Herzbeutel wird von *N. vagus, Truncus sympathicus* und *N. phrenicus* innerviert (Abb. 145). Er enthält zahlreiche sensible Endapparate.

Der *N. phrenicus* zieht auf beiden Seiten zwischen Perikard und Pleura mediastinalis zusammen mit den Vasa pericardiacophrenica vor der Lungenwurzel nach unten (Abb. 137, 149). Rechts verläuft er an der lateralen Seite der V. cava superior und über das Perikard zur V. cava inferior, links zieht er etwas weiter vorn über das Perikard.

Herz, Cor
(Abb. 139 bis 147)

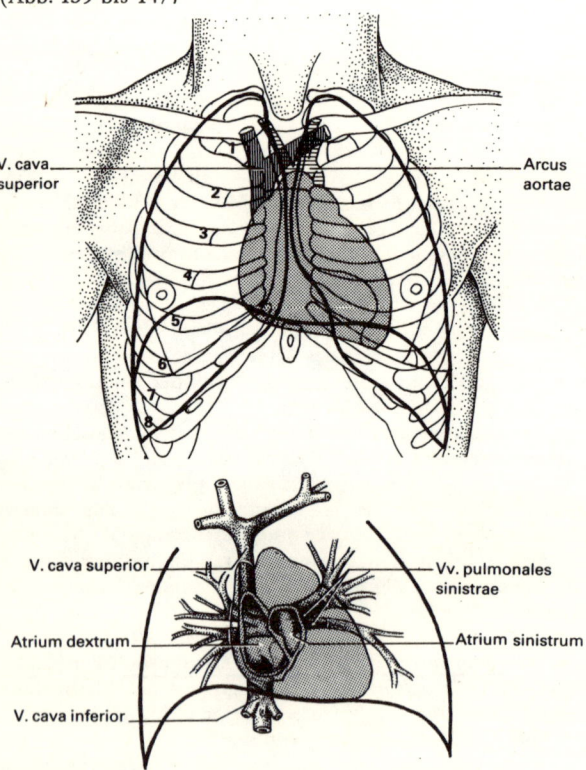

Abb. 139.   Projektion des Herzens auf die vordere Brustwand von vorn (oben) und Venenkreuz (unten)

220

Die Lagebeziehungen des Herzens sind aus der Entwicklungsgeschichte ableitbar, in der es einen Deszensus und Drehungen durchmacht.

Das Herz liegt, bezogen auf die Medianlinie, zu 2 Dritteln in der linken und einem Drittel in der rechten Körperhälfte (Abb. 139, 144, 146). Die Herzbasis, *Basis cordis,* ist dem hinteren Mediastinum zugekehrt; die Herzspitze, *Apex cordis,* erreicht die vordere Brustwand.

Unter Herzbasis versteht man das Gebiet der Vorhöfe und der großen Gefäßstämme, deren Anfangsstücke noch im Herzbeutel liegen. Vorhöfe und Herzkammern werden äußerlich durch die Kranzfurche, *Sulcus coronarius,*

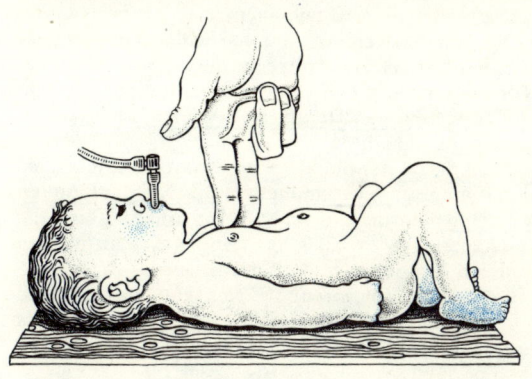

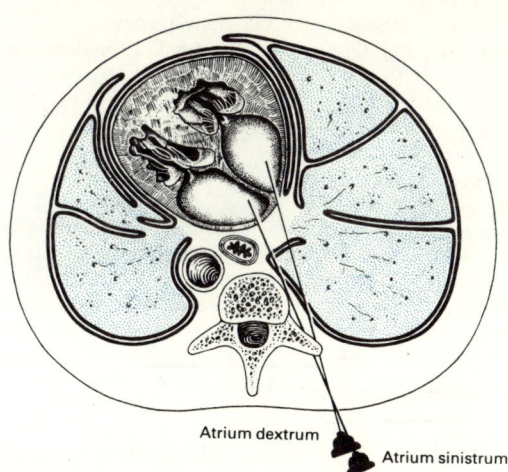

Atrium dextrum

Atrium sinistrum

Abb. 140.   Herzmassage beim Kind (oben) (nach P. Abrahams, P. Wepp 1978) und Punktion der Vorhöfe des Herzens (unten)

221

und die beiden Kammern durch 2 Interventrikularfurchen, *Sulcus interventricularis anterior* und *posterior,* abgegrenzt.

Die Längsachse des Herzens verläuft in schräger Richtung zur Frontal- und Sagittalebene des Körpers von rechts hinten oben nach links vorn unten. Da das Herz etwas um seine Längsachse gedreht ist, liegen der rechte Vorhof und die rechte Kammer nicht rechts, sondern vorn rechts und der linke Vorhof und die linke Kammer nicht links, sondern links hinten (Abb. 143).

Der linke Vorhof reicht am weitesten nach dorsal bis zur Bifurcatio tracheae und zum Esophagus. Bei Einflußstauungen, z. B. Mitralstenosen, kann es zur Verlagerung der Speiseröhre und zu Schluckbeschwerden kommen. Durch das Andrängen der Herzspitze an die Brustwand entstehen pulssynchrone Vorwölbungen, die als Herzspitzenstoß wahrgenommen werden. Man sieht oder fühlt den Herzspitzenstoß im 5. Interkostalraum etwas medial von der Mamillarlinie.

Beide Vorhöfe können von dorsal her punktiert werden. Man erreicht sie mit der Punktionsnadel, wenn man etwa handbreit rechts von der hinteren Medianlinie über der 8. Rippe einsticht. Beim Kreislaufstillstand kann die Herzaktion durch „Herzmassagen" wieder in Gang gebracht werden (Abb. 140). Bei der äußeren Herzmassage wird das Brustbein rhythmisch gegen die Wirbelsäule gedrückt. Zur intrathorakalen Herzmassage wird die Brustwand im linken 5. Interkostalraum seitlich von der A. thoracica interna bis zur Axillarlinie eröffnet. Das Herz wird dann zwischen beiden Händen rhythmisch komprimiert.

Die Fixierung des Herzens erfolgt durch die großen Gefäße, besonders am *Venenkreuz* (Abb. 139), wodurch die Herzbasis weniger beweglich ist als der Kammerteil. Der vertikale Schenkel des Venenkreuzes wird von der oberen und unteren Hohlvene und der horizontale Schenkel von den Lungenvenen gebildet.

Man unterscheidet am Herzen 3 Flächen (Abb. 141, 143, 146).

– Die *Facies diaphragmatica* ist dem Zwerchfell,
– die *Facies sternocostalis* der Brustwand und
– die *Facies pulmonalis* den Lungen zugekehrt.

Die Facies diaphragmatica liegt auf dem Centrum tendineum des Zwerchfells (Abb. 130). Sie wird in der Hauptsache vom linken Ventrikel, von einem schmalen Streifen des rechten Ventrikels und am Einmündungsgebiet der unteren Hohlvene vom rechten Vorhof gebildet (Abb. 143). Unter dem Centrum tendineum befinden sich die Leber und herzspitzenwärts der Magen (Abb. 141). Bei starker Magenfüllung kann das Herz nach oben gedrängt und die Herztätigkeit beeinflußt werden (Roemheld-Symptomenkomplex).

Die Facies sternocostalis (Abb. 143, 146) wird hauptsächlich vom rechten Ventrikel und zum geringeren Teil vom rechten Vorhof gebildet. Stich-, Schuß- oder Splitterverletzungen der vorderen Brustwand treffen daher meist den rechten Ventrikel.

Die Facies pulmonalis besitzt an der Grenze zur Facies diaphragmatica einen scharfkantigen unteren Rand, *Margo dexter.* Nur ein kleinerer Bezirk, der dem pleurafreien Dreieck entspricht (Abb. 133), liegt dem Sternum und den Rippenknorpeln 4 bis 7 an. Die anderen Abschnitte werden von den vorderen Lungenrändern und den Recessus costomediastinales überlagert.

Perkussion und Auskultation des Herzens
(Abb. 141, 143)

Die unterschiedlichen Qualitäten des Klopfschalls ermöglichen es, durch

Perkussion beim Lebenden Form, Lage und Größe des Herzens zu bestimmen (Abb. 141).

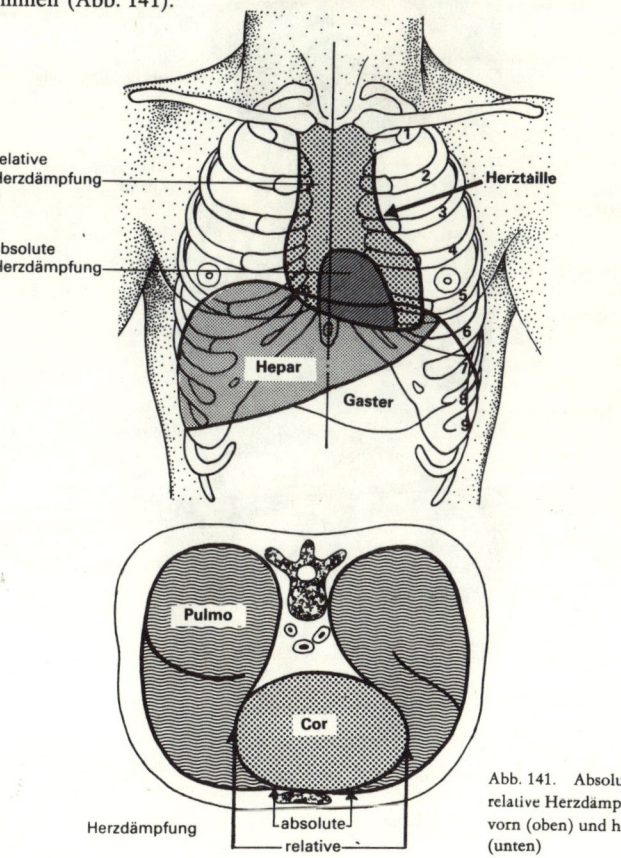

Abb. 141. Absolute und relative Herzdämpfung von vorn (oben) und horizontal (unten)

223

- Die *relative Herzdämpfung* entspricht etwa der realen Größe und Form des Herzens. Sie setzt sich mit den großen Gefäßen nach oben in einem Streifen fort.
- Die *absolute Herzdämpfung* ist der Bezirk des Herzens, welcher der Brustwand anliegt.

Die rechte Grenze der *relativen Herzdämpfung* verläuft in der rechten Parasternallinie. Die linke Dämpfungsgrenze folgt der linken Parasternallinie bis zum Ansatz der 3. Rippe und zieht dann mit einem konvexen, etwa 8

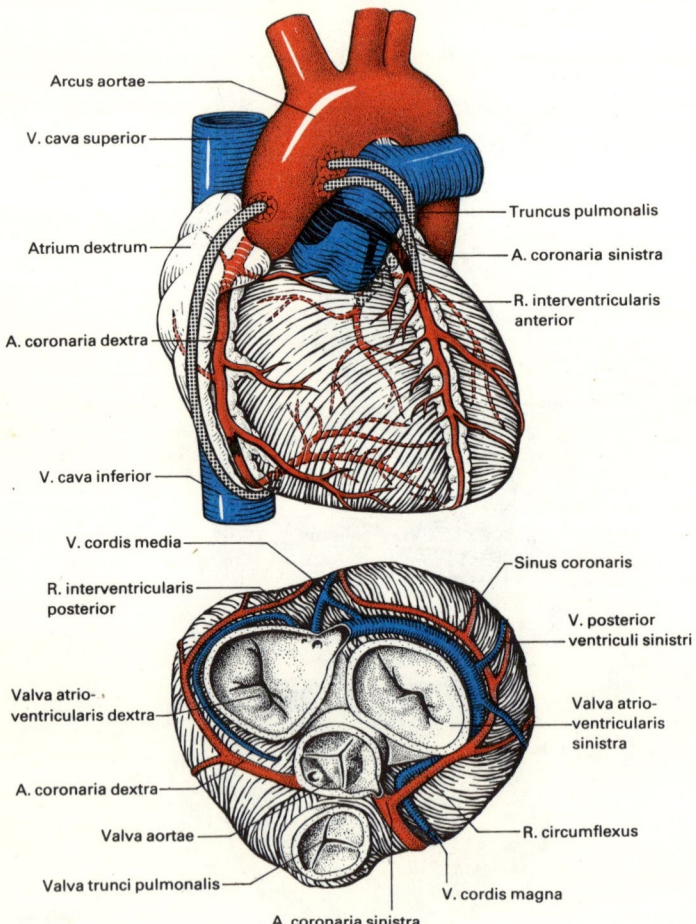

Abb. 142.   Herz von vorn mit Bypass (oben). Ventilebene des Herzens und Koronargefäße (unten)

224

bis 10 cm von der Medianlinie ausladenden Bogen bis zum 5. Interkostalraum. Die Konkavität in der Höhe des 3. Interkostalraumes wird „Herztaille" genannt.

Die rechte Grenze der *absoluten Herzdämpfung* läuft etwa in der Medianlinie, die linke mit stark konvexem Bogen vom unteren Rand des 4. bis zum 6. Rippenknorpel. Unten ist die Abgrenzung gegen die Leberdämpfung nicht eindeutig.

Bei Perikardergüssen, stärkerer Vergrößerung des Herzens, Schrumpfung der Lungen u. a. m. ist die absolute Herzdämpfung vergrößert.

Durch Auskultation ist es möglich, die Herztöne, deren Frequenz und Rhythmik zu beurteilen. Die Herzklappen befinden sich in einer *Ventilebene,* die senkrecht zur Längsachse des Herzens steht und äußerlich etwa der Koronarfurche entspricht. Sie sind so angeordnet, daß die arteriellen Ostien hintereinander und die venösen nebeneinander liegen (Abb. 142).

Am weitesten vorn findet man die Pulmonalisklappe, *Valva trunci pulmonalis,* dahinter die Aortenklappe, *Valva aortae,* und am weitesten dorsal nebeneinander die *Valva atrioventricularis (dextra* und *sinistra).* Da sich die Herzklappen auf die vordere Brustwand zu dicht nebeneinander projizieren und sich an den topographischen Projektionsstellen die Schallphänomene mischen, wählt man für die Auskultation Stellen, zu denen der Schall fortgeleitet wird (Abb. 143).

Schall	Herzklappen	Auskultation[1]	Projektion
S_1	Mitralis (direkt)	4 L 5	linker Sternalrand in Höhe der 4. Rippe
S_2	Mitralis (indirekt) (Herzspitze)	5 L 4 (5)	
S_3	Aortenklappe	2 R 2	Sternum in Höhe ICR 3
S_4	Pulmonalklappe	2 L 2	sternaler Ansatz der linken 3. Rippe
S_5	Aortenklappe (Erb-Punkt)	3 L 2	
S_6	Trikuspidalis	4 R 2	Sternum in Höhe der 5. Rippe rechts

[1] Die Symbole der Auskultationsstellen sind wie folgt zu lesen: Die 1. Zahl kennzeichnet den Interkostalraum (ICR), der Buchstabe die Seite und die nachfolgende Zahl den Abstand vom Sternum in Querfingerbreiten.

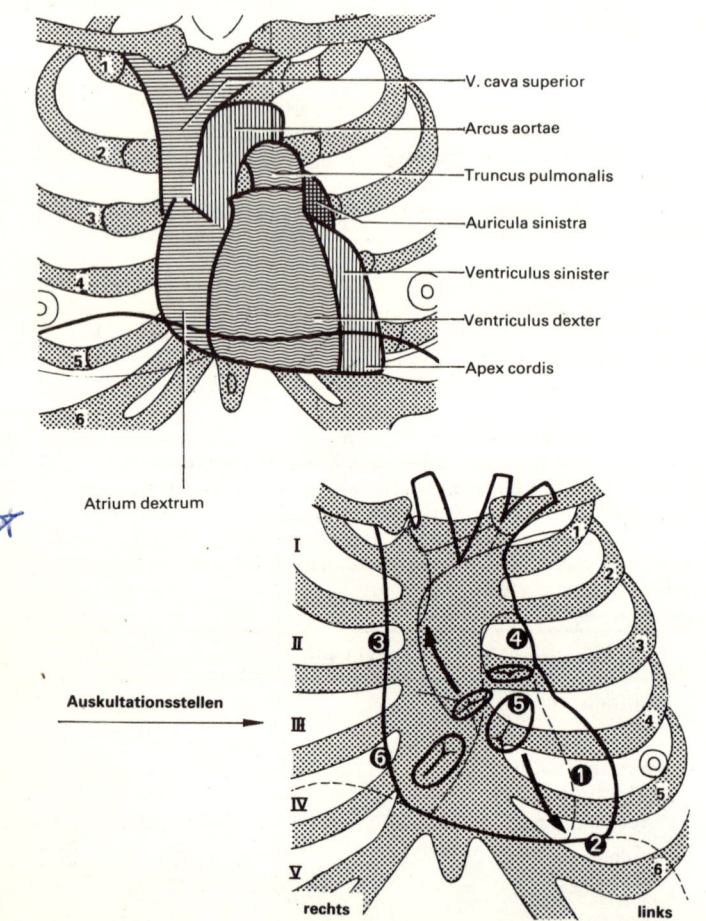

V. cava superior

Arcus aortae

Truncus pulmonalis

Auricula sinistra

Ventriculus sinister

Ventriculus dexter

Apex cordis

Atrium dextrum

Auskultationsstellen

rechts

links

Abb. 143. Topographie der Herzteile in frontaler Projektion (oben). Auskultationsstellen der Herzostien (unten)

Röntgenbild, Herzgröße und Herzgewicht
(Abb. 144)

Im Röntgenbild projiziert sich das Herz mit den Abgängen der großen Gefäße als Schatten, der im posterior-anterioren Strahlengang eine typische Form besitzt.
Der rechte Rand des Herzschattens zeigt 2 Bögen,

226

1. oben den *Kavabogen*, der von der V. cava superior gebildet wird, und
2. unten den *Vorhofbogen*, der dem rechten Herzvorhof entspricht.
– Im Winkel zwischen Vorhofbogen und Leberschatten liegt die V. cava inferior.

Der linke Rand des Herzschattens besitzt 4 Bögen,
1. oben den *Aortenknopf*, der den Aortenbogen markiert,
2. darunter den *Pulmonalknopf*, der dem Truncus pulmonalis entspricht,
3. darunter den *Herzohrbogen*, der vom linken Herzohr gebildet wird, und
4. unten den *Kammerbogen*, der den Rand des linken Ventrikels kennzeichnet.
– Unten geht der Herzschatten in den Leberschatten über.

Die Form und Lage des Herzens ändern sich mit der Atmung; sie sind außerdem abhängig vom Alter, vom Geschlecht, von der Konstitution und der Arbeitsleistung eines Menschen. Beträgt der Neigungswinkel des Herzens zur Horizontalen 45°, dann spricht man von einem „Schrägherzen“. Bei der Einatmung senkt sich das Zwerchfell, das Herz wird schmaler, der Winkel größer, und es entsteht das „Steilherz“. Hebt sich das Zwerchfell bei der Ausatmung, dann wird das Herz breiter, der Winkel verkleinert sich, und man spricht vom „Querherzen“. Letzteres wird z. B. bei der Fettsucht und in der Schwangerschaft beobachtet.

Die Herzgröße kann durch Fernröntgenaufnahmen (Abstand 2 m) bestimmt werden. Die funktionelle Herzgröße wird durch die physikalische Kreislaufanalyse (Schlagvolumen, Herzminutenvolumen, Elastizitätsmodul) ermittelt. Das Neugeborenenherz ist verhältnismäßig rund mit Betonung der rechten Herzhälfte und im Vergleich zu den Brustkorbdimensionen noch sehr groß. Diese Herzform ist auch z. T. durch den hohen Zwerchfellstand bedingt. Mit zunehmendem Wachstum verändern sich die Relationen zwischen dem Brustkorb und Herzen (Groedel-Index) sowie die Form und Lage des Herzens. Beim Tiefertreten des Zwerchfells und der Ausweitung des Thorax dreht sich das Herz aus der Querlage der Säuglingszeit nach rechts in die Schräg- oder eventuell Steillage der späteren Kindheit oder Pubertät. Durch diese Rechtsrotation wird die Herzsilhouette im Röntgenbild schmaler.

Das Herzgewicht spiegelt die Anpassung an die Kreislaufverhältnisse wider. Im Verlauf des Lebens vergrößert sich das absolute Herzgewicht von 17 bis 20 g beim Neugeborenen auf etwa 200 g beim Erwachsenen. Das relative Herzgewicht (absolutes Gewicht × 1 000/Körpergewicht) beträgt beim Neugeborenen 8,3. Im 4. Monat sinkt es auf 5,6, steigt bis zum 7. Monat geringfügig an, um danach wieder abzunehmen. Während des Wachstums ändern sich auch die Herzkammerrelationen. Während das Neugeborenenherz nahezu gleich starke Ventrikel besitzt, erfolgt bis zum 6. Säuglingsmonat eine Massenzunahme der linken Kammer. Die erreichte Relation ändert sich im Lauf des Lebens nicht mehr wesentlich.

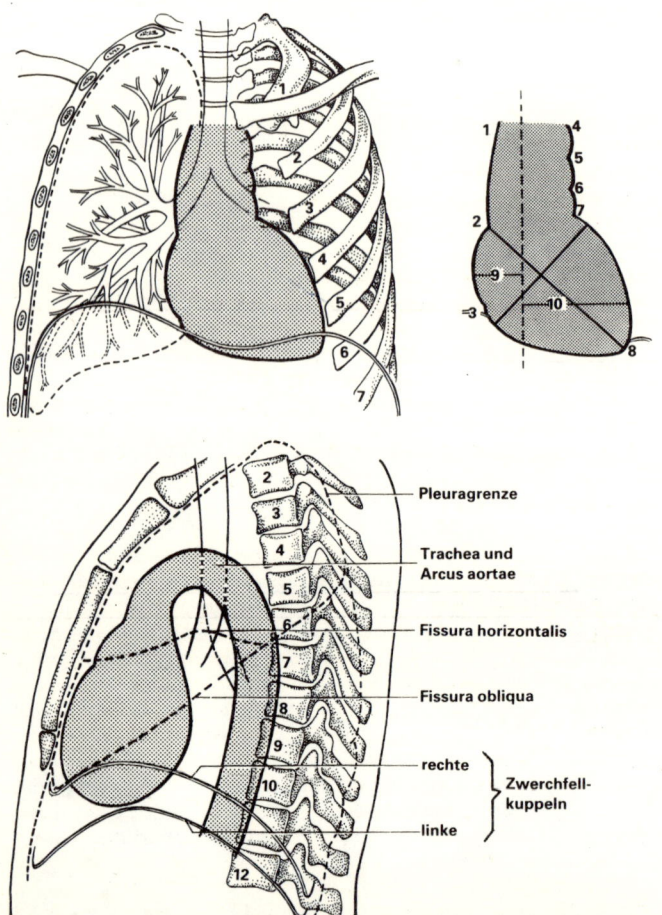

Abb. 144. Herzsilhouette auf Röntgenbildern im sagittalen Strahlengang (oben) und im transversalen Strahlengang (unten). Zwischen Herz und Wirbelsäule liegt das Retrokardialfeld (Holzknecht-Raum).

1–2	Kavabogen (V. cava superior)	6–7	Herzohrbogen (Auricula sinistra)
2–3	Vorhofbogen (Atrium dextrum)	7–8	Kammerbogen (Ventriculus sinister)
3	V. cava inferior		
4–5	Aortenknopf (Arcus aortae)		
5–6	Pulmonalisbogen (Truncus pulmonalis)		

Herzmaße:

2–8	Längsdurchmesser (14 bis 16 cm)
9–10	Herzbreite (12 bis 15 cm)
9	rechter Medianabstand (etwa 4 cm)
10	linker Medianabstand (etwa 9 cm)

228

Erregungsleitungssystem und Herznerven
(Abb. 145)

Das Herz verfügt über ein eigenes Erregungsbildungs- und Erregungsleitungssystem, das aus spezifischem Herzmuskelgewebe besteht.

Zum Erregungsbildungssystem gehören 2 Zentren,
- der Sinusknoten, *Nodus sinuatrialis* (Keith-Flack), und
- der Atrioventrikularknoten, *Nodus atrioventricularis* (Aschoff-Tawara).
Der Sinusknoten (ca. 25 mm lang, 0,2 mm breit) ist der Schrittmacher des
Herzrhythmus. Er liegt im Sulcus terminalis oberhalb des rechten Herz-
ohrs unter dem Epikard und umgreift die Mündung der oberen Hohlvene.
Der Atrioventrikularknoten (ca. 7 mm lang, 3 mm breit) befindet sich am
Boden des rechten Vorhofs in der Nähe der Vorhofscheidewand vor der
Mündung des Sinus coronarius. Von hier zieht
- der *Fasciculus atrioventricularis* (His) zunächst als Truncus weiter, spaltet
  sich dann am hinteren Rand der Pars membranacea
- in 2 Kammerschenkel, *Crus dextrum* und *Crus sinistrum*. Diese laufen zu
  beiden Seiten des Septum unter dem Endokard der Ventrikel abwärts
  und verzweigen sich
- als *Purkinje-Fasern* hauptsächlich in den Papillarmuskeln.

Die Herznerven bilden ein Geflecht, *Plexus cardiacus,* das sich besonders
um den Aortenbogen und an der Herzbasis ausbreitet und zahlreiche Ganglienzellen enthält. Der N. vagus liefert *Rr. cardiaci cervicales superiores* und
inferiores (Hemmungsfasern). Die sympathischen Erregungsfasern kommen als *N. cardiacus cervicalis superior, medius* und *inferior* von den 3 Halsgan-
glien des *Truncus sympathicus.* Afferente Bahnen dienen der Schmerzleitung
(z. B. bei Angina pectoris). Wird das Nervengeflecht bei Verletzungen der
Mediastinalregion gereizt (Commotio cordis), kann es zu Rhythmus- und
Durchblutungsstörungen des Herzens kommen.

Herzkranzgefäße
(Abb. 142, 146, 147)

Die Herzkranzarterien entspringen aus dem Sinus aortae (Valsalva) und
verlaufen mit ihren Hauptstämmen in den Furchen des Herzens. Es gibt 2
Herzkranzarterien,
- die *A. coronaria dextra* und die *A. coronaria sinistra.*
Die *A. coronaria dextra* verläßt den Sinus gegenüber der rechten Taschenklappe und verläuft im rechten Sulcus coronarius vom rechten Herzohr
verdeckt zur hinteren Längsfurche, wo sie als *R. interventricularis posterior*
zur Herzspitze absteigt. Sie versorgt den größten Teil des rechten Herzens, den hinteren Teil des Kammerseptums sowie Teile der Facies diaphragmatica des linken Ventrikels.
Die *A. coronaria sinistra* ist kürzer, aber stärker als die rechte. Sie entspringt
gegenüber der linken Taschenklappe und tritt zwischen Truncus pulmona-

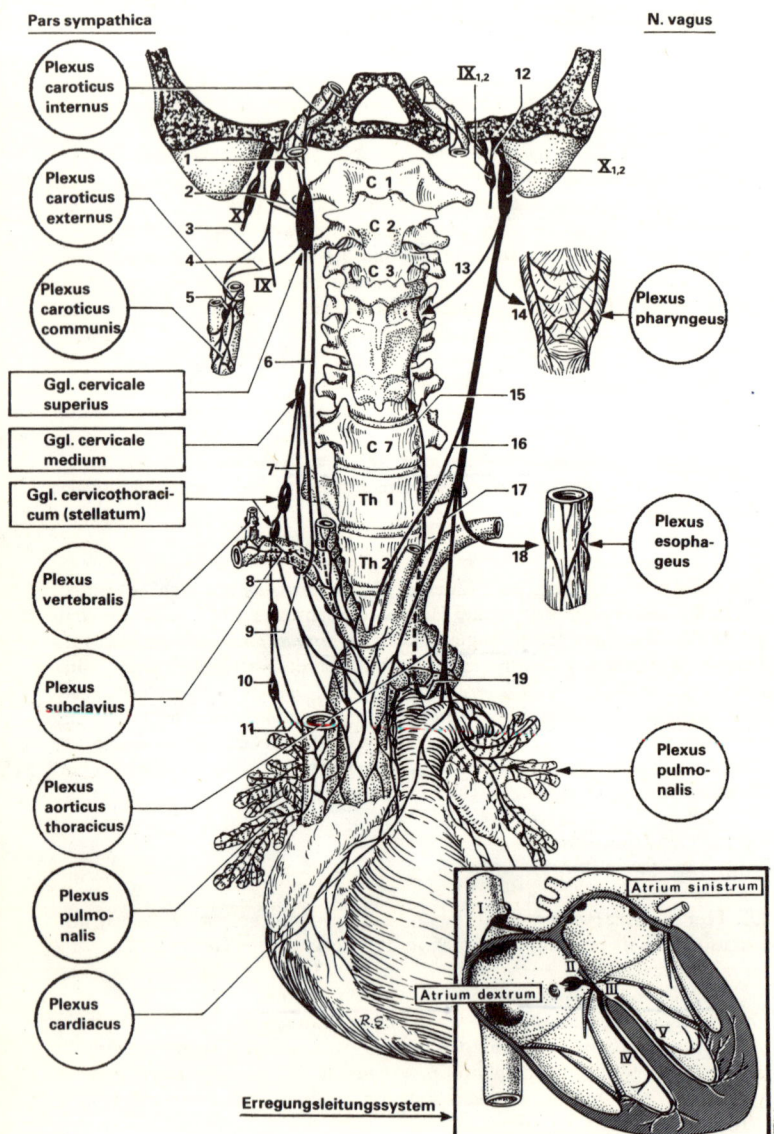

Pars sympathica

N. vagus

Plexus caroticus internus

Plexus caroticus externus

Plexus caroticus communis

Ggl. cervicale superius

Ggl. cervicale medium

Ggl. cervicothoraci-cum (stellatum)

Plexus vertebralis

Plexus subclavius

Plexus aorticus thoracicus

Plexus pulmo-nalis

Plexus cardiacus

Plexus pharyngeus

Plexus esopha-geus

Plexus pulmo-nalis

Atrium sinistrum

Atrium dextrum

Erregungsleitungssystem

230

lis und linkem Herzohr hervor. Hier teilt sie sich in den *R. interventricularis anterior,* der in der vorderen Längsfurche zur Herzspitze zieht, und in den *R. circumflexus,* der in der Kranzfurche zur Facies diaphragmatica gelangt. Sie versorgt den größten Teil des linken Herzens, die Vorderwand des rechten Ventrikels und den vorderen Teil des Kammerseptums.

Die Versorgungsgebiete beider Herzkranzarterien können stark variieren (Abb. 147) und stehen in mehr als 70 % der Fälle durch Anastomosen untereinander in Verbindung. Funktionell sind es Endarterien, deren Verlegung zum Herzinfarkt führt. Die meisten Infarkte werden in der Muskulatur des linken Ventrikels und im Kammerseptum beobachtet; in der rechten Kammerwand sowie in den Wänden der Vorhöfe sind sie selten. Bei einem Mißverhältnis zwischen Sauerstoffbedarf und Blutangebot im Herzmuskel kommt es zur Angina pectoris.

Die Herzvenen, *Vv. cordis,* (Abb. 142, 146) fließen größtenteils in den *Sinus coronarius.* Dieser liegt an der Rückwand des Herzens und mündet in den rechten Vorhof.
- Die *V. cordis magna* läuft im Sulcus interventricularis anterior,
- die *V. posterior ventriculi sinistri* am linken Herzrand,
- die *V. cordis media* im Sulcus interventricularis posterior,
- die *V. cordis parva* im rechten Sulcus coronarius,
- die *V. obliqua atrii sinistri* (Marshall) (entwicklungsgeschichtlicher Rest des linken Sinushorns) am linken Vorhof und
- die *Vv. cordis anteriores* an der rechten Vorderwand.
- Die *Vv. cordis minimae* (Thebesius) münden in alle Hohlräume des Herzens, besonders in den rechten Vorhof.

Die Lymphgefäße bilden ein subepikardiales, myokardiales und subendokardiales Netz, die alle untereinander in Verbindung stehen. Die Lymphgefäße folgen den Herzvenen zu den regionären Lymphknoten am Truncus pulmonalis und an der Bifurcatio tracheae.

Abb. 145.   Kopf- und Halsteil des autonomen Nervensystems sowie Erregungsleitungssystem des Herzens (unten rechts). IX N. glossopharyngeus $IX_{1,2}$ Ganglion superius und inferius, X N. vagus, $X_{1,2}$ Ganglion superius und inferius.

1 N. caroticus internus	8 N. cardiacus cervicalis	16 Rr. cardiaci cervicales
2 N. jugularis	inferior	superiores
3 R. sinus carotici n. IX	9 Ansa subclavia	17 Rr. cardiaci cervicales
4 Nn. carotici externi	10 Ganglion thoracicum	inferiores
5 Glomus caroticum	11 Rr. pulmonales	18 Rr. esophagei
6 N. cardiacus cervicalis	12 R. communicans	19 N. laryngeus recurrens
superior	13 N. laryngeus superior	
7 N. cardiacus cervicalis	14 Rr. pharyngei	
medius	15 N. laryngeus inferior	

Erregungsleitungssystem: I Nodus sinuatrialis (Keith-Flack), II Nodus atrioventricularis (Aschoff-Tawara), III Fasciculus atrioventricularis (His), IV Crus dextrum, V Crus sinistrum

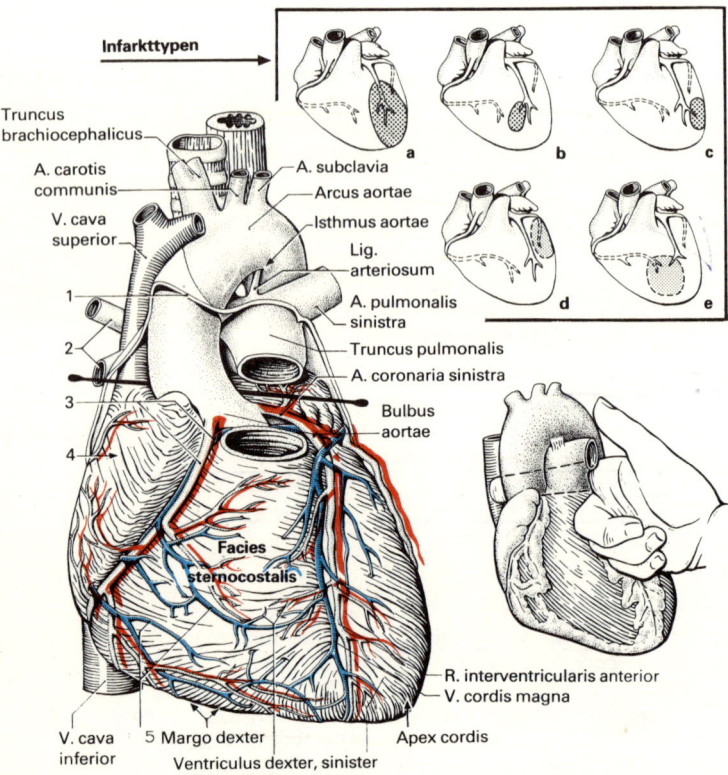

Infarkttypen

Truncus brachiocephalicus

A. carotis communis

V. cava superior

1

2

3

4

Facies sternocostalis

A. subclavia

Arcus aortae

Isthmus aortae

Lig. arteriosum

A. pulmonalis sinistra

Truncus pulmonalis

A. coronaria sinistra

Bulbus aortae

R. interventricularis anterior
V. cordis magna

V. cava inferior

5 Margo dexter

Ventriculus dexter, sinister

Apex cordis

Abb. 146. Herz mit den Abgängen der großen Gefäße und Koronargefäße von vorn, im Sinus transversus pericardii liegt eine Sonde.
Infarkttypen (oben rechts) beim Verschluß in verschiedenen Bereichen der Koronararterien (nach R. Heinecker 1958 aus A. Sundermann 1965).

a Vorderwand-Spitzeninfarkt, b supraapikaler Vorderwandinfarkt, c vorderer Lateralinfarkt, d hinterer Lateralinfarkt, e Hinterwandinfarkt.

1 Perikardschnittrand
2 Vv. pulmonales dextrae

3 A. coronaria dextra, V. . cordis parva

4 Atrium dextrum
5 Vv. cordis anteriores

Darstellung des Sinus transversus pericardii (unten rechts)

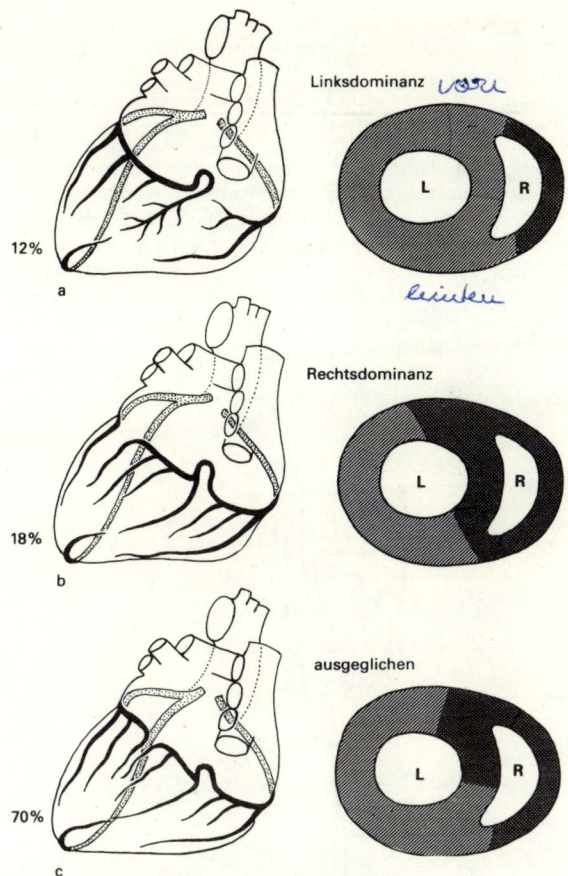

Abb. 147.   Versorgungsgebiete der Koronararterien; Herzen von dorsal (links) und im Querschnitt (rechts). (Prozente gerundet nach S. H. Ahmed u. Mitarb. 1972)

Hinteres Mediastinum, Mediastinum posterius
(Abb. 131, 148, 149)

Im hinteren Mediastinum findet man den *Esophagus* sowie zahlreiche Leitungsbahnen.

Die Speiseröhre, *Esophagus,* (Abb. 148) beginnt am unteren Rand des Ringknorpels in Höhe des 6. Halswirbels mit dem Ösophagusmund und endet an der Pars cardiaca des Magens (Abb. 167) in Höhe des 10. bis 11. Brustwirbels. Seine Länge beträgt 23 bis 26 cm und die Entfernung von den Schneidezähnen bis zum Ösophagusmund etwa 15 cm. Eine Magen-

sonde hat somit bis zum Magen einen Weg von etwa 40 cm zurückzulegen. Ihrer topographischen Lage entsprechend unterscheidet man an der Speiseröhre
– die *Pars cervicalis,* die *Pars thoracica* und die *Pars abdominalis.*
Die Pars cervicalis wurde bereits besprochen (Abb. 99, 112).

Die Pars thoracica liegt im oberen Mediastinum direkt vor den Brustwirbeln, weicht aber weiter unten nach links und vorn ab, so daß sich die Aorta zwischen beide einschieben kann. Im Vergleich zur Aorta thoracica verläuft sie leicht spiralförmig, indem sie anfangs rechts von ihr und am Zwerchfell vor ihr liegt. Der Esophagus zieht hinter dem linken Hauptbronchus und dem Herzbeutel im Bereich des linken Vorhofs abwärts (Abb. 148). Bei Perikardergüssen kann es daher zu Schluckbeschwerden kommen, und Karzinome können von der Speiseröhre auf das Perikard übergreifen. Auf der rechten Seite liegt er dicht unter der Pleura mediastinalis, die ihn sogar noch von hinten etwas umgreift. Hinter ihm verlaufen

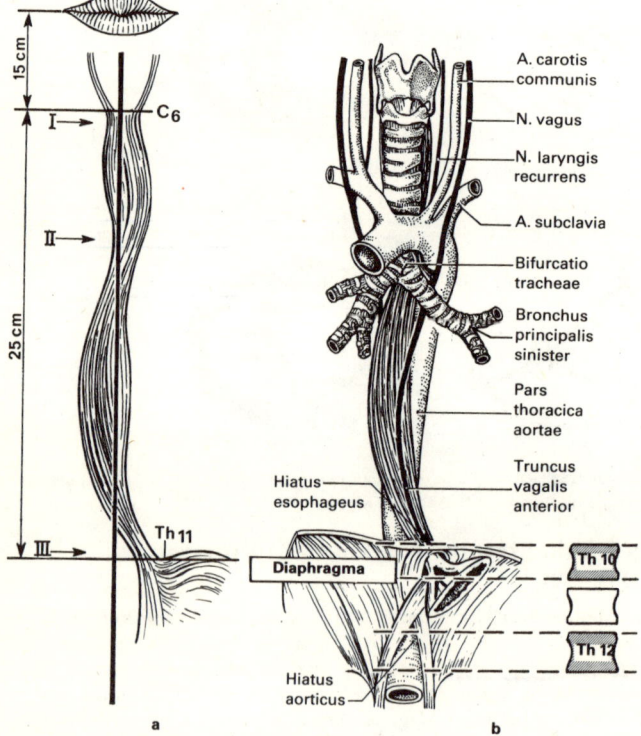

Abb. 148.   Esophagus. a Lage zur Medianlinie (nach H. K. Corning 1949); die Pfeile I bis III zeigen auf die Ösophagusengen. b Lagebeziehungen zur Trachea und Aorta

234

der Ductus thoracicus und die V. azygos. Verletzungen von außen sind selten, jedoch können Perforationen von innen her durch verschluckte Fremdkörper (spitze Knochen, Zahnprothesen) oder instrumentell zur Mediastinitis oder zum Mediastinalemphysem führen.

Die Pars abdominalis ist der unterhalb des Zwerchfells gelegene Abschnitt der Speiseröhre; seine Länge beträgt nur 3 bis 4 cm.

Ösophagusengen (Abb. 148). Die Speiseröhre besitzt 3 Engen.
- Die *obere Enge* entspricht dem Ösophagusmund,
- die *mittlere Enge* (Aortenenge) liegt zwischen der Aorta descendens (hinten links) und dem linken Hauptbronchus (vorn), und
- die *untere Enge* (Zwerchfellenge) ist durch zirkuläre Muskelzüge oberhalb des Zwerchfells bedingt (unterer Ösophagussphinkter).

Die *obere Enge* ist die engste Stelle der Speiseröhre und nur für Instrumente bis zu 14 mm durchgängig. Über ihr werden gelegentlich Pulsionsdivertikel beobachtet, die durch Druck von innen oder durch Wandschwäche im Muskelgefüge entstehen.

An der *mittleren Enge* können Traktionsdivertikel auftreten, wenn durch Zug vernarbender Hilumlymphknoten die Ösophaguswand ausgesackt wird. Beim Vorkommen einer A. lusoria (Abgang der A. subclavia dextra von der absteigenden Aorta) hinter der Speiseröhre können Schluckbeschwerden auftreten (Dysphagia lusoria).

Nerven. Die Speiseröhre ist vom *Plexus esophageus* umgeben, der seine Zuflüsse von *N. vagus* und *Truncus sympathicus* aus dem *Ganglion cervicothoracicum (stellatum)* erhält. Zwischen der Längs- und Ringmuskelschicht finden sich außerdem Ganglienzellen des *Plexus myentericus* (Auerbach) und unter der Schleimhaut der *Plexus submucosus* (Meissner). Die Schmerzempfindlichkeit ist gering; Probeexzisionen werden ohne Anästhesie vertragen.

Arterien. Die Pars cervicalis erhält Äste aus der *A. thyroidea inferior,* die Pars thoracica *Rr. esophageales* aus der *Pars thoracica aortae* und die Pars abdominalis Zweige von den *Zwerchfellarterien* (Abb. 128) und der *A. gastrica sinistra* (Abb. 167).

Venen. Die Vv. esophageales bilden einen Venenplexus, aus dem das Blut in die V. azygos und die V. hemiazygos sowie die V. thyroidea inferior abfließt. Die Ösophagusvenen kommunizieren unten mit der V. gastrica sinistra. Da letztere zum Stromgebiet der Pfortader gehört, besteht durch diese Verbindung ein wichtiger Kollateralkreislauf zur oberen Hohlvene (portokavale Anastomosen, Abb. 174). Bei Stauungen in der Pfortader (Leberzirrhose) können sich die Venen der Speiseröhre zu „Ösophagusvarizen" erweitern.

Die Lymphgefäße haben zahlreiche Filterstationen im Mediastinum (Abb. 150). Sie fließen oben zu den Nll. cervicales profundi, in der Mitte

zu den Nll. paratracheales, Nll. juxtaesophageales pulmonales, Nll. tracheobronchiales superiores und inferiores, den Nll, mediastinales posteriores
und unten zu den Nll. gastrici.

Leitungsbahnen im hinteren Mediastinum

Truncus vagalis (Abb. 137, 148, 149). Nachdem der *N. vagus* den *N. laryngeus recurrens* abgegeben hat (Abb. 119), zieht er nach dorsal zum Esophagus, den er etwa in Höhe des 7. Brustwirbels erreicht. Die Nerven beider
Seiten verflechten sich mit ihren Fasern zum *Plexus esophageus,* aus dem
dann 2 *Trunci vagales* hervorgehen.
Auf Grund der embryonalen Magendrehung verläuft der rechte Vagus als
Truncus vagalis posterior hinter der Speiseröhre und der linke als *Truncus vagalis anterior* vor ihr. Ersterer zieht zur Rückfläche des Magens und zum
Plexus coeliacus, letztere mit den *Rr. gastrici anteriores* zur Vorderfläche
des Magens (Abb. 167) und mit den *Rr. hepatici* zur Leber. An der Lungenwurzel entläßt der N. vagus die *Rr. bronchiales* für den Plexus pulmonalis.

Die Brustaorta, *Pars thoracica aortae,* (Abb. 128, 149) beginnt in Höhe des
4. bis 5. Brustwirbels als Fortsetzung des Aortenbogens und geht unten in
die Pars abdominalis aortae über. Beide Abschnitte bilden die *Pars descendens aortae.* Weiter kaudal gelangt die Brustaorta hinter die Speiseröhre
und verläßt den Brustraum durch den Hiatus aorticus des Zwerchfells
(Abb. 130). Ihre Abgänge sind
– die *Aa. intercostales posteriores* für die Interkostalräume,
– die *Rr. bronchiales,* die als Vasa privata die Lungen versorgen,
– die *Rr. esophageales,* die zur Speiseröhre ziehen,
– die *Rr. mediastinales* für das hintere Mediastinum,
– die *Rr. pericardiaci,* die sich am Herzbeutel verzweigen, und
– die *Aa. phrenicae superiores* für die obere Fläche des Zwerchfells.

Der Brustlymphgang, *Ductus thoracicus,* (Abb. 115, 149, 186) beginnt als
Hauptlymphstamm des Körpers unterhalb des Zwerchfells. Hier liegt in
Höhe des 1. Lendenwirbels (Th$_{11}$ bis L$_2$) die inkonstante *Cisterna chyli,* in
der beide *Trunci lumbales* und der *Truncus intestinalis* zusammenfließen.
Der Ductus thoracicus tritt durch den Hiatus aorticus des Zwerchfells in
das hintere Mediastinum ein und gelangt vor der Wirbelsäule zwischen
Pars thoracica aortae und V. azygos bis zum 4. Brustwirbel. Hier zieht er
hinter dem Aortenbogen und der Speiseröhre in konvexem Bogen nach
links, überquert die linke Pleurakuppel und mündet in den linken Venenwinkel. Seinem Verlauf entsprechend unterscheidet man den Bauch-,
Brust- und Halsteil. In seinem Einmündungsgebiet befindet sich die su-
praklavikuläre Lymphknotengruppe (Virchow-Drüse).

Die V. azygos und V. hemiazygos (Abb. 137, 149, 151, 152) entspringen
auf jeder Seite aus der V. lumbalis ascendens. Sie gelangen durch die Pars
lumbalis des Zwerchfells vom Retroperitonealraum in das hintere Media-

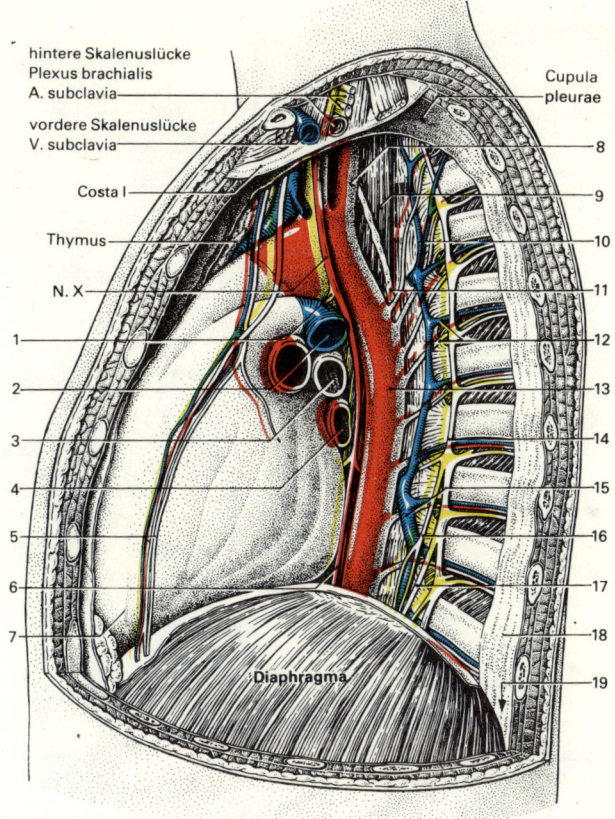

Abb. 149. Mediastinum von links.

1 N. laryngeus recurrens	7 Pericardium	14 Truncus sympathicus
2 A. pulmonalis sinister	8 A. subclavia	15 V. hemiazygos
3 Bronchus principalis sinister	9 Esophagus	16 N. splanchnicus major
4 Vv. pulmonales sinstrae	10 V. hemiazygos accessoria	17 N. splanchnicus minor
5 N. phrenicus, Vasa pericardiacophrenica	11 Ductus thoracicus	18 Pleura costalis
6 Truncus vagalis anterior	12 Aa., Vv. intercostales posteriores	19 Recessus costodiaphragmaticus
	13 Pars thoracica aortae	

stinum und laufen zu beiden Seiten der Wirbelsäule nach oben. Zuflüsse erhalten sie von den Interkostalvenen, den Plexus vertebrales externi und interni sowie aus den Venen des hinteren Mediastinum (Ösophagusvenen).

Die *V. azygos* zieht rechts bis zum 4. Brustwirbel, biegt an der rechten Lungenwurzel um und mündet in die obere Hohlvene oberhalb des Herzbeutels.

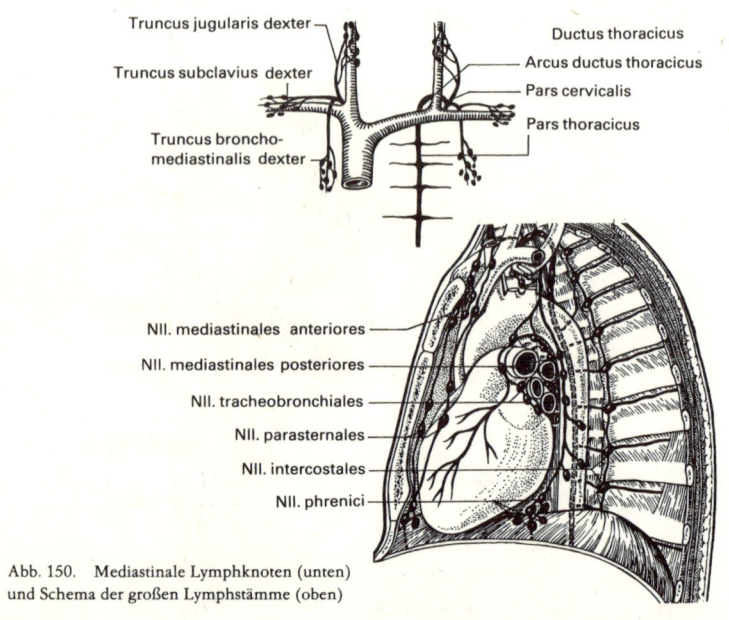

Truncus jugularis dexter
Truncus subclavius dexter
Truncus broncho-
mediastinalis dexter
Ductus thoracicus
Arcus ductus thoracicus
Pars cervicalis
Pars thoracicus

Nll. mediastinales anteriores
Nll. mediastinales posteriores
Nll. tracheobronchiales
Nll. parasternales
Nll. intercostales
Nll. phrenici

Abb. 150. Mediastinale Lymphknoten (unten)
und Schema der großen Lymphstämme (oben)

Die *V. hemiazygos* zieht links von der Wirbelsäule aufwärts, überquert diese etwa in Höhe des 7. bis 8. Brustwirbels und mündet in die V. azygos. Bevor sie die Wirbelsäule kreuzt, nimmt sie noch die *V. hemiazygos accessoria* auf, die das Blut aus den oberen Interkostalvenen sammelt und oben mit der V. brachiocephalica sinistra kommuniziert.

Brustsympathikus (Abb. 137, 145, 149). Der *Truncus sympathicus* bildet im Brustbereich an beiden Seiten der Wirbelsäule 10 bis 12 Ganglien, die untereinander durch *Rr. interganglionares* in Verbindung stehen. Jedes Ganglion ist durch *Rr. communicantes* mit den entsprechenden Spinalnerven verbunden.
Der Brustsympathikus liegt auf den Rippenköpfchen und wird von der Fascia endothoracica und der Pleura costalis bedeckt. Nach medial gibt er feinere Äste an Gefäße und Eingeweide des Mediastinum ab.
Das 1. Brustganglion liegt auf dem Köpfchen der 1. Rippe und ist in der Regel mit dem unteren Halsganglion zum *Ganglion cervicothoracicum (stellatum)* vereinigt (Abb. 114).
Aus den Brustganglien 2 bis 4 entspringen die *Nn. cardiaci thoracici* für das Herz und die *Rr. pulmonales* für die Lunge. Aus den Ganglien 5 bis 9 bzw. 9 bis 11 ziehen 2 größere Eingeweidenerven, der *N. splanchnicus major* und *minor,* durch die Pars lumbalis des Zwerchfells zu den prävertebralen Ganglien des Bauchraums (Abb. 137, 149).

Interkavale Anastomosen
(Abb. 151, 152)

Zwischen dem Stromgebiet der oberen und unteren Hohlvene findet man in der vorderen und hinteren Rumpfwand Venenverbindungen.

In der vorderen Rumpfwand anastomosieren Hautvenen und Venen der Rektusscheide. Außerdem kommunizieren die oberflächlichen und tiefen Venen miteinander.

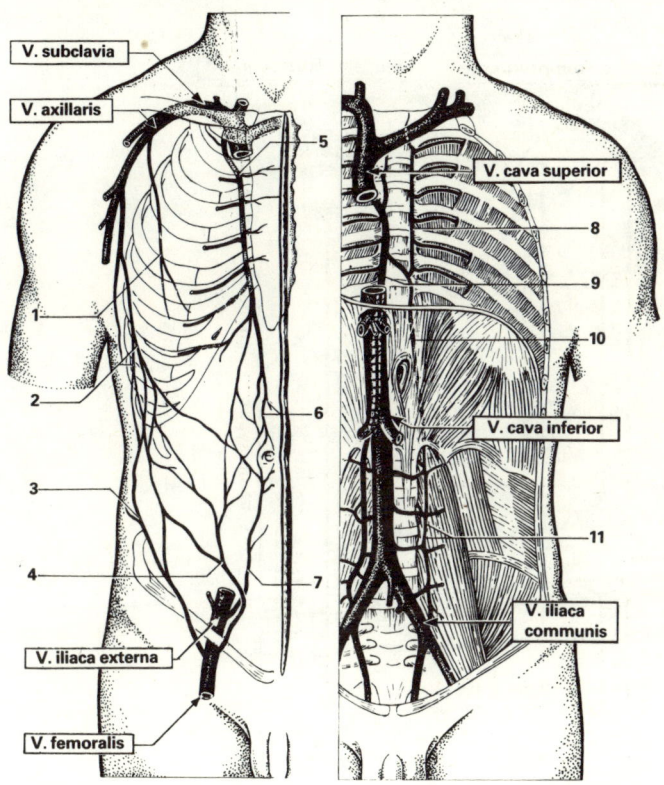

Abb. 151. Interkavale Anastomosen in der vorderen Rumpfwand (links) und der hinteren Rumpfwand (rechts).

1 V. thoracica lateralis	4 V. epigastrica superficialis	8 V. hemiazygos accessoria
2 Vv. thoracoepigastricae	5 Vv. thoracicae internae	9 V. azygos
3 V. circumflexa ilium superficialis	6 Vv. epigastricae superiores	10 V. hemiazygos
	7 V. epigastrica inferior	11 V. lumbalis ascendens

- Die *Vv. thoracoepigastricae* und *V. thoracica lateralis* (Hautvenen) münden in die V. axillaris (Stromgebiet der oberen Hohlvene) und kommunizieren mit
- der *V. epigastrica superficialis* und *V. circumflexa ilium superficialis* (Hautvenen), die beide in die V. femoralis münden (Stromgebiet der V. cava inferior).

Besonders zahlreich sind die Kommunikationen in der Umgebung des Bauchnabels. Durch die *Vv. paraumbilicales* bestehen auch Verbindungen zur Pfortader (portokavale Anastomosen, Abb. 174), die bei Stauungen im Pfortaderkreislauf an der vorderen Bauchwand das Bild des „Medusenhaupts" zeichnen.

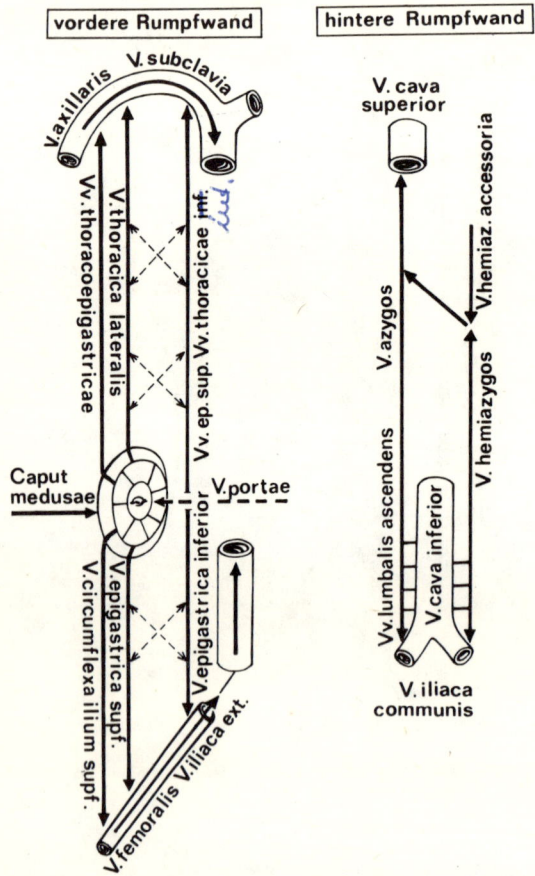

Abb. 152. Schema der interkavalen Anastomosen

Die tiefen Anastomosen liegen an der hinteren Fläche des M. rectus abdominis.

– Die *Vv. epigastricae superiores* fließen über die *Vv. thoracicae internae* in die V. subclavia (Stromgebiet der oberen Hohlvene) und kommunizieren mit
– der *V. epigastrica inferior,* häufig auch mit der *V. circumflexa ilium profunda,* die beide in die V. iliaca externa münden (Stromgebiet der unteren Hohlvene).

In der hinteren Rumpfwand laufen
– die *V. azygos* und *V. hemiazygos* nach oben und münden in die V. cava superior. Sie kommunizieren mit
– der *V. lumbalis ascendens (dextra* und *sinistra),* die unten in die V. iliaca communis oder über die *Vv. lumbales* in die V. cava inferior fließen.

V. azygos und V. hemiazygos nehmen die Vv. intercostales posteriores auf und stehen durch den interkostalen Venenring mit den Vv. thoracicae internae in Verbindung.

Bauch, Abdomen

Der Bauch liegt zwischen Brustkorb und Becken; seine knöcherne Grundlage ist die Lendenwirbelsäule. Die äußere Begrenzung fällt oben mit der unteren Brustgrenze zusammen; dorsal erfolgt sie durch die verlängerte Skapularlinie zum Rücken und unten durch den Darmbeinkamm, die Leistenfurche und den oberen Rand der Symphyse zur unteren Extremität. Diese Grenzen decken sich jedoch nicht mit der Ausdehnung der Bauchhöhle. Letztere reicht oben bis zum Zwerchfell, das sich in den Brustkorb erhebt (Abb. 125, 131, 138), und unten bis an die Grenze des kleinen Beckens.

Die Form des Bauchs ist abhängig vom Geschlecht, vom Alter, von der Konstitution, vom Ernährungszustand u. a. m. Während die männliche Bauchform mit einer Walze vergleichen werden kann, verbreitert sich der Bauch der Frau unten durch das stärker ausladende Becken und wölbt sich bei Kleinkindern durch die relativ große Leber über das Becken vor.

Bauchwände und Bauchregionen
(Abb. 153)

Die Bauchhöhle wird von einer vorderen und hinteren sowie einer oberen und unteren Wand eingeschlossen. Topographisch unterteilt man die vordere Bauchwand in 9 Felder. Die Aufteilung erfolgt durch 2 Querebenen, die durch den unteren Rand der Rippenbögen und die beiden Darmbeinkämme gelegt werden, sowie entlang des Rippenbogens und des seitlichen Rektusrands (Abb. 153).

Weitere Orientierungshilfen sind 5 Querebenen,
– das *Planum transpyloricum* durch den Halbierungspunkt der Strecke zwischen Symphysenoberkante und oberem Rand des Manubrium sterni,
– das *Planum subcostale* durch die Unterkante des 10. Rippenknorpels,
– das *Planum supracristale* durch den höchsten Punkt der Crista iliaca, etwa in Höhe des 4. Lendenwirbeldornfortsatzes,
– das *Planum intertuberculare* durch die Tubercula iliaca und
– das *Planum interspinale* durch die Spinae iliacae anteriores superiores.

Vordere Bauchwand

Bei mageren Personen erkennt man oben die Rippenbögen und darunter die Magengrube. Unten fühlt man den Darmbeinkamm, *Crista iliaca,* der

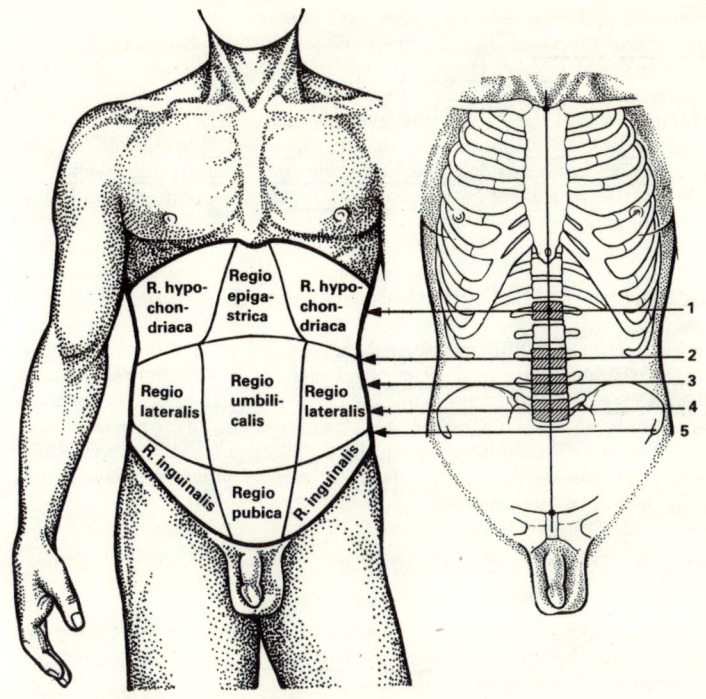

Abb. 153.   Regionen der Bauchwand und Orientierungsebenen am Rumpf.

1 Planum subcostale   4 Planum intertuberculare
2 Planum transpyloricum   5 Planum interspinale
3 Planum supracristale

ventral mit der *Spina iliaca anterior superior* endet. In der Leistenfurche liegt
das Leistenband und medial der obere Rand des Schambeins.
In der Mitte der Bauchwand befindet sich der Bauchnabel, *Umbilicus,* dessen Lage jedoch sehr variieren kann. Normalerweise projiziert er sich auf
den 3. oder 4. Lendenwirbel. Da dem Nabel die Subcutis fehlt, ist die
Haut in seiner Umgebung zur Nabelgrube eingezogen. Zu beiden Seiten
der Medianfurche erhebt sich der Wulst des geraden Bauchmuskels, an
dem man bei muskelstarken Männern Querfurchen erkennen kann, die
den Zwischensehnen, *Intersectiones tendineae,* entsprechen.
Die ineinandergreifenden Ursprungszacken des *M. serratus anterior* und *M.
obliquus externus abdominis* liegen auf jeder Seite in einer schrägen Linie
(Gerdy-Linie).
Über der Symphyse erhebt sich der Schamberg, *Mons pubis,* dessen Behaa-
rung als senkundäres Geschlechtsmerkmal gilt. Beim Mann ist die Behaa-
rung zum Nabel spitz ausgezogen, bei der Frau bedeckt sie nur den

243

Schamberg und endet oben in einer horizontalen Linie. Durch Überdehnungen der Haut bei Fettleibigkeit, Geschwülsten, Schwangerschaften u. a. m. können besonders im unteren Teil des Bauchs weiße oder rote Streifen auftreten (Striae cutis distensae).
Vordere und seitliche Bauchwand gliedern sich in 3 Schichten.
– Die *oberflächliche Schicht* besteht aus der Haut und Subcutis,
– die *mittlere Schicht* aus den Bauchmuskeln und ihren Aponeurosen,
– die *tiefe Schicht* aus der Fascia transversalis, dem subperitonealen Bindegewebe und dem Bauchfell.

Oberflächliche Schicht der vorderen Bauchwand

Die Haut ist weich und mit Ausnahme des Nabels auf ihrer Unterlage leicht verschieblich. Unter der Haut liegt meist ein dicker Fettmantel, *Panniculus adiposus,* besonders im kaudalen Teil der Bauchwand. Der Fettmantel ist durch bindegewebige Septen unterteilt, die mit der oberflächlichen Muskelfaszie in Verbindung stehen. Unterhalb des Nabels ziehen Bindegewebszüge von der Linea alba als *Lig. fundiforme penis* zur Peniswurzel, die sie schlingenartig umfassen (Abb. 154).

Mittlere Schicht, Bauchdecken
(Abb. 154, 155, 158)

Die Bauchdecken füllen den Knochenrahmen zwischen Brustkorb und Symphyse aus. Sie werden von einer oberflächlichen Faszie bekleidet, die sich oben in die Fascia pectoralis fortsetzt.

Ihr Muskelgefüge wird von schrägen, queren und vertikalen Faserzügen gebildet, die sich verflechten und ein zentrales Sehnenfeld bilden. Funktionell wirken die Muskeln als Bauchpresse. Bei Beschädigungen des Sehnenfelds können sich Eingeweideteile bis in die Subcutis vorwölben (Bauchdeckenhernien, Eingeweideprolaps).
Die Aponeurosen der Bauchmuskeln bilden die Rektusscheide und verbinden sich in der Medianlinie zur *Linea alba,* die vom Schwertfortsatz bis zur Symphyse verläuft. In die Linea alba ist der Nabel mittels eines Faserrings, *Annulus umbilicus,* eingelassen.

Die Bauchdecken bestehen aus 4 Muskeln,
– dem äußeren schrägen *M. obliquus externus abdominis,*
– dem inneren schrägen *M. obliquus internus abdominis,*
– dem queren *M. transversus abdominis,*
– dem geraden Bauchmuskel, *M. rectus abdominis.*
1. Der *M. obliquus externus abdominis* entspringt von den Rippen 5 bis 12 und zieht nach unten vorn (in der Richtung, wie man die Hand in die Hosentasche steckt) zum Darmbeinkamm. Seitlich von der Rektusscheide geht er in eine breite Aponeurose über.

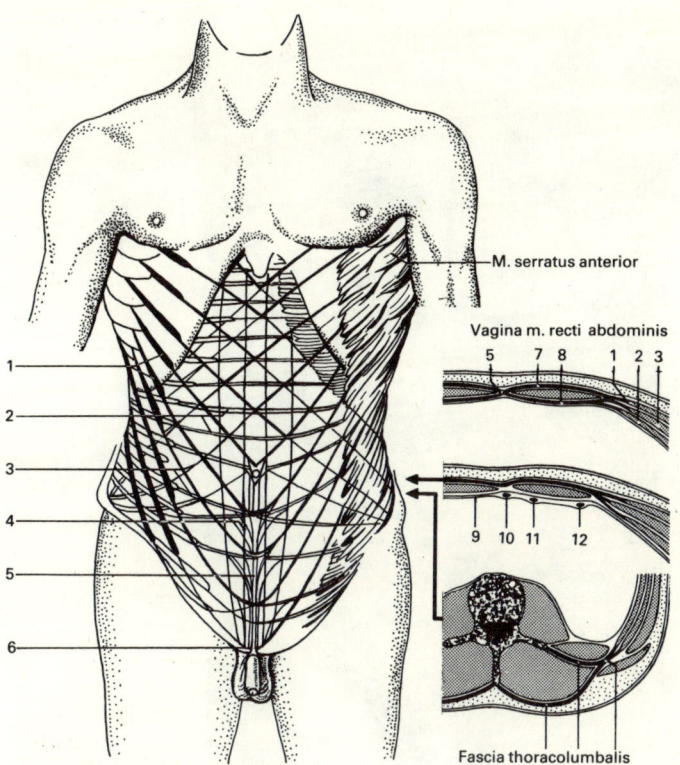

Abb. 154. Spannungsgefüge der Bauchwand. Horizontalschnitt durch die Rektusscheide oberhalb und unterhalb des Nabels (rechts oben) und durch die Fascia thoracolumbalis (rechts unten)

1 M. obliquus externus abdominis	4 M. rectus abdominis	9 Fascia transversalis
2 M. transversus abdominis	5 Linea alba	10 Plica umbilicalis mediana
3 M. obliquus internus abdominis	6 Lig. fundiforme penis	11 Plica umbilicalis medialis
	7 Lamina anterior	12 Plica umbilicalis lateralis
	8 Lamina posterior	

2. Der *M. obliquus internus abdominis* liegt unter dem obigen und zieht vom Darmbeinkamm, Leistenband und von der Fascia thoracolumbalis zum Rippenbogen. Medial setzt er sich in einer breiten Aponeurose fort. Von seinen unteren Fasern spaltet sich der *M. cremaster* ab, der den Samenstrang in den Hodensack begleitet (Abb. 158, 159).

3. Der *M. transversus abdominis* liegt am tiefsten. Er entspringt von der Innenfläche des Rippenbogens, der Fascia thoracolumbalis, vom Darmbeinkamm und Leistenband und inseriert an der Rektusscheide.

4. Der *M. rectus abdominis* zieht vom Brustbein und von den Rippenknorpeln 5 bis 7 in der Rektusscheide zum Schambein und zur Symphyse.

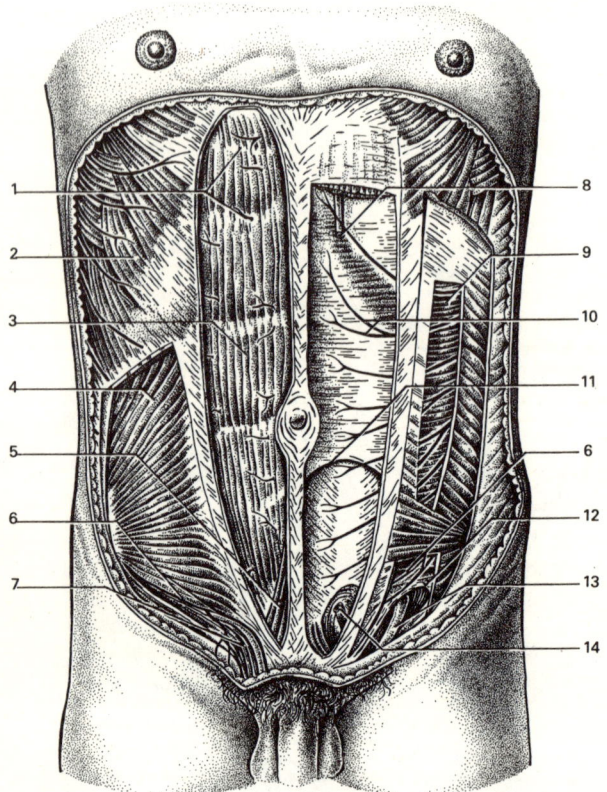

Abb. 155.   Muskeln (z. T. gefenstert) und Nerven der vorderen Bauchwand.

1 Intersectiones tendineae
2 M. obliquus externus
  abdominis
3 M. rectus abdominis
4 M. obliquus internus
  abdominis
5 M. pyramidalis
6 N. iliohypogastricus und
  N. ilioinguinalis
7 M. cremaster
8 A. epigastrica superior
9 M. transversus abdominis
10 Nn. intercostales
11 Linea arcuata
12 Annulus inguinalis
   profundus
13 Funiculus spermaticus
14 A. epigastrica inferior

Durch 3 bis 4 Zwischensehnen, *Intersectiones tendineae,* wird er unterteilt (Abb. 155). Die Zwischensehnen, von denen eine in Höhe des Nabels und die anderen darüber liegen, sind mit dem vorderen Blatt der Rektusscheide verwachsen, mit dem hinteren dagegen nicht. Abszesse oder Hämatome können sich daher hinter dem Rektus ungehindert ausbreiten.

5. Der *M. pyramidalis* liegt als kleiner Muskel über der Symphyse hinter dem vorderen Blatt der Rektusscheide.

246

Die Rektusscheide, *Vagina m. recti abdominis,* (Abb. 154, 155) liegt im zentralen Sehnenfeld der Bauchwand. Sie gibt dem M. rectus abdominis eine Führung und besteht aus einem vorderen und hinteren Blatt.

– Oberhalb der Linea arcuata wird ihr vorderes Blatt von der Aponeurose des „Externus" und zur Hälfte von der des „Internus" gebildet. Das hintere Blatt der Rektusscheide besteht aus der Aponeurose des „Transversus" und der anderen Hälfte der Internusaponeurose.

– Unterhalb des Nabels endet das hintere Blatt der Rektusscheide an der *Linea arcuata* (Douglas). Von hier an erfolgt die hintere Einscheidung des M. rectus abdominis durch die *Fascia transversalis* und das *Peritoneum.* Im vorderen Blatt vereinigen sich die Aponeurosen aller 3 Bauchmuskeln miteinander.

Außer dem M. rectus abdominis befinden sich in der Rektusscheide der M. pyramidalis, die Vasa epigastrica superiora und inferiora sowie die Interkostalnerven 5 bis 11 und der N. subcostalis mit den entsprechenden Gefäßen.

Akute Erkrankungen der Bauchorgane oder Bauchfellentzündungen (Peritonitis) gehen häufig mit reflektorisch auftretenden brettharten Spannungen der Bauchdecke einher oder sind durch Einziehung derselben gekennzeichnet (Kahnbauch).

Tiefe Schicht der vorderen Bauchwand
(Abb. 155, 156)

Zwischen den Bauchmuskeln und dem Bauchfell liegt als Bindegewebsschicht die *Fascia transversalis.* In der Mittellinie ist sie mit der Linea alba und unten mit dem Leistenband verwachsen. Im Bereich des Leistenkanals bildet sie einen Faserring, den *Annulus inguinalis profundus.*

Das Innenrelief der vorderen Bauchwand wird unterhalb des Nabels von 5 Peritonealfalten geprägt (Abb. 156).

– Die *Plica umbilicalis mediana* verbindet die Harnblase mit dem Nabel; in ihr liegt der obliterierte Urachus.

– Die *Plica umbilicalis medialis* flankiert beiderseits die obige; sie zieht ebenfalls zum Nabel und enthält die rückgebildete Nabelarterie.

– Die *Plica umbilicalis lateralis* verläuft auf jeder Seite weiter lateral und führt die A. und V. epigastrica inferior.

Punktionen der Bauchhöhle (bei Aszites) werden etwa 5 cm seitlich von der Mittellinie in Höhe der linken Spina iliaca anterior superior oder in der Mittellinie unterhalb des Nabels vorgenommen.

Vertiefungen zwischen den Bauchfellfalten sind

– die *Fossa supravesicalis* über der Harnblase,

– die *Fossa inguinalis medialis* zwischen Plica umbilicalis medialis und lateralis gegenüber dem äußeren Leistenring und

– die *Fossa inguinalis lateralis* seitlich von der Plica umbilicalis lateralis. Letztere entspricht der Lage des inneren Leistenrings.

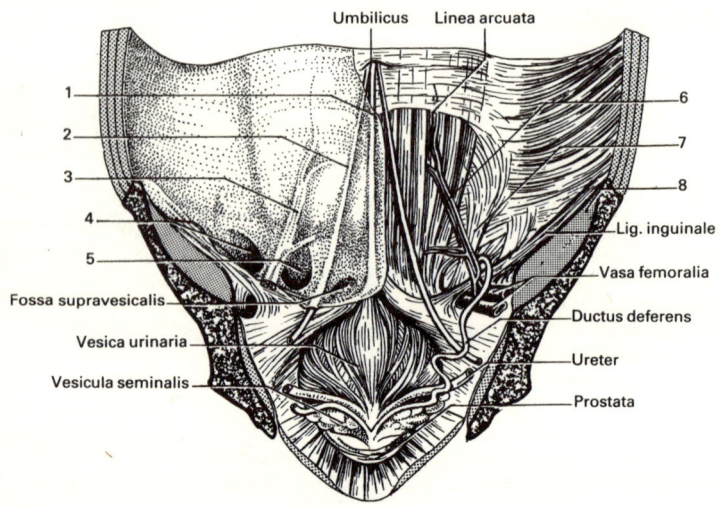

Abb. 156. Innenrelief der vorderen Bauchwand.

1 Plica umbilicalis mediana	4 Fossa inguinalis lateralis	7 Lig. interfoveolare
2 Plica umbilicalis medialis	5 Fossa inguinalis medialis	8 Lacuna musculorum
3 Plica umbilicalis lateralis	6 A., V. epigastrica inferior	

Leitungsbahnen der vorderen Bauchwand
(Abb. 121, 129, 155)

Nerven. Der größte Teil der Bauchwand wird von den 6 unteren *Nn. thoracici* mit ihren *Rr. ventrales (Nn. intercostales)* innerviert, wobei der letzte der *N. subcostalis* ist. Die Nerven ziehen unter den Rippenbögen zur Bauchwand, versorgen den M. obliquus externus und den M. rectus abdominis. Sie treten in einer lateralen und medialen Reihe unter die Haut.
Der *N. iliohypogastricus* und *N. ilioinguinalis* (aus dem Plexus lumbalis, Abb. 157) schließen sich den Interkostalnerven an. Sie verlaufen zwischen M. obliquus internus und M. transversus abdominis, die sie auch innervieren. Außerdem senden sie sensible Äste zur unteren Bauchhaut.

Die Arterien der oberflächlichen und mittleren Schicht der Bauchwand sind
– die *Aa. intercostales posteriores* (6 bis 11) und die *A. subcostalis* (12. Interkostalarterie) aus der Brustaorta sowie
– die *A. epigastrica superficialis,*
– die *A. circumflexa ilium superficialis,*
– die *Aa. pudendae externae* (alle aus der A. femoralis).
Die mittlere und tiefe Schicht werden von den Interkostalarterien sowie von

– den 4 *Aa. lumbales* aus der Bauchaorta,
– der *A. epigastrica superior* (Endast der A. thoracica int.),
– der *A. epigastrica inferior* aus der A. iliaca externa,
– der *A. circumflexa ilium profunda* aus der A. iliaca externa und
– der *A. iliolumbalis* aus der A. iliaca interna versorgt.
Die beiden epigastrischen Arterien anastomosieren in der Rektusscheide (Abb. 129).

Die Venen (Abb. 151) leiten ihr Blut in die obere und untere Hohlvene (interkavale Anastomosen, Abb. 151, 152).

Die Lymphgefäße bilden in der Bauchwand ein oberflächliches und tiefes Netz. Oberhalb des Nabels ziehen sie zu den Nll. axillares oder mit den epigastrischen Gefäßen zu den Nll. parasternales, unten zu den Nll. inguinales superficiales oder Nll. iliaci. Aus der seitlichen Bauchwand wird die Lymphe in die Nll. lumbales abgeleitet (Abb. 186).

Hintere, obere und untere Bauchwand
(Abb. 157)

Die hintere Bauchwand wird in der Mitte von der Lendenwirbelsäule gebildet. Von ihr entspringt die Pars lumbalis des Zwerchfells und der *M. psoas major* (*M. psoas minor* in 30 %), weiter seitlich liegt der *M. quadratus lumborum.*
1. Der *M. psoas major* zieht von der unteren Brust- und Lendenwirbelsäule abwärts und vereinigt sich im großen Becken mit dem *M. iliacus,* der von der Darmbeinschaufel entspringt, zum *M. iliopsoas* (vorderer Hüftmuskel). Dieser tritt durch die Lacuna musculorum und inseriert am Trochanter minor des Femur. Psoasabszesse können im subperitonealen Bindegewebe bis zum Oberschenkel gelangen.
2. Der *M. quadratus lumborum* verspannt den Raum zwischen der letzten Rippe und dem Darmbeinkamm

Der Plexus lumbalis (aus L_1 bis L_4) (Abb. 157, 239) liegt zwischen dem oberflächlichen und tiefen Teil des M. psoas major. Mit kurzen Zweigen innerviert er den M. psoas major, M. psoas minor und den M. quadratus lumborum. Außerdem entläßt er 6 lange Nerven.
1. Der *N. iliohypogastricus* (Th_{12}, L_1) zieht hinter den Nieren zwischen M. obliquus internus abdominis und M. transversus abdominis nach vorn unten.
2. Der *N. ilioinguinalis* (L_1) läuft unterhalb und parallel zum vorhergenannten und tritt mit seinem Endast durch den Leistenkanal.
3. Der *N. genitofemoralis* (L_1, L_2) durchbricht den M. psoas major und zieht an dessen Vorderfläche abwärts. Sein *R. genitalis* zieht durch den Leistenkanal und sein *R. femoralis* durch die Lacuna vasorum.
4. Der *N. cutaneus femoris lateralis* (L_2, L_3) läuft am seitlichen Rand des M.

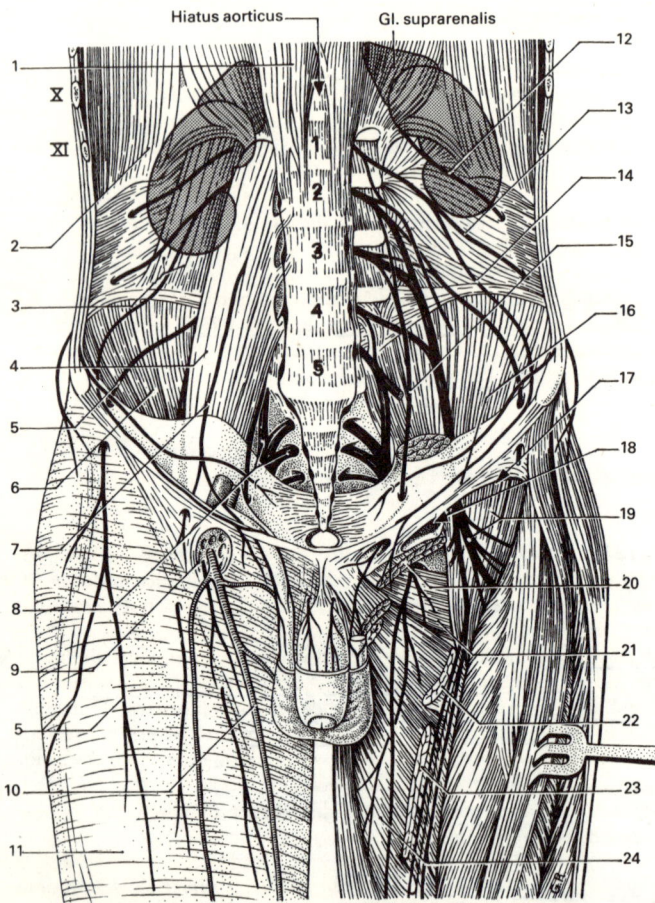

Abb. 157. Hintere Bauchwand mit Plexus lumbalis.

1 Diaphragma, Pars lumbalis
2 Pars costalis
3 M. quadratus lumborum
4 M. psoas major
5 N. cutaneus femoris
   lateralis
6 M. iliacus
7 N. genitofemoralis
8 Plexus sacralis
9 Hiatus saphenus
10 V. saphena magna

11 Fascia lata
12 N. subcostalis
13 N. iliohypogastricus
14 N. ilioinguinalis
15 N. obturatorius
16 Lig. inguinale
17 Lacuna musculorum
18 Lacuna vasorum
19 M. iliopsoas, N. femoralis
20 M. pectineus
21 M. obturatorius externus

22 M. adductor brevis
23 M. adductor longus
24 M. adductor magnus

250

psoas major zur Spina iliaca anterior superior und tritt durch die Lacuna musculorum zum Oberschenkel.

5. Der *N. femoralis* (L$_1$ bis L$_2$) zieht zwischen M. psoas major und M. iliacus zur Lacuna musculorum und durch diese zum Oberschenkel.
6. Der *N. obturatorius* (L$_1$ bis L$_4$) läuft an der medialen Seite des M. psoas major und seitlich vom Ureter abwärts und durch den Canalis obturatorius zur medialen Seite des Oberschenkels.

Die obere Bauchwand ist das Zwerchfell (Abb. 130) und
die untere Bauchwand der Beckenboden. Da das Becken mit seinen Organen im Abschnitt 5 abgehandelt wird, soll als untere Grenze des Bauchraums die Beckeneingangsebene angenommen werden (Abb. 197).

Leistenregion, Regio inguinalis
(Abb. 155 bis 159)

Die Leistenregion liegt im Winkel zwischen Leistenband und M. rectus abdominis. Sie enthält den Leistenkanal, *Canalis inguinalis,* durch den der Hoden im 8. Embryonalmonat vom Bauchraum in den Hodensack gleitet (Descensus testis). Das Vorhandensein des Hodens im Scrotum bei Neugeborenen gilt als ein Reifezeichen. Ist der Abstieg verhindert (Retentio testis), dann unterbleibt nach der Pubertät auch die spermatogenetische Funktion des Hodens (s. Lehrbuch der Embryologie).
Durch den Leistenkanal zieht beim Mann der Samenstrang, *Funiculus spermaticus,* und bei der Frau das runde Mutterband, *Lig. teres uteri.* Letzteres verbindet die Gebärmutter mit den großen Schamlippen und enthält Gefäße (Abb. 213). Die Lymphgefäße können als Metastasenwege für Entzündungen und Tumoren dienen.

Der Leistenkanal (Abb. 158, 159) tritt in schräger Richtung von oben hinten nach unten vorn in einer Länge von 4 bis 6 cm durch die Bauchwand. Er beginnt in der Fossa inguinalis lateralis mit dem inneren Leistenring, *Annulus inguinalis profundus,* der etwa über der Mitte des Leistenbands liegt, und endet am äußeren Leistenring, *Annulus inguinalis superficialis,* oberhalb des Tuberculum pubicum. Der Leistenkanal besitzt 4 Wände.

Die obere Wand wird vom unteren Rand des *M. obliquus internus abdominis* und *M. transversus abdominis* gebildet. Beide Muskeln dienen zur Deckung von Defekten bei Leistenbruchoperationen.

Die vordere Wand ist die *Aponeurose des M. obliquus externus abdominis.* Am äußeren Leistenring spaltet sie sich in ein *Crus mediale* und *Crus laterale.* Beide Schenkel werden oben durch die *Fibrae intercrurales* und unten durch das *Lig. reflexum* (Colles) verbunden.

Die hintere Wand besteht aus der *Fascia transversalis* und dem *Peritoneum*

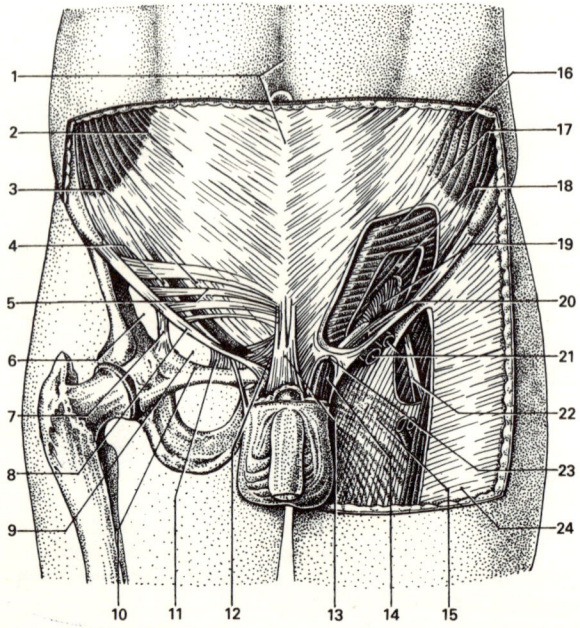

Abb. 158.   Leistenregion.

1 Linea alba
2 Aponeurose des M.
   obliquus externus
   abdominis
3 Crus mediale
4 Crus laterale
5 Fibrae intercrurales
6 Lacuna musculorum
7 Arcus iliopectineus
8 Lig. inguinale

9 Lacuna vasorum
10 Pecten ossis pubis
11 Lig. lacunare
12 Lig. reflexum
13 Lig. fundiforme penis
14 Funiculus spermaticus
15 Faszie am Boden des
   Trigonum femorale
16 M. obliquus externus
   abdominis

17 M. obliquus internus
   abdominis
18 M. transversus abdominis
19 Fascia transversalis
20 M. cremaster
21 A., V. femoralis
22 N. femoralis
23 Annulus inguinalis
   superficialis
24 Fascia lata

parietale. Die Faszie wird durch vertikale Bindegewebszüge verstärkt, am medialen Rand der Rektusscheide durch die *Falx inguinalis* und hinter dem Leistenkanal durch das *Lig. interfoveolare* (Hesselbach).

Die untere Wand wird vom Leistenband, *Lig. inguinale* (Poupart), gebildet, das von der Spina iliaca anterior superior zum Tuberculum pubicum zieht. Das Leistenband entsteht aus der Verflechtung des unteren Rands der Externusaponeurose, der Fascia lata des Oberschenkels und der Fascia transversalis.

Lacuna musculorum und vasorum
(Abb. 156 bis 158, 241)

Unterhalb des Leistenbands liegen 2 Fächer, die *Lacuna vasorum* und *Lacuna musculorum.* Sie werden unten vom Beckenknochen begrenzt und durch den *Arcus iliopectineus,* einen Verstärkungszug der *Fascia iliaca,* separiert.

Die Lacuna vasorum liegt medial. Zum Tuberculum pubicum bildet sie einen spitzen Winkel, der durch das *Lig. lacunare* (Gimbernat) abgerundet wird. Sie dient A., V. femoralis, Lymphgefäßen und R. femoralis des N. genitofemoralis zum Durchtritt. Die Abdichtung erfolgt durch ein *Septum femorale* (Cloquet).

Die Lacuna musculorum liegt lateral. Durch sie treten der M. iliopsoas, N. femoralis und N. cutaneus femoris lateralis.

Hüllen des Samenstrangs und des Hodens,
Tunicae funiculi spermatici et testis
(Abb. 159)

Bei der Hodenwanderung werden die Schichten der Bauchwand nach Art eines Gleitbruchs mitgenommen und vorgestülpt. Daher findet man am Samenstrang und Hoden alle Teile der Bauchwand.
- Die *Tunica vaginalis testis* ist ein Rest des Bauchfells, das sich als *Proc. vaginalis peritonei* mit dem Hoden ausstülpt.
- Die *Fascia spermatica interna* ist eine Ausbuchtung der Fascia transversalis. Sie scheidet Hoden und Nebenhoden sowie den Ductus deferens mit den ihn begleitenden Nerven und Gefäßen ein.
- Der *M. cremaster* ist eine Abspaltung von M. transversus abdominis und M. obliquus internus abdominis und
- die *Fascia cremasterica* (Cooper) die dazugehörige Muskelfaszie.
- Die *Fascia spermatica externa* ist die Fortsetzung der Aponeurose des M. obliquus externus abdominis bzw.der Fibrae intercrurales.
- Die *Tuncia dartos* entspricht der Subcutis der Bauchwand.
Der Proc. vaginalis peritonei obliteriert bei der Frau ganz und beim Mann im Bereich des Leistenkanals. Unterbleibt die Rückbildung, dann entsteht der „natürliche" Weg für angeborene Leistenhernien, bei der Frau durch ein *Diverticulum* (Nuck). Beim Mann kann es zur Flüssigkeitsansammlung am Samenstrang (Hydrocele funiculi) oder in der Tunica vaginalis testis (Wasserbruch oder Hydrocele testis) kommen.

Der Samenstrang, *Funiculus spermaticus,* enthält
- den Samenleiter, *Ductus deferens,* (er sieht weiß aus und fühlt sich auf Grund seiner dicken Muskelschicht hart an),

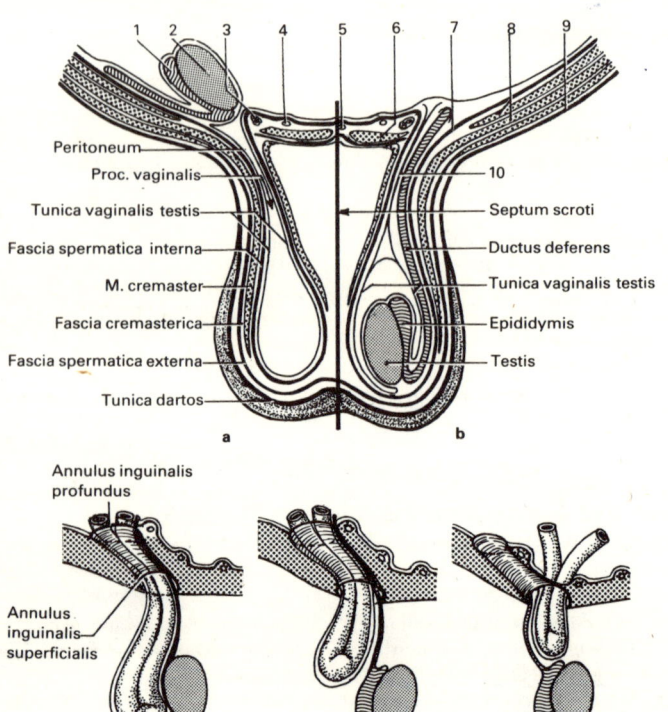

Abb. 159. Samenstrang und Hodenhüllen (oben), a vor dem Descensus testis, b danach.

Verschiedene Möglichkeiten von Leistenbrüchen (unten).
c Indirekte oder laterale angeborene Hernie bei offenem Proc. vaginalis, d indirekte oder laterale erworbene Hernie bei verschlossenem Proc. vaginalis, e direkte oder mediale erworbene Hernie.

1 Epididymis	6 M. rectus abdominis	9 Aponeurose des M.
2 Testis	7 Fascia transversalis	obliquus externus
3 Plica umbilicalis lateralis	8 M. transversus und M.	abdominis
4 Plica umbilicalis medialis	obliquus internus	10 Proc. vaginalis geschlossen
5 Plica umbilicalis mediana	abdominis	

- den *R. genitalis* des *N. genitofemoralis* (aus dem Plexus lumbalis),
- den *Plexus testicularis* (sympathisches Nervengeflecht),
- die *A. testicularis* (aus der Bauchaorta),
- die *A. ductus deferentis* (aus der A. umbilicalis),
- die *A. cremasterica* (aus der A. epigastrica inferior),
- den *Plexus pampiniformis,* ein Venengeflecht, sowie
- die *Lymphgefäße,* die mit den Vv. testiculares verlaufen und zu den Nll. lumbales ziehen.

254

Da die Hoden sehr reichlich innerviert werden, sind Hodenkontusionen außerordentlich schmerzhaft und führen häufig zu einer Schocksymptomatik. Bei Hodentorsionen kommt es zur Unterbrechung der Blutzirkulation, was Infarzierung des Hodengewebes und Gangrän nach sich ziehen kann. Blutstauungen im Plexus pampiniformis führen zu varizenartigen Erweiterungen der Venen im Samenstrang und Hoden (Varikozele).

Bruchpforten
(Abb. 130, 155 bis 159)

Prädilektionsstellen für Brüche sind Leisten- und Schenkelkanal, Nabelring, die Linea alba und das Trigonum lumbale. In der Häufigkeitsskala stehen die Leistenhernien mit 80 % an 1. Stelle, Schenkelhernien werden in 10 % und Nabelhernien in 5 % der Fälle beobachtet.

Leistenhernien treten immer durch den äußeren Leistenring unter die Bauchhaut. Sie kommen in 2 Hauptformen vor, direkten (seltener) und indirekten Brüchen (Abb. 159).
- Direkte oder *mediale Leistenhernien* brechen an der schwächsten Stelle der Bauchwand medial von der Plica umbilicalis lateralis durch.
- Indirekte oder *laterale Leistenhernien* treten durch den Leistenkanal, der seitlich von der Plica umbilicalis lateralis beginnt. In den meisten Fällen sind sie angeboren. Bleibt der Proc. vaginalis peritonei offen, dann können Darmschlingen oder Teile des Netzes beim Mann bis in den Hodensack und bei der Frau durch den Proc. vaginalis (Diverticulum Nuck) bis in die großen Schamlippen gleiten (Labialhernien).

Schenkelhernien nehmen ihren Weg durch die Lacuna vasorum und liegen im Gegensatz zu den Leistenbrüchen immer unterhalb des Leistenbands und lateral vom Tuberculum pubicum.

Nabelhernien werden bei geschwächtem Ringfasersystem um den Nabel, z. B. während der Schwangerschaft, beobachtet.

Nabelschnurhernien (Omphalozelen) entstehen, wenn sich die Darmschlingen, die während ihrer Entwicklung vorübergehend in die Nabelschnur vordringen (physiologischer Nabelbruch), nicht mehr zurückziehen.

Epigastrische Hernien treten durch Lücken der Linea alba oberhalb des Nabels hervor.

Rektusdiastase ist das Auseinanderweichen des M. rectus abdominis beider Seiten. Sie wird meist unterhalb des Nabels beobachtet.

Lumbalhernien treten durch das Trigonum lumbale (Petit) (Abb. 217), ein 2 bis 3 cm großes Dreieck, das über dem Darmbeinkamm zwischen M. obliquus externus abdominis und M. latissimus dorsi liegt.

Beckenbodenbrüche bei der Frau (vaginale Douglas-Enterozelen) sind wie Lumbal-, Obturatorius- und Glutäalhernien selten.

Zwerchfellhernien können angeboren oder erworben sein. Im Säuglingsalter aufgedeckte Zwerchfellbrüche sind meist auf angeborene Defektbildungen zurückzuführen. Erworbene Zwerchfellhernien sind entweder die Folge von Verletzungen oder sie treten durch Zwerchfellöffnungen (Abb. 130) auf, z. B. paraösophageale Hernie.

Narbenhernien entstehen durch Diastase von Geweben meist nach defekter Wundheilung. Sie können überall und in verschiedenen Größen auftreten.

Bauchhöhle, Cavitas abdominalis
(Abb. 163)

Der von den Bauchwänden umschlossene Raum gliedert sich in
- die Bauchhöhle, *Cavitas peritonealis,* die vom wandständigen Blatt des Bauchfells, *Peritoneum parietale,* eingeschlossen wird, und
- den Retroperitonealraum, *Spatium retroperitoneale,* der zwischen den Bauchwänden und dem Bauchfell liegt.

Nach Einblasen von Luft in die Bauchhöhle (Pneumoperitoneum) können die Organe mittels eines Endoskops direkt inspiziert werden. Eine Füllung des Retroperitonealraums mit Luft (Retropneumoperitoneum) ermöglicht es, die hier gelegenen Organe im Röntgenbild zu differenzieren.

Die topographischen Beziehungen der Baucheingeweide ergeben sich im wesentlichen aus ihren entwicklungsgeschichtlich bedingten Lageveränderungen (Abb. 160). Der primitive Magen-Darm-Kanal liegt ursprünglich in der Mitte der Leibeshöhle und bildet mit seinen Aufhängebändern, *Mesenterien,* eine mediane Scheidewand.

In das ventrale Mesenterium, das nur im oberen Abschnitt der Darmanlage vorkommt, wächst die Leberanlage hinein. Der zwischen vorderer Leibeswand und Leber verbleibende Abschnitt wird zum *Lig. falciforme hepatis* und der zwischen Leber und Magen gelegene Teil zum kleinen Netz, *Omentum minus.*

Im *Mesenterium dorsale commune* entstehen die Pankreas- und Milzanlage, wodurch dieses in ein *Lig. gastrolienale* und ein *Lig. lienorenale* untergliedert wird.

Durch eine Drehung des Magens um die eigene Achse (1. Magendrehung) wird das dorsale *Mesogastrium* zum Netzbeutel, *Bursa omentalis,* entfaltet. Im unteren Abschnitt verkleben vordere und hintere Platte des *Mesogastrium* nach der Geburt miteinander und bilden das große Netz, *Omentum majus.*

Unterhalb des späteren Duodenum bildet sich die Nabelschleife aus, von deren Scheitel der Dottergang zum Dottersack zieht. Normalerweise obliteriert dieser. Geschieht das aber nicht, dann kann es am Dünndarm ober-

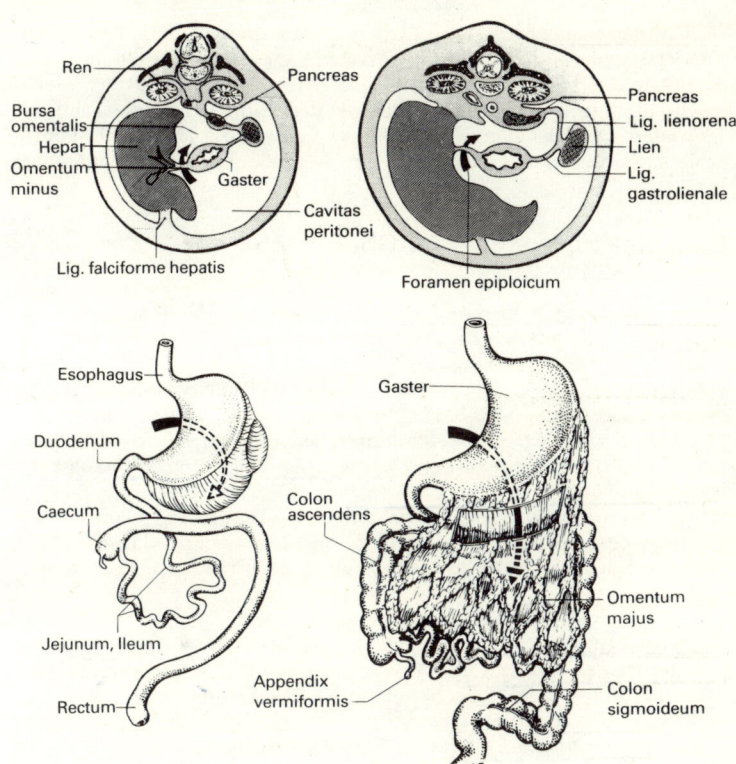

Abb. 160. Entstehung des Netzbeutels in Horizontalschnitten (oben) und von vorn (unten)

halb der Iliozäkalklappe (in 0,2 bis 2 % der Fälle) zu einer Aussackung
(Meckel-Divertikel) kommen. Mit Bildung des Jejunum und Ileum dringen die sich verlängernden Darmschlingen, die in der relativ kleinen Leibeshöhle noch keinen Platz finden, vorübergehend in das Nabelschnur-
zölom ein (physiologischer Nabelbruch).

Bauchfell, Peritoneum

Die Bauchhöhle, *Cavitas peritonealis,* wird vom *Peritoneum parietale* ausgekleidet und die in ihm befindlichen Organe vom *Peritoneum viscerale* überzogen. In dem zwischen den Baucheingeweiden verbleibenden Spalt verschieben sich die Organe wie in einer Gelenkhöhle mit den Atembewe-
gungen und der Peristaltik des Magen-Darm-Kanals. Ist die Gleitfunktion
der *Tunica serosa* durch Entzündungen (Peritonitis) oder Verwachsungen

(Adhäsionen) aufgehoben, dann kommt es zu schmerzhaften Reizungen. Verklebungen und Verwachsungen können aber auch sehr nützlich sein, indem sie die mechanische Abriegelung eines Ausgangsherds bei Bauchfellentzündungen vornehmen (gedeckte Perforationen). Diese Fähigkeit verhindert die Entstehung einer diffusen Peritonitis, die bei einer Peritonealoberfläche von etwa 2 m² eine relativ große Sterblichkeit zur Folge hat.

Bauchfellduplikaturen im Oberbauch
(Abb. 161 bis 165, 170)

Leber, Querkolon, Magen und Milz sind durch Bauchfellduplikaturen untereinander und mit den Bauchwänden verbunden.

Das Omentum majus bedeckt die unteren Baucheingeweide als großes Netz wie eine Schürze (Abb. 161, 163). Seine vordere Platte ist an der großen Kurvatur des Magens, seine hintere am Colon transversum bzw. an dessen Aufhängeband befestigt. Der zwischen Magen und Querkolon gelegene Abschnitt ist das *Lig. gastrocolicum.*
Bei Hernien können Netzteile in den Bruchsack gelangen und eingeklemmt werden (Inkarzeration), was zu Stauungen oder Nekrosen führen kann. Seltener kommt es zu Netztorsionen nach kräftigem Husten oder Niesen.

Das Omentum minus spannt sich als kleines Netz zwischen der Leber und der kleinen Kurvatur des Magens sowie der Pars superior des Duodenum aus (Abb. 162, 163). Es besteht aus 2 Abschnitten,
- dem *Lig. hepatogastricum* und
- dem *Lig. hepatoduodenale,* das die Leitungsbahnen zur Leber enthält. An seinem freien Rand verläuft der Ductus choledochus, links daneben liegen die V. portae, A. hepatica propria sowie Nerven und Lymphgefäße.

Das Lig. coronarium hepatis ist die Umschlagstelle des Peritoneum parietale am Zwerchfell auf das Peritoneum viscerale der Leber. Letztere ist mit ihrer *Area nuda* am Zwerchfell befestigt. Die Umschlagfalte setzt sich als *Lig. triangulare dextrum* bzw. *sinistrum* auf den rechten bzw. linken Leberlappen fort; links endet sie mit der *Appendix fibrosa hepatis* (Abb. 162, 170). Von der Rückfläche der Leber läuft die Umschlagfalte als *Lig. hepatorenale* über die rechte Niere. Mit der vorderen Bauchwand ist die Leber durch das *Lig. falciforme (hepatis)* (Abb. 161) verbunden.

Das Lig. gastrolienale verbindet die Milz mit der großen Kurvatur des Magens und das *Lig. lienorenale* mit der hinteren Bauchwand.

Das Lig. gastrophrenicum zieht vom Magen zum Zwerchfell. Der vordere Milzpol liegt in der „Milznische" auf dem *Lig. phrenicocolicum,* welches das Colon descendens mit dem Zwerchfell verbindet.

258

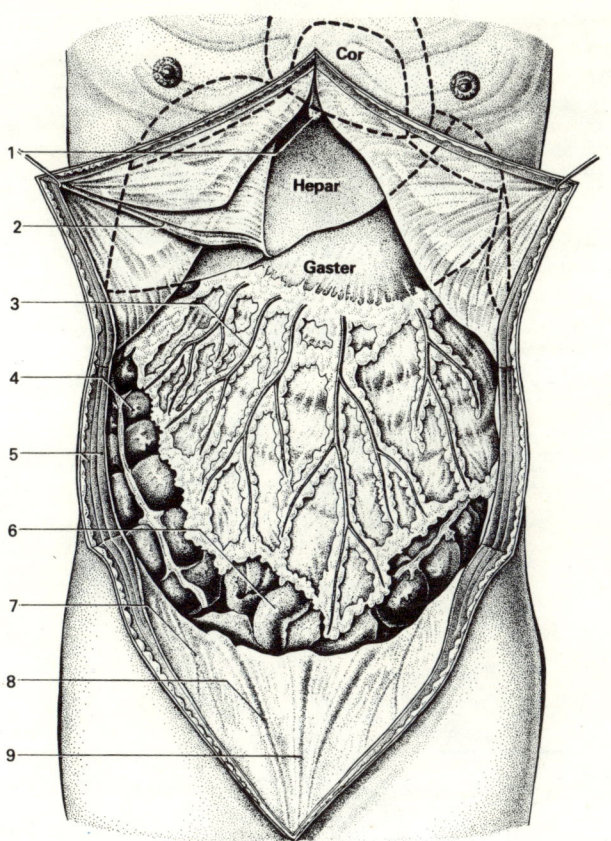

Abb. 161. Bauchhöhle von vorn.

1 Proc. xiphoideus	4 Colon ascendens	7 Plica umbilicalis lateralis
2 Lig. falciforme hepatis	5 Bauchdecken	8 Plica umbilicalis medialis
3 Omentum majus	6 Ileum	9 Plica umbilicalis mediana

Netzbeutel, Bursa omentalis
(Abb. 160, 162, 163)

Hinter dem Magen und dem kleinen Netz breitet sich der Netzbeutel, *Bursa omentalis* aus, dessen Eingang das etwa 2 bis 3 cm große *Foramen epiploicum* (Winslow) ist.

Das Foramen epiploicum liegt in Höhe des 1. Lendenwirbels. Seine Begrenzungen sind

259

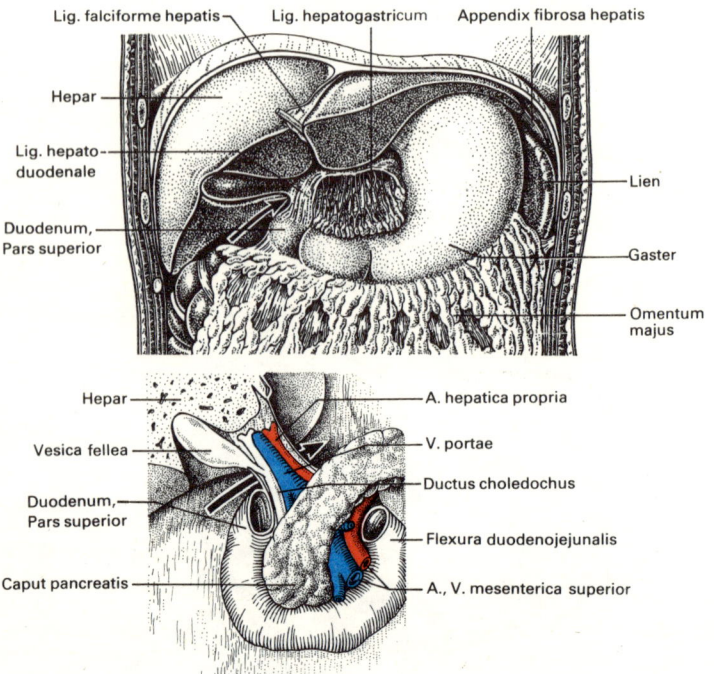

Abb. 162. Oberbauchorgane und Foramen epiploicum (Pfeil)

- oben der *Lobus caudatus* der Leber,
- unten die *Pars superior* des Duodenum,
- hinten die *V. cava inferior* und die rechte Nebenniere und
- vorn das *Lig. hepatoduodenale* des Omentum minus.

Die Ausdehnung der Bursa omentalis beginnt mit
- dem *Vestibulum bursae omentalis,* das sich nach links bis zu den *Plicae gastropancreaticae* (A. gastrica sinistra und A. hepatica communis) erstreckt.
- Ihr *Recessus superior omentalis* reicht kranial bis zum Zwerchfell,
- der *Recessus lienalis* links bis zur Milz und
- der *Recessus inferior omentalis* zwischen beiden Blättern des großen Netzes nach unten. Dieser Recessus überschreitet die große Kurvatur des Magens beim Erwachsenen um 1 bis 2 cm.

Die Begrenzungen der Bursa omentalis sind
- oben die *Leber* und das *Zwerchfell,*
- unten das *Colon transversum,*
- vorn das *Omentum minus,* der *Magen* und das *Lig. gastrocolicum* und
- hinten die *dorsale Bauchwand.*

260

An der Hinterwand des Netzbeutels liegen das Pancreas, das mit seinem Tuber omentale in das Vestibulum vorspringt, die linke Nebenniere, der obere Pol der linken Niere, die Vasa gastrica sinistra und die A. hepatica communis.

Die operative Eröffnung der Bursa omentalis kann auf 3 Wegen von ventral oder von dorsal erfolgen (Abb. 163).

Aufhängebänder, Bauchfellfalten und Bauchfelltaschen
(Abb. 163, 164, 176, 191, 199, 208)

Die Aufhängebänder und Darmgekröse sind nerven- und gefäßführende Bauchfellfalten, welche die Darmabschnitte beweglich mit der hinteren Bauchwand verbinden. Jejunum, Ileum, Wurmfortsatz, Querkolon, Colon sigmoideum und der obere Teil des Rectum besitzen eigene Aufhängebänder. Auf- und absteigender Dickdarm sowie das Caecum liegen halbretroperitoneal und das Duodenum retroperitoneal.

Das Mesocolon transversum befestigt das Querkolon. Es liegt unter der Leber und dem Magen. Seine Befestigungslinie (Abb. 164) überkreuzt die rechte Niere, die Pars descendens des Duodenum, die Vasa mesenterica, das Pancreas und endet vor der linken Niere.

Das Mesenterium oder Dünndarmgekröse beginnt an der Flexura duodenojejunalis. Man findet die Flexur, wenn man das Mesocolon transversum nach oben schlägt. Die Gekrösewurzel, *Radix mesenterii,* zieht in einer Länge von etwa 20 cm links vom 2. Lendenwirbel schräg nach unten in die rechte Darmbeingrube (Abb. 164). Sie kreuzt die Pars ascendens duodeni, Aorta, V. cava inferior, den rechten Harnleiter und die A., V. testicularis bzw. ovarica.

Das Mesocolon sigmoideum ist das Aufhängeband des Sigmoids. Seine Ursprungslinie erstreckt sich von der Fossa iliaca sinistra bis zum 2. Sakralwirbel und kreuzt den M. iliopsoas, die Vasa iliaca, den linken Harnleiter und das Promontorium.

Die Mesoappendix, Aufhängeband des Wurmfortsatzes, liegt in der rechten Darmbeingrube und ist sehr variabel ausgebildet.

Bauchfellfalten und Bauchfelltaschen findet man in der Regel an den Anfangs- oder Endstellen des Mesenterialansatzes (Abb. 164). Klinisch sind die Bauchfelltaschen bedeutungsvoll, weil sich in sie Darmschlingen einstülpen und inkarzerieren können (Treitz-Hernien).

Am Darm gelegene Bauchfelltaschen und Bauchfellfalten sind
– die *Fascia retinens rostralis,* die mit dem M. suspensorius duodeni nach oben zum Zwerchfell zieht,

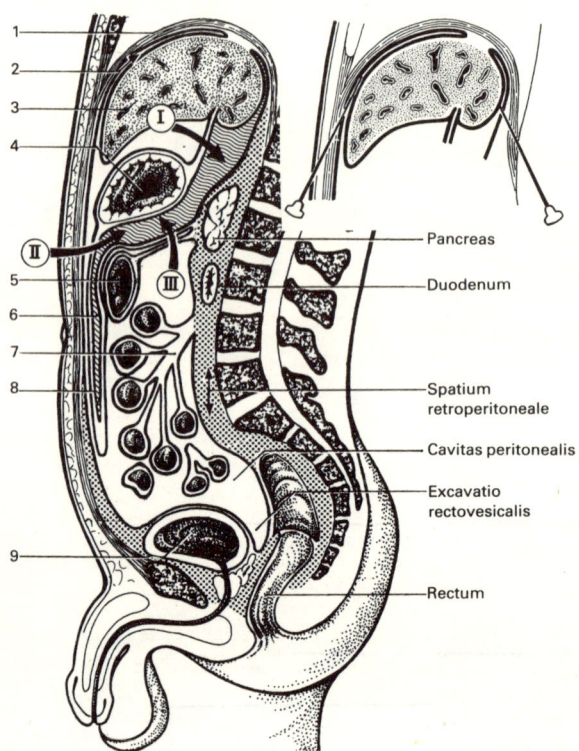

Abb. 163. Medianer Sagittalschnitt durch den Rumpf und Punktionsnadeln in den Recessus subphrenici (rechts).

Zugangswege zur Bursa omentalis. I von oben durch das Omentum minus, II von vorn durch das Lig. gastrocolicum, III von unten durch das Mesocolon transversum.

1 Diaphragma
2 Recessus subphrenicus
3 Hepar
4 Gaster

5 Colon transversum
6 Recessus inferior der Bursa omentalis
7 Mesenterium

8 Omentum majus
9 Vesica urinaria

- die *Plica duodenalis superior*, die links von der Flexura duodenojejunalis vor
- dem *Recessus duodenalis superior* verläuft,
- die *Plica duodenalis inferior*, die unter der Flexura duodenojejunalis liegt und
- den *Recessus duodenalis inferior* von vorn bedeckt,
- der *Recessus ileocaecalis superior* und *inferior* über bzw. unter der Einmündung des Ileum in den Blinddarm,

262

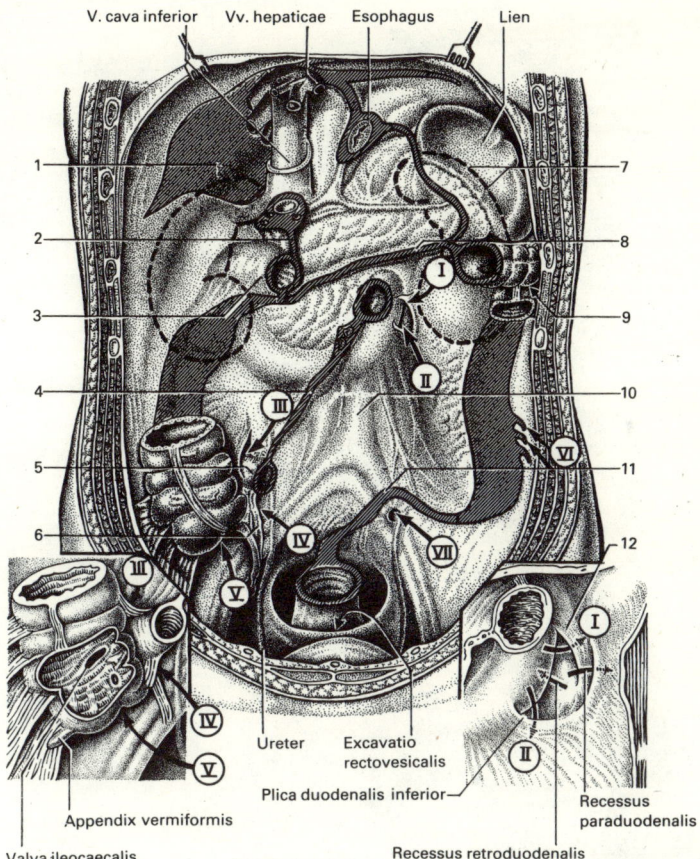

V. cava inferior   Vv. hepaticae   Esophagus   Lien

Ureter   Excavatio rectovesicalis

Plica duodenalis inferior

Recessus paraduodenalis

Appendix vermiformis

Valva ileocaecalis

Recessus retroduodenalis

Abb. 164.   Bauchfelltaschen. Bauchfellverhältnisse an der Ileozäkalklappe und an der Flexura duodenojejunalis (unten).

I Recessus duodenalis superior, II Recessus duodenalis inferior, III Recessus ileocaecalis superior, IV Recessus ileocaecalis inferior, V Recessus retrocaecalis, VI Recessus paracolici, VII Recessus intersigmoideus.

1 Area nuda	8 Mesocolon transversum
2 Lig. hepatoduodenale	9 Flexura coli sinistra
3 Pars superior des Duodenum	10 Pars abdominalis aortae
4 Radix mesenterii	11 Mesocolon sigmoideum
5 Ileum	12 Plica duodenalis superior
6 Mesenteriolum	
7 Ren	

263

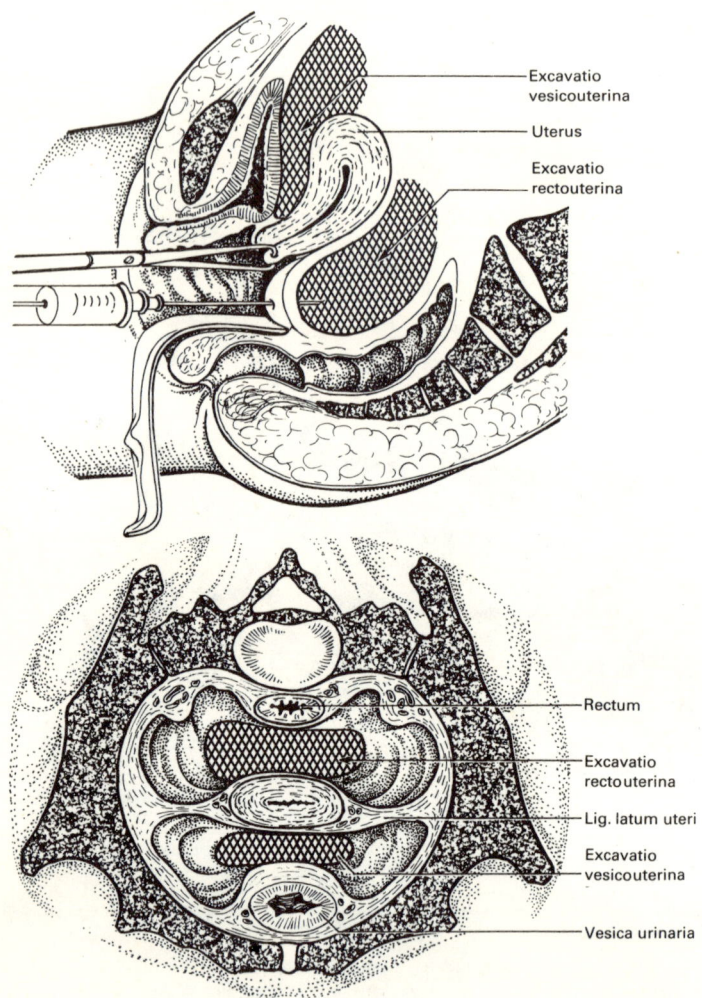

Abb. 165. Douglas-Punktion (oben) und Einsicht in das Becken von oben (unten). Die Exkavationen sind mit Exsudat gefüllt (Kreuzschraffur)

– der *Recessus retrocaecalis* hinter dem Caecum,
– die *Plica caecalis vascularis,* die einen Ast der A. ileocolica an den Blinddarm führt,
– die *Plica ileocaecalis,* die bis zur Appendix herunterreicht,
– die *Plicae caecales* an der Außenseite des Caecum,

264

- der *Recessus intersigmoideus* an der Kreuzungsstelle des linken Harnleiters mit dem Mesocolon sigmoideum und
- die *Sulci paracolici*, die das Colon descendens als unregelmäßige Vertiefungen begleiten.

Im Oberbauch gelegene Bauchfelltaschen sind
- die *Recessus subphrenici* (Abb. 163) zwischen Zwerchfell und rechtem Leberlappen,
- die *Recessus subhepatici* zwischen Leber und Querkolon und
- der *Recessus hepatorenalis*, der als Ausläufer des letztgenannten von Niere und Nebenniere begrenzt wird.

Im Becken gelegene Bauchfelltaschen und -falten sind
- die *Plica vesicalis transversa*, die quer über die mäßig gefüllte Harnblase verläuft,
- die *Excavatio rectovesicalis* (nur beim Mann) zwischen Rectum und Harnblase (Abb. 163, 199),
- die *Excavatio rectouterina* (Douglas-Raum) zwischen Mastdarm und Uterus sowie
- die *Excavatio vesicouterina* zwischen Harnblase und Uterus (Abb. 208).

Der Douglasraum reicht über das hintere Scheidengewölbe und ist der digitalen Untersuchung per vaginam und per rectum zugänglich. Er bildet die tiefste Stelle der Bauchhöhle, an der sich Ergüsse sammeln und punktiert werden können (Douglaspunktion, Abb. 165).

Durch die abdominale Tubenöffnung steht die Bauchhöhle der Frau mit dem äußeren Genitale in Verbindung, so daß Wandinfektionen von der Vulva über die Vagina, den Uterus und die Tube in die Cavitas peritonealis gelangen können.

Organe des Oberbauchs

Das Mesocolon transversum teilt die Bauchhöhle in den Ober- oder „Drüsenbauch" sowie in den Unter- oder „Darmbauch". Zu den Oberbauchorganen gehören Magen, obere Hälfte des Duodenum, Leber, Milz und Pancreas.

Magen, Ventriculus (Gaster)
(Abb. 160 bis 163, 166, 167)

Der Magen liegt zu 3 Vierteln in der linken *Regio hypochondriaca* hinter dem Rippenbogen und zu einem Viertel in der *Regio epigastrica*. Die 2 bis 3 cm lange Pars abdominalis des Esophagus mündet an der kleinen Magenkurvatur, *Curvatura ventriculi minor*. Da sie nur locker mit dem Hiatus esophageus des Zwerchfells (Abb. 130) verbunden ist, läßt sich die Speiseröhre bei Operationen in den Bauchraum ziehen, ohne den Brustkorb zu eröffnen.

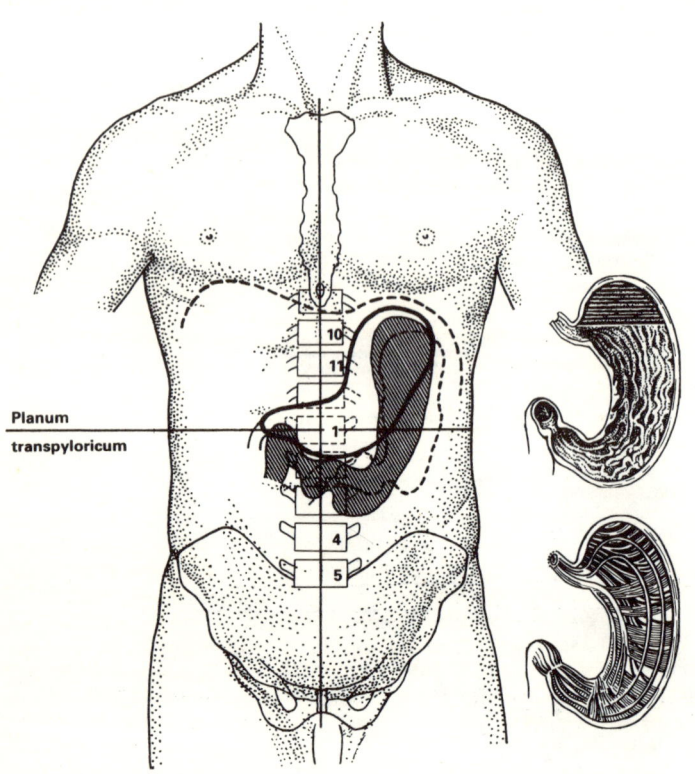

Abb. 166.   Magenpositionen. Schleimhautrelief und Muskelstrukturen des Magens (rechts)

Die *Pars cardiaca* des Magens liegt in Höhe des 10. Brustwirbels, links vom Hiatus esophageus. Vorn projiziert sie sich auf den Knorpel der 7. Rippe (Abb. 228). Der *Pylorus* befindet sich bei der Rückenlage in Höhe des 1. Lendenwirbels (Planum transpyloricum, Abb. 153) rechts und senkt sich im Stand bis zum 4. Lendenwirbel. Bei Frauen ist der Magen meist etwas steiler gestellt und steht auch etwas tiefer als bei Männern. Lageveränderungen des Magens (z. B. Gastroptose) sind im Gegensatz zu Anomalien desselben häufiger.

Der *Fundus ventriculi* liegt unter der linken Zwerchfellkuppel (Abb. 166).

Da der Esophagus nicht an der höchsten Stelle in den Magen einmündet, sammelt sich im Magenfundus verschluckte Luft, die im Röntgenbild als „Magenblase" erscheint. Links am Fundus liegt die Milz. Bei starker Magenfüllung wird das über dem Zwerchfell gelegene Herz gehoben. Die Lage des Magens kann durch die Füllung des Colon transversum beeinflußt werden, das an seiner großen Kurvatur entlang läuft.

Die Vorderfläche des Magens, *Paries anterior,* wird entlang der kleinen Kurvatur vom linken Leberlappen überlagert. Mit der Leber ist er durch das Omentum minus, mit dem Querkolon durch das Lig. gastrocolicum, mit der Milz durch das Lig. gastrolienale und mit dem Zwerchfell durch das Lig. gastrophrenicum verbunden. Zwischen unterem Leberrand, Rippenbogen und Querkolon liegt der Magen der vorderen Brustwand (Traube-Raum) und vorderen Bauchwand im „Magenfeld" an (Abb. 169).

Die Muskulatur des Magens besteht aus 3 Schichten. Außen, hauptsächlich an der großen und kleinen Kurvatur, findet man eine Längsmuskelschicht, in der Mitte eine zirkuläre und innen eine Schrägfaserschicht, die im Gebiet der Pars pylorica fehlt.

Am Pylorus verstärkt sich die Ringmuskulatur zum *M. sphincter pylori.* Bei Neugeborenen kann er gelegentlich hypertrophiert sein und durch krampfartige Kontraktionen (Pylorusspasmus) die Passage von Speisen verhindern (Pylorusstenose). Eine Pylorusstenose kann operativ durch Längsinzision des M. sphincter pylori (extramuköse Myotomie) behoben werden.

Die Magenschleimhaut wird durch ein Makro- und Mikrorelief geprägt. Ersteres besteht hauptsächlich aus längs verlaufenden Schleimhautfalten, *Plicae gastricae,* die an der kleinen Kurvatur die „Magenstraße" bilden, sowie aus 2 bis 5 mm großen Feldern, *Areae gastricae.* Das Mikrorelief wird von den Drüsenmündungen, *Foveolae gastricae,* gebildet und ist nur unter der Lupe erkennbar.

Magenschleimhautentzündungen (Gastritiden) sind röntgenologisch nicht sicher zu diagnostizieren. Akute Magengeschwüre können in der Mukosa und Submukosa vorkommen, chronische durchsetzen sämtliche Wandschichten. Der Boden des chronischen Magenulkus wird von einer Narbenplatte gebildet, die es von der Bauchhöhle abgrenzt. Die operativen Zugänge zum Magen entsprechen denen der Bursa omentalis (Abb. 163).

Nerven. Parasympathikus und Sympathikus bilden in der Magenwand Geflechte, *Plexus gastrici,* (Abb. 167), in welche vegetative Nervenzellen eingelagert sind.

Der *Truncus vagalis anterior* sendet *Rr. gastrici anteriores* zur Vorderfläche des Magens und der hintere Vagusstamm die *Rr. gastrici posteriores* zu dessen Hinterfläche. Sympathikusfasern kommen mit der A. gastrica sinistra aus dem Plexus coeliacus.

Schmerzfasern leiten Erregungen (z. B. bei Gastritis oder beim Ulcus) zu den Thorakalsegmenten 7 bis 9, welche die Haut auf der linken Seite in Höhe des 10. Brustwirbels sensibilisieren (Head-Zone). Zur Ulkusbehandlung werden exzitatorische Fasern des N. vagus durchtrennt (proximale selektive Vagotomie und Antrumresektion bzw. Pyloroplastik).

Die Arterien bilden an beiden Magenkurvaturen Arterienkränze (Abb. 167).

267

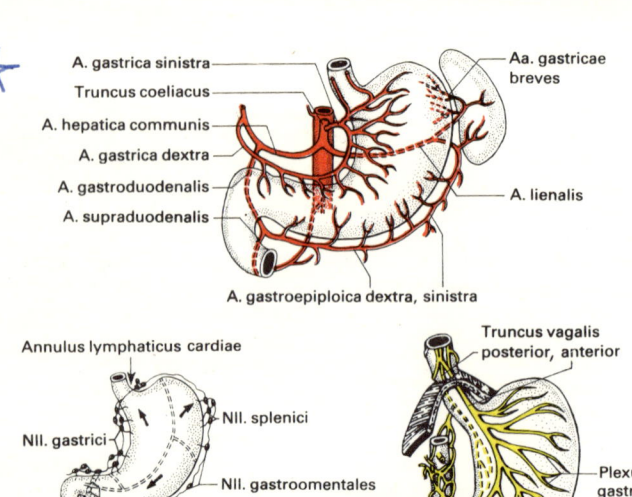

Abb. 167.   Arterien, Nerven und Lymphknoten des Magens

An der Curvatura minor kommuniziert
– die *A. gastrica sinistra* aus dem Truncus coeliacus (Haller) mit
– der *A. gastrica dextra* aus der A. hepatica communis.
An der Curvatura major verbindet sich
– die *A. gastroepiploica sinistra* aus der A. lienalis mit
– der *A. gastroepiploica dextra* aus der A. gastroduodenalis.
Der Magenfundus erhält außerdem noch Zuflüsse von den *Aa. gastricae breves* aus der A. lienalis.
Eine der häufigsten Ursachen für große Magenblutungen sind Magengeschwüre, besonders, wenn sie ihren Sitz an der kleinen Kurvatur oder an der Hinterwand des Magens haben.

Die Venen bilden an beiden Magenkurvaturen Venenkränze. Der Venenbogen der kleinen Kurvatur fließt hauptsächlich in die Pfortader, anastomosiert aber auch mit der V. lienalis. Der Venenkranz der großen Kurvatur mündet links in die V. lienalis und rechts in die V. mesenterica superior. Außer den genannten Abflußwegen gibt es noch Verbindungen über die Ösophagusvenen zur V. azygos (portokavale Anastomosen, Abb. 174).

Die Lymphgefäße bilden 4 Abflußbahnen (Abb. 167). Die beiden oberen ziehen an der kleinen Kurvatur zu den *Nll. gastrici sinistri* und *Nll. gastrici dextri,* die beiden unteren an der großen Kurvatur über die *Nll. gastroomen-*

268

tales sinistri und *dextri* sowie über die *Nll. pylorici* zu den *Nll. coeliaci.* Letztere sind auch die Filterstationen für die anderen Oberbauchorgane.

Die engen Beziehungen zu den Nll. pancreatici, die entlang der V. lienalis im Pancreas liegen und zum Einzugsgebiet des Magenfundus gehören, begünstigen die Metastasierung von Magenkarzinomen in die Bauchspeicheldrüse. Magenkarzinome metastasieren auch über die mediastinalen Lymphbahnen in die unteren Halslymphknoten (Virchow-Drüse in der linken Supraklavikulargrube).

Zwölffingerdarm, Duodenum
(Abb. 168, 172)

Das *Duodenum* projiziert sich auf die vordere Bauchwand dicht oberhalb des Nabels. Es umkreist den 2. Lendenwirbel in der Form eines C und hat eine Länge von 25 bis 30 cm.

Seine *Pars superior* schließt sich in Höhe des 1. Lendenwirbels dem Pylorus an und liegt wie dieser noch intraperitoneal, wodurch sie eine gewisse Beweglichkeit besitzt. Alle anderen Duodenalabschnitte sind entwicklungsgeschichtlich sekundär retroperitoneal an der hinteren Bauchwand befestigt.

Die *Pars descendens* zieht von der *Flexura duodeni superior* unter dem Mesocolon transversum in den Unterbauch. Sie verläuft rechts neben der Wirbelsäule und kreuzt das rechte Nierenhilum.

An der *Flexura duodeni inferior* beginnt die *Pars horizontalis,* welche den 3. Lendenwirbel, die Bauchaorta und die untere Hohlvene überkreuzt (Abb. 168). Von ihr setzt sich die *Pars ascendens* fort, die links neben dem 2. Lendenwirbel an der *Flexura duodenojejunalis* endet. Diese ist durch glatte Muskelfasern, *M. suspensorius duodeni,* am Zwerchfell befestigt. Der untere quere Duodenalabschnitt wird von den Vasa mesenterica superiora überkreuzt.

Die *Pars superior* des Duodenum steht durch das Lig. hepatoduodenale mit der Leber in Verbindung und wird vom rechten Leberlappen und vom Hals der Gallenblase überlagert.

Die Pars descendens grenzt an die rechte Kolonflexur. Bei Gallenblasenentzündungen kann es daher leicht zu Verklebungen mit dem Duodenum oder Colon und zum Durchbruch von Gallensteinen in den Darm kommen.

Die konkave Rundung des Zwölffingerdarms wird vom Kopf der Bauchspeicheldrüse ausgefüllt. Bei schweren Verletzungen durch direkte oder stumpfe Gewalt werden Abrisse an den Fixationsstellen des Magens und des Duodenum beobachtet, wobei besonders die Cardia und die untere Duodenalflexur bevorzugt sind.

In der Pars descendens findet sich an der Rückwand eine Schleimhautlängsfalte, *Plica longitudinalis duodeni,* mit der *Papilla duodeni major* (Vater). Hier münden der Ductus choledochus und der Ductus pancreaticus major (Abb. 168, 172). Meist liegt darüber noch eine *Papilla duodeni minor,* die Mündungsstelle des Ductus pancreaticus accessorius (Santorini).

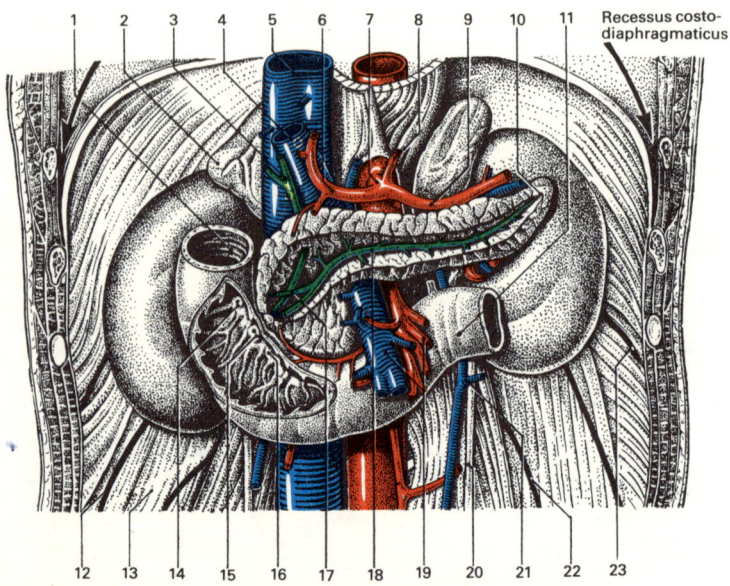

Abb. 168. Duodenum und Pancreas in ihren Nachbarschaftsbeziehungen.

1 Pars descendens duodeni
2 Gl. suprarenalis
3 Ductus choledochus
4 V. portae
5 V. cava inferior
6 A. hepatica communis
7 Truncus coeliacus
8 A. gastrica sinistra
9 A. lienalis

10 Cauda pancreatis
11 Flexura duodenojejunalis
12 N. iliohypogastricus
13 M. quadratus lumborum
14 Papilla duodeni minor
15 Papilla duodeni major
16 Plica longitudinalis
   duodeni

17 Ductus pancreaticus
   accessorius
18 Ductus pancreaticus
19 A., V. mesenterica superior
20 Ureter
21 V. mesenterica inferior
22 N. ilioinguinalis
23 N. subcostalis

Nerven. Das Duodenum wird aus dem vegetativen Geflecht des Plexus coeliacus und des Plexus mesentericus superior versorgt (Abb. 183). In das Nervengeflecht sind zahlreiche Ganglien eingeschaltet.

Arterien (Abb. 173, 177). Die *A. gastroduodenalis* aus der A. hepatica communis entläßt die *A. supraduodenalis* und *Aa. retroduodenales.* Beide anastomosieren an der Vorder- und Rückfläche des Duodenum vor und hinter dem Pankreaskopf mit den *Aa. pancreaticoduodenales inferiores* aus der A. mesenterica superior.

Die Venen gehören zum Einzugsgebiet der Pfortader. Sie bilden wie die Arterien Gefäßbögen. Ein penetrierendes Duodenalulkus kann zu lebensbedrohlichen Blutungen führen.

270

Die Lymphgefäße stehen mit den *Nll. pancreaticoduodenales* und den *Nll. hepatici* in engem Zusammenhang, so daß sich Entzündungen wechselseitig ausbreiten können. Pankreaskopfkarzinome können leicht auf die Duodenalwand übergreifen.

Bauchspeicheldrüse, Pancreas

(Abb. 164, 168, 172, 228)

Das etwa 70 bis 90 g schwere Pancreas entsteht aus einer dorsalen und ventralen Anlage. Bei der Magendrehung verwachsen beide miteinander und werden an die dorsale Bauchwand verlagert (Abb. 160).

Der Kopf der Bauchspeicheldrüse, *Caput pancreatis,* liegt in der Duodenalschleife rechts neben der Wirbelsäule in Höhe des 1. bis 3. Lendenwirbels (Abb. 168). Der von ihm nach unten abgehende *Proc. uncinatus* überlagert die Pars inferior des Duodenum. Aus der *Incisura pancreatis* treten die Vasa mesenterica superiora und die Lymphstämme, Trunci intestinales, hervor.

Der Pankreaskörper, *Corpus pancreatis,* läuft etwa in Höhe des Planum transpyloricum quer über die hintere Wand der Bursa omentalis zum Milzhilum. Durch die Überkreuzung von Wirbelsäule, Bauchaorta und unterer Hohlvene wölbt er sich als *Tuber omentale* vor.

Der Pankreasschwanz, *Cauda pancreatis,* überlagert das Hilum der linken Niere, erreicht die Nebenniere und endet an der Milz im *Lig. lienorenale* des dorsalen Magengekröses. Er enthält den größten Teil der Langerhans-Inseln.

Hinter dem Pancreas liegen die großen Gefäßstämme des Oberbauchs. Oberhalb des Tuber omentale entspringt der Truncus coeliacus (Haller) aus der Bauchaorta. Die von ihm abgehende A. hepatica communis zieht am oberen Pankreasrand nach rechts und mit dem Lig. hepatoduodenale zur Leber. Die vom Truncus entspringende A. lienalis folgt dem oberen Pankreasrand nach links und erreicht durch das Lig. lienorenale die Milz. Parallel zur A. lienalis verläuft die V. lienalis an der hinteren Fläche der Bauchspeicheldrüse. Sie mündet zusammen mit der V. mesenterica superior hinter dem Pankreaskopf in die hier beginnende Pfortader. Bei Pankreaskopfkarzinomen kann es zu Stauungen im Pfortaderkreislauf kommen.

Der etwa 2 bis 3 mm starke *Ductus pancreaticus* (Wirsung) mündet zusammen mit dem Ductus choledochus, seltener getrennt von diesem, in die Pars descendens duodeni (Abb. 168, 172). Im Kopfbereich entläßt er den *Ductus pancreaticus accessorius* (Santorini), der entweder auf der Papilla duodeni minor oder blind endet.

Bei Verlegungen des Ausführungsgangs (Papillenstenosen, Pankreassteine) kann es durch Rückstauung zur Pankreatitis mit fermentativer Selbstverdauung kommen (akute Pankreasnekrose oder Autodigestion). Durch Freisetzung proteolytischer Proteinsysteme (Bradykinin, Kallikrein) kommt es zu Fibrinolyseblutungen, die meist letal enden. Bei Pankreatitiden treten Schmerzen auf, die gürtelförmig nach links ausstrahlen

(Head-Zone). Die operativen Zugangswege zum Pancreas entsprechen denen der Bursa omentalis (Abb. 163).

Gefäße. Der Pankreaskopf wird arteriell ähnlich wie das Duodenum versorgt; Körper und Schwanz erhalten *Rr. pancreatici* von der *A. lienalis*.
Die Venen ziehen zur Pfortader.
Die Lymphgefäße sammeln sich in den *Nll. pancreatici* und *Nll. splenici*. Sie kommunizieren mit vielen Lymphknoten im Oberbauch.

Milz, Lien
(Abb. 160, 162, 164, 169)

Die Milz liegt in der linken Regio hypochondriaca. Sie hat die Form einer Kaffeebohne, ist etwa 11 cm lang, 7 cm breit und 4 cm dick (merke 4711); ihr Gewicht beträgt je nach Blutgehalt 150 g. Bei normaler Größe ist sie nicht zu tasten, da sie vom linken Rippenbogen verdeckt wird.
Ihre Längsachse verläuft parallel zur 10. Rippe; ihr hinteres Ende, *Extremitas posterior,* reicht oben bis zur 9. und ihr vorderes Ende, *Extremitas anterior,* unten bis zur 11. Rippe. Mit der Atmung verschiebt sie sich. Der vordere Rand, *Margo superior,* ist scharf und eingekerbt, weshalb man ihn früher auch Margo crenatus nannte.

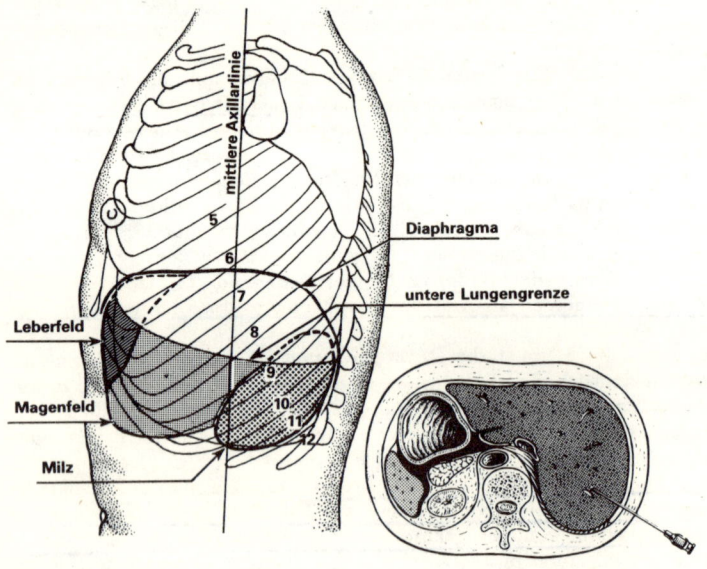

Abb. 169. Perkussionsgrenzen von Milz, Magen und Leber (oben) und Transversalschnitt durch den Rumpf in Höhe des 10. Brustwirbels (rechts)

272

Die Perkussion der Milz ergibt eine Dämpfungsfigur, die einer halben Ellipse ähnelt. Das vordere Ende liegt etwa an der Stelle, wo die Axillarlinie die 10. bis 11. Rippe schneidet. Ihre obere Grenze ist durch die Überlagerung der Pleura und des unteren Lungenrands nicht bestimmbar (Abb. 169).

Mit ihrer *Facies diaphragmatica* legt sich die Milz der linken Zwerchfellkuppel an. Die *Facies visceralis* steht in Berührung mit einigen Baucheingeweiden, die *Facies gastrica* mit dem Magenfundus, die *Facies renalis* mit der linken Niere und die *Facies colica* mit der linken Kolonflexur. Außerdem wird sie vom Schwanz des Pancreas erreicht und liegt vor der linken Nebenniere.

Das *Lig. gastrolienale* verbindet das Milzhilum mit der großen Kurvatur des Magens und das *Lig. lienorenale* mit der hinteren Bauchwand. Beide Bänder begrenzen den *Recessus lienalis* der Bursa omentalis. Durch das Lig. gastrolienale ziehen die Aa. gastricae breves und A. gastroepiploica sinistra zum Magen und durch das Lig. lienorenale die A., V. lienalis zur Milz.

Der vordere Milzpol liegt auf der linken Kolonflexur in der Milznische, deren Boden vom *Lig. phrenicocolicum* gebildet wird.

Bei erschlafften Haltebändern verändert die Milz ihre Lage (Wandermilz). Häufig werden Nebenmilzen verschiedener Größe und Zahl im Bereich des Milzhilums oder auch im retroperitonealen Bindegewebe beobachtet. Andererseits gibt es Hypoplasien und Aplasien der Milz. Nach stumpfen Gewalteinwirkungen auf den Bauch kommt es nicht selten zu Milzrupturen. Baldige operative Milzexstirpation ist in solchen Fällen notwendig.

Gefäße. Die arterielle Versorgung erfolgt durch die *A. lienalis.* Ihre Aufzweigungen entsprechen einer funktionellen Segmentgliederung der Milz. Die V. lienalis verläuft unterhalb der Arterie durch das Pancreas zur Pfortader.

Die Lymphgefäße sammeln sich am Milzhilum in den *Nll. splenici* und am oberen Pankreasrand in den *Nll. pancreatici superiores.*

Leber, Hepar
(Abb. 160 bis 163, 169 bis 172)

Die Leber liegt mit ihrem rechten Lappen in der rechten Regio hypochondriaca und erstreckt sich mit ihrem linken Lappen über die Regio epigastrica bis unter den linken Rippenbogen. Der untere Leberrand verläuft bis zur Medioklavikularlinie parallel zum Rippenbogen und ist hier nicht zu palpieren. An der Spitze der 9. Rippe erreicht er die Regio epigastrica und verläßt diese auf der linken Seite wieder in Höhe der 6. Rippe. Zwischen beiden Rippenbögen liegt der linke Leberlappen der vorderen Bauchwand in einem dreieckigen „Leberfeld" oberhalb des „Magenfelds" an (Abb. 161, 169). Mit der Atmung verschiebt sich die Leber, was palpatorisch und perkutorisch nachzuweisen ist. Vom Brustraum ist die Leber nur durch das Diaphragma getrennt, so daß Leberabszesse in die Pleura-

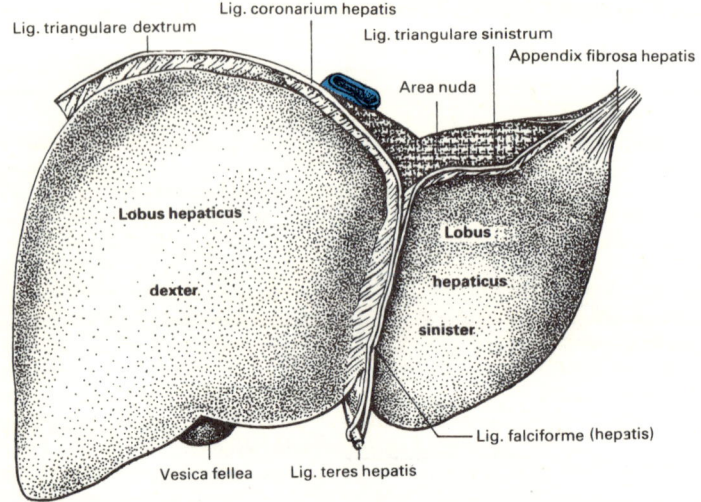

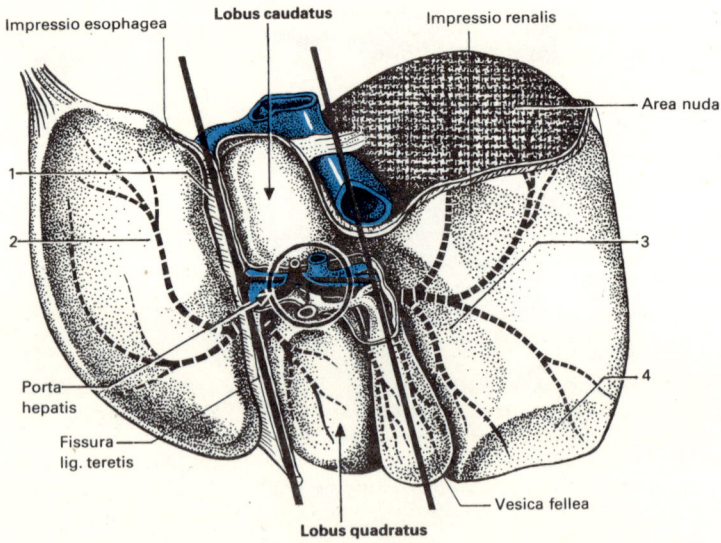

Abb. 170.   Vorderfläche der Leber (oben) und Eingeweidefläche mit eingezeichneten
Leberarterien (unten).

1 Fissura lig. venosi   3 Impressio duodenalis
2 Impressio gastrica   4 Impressio colica

274

höhlen durchbrechen können. Da das Zwerchfell die konvexe *Facies dia-phragmatica* kuppelartig überdacht, wird sie im oberen Bereich seitlich vom Recessus costodiaphragmaticus der Pleura und von den unteren Lungen-rändern überlagert. Die rechte Zwerchfellkuppel steht höher als die linke!

Die Lagefixierung der etwa 1 500 g schweren Leber erfolgt durch den thorakalen Sog, die Bauchpresse, lufthaltigen Därme und nur in geringe-rem Maß durch Bänder. Im Alter oder beim Eindringen von Luft in den Bauchraum, z. B. bei Magenperforationen (Luftsicheln), kommt es zum Absinken der Leber.

Der untere scharfe Leberrand, *Margo inferior,* wird vom Fundus der Gallen-blase überragt (Abb. 170). Links davon befindet sich die *Incisura lig. teretis,* aus der das gleichnamige Band mit dem *Lig. falciforme (hepatis)* zur vor-deren Bauchwand zieht. Dieses Band gliedert die Facies diaphragmatica in den rechten und den linken Leberlappen.

Die Unterfläche, *Facies visceralis,* ruht auf den Baucheingeweiden und wird durch einen H-förmigen Einschnitt in 4 Lappen untergliedert. Der Quer-balken des H entspricht der Leberpforte, *Porta hepatis.*

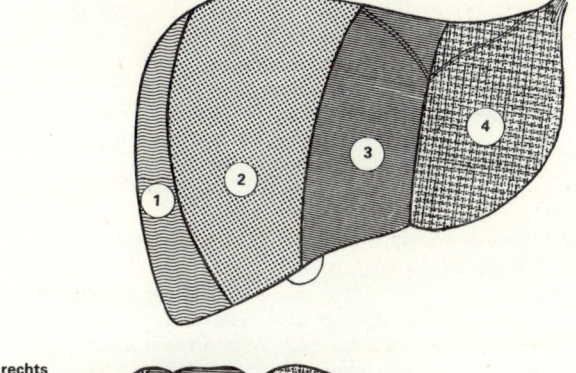

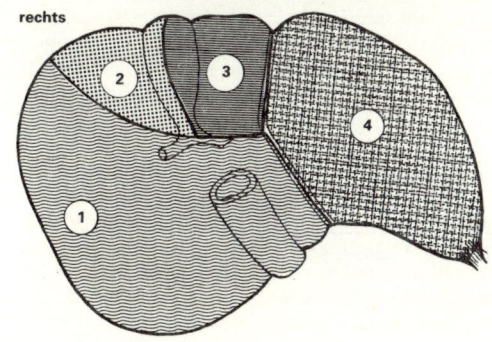

Abb. 171. Lebersegmente von vorn (oben) und von unten (unten)

1 Segmentum posterius
2 Segmentum anterius
3 Segmentum mediale
4 Segmentum laterale

275

In der Leberpforte liegen dorsal die *V. portae*, davor die *A. hepatica propria* und die *Ductus hepatici*. Die Gefäße werden von Nerven und Lymphbahnen begleitet. In ihrer Umgebung befinden sich die *Nll. hepatici*.

Dorsal von der Leberpforte liegt der *Lobus caudatus*, der in die Bursa omentalis hineinragt, und ventral von ihr der *Lobus quadratus*.

Die vertikalen Schenkel des H entstehen durch 2 sagittale Fissuren zwischen rechtem und linkem Leberlappen.

– Die rechte Längsfurche wird hinten vom *Sulcus venae cavae* und vorn von der *Fossa vesicae felleae* gebildet. Beide Vertiefungen sind durch eine Parenchymbrücke zwischen Lobus caudatus und Lobus dexter unterbrochen.

– Die linke Längsfurche besteht hinten aus der *Fissura lig. venosi* und vorn aus der *Fissura lig. teretis*. In der erstgenannten verläuft während der Embryonalzeit der Ductus venosus (Arantius), der das Nabelblut aus der Placenta unter Umgehung der Leber in die untere Hohlvene des Fetus führt.

Durch die Strömungswege der Pfortaderaufzweigungen gibt es ähnlich wie in der Lunge eine funktionelle Segmentierung der Leber, die aber nicht mit der anatomischen Lappengliederung übereinstimmt (Abb. 171).

Die Impressionen an der Facies visceralis kennzeichnen die Nachbarschaftsbeziehungen der Leber (Abb. 170). Der linke Leberlappen zeigt dorsal die *Impressio esophagea*, davor die *Impressio gastrica* und medial das *Tuber omentale*. Die Unterfläche des rechten Leberlappens trägt rechts neben der Gallenblase die *Impressio duodenalis*, dorsal die *Impressio suprarenalis*, davor die *Impressio renalis* und ventral neben der Gallenblase die *Impressio colica*, die vom Querkolon herrührt.

Gallenblase und extrahepatische Gallenwege

Die Gallenblase (Abb. 162, 170, 172) liegt in der *Fossa vesicae felleae* der Leber. Ihr Fundus überragt den unteren Leberrand und berührt die vordere Bauchwand etwa dort, wo dieser den rechten Rippenbogen schneidet. Mit Ausnahme ihrer Verwachsungsfläche mit der Leber ist sie vom Bauchfell überzogen. Unten erreicht sie die Pars superior des Duodenum und das Querkolon. Die Gallenblase ist ein häufiger Sitz von Entzündungen. Gallenblasenempyeme können in die benachbarten Darmabschnitte durchbrechen.

Die extrahepatischen Gallenwege (Abb. 172) leiten die Galle aus der Leber mit einem *Ductus hepaticus dexter* und *sinister* zur Leberpforte, wo sie sich zum *Ductus hepaticus communis* vereinigen. Dieser fließt mit dem *Ductus cysticus* zum *Ductus choledochus* zusammen. Der Zusammenfluß beider kann sehr variieren. Der Ductus cysticus geht aus dem Hals der Gallenblase hervor und ist gegenüber diesem spitzwinklig abgeknickt. Eine Schleimhautfalte, *Plica spiralis* (Heister), wirkt regulierend auf den Gallenfluß.

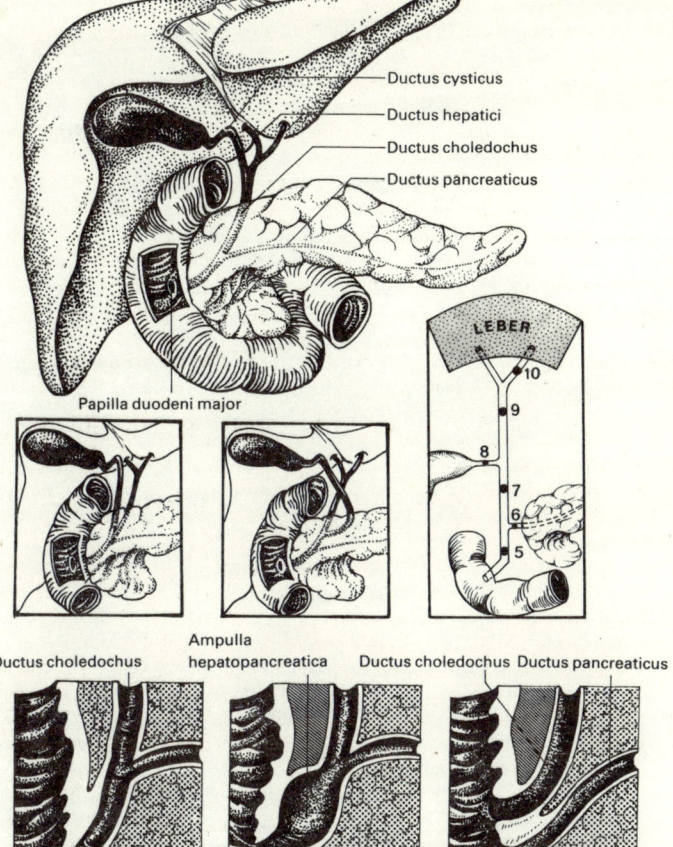

Ductus cysticus
Ductus hepatici
Ductus choledochus
Ductus pancreaticus

Papilla duodeni major

LEBER

Ductus choledochus   Ampulla hepatopancreatica   Ductus choledochus Ductus pancreaticus

Abb. 172.   Extrahepatische Gallenwege (oben). Variationen extrahepatischer Gallenwege und Prädilektionsstellen für Steinverschlüsse (Mitte 1–6) sowie verschiedene Mündungsformen des Ductus choledochus (unten)

Der etwa 7 cm lange Ductus choledochus zieht am freien Rand des Lig: hepatoduodenale nach unten hinter das Duodenum. Hier durchsetzt er den Kopf des Pancreas und nimmt kurz vor seiner Einmündung in die Pars descendens des Zwölffingerdarms den Ductus pancreaticus (Wirsung) auf. Die Einmündung auf der *Papilla duodeni major* (Vater) wird vom *M. sphincter ampullae hepatopancreaticae* (Oddi) verschlossen. Sie kann sehr variabel gestaltet sein (Abb. 172). Meist ist das Endstück zur *Ampulla hepa-*

277

topancreatica erweitert. Durch Kontrastinfusionen sind Gallenwege und Gallenblase röntgenologisch darstellbar.

Nerven. Leber und Gallenblase erhalten ihre autonomen Nerven vom Plexus coeliacus (Abb. 183). In der Gallenblasenwand findet sich ein Nervennetz mit Ganglienzellen, das u. a. auch den Verschlußmechanismus des Ductus choledochus betätigt. Die Serosa von Leber und Gallenblase wird außerdem noch vom rechten *N. phrenicus* innerviert. Daraus erklären sich die bei der Gallenblasenentzündung (Cholezystitis) ausstrahlenden Schmerzen in die rechte Schulter. Bei Gallenkoliken wird auch eine Überempfindlichkeit der Haut im 6. bis 9. Dorsalsegment beobachtet, die sich halbgürtelförmig nach rechts zwischen Sternum und Wirbelsäule ausbreitet (Head-Zone).

Gefäße. Die *V. portae* ist das funktionelle, die *A. hepatica propria* das nutritive Gefäß der Leber. Unterbindungen der Leberarterie führen zu Nekrosen.
Die A. hepatica propria teilt sich in der Leberpforte in einen rechten und linken Zweig. Vom *Ramus dexter* entspringt die *A. cystica* für die Versorgung der Gallenblase und der Gallengänge. Außerdem gibt es akzessorische Leberarterien aus der A. gastrica sinistra, der A. mesenterica superior und der A. gastroduodenalis.
Venen. Das venöse Blut wird von 2 bis 3 Stämmen, *Vv. hepaticae,* unterhalb des Zwerchfells in die V. cava inferior geleitet. Die Venen der Gallenblase münden direkt in die Pfortader.

Die Lymphgefäße sammeln sich an der Leberpforte in den *Nll. hepatici.* Durch das kleine Netz stehen sie mit den Nll. coeliaci in Verbindung. Ein größerer Lymphknoten befindet sich am Gallenblasenhals, der *Nl. cysticus,* und am Foramen epiploicum, der *Nl. foraminalis.* Schwellungen der hepatischen Lymphknoten können Stauungen der Gallengänge verursachen.
Weitere Lymphabflüsse führen ins Mediastinum. Sie begleiten entweder die Vv. hepaticae und die V. cava inferior oder ziehen zusammen mit den Lymphgefäßen des Zwerchfells durch das Lig. triangulare dextrum und sinistrum ins Mediastinum.

Nervengeflecht des Oberbauchs, Plexus coeliacus
(Abb. 183)

Die Innervation der Bauchorgane erfolgt durch Geflechte des autonomen Nervensystems. Das autonome „Nervenzentrum" der Oberbauchorgane ist der *Plexus coeliacus* in der Umgebung des Truncus coeliacus (Haller). Hier erfolgt die Umschaltung der efferenten Nervenfasern, die dann als postganglionäre Fasern mit den Gefäßen in die Organe eindringen. Bei Oberbauchoperationen kann der Plexus coeliacus nach Eröffnung der Bauchdecken anästhesiert werden.

Die Sympathikusfasern des **Plexus coeliacus** kommen vom *N. splanchnicus major* und *minor* (Abb. 137, 149). Diese Nerven gehen aus den Brustganglien 5 bis 11 hervor und ziehen durch das Zwerchfell in den Bauchraum.

Die parasympathischen Fasern entstammen dem *N. vagus,* der mit einem *Truncus vagalis anterior* und *posterior* aus dem Plexus esophageus hervorgeht und durch das Zwerchfell zur kleinen Kurvatur des Magens zieht. Der hintere Vagusstamm läuft weiter zum Plexus coeliacus. Seine postganglionären Fasern innervieren alle Organe des Oberbauchs und den Intestinaltrakt bis zur linken Kolonflexur. Die sich daran anschließenden Dickdarmabschnitte und das Rectum erhalten ihre parasympathischen Fasern ebenso wie die Becken- und Genitalorgane aus den Sakralsegmenten 2 bis 4 des Rückenmarks.

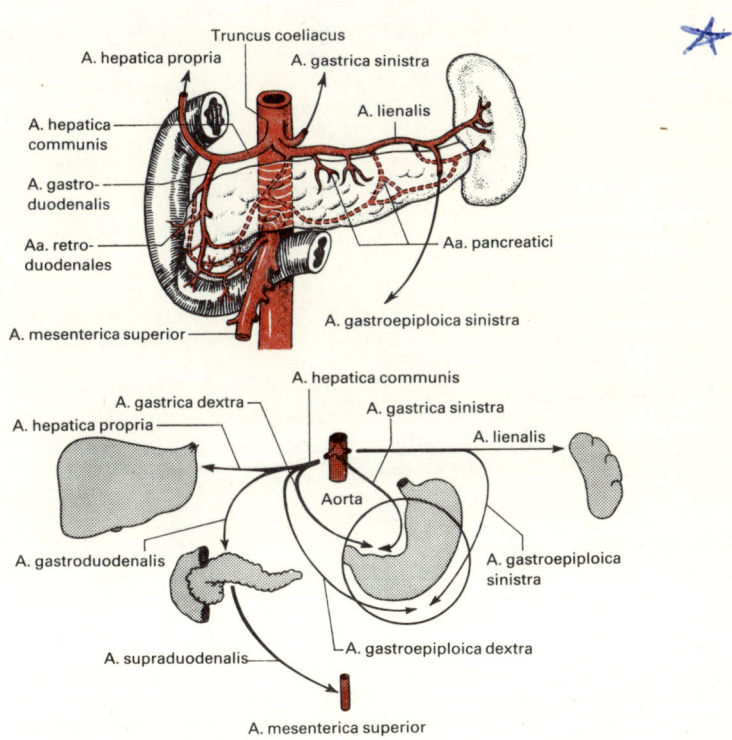

Abb. 173.   Oberbaucharterien (oben) und perigastrischer Perivaskularisationskreis (unten)

Arterien des Oberbauchs, Truncus coeliacus
(Abb. 167, 173, 177)

Die Oberbauchorgane erhalten ihr Blut aus dem *Truncus coeliacus* (Haller),
die Unterbauchorgane von der A. mesenterica superior und A. mesenterica inferior. Der Truncus coeliacus entspringt etwa in Höhe des 12. Brustwirbels aus der Pars abdominalis aortae und teilt sich am oberen Pankreasrand in 3 Arterien. Diese versorgen Magen, Duodenum, Pancreas, Leber
und Milz und bilden am Magen
den perigastrischen Vaskularisationskreis (Abb. 173).

1. Die *A. hepatica communis* zieht nach rechts zur Leber. Sie entläßt die A.
   gastrica dextra zur kleinen Magenkurvatur, die A. hepatica propria zur
   Leberpforte und die A. gastroduodenalis, aus der die A. gastroepiploica
   dextra für die große Magenkurvatur entspringt.
2. Die *A. lienalis* läuft im oberen Pankreasrand zur Milz und versorgt mit
   ihren Rr. pancreatici die Bauchspeicheldrüse. Sie enthält außerdem die
   A. gastroepiploica sinistra für die große Kurvatur des Magens und die
   Aa. gastricae breves für den Magenfundus.
3. Die *A. gastrica sinistra* zieht als schwächster Ast in den Plicae gastropancreaticae zur Cardia und zur kleinen Magenkurvatur. Hier kommuniziert sie mit der A. gastrica dextra.

Pfortader und portokavale Anastomosen
(Abb. 174)

Im Bauchraum gibt es 2 venöse Stromgebiete, das der Pfortader und das
der unteren Hohlvene.

Die Pfortader, *V. portae,* sammelt das venöse Blut aus den Baucheingeweiden, mit Ausnahme der Harn- und Geschlechtsorgane, und leitet es zur
Leber. Sie entsteht durch Zusammenflüsse der *V. lienalis, V. mesenterica superior* und *inferior* hinter dem Pankreaskopf und läuft im Lig. hepatoduodenale zur Leberpforte.

Die untere Hohlvene, *V. cava inferior,* nimmt das Blut der unteren Extremitäten, des Beckens und der Rumpfwand auf und führt das Blut in den
rechten Vorhof des Herzens. Zwischen der oberen und unteren Hohlvene
gibt es interkavale Anastomosen (Abb. 151, 152).

Portokavale Anastomosen sind Verbindungen zwischen dem Stromgebiet der Pfortader und dem der Hohlvenen.

1. Die *Vv. esophageales* verbinden die Venen der kleinen Magenkurvatur,
   die normalerweise in die Pfortader abfließen, über die V. azygos und
   die V. hemiazygos mit der oberen Hohlvene (Abb. 151, 152). Bei Pfortaderstauungen erweitern sie sich zu „Ösophagusvarizen".

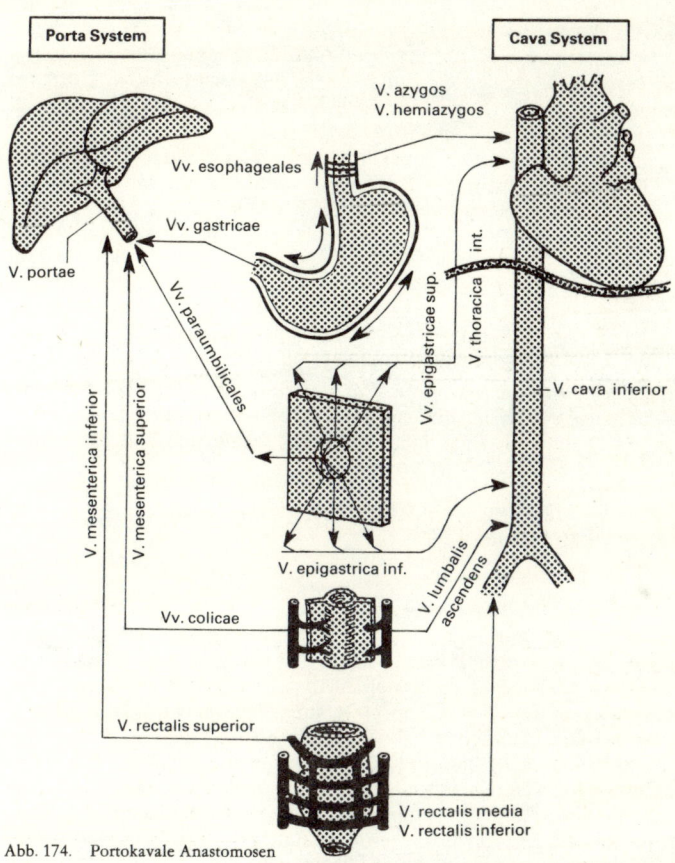

Abb. 174.   Portokavale Anastomosen

2. Die *Vv. paraumbilicales* begleiten das Lig. teres hepatis zur Pfortader. Durch die Bauchdeckenvenen kommunizieren sie oben über die V. axillaris oder V. subclavia mit der oberen Hohlvene und unten über die V. femoralis oder V. iliaca externa mit der unteren Hohlvene (Abb. 151, 152). Bei Pfortaderstauungen erweitern sich die Paraumbilikalvenen, und es entsteht das Bild des „Medusenhaupts".

3. Der *Plexus venosus rectalis* steht durch die V. rectalis superior mit der Pfortader und durch die Vv. rectales mediae und inferiores über die V. iliaca interna mit der unteren Hohlvene in Verbindung (Abb. 201). Bei Pfortaderstauungen erweitern sich die Rektalvenen zu „Hämorrhoiden".

4. Die *retroperitonealen Venen* der sekundär mit der hinteren Bauchwand verwachsenen Darmabschnitte kommunizieren mit den Pfortaderästen durch die Vv. lumbales ascendentes mit der unteren Hohlvene.

281

Portokavale Anastomosen werden dann in Anspruch genommen, wenn der Strömungswiderstand in der Pfortader ein bestimmtes Maß übersteigt. Solche Zustände können z. B. durch partielle Verschlüsse der Pfortader (Thrombose) oder durch Verengung des intrahepatischen Stromgebiets (Alkoholleber, Tumoren) auftreten.

Bei Stauungen im Pfortaderkreislauf (portale Hypertension) kommt es zum Flüssigkeitsaustritt in die Bauchhöhle (Aszites) und bei solchen der V. cava inferior zu Ödembildungen in den Beinen.

Organe des Unterbauchs

Der Unter- oder „Darmbauch" liegt unterhalb vom Mesocolon transversum und enthält die Darmschlingen des Jejunum und Ileum (Abb. 175), die vom Dickdarm wie von einem Rahmen umgeben und vorn vom großen Netz bedeckt werden. Bei stumpfen Bauchwandtraumen sind Verletzungen am Dünndarm wesentlich häufiger als an dem lagemäßig weniger exponierten Dickdarm.

Jejunum und Ileum
(Abb. 175, 176)

Der Dünndarm, *Intestinum tenue,* besteht aus dem Duodenum, Jejunum und Ileum. Der bewegliche Teil des Dünndarms beginnt an der *Flexura duodenojejunalis,* links neben dem 2. Lendenwirbel (Abb. 176). Darauf folgt das Jejunum, dessen Schlingen sich hauptsächlich links oben im Darmbauch ausbreiten. Das Ileum liegt im rechten Unterbauch und mündet in das Caecum. Die Gesamtlänge des Dünndarms beträgt 4 bis 5 m, wobei etwa 2 Fünftel auf das Jejunum und 3 Fünftel auf das Ileum entfallen. Das Dünndarmlumen verengt sich distal etwas; desgleichen verkleinern sich die *Plicae circulares* (Kerckring) und die Zotten, wohingegen der Follikelapparat mit der vermehrten Bakterienflora zunimmt. Im Ileum finden sich gegenüber dem Mesenterialansatz die *Folliculi lymphatici aggregati* (Peyer).

Behinderungen der Darmpassage durch Strangulation (Darmadhäsionen) oder Obturation (Gallensteinkompression) verursachen den mechanischen Ileus. Das terminale Ileum ist häufig Sitz unspezifischer Entzündungen (Crohn-Syndrom), die mit appendizitischen Beschwerden am MacBurney-Punkt einhergehen können.

Dickdarm, Intestinum crassum
(Abb. 161, 175 bis 178, 180)

Der Dickdarm hat eine Länge von etwa 1,5 m. Vom Dünndarm unterscheidet er sich weniger durch seine Dicke, sondern in der Hauptsache durch seine Tänien, Haustren und Fettanhänge, *Appendices epiploicae.* An den Ein-

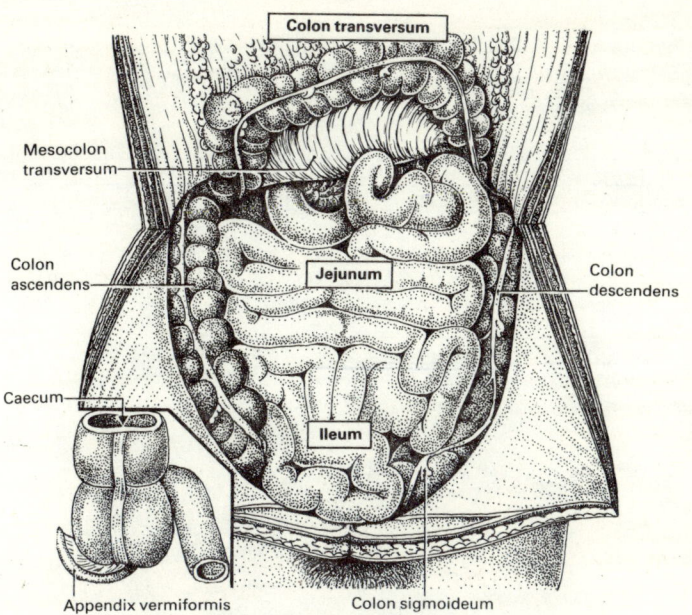

Abb. 175. Dünndarmschlingen in situ. Das große Netz mit dem Querkolon ist hochgeschlagen

schnitten zwischen den Haustren findet man innen die *Plicae semilunares coli;* Zotten fehlen.
Die Längsmuskulatur ist in den 3 bandförmigen, ca. 1 cm breiten Tänien zusammengefaßt. An den retroperitonealen Abschnitten des Dickdarms ist vorn nur eine *Taenia libera* sichtbar; die beiden anderen sind verdeckt. Am Querkolon dient die *Taenia mesocolica* der Anheftung des Mesocolon transversum und die *Taenia omentalis* der Befestigung des Omentum majus. Der Dickdarm gliedert sich in 3 Abschnitte,
1. den Blinddarm, *Caecum,* mit dem Wurmfortsatz,
2. den Grimmdarm, *Colon,* der sich wieder in 4 Abschnitte unterteilt, und
3. den Mastdarm, *Rectum,* der im Becken liegt (Abb. 190, 199, 208).
Alle Abschnitte lassen sich durch Kontrasteinlauf röntgenologisch darstellen. Bösartige Tumoren werden am Dickdarm wesentlich häufiger beobachtet als am Dünndarm.

Blinddarm und Wurmfortsatz
(Abb. 175 bis 178)

Der Blinddarm, *Caecum,* ist ein etwa 7 cm langer Blindsack unterhalb der Einmündungsstelle des Ileum in den Dickdarm (Abb. 175). Er liegt in der Fossa iliaca dextra. An der Mündungsstelle des Dünndarms befindet sich

283

die *Valva ileocaecalis* (Bauhin). Das *Ostium ileocaecale* ist ein horizontaler Schlitz an der medialen Wand des Caecum, der von 2 Lippen ventilartig verschlossen wird, um den Rückfluß des Darminhalts zu verhindern. Trotz des Ventilmechanismus können aber Einläufe in das Ileum gelangen.

Die Valva ileocaecalis projiziert sich auf die vordere Bauchwand am *Mac-Burney-Punkt.* Dieser liegt auf der Hälfte oder im äußeren Drittelpunkt der Verbindungslinie zwischen dem Nabel und der Spina iliaca anterior superior.

Das Caecum besitzt kein eigenes Gekröse, kann aber sehr beweglich sein (Caecum mobile), so daß Verlagerungen (z. B. in der Schwangerschaft) bis unter die Leber beobachtet werden.

Der Wurmfortsatz, *Appendix vermiformis,* befindet sich am unteren Pol des Caecum und ist an einer *Mesoappendix* aufgehängt. Seine Länge und Lage variieren sehr, so daß die Rate der Fehldiagnosen bei Appendizitis relativ hoch ist. Normalerweise ist er 7 bis 8 cm lang (Extremwerte 1 bis

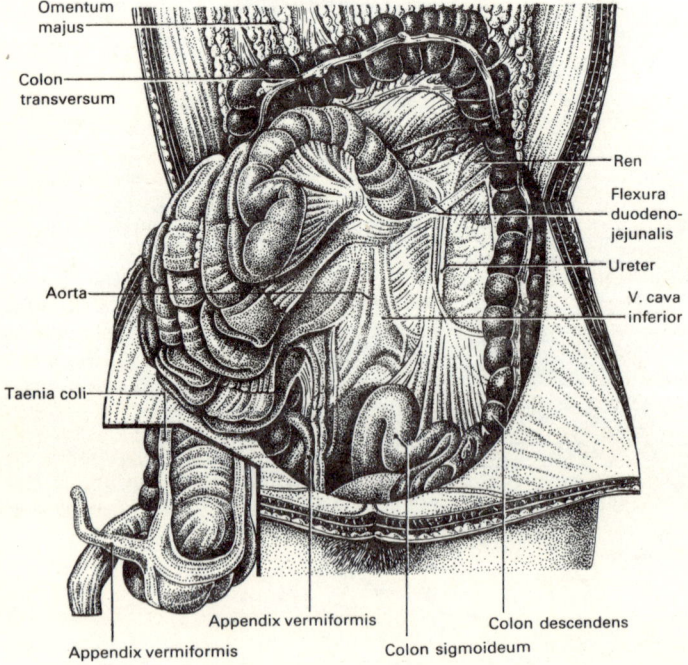

Abb. 176. Einblick in die Bauchhöhle, das Querkolon ist nach oben und die Dünndarmschlinge nach rechts verlagert. Blinddarm mit Wurmfortsatz am Ende der zusammenlaufenden Tänien von hinten (unten links)

30 cm) und bleistiftdick. Beim Neugeborenen ist der Abgang des Wurm-
fortsatzes vom Caecum trichterförmig.
Seine Schleimhaut enthält zahlreiche Lymphfollikel, weshalb er auch als
„Darmtonsille" bezeichnet wird. Die akute Appendizitis ist die häufigste
Abdominalerkrankung für den Chirurgen.
Der Abgang der Appendix projiziert sich bei normaler Lage auf den *Lanz-
Punkt.* Dieser liegt auf der vorderen Bauchwand im rechten Drittel einer
Verbindungslinie, die zwischen der Spina iliaca anterior superior beider
Seiten gezogen wird.
Bei Zäkumhochstand kann die Appendix bis zum Duodenum reichen
oder bei Tiefstand ins kleine Becken herabhängen. Im weiblichen Becken
ergeben sich häufig enge Lagebeziehungen zum Eierstock. Auf Grund sei-
ner Lageverschiedenheiten (präzäkal, retrozäkal, parazäkal) bereitet das
Aufsuchen der Appendix häufig Schwierigkeiten. Man kann sich an den
Tänien des Caecum orientieren, die am Abgang des Wurmfortsatzes zu-
sammenlaufen und in eine zusammenhängende Längsmuskelschicht übergehen (Abb. 176).

Kolonabschnitte
(Abb. 175 bis 178)

Das Colon ascendens steigt in einer Länge von etwa 25 cm an der hinteren rechten Bauchwand bis unter den rechten Leberlappen auf. Hinter
ihm liegt der M. psoas major und M. quadratus lumborum. An der rechten
Niere biegt es mit der *Flexura coli dextra* in Höhe des 12. Brust- bis 3. Lendenwirbels in das Querkolon um.

Das Colon transversum läuft entlang der Facies visceralis des rechten Leberlappens und der großen Kurvatur des Magens quer durch die Bauchhöhle zur Milz. Sein Aufhängeband, das *Mesocolon transversum,* ermöglicht
ihm eine relativ große Beweglichkeit. Die Länge des Querkolons beträgt
etwa 50 cm; sie kann aber ebenso wie die Lage sehr variieren. In extremen
Fällen hängt das Querkolon bis ins Becken herunter. Der Anfangsteil steht
meist in engen räumlichen Beziehungen zur Gallenblase, zum Duodenum
und Pankreaskopf.

Das Colon descendens beginnt an der *Flexura coli sinistra.* Die linke Kolonflexur steht etwas höher als die rechte und ist spitzwinklig. Sie überlagert die linke Niere in Höhe des 12. Brust- bis 2. Lendenwirbels. Durch
das *Lig. phrenicocolicum,* das auf dem Colon die Milznische bildet, ist die
Flexur am Zwerchfell befestigt. Die linke Kolonflexur ist grob gesehen
auch die Versorgungsgrenze (Cannon-Böhm-Punkt) zwischen dem N. vagus und dem sakralen Teil des Parasympathikus sowie zwischen der oberen und unteren Mesenterialarterie (Abb. 177).
Das etwa 25 cm lange *Colon descendens* läuft in vertikaler Richtung an der
hinteren linken Bauchwand am lateralen Rand der Niere vorbei nach unten bis in die Höhe des linken Darmbeinkamms, wo es in das *Colon sigmo-*

ideum übergeht. Gelegentlich findet man an der lateralen Seite des Colon descendens Nischen, *Sulci paracolici,* (Abb. 164).

Das Colon sigmoideum besitzt ein eigenes Aufhängeband, *Mesocolon sigmoideum,* das ihm eine relativ gute Beweglichkeit verleiht. Bei chirurgischen Eingriffen kann es daher vorverlagert und außerhalb des Bauchraums eröffnet werden (Kolostomie). Seine Länge ist sehr unterschiedlich; im Durchschnitt beträgt sie 45 cm. Bei starker Verlängerung kann es als Doppelschlinge bis zur Milz oder Leber reichen.
Eine meist bei Knaben vorkommende Fehlbildung ist die Hirschsprung-Galant-Krankheit (kongenitales aganglionäres Megakolon), bei der das Sigmoid sehr stark erweitert ist. In Höhe des 2. bis 3. Sakralwirbels geht das S-förmige Sigmoid in das Rectum über.

Nervengeflechte des Unterbauchs
(Abb. 183)

Sympathische und parasympathische Fasern bilden zusammen mit autonomen Ganglienzellen in der Wand des Intestinaltrakts
den Plexus entericus. Dieser unterteilt sich in
– den *Plexus subserosus* unter dem Bauchfell,
– den *Plexus myentericus* (Auerbach) zwischen Längs- und Ringmuskulatur
  (Zentrum der Darmbewegung) und
– den *Plexus submucosus* (Meissner) unter der Schleimhaut für die Schleimhautmotorik.
Dünn- und Dickdarm bis zur linken Kolonflexur werden aus dem *Plexus coeliacus* und *Plexus mesentericus superior* versorgt. Die restlichen Kolonabschnitte erhalten ihre postganglionären Fasern vom *Plexus mesentericus inferior,* der seine parasympathischen Anteile aus dem Sakralmark bezieht.

Mesenterialgefäße
(Abb.173, 177)

Die distal von der Flexura duodenojejunalis gelegenen Darmabschnitte beziehen ihr Blut aus den beiden unpaaren Mesenterialarterien. Diese kommunizieren mit den Ästen des Truncus coeliacus (Haller) und stehen durch Gefäßarkaden alle untereinander in Verbindung. Kommt es bei Strangulationen des Mesenterium zur Unterbrechung größerer Gefäßabschnitte, dann besteht die Gefahr einer Darmwandinfektion durch die Bakterienflora des Darms (Gangrän mit nachfolgender Peritonitis).

Die A. mesenterica superior entspringt unter dem Truncus coeliacus in Höhe des 1. Lendenwirbels aus der Bauchaorta. Sie tritt an der Incisura pancreatis über die Pars horizontalis duodeni in das Mesenterium ein und verläuft in diesem bogenförmig bis zum Caecum. Ihre Versorgungsgebiete sind der untere Teil des Duodenum, der Dünn- und Dickdarm bis zur linken Kolonflexur (Abb. 177). Sie entläßt

Pl. coel., Pl. m. sup. / Pl. m. inf.
A. m. sup. / A. m. inf.

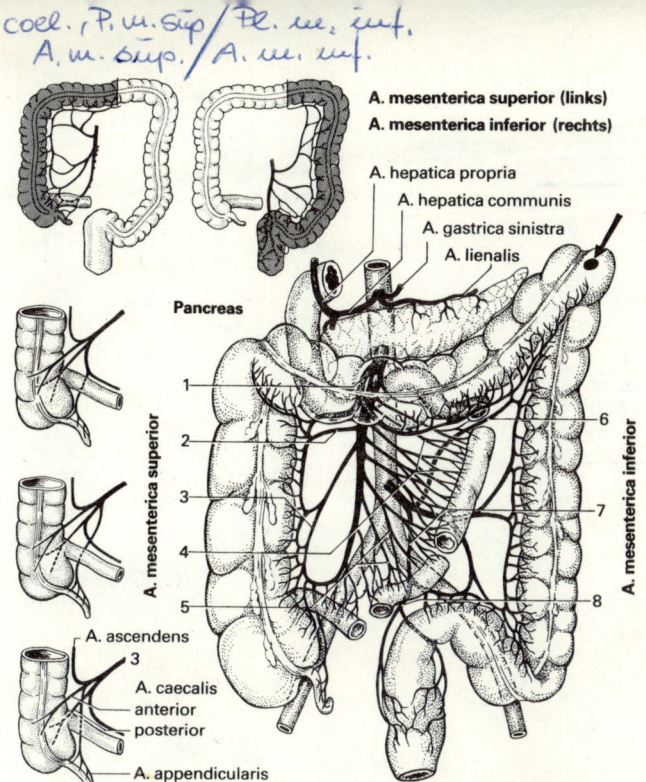

A. mesenterica superior (links)
A. mesenterica inferior (rechts)

A. hepatica propria
A. hepatica communis
A. gastrica sinistra
A. lienalis

Pancreas

A. mesenterica superior

A. mesenterica inferior

A. ascendens
3
A. caecalis
anterior
posterior
A. appendicularis

Abb. 177.   Mesenterialarterien und Aufzweigungsmuster der A. ileocolica am Blinddarm und Wurmfortsatz. Am Cannon-Böhm-Punkt (Pfeil) liegt die Versorgungsgrenze zwischen A. mesenterica superior und inferior.

1 A. colica media	4 Aa. jejunales	7 Aa. sigmoidei
2 A. colica dextra	5 Aa. ilei	8 A. rectalis superior
3 A. ileocolica	6 A. colica sinistra	

– die *Aa. pancreaticoduodenales inferiores,* die mit der A. supraduodenalis superior aus der A. gastroduodenalis (ein Ast der A. hepatica communis) anastomosieren,
– die *Aa. jejunales* und *Aa. ilei* (etwa 15 Äste) für den Dünndarm,
– die *A. ileocolica,* die in der Radix mesenterii zum terminalen Ileum, Caecum und mit der A. appendicularis zum Wurmfortsatz läuft,
– die *A. colica dextra,* die an der hinteren Bauchwand zum Colon ascendens zieht, und
– die *A. colica media,* die im Mesocolon transversum zum Querkolon gelangt.

Die A. mesenterica inferior liefert das Blut für den restlichen Dickdarm

287

und den oberen Teil des Rectum. Sie entspringt etwa in Höhe des 3. Lendenwirbels aus der Bauchaorta und teilt sich in
- die *A. colica sinistra,* die das Colon descendens versorgt,
- die *Aa. sigmoideae* (2 bis 4 Äste), die zum Sigmoid ziehen, und
- die *A. rectalis superior,* die den Mastdarm erreicht. Letztere anastomosiert mit der A. rectalis media (ein Ast der A. iliaca int.) und der A. rectalis inferior aus der A. pudenda interna.

Die Venen gehören zum Stromgebiet der Pfortader (Abb. 174). Sie verlaufen wie die Mesenterialarterien.

Lymphgefäße (Abb. 178, 186). Die Eingeweidelymphknoten werden unter dem Sammelbegriff *Nll. viscerales* zusammengefaßt. Der Lymphabfluß der Baucheingeweide erfolgt über
- die *Nll. coeliaci* in die Trunci intestinales oder direkt in die Cisterna chyli. Sie liegen am Truncus coeliacus und bilden die 2. Filterstation für Magen, Duodenum, Leber, Gallenblase, Pancreas und Milz.

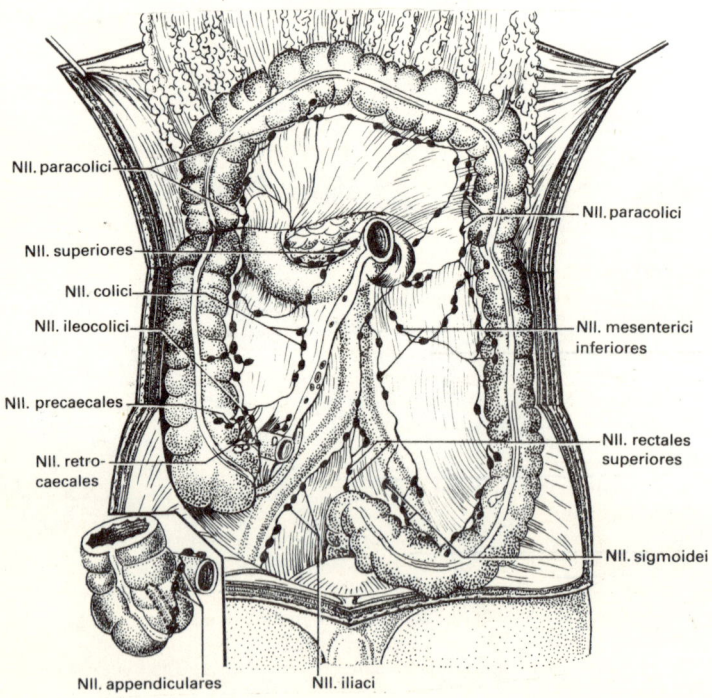

Abb. 178. Lymphknoten und Lymphbahnen des Darms. Retrozäkale Lage des Wurmfortsatzes (unten links)

- Die *Nll. gastrici (dextri/sinistri)* an der kleinen Magenkurvatur,
- die *Nll. gastroomentales (dextri/sinistri)* an der großen Magenkurvatur sowie
- die *Nll. pylorici* leiten Lymphe vom Magen und großen Netz zu den Nll. coeliaci sowie zu den Leber-, Milz- und Pankreaslymphknoten.
- Die *Nll. pancreatici* liegen am oberen und unteren Rand des Pancreas. Sie führen die Lymphe in die Milz- und Mesenteriallymphknoten sowie in die Nll. pancreaticoduodenales.
- Die *Nll. splenici* sind Filterstationen am Milzhilum.
- die *Nll. pancreaticoduodenales* zwischen Pankreaskopf und Duodenum kommunizieren mit den Leber- und Mesenteriallymphknoten.
- Die *Nll. hepatici* liegen an der Leberpforte und z. T. im Lig. hepatoduodenale. Sie führen die Lymphe von der Leber und den benachbarten Lymphknoten in die Nll. coeliaci.
- Die *Nll. mesenterici* (100 bis 150) verteilen sich im Versorgungsgebiet der A. mesenterica superior (Abb. 178). Man findet sie vorwiegend am Dünndarm sowie am Stamm der Arterie. Ihr Abfluß erfolgt über die Nll. coeliaci.
- Die *Nll. ileocolici,* die sich entlang der A. ileocolica finden, sowie
- die *Nll. precaecales, Nll. retrocaecales* und *Nll. appendiculares* (letztere können auch fehlen) sind Filterstationen für den Blinddarm und Wurmfortsatz.
- Die *Nll. mesocolici* liegen hauptsächlich im Mesocolon und
- die *Nll. mesenterici inferiores* im Versorgungsgebiet der A. mesenterica inferior. Letztere nehmen die Lymphe vom Colon descendens, Sigmoid und z. T. vom Rectum auf.

Retroperitonealraum, Spatium retroperitoneale
(Abb. 163)

Der Retroperitonealraum liegt zwischen Peritoneum parietale und hinterer Bauchwand; er erstreckt sich vom Zwerchfell bis zum Becken. In seinem lockeren Bindegewebe sind die Nebennieren, Nieren, Harnleiter, autonomen Nervengeflechte, großen Gefäße, abdominalen Lymphstämme und regionalen Lymphknoten eingebettet.

Niere, Ren
(Abb. 157, 164, 168, 169, 179 bis 182)

Die Nieren sind die größten Organe des Retroperitonealraums. Sie liegen zu beiden Seiten der Lendenwirbelsäule zwischen 12. Brust- und 3. Lendenwirbel; das Nierenhilum findet sich in Höhe des 2. Lendenwirbels. Die rechte Niere steht wegen der stark entfalteten Leber einen halben Wirbel tiefer als die linke. Geringe Lageverschiebungen werden bei der Atmung und bei veränderten Körperstellungen, z. B. im Liegen oder Stehen, beobachtet.

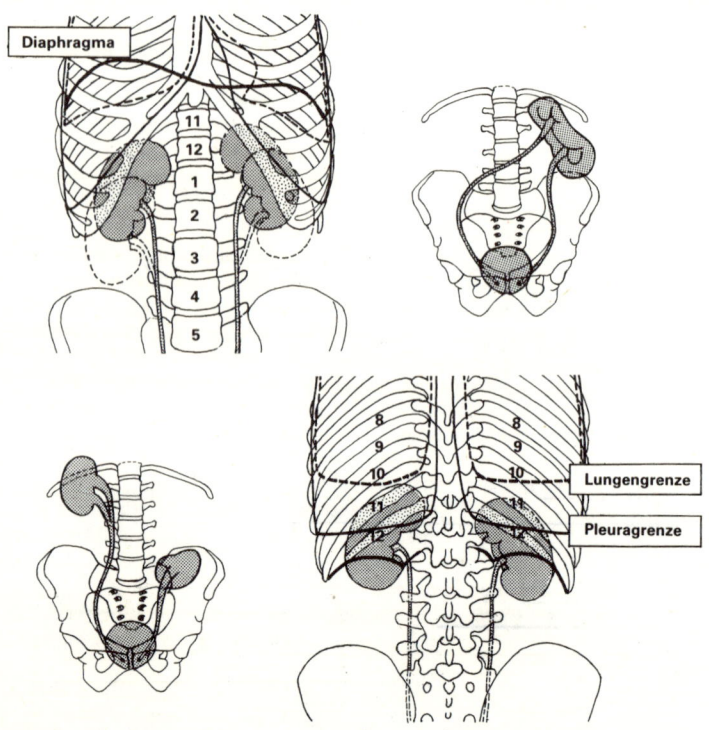

Abb. 179. Lagebeziehungen der Nieren zum Skelett von vorn (oben links) und von hinten
(unten rechts). Der punktierte Nierenumriß kennzeichnet ihre Lage bei tiefster Inspiration.
Dystopie der Nieren. Doppelniere (oben rechts), Beckenniere und Ureter fissus (unten links)

Beide Nieren werden dorsal zwischen oberem und mittlerem Drittel von
der 12. Rippe gekreuzt; die linke Niere liegt z. T. noch vor der 11. Rippe
(Abb. 179). Die Nieren sind somit vor Gewalteinwirkungen geschützt, die
höherstehende linke Niere mehr als die rechte. Bei Rippenfrakturen können sie jedoch mitverletzt werden. Neugeborene besitzen noch relativ
große Nieren; sie stehen auch tiefer, so daß sie mit ihrem unteren Pol bis
nahe an den oberen Beckenrand reichen.
Die Nieren liegen vor dem M. quadratus lumborum und der Pars lumbalis
des Zwerchfells; das Nierenhilum grenzt an den M. psoas major. Da der
Muskel schräg nach unten läuft, liegen die kaudalen Nierenpole weiter
auseinander als die kranialen (Abb. 157). Bei fortgeschrittenen Nierenent-
zündungen (z. B. paranephritischer Abszeß) beugt der Kranke durch Kontraktion des Psoasmuskels das Bein im Hüftgelenk. Lateral liegen die Nieren vor dem sehnigen Ursprung des M. transversus abdominis an der
Fascia thoracolumbalis (Abb. 180).

290

Hinter der Niere verlaufen die Interkostalnerven 11 und 12 sowie der N. ilioinguinalis und N. iliohypogastricus, woraus sich bei Nierenerkrankungen ausstrahlende Schmerzen in die Leisten- und Genitalregion erklären. Die Beziehungen der Nieren zur Pleura sind derart, daß sich die rechte Niere mit ihrem oberen Drittel und die linke mit ihrer oberen Hälfte auf den Recessus costodiaphragmaticus projizieren (Abb. 179). Am muskelfreien Dreieck des Zwerchfells zwischen Pars lumbalis und Pars costalis (Bochdalek-Lücke) sind die Nieren von der Pleura nur durch die Zwerchfellfaszien getrennt, so daß paranephritische Abszesse leicht in die Pleurahöhlen durchbrechen können. Wird bei operativen Eingriffen an der Niere zur Erweiterung des Operationsfelds die 12. Rippe reseziert, dann kann die Pleura leicht verletzt werden.

Die Ventralfläche der rechten Niere liegt dem rechten Leberlappen an der Impressio renalis an. Ihr Hilum wird vom absteigenden Teil des Duodenum und ihr unterer Pol von der rechten Kolonflexur gekreuzt. Die Ven-

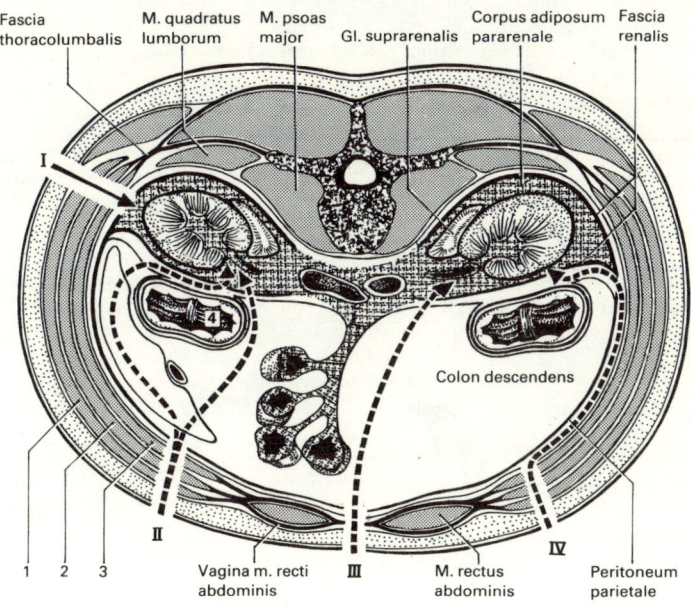

Abb. 180.   Lage der Nieren im Horizontalschnitt und Schnittführungen zur Nierenfreilegung.

I Lumbalschnitt, II transperitonealer, extrakolischer Zugang, III transperitonealer Medianschnitt, IV paraperitonealer Schnitt.

1 M. obliquus externus
  abdominis
2 M. obliquus internus
  abdominis

3 M. transversus abdominis
4 Colon ascendens

tralfläche der linken Niere hat oben ein Berührungsfeld mit dem Magen und seitlich davon mit der Milz. Sie wird vom Pankreasschwanz gekreuzt und von der linken Kolonflexur überlagert (Abb. 168). Auf dem oberen Nierenpol sitzen die Nebennieren.

Das Nierenlager wird von einer Fettkapsel, *Capsula adiposa,* gebildet, die sich erst nach der Geburt voll entwickelt. Hinten ist sie stärker als vorn. Fettkörper, Nieren und Nebennieren werden von einem Fasziensack umhüllt, der aus einem vorderen und einem hinteren Blatt besteht (Abb. 180). Oben ist der Fasziensack mit dem Zwerchfell verwachsen, medial für den Durchtritt des Gefäßnervenstiels und unten für den Harnleiter offen.

Mit dem Schwund des Fettpolsters oder bei allgemeiner Schwäche des Bindegewebsapparats kann es zur abnormen Beweglichkeit der Niere, zur „Wanderniere" (Ren mobilis, fast ausschließlich bei Frauen), kommen. Verlagerungen können mit Zerrungen des Gefäßnervenstiels oder Abknickung des Ureters verbunden sein.

Die Nieren zeigen wie kaum ein anderes Organ zahlreiche Anomalien(Renkulifurchungen, Zystennieren, Hufeisennieren, Dysplasien, Hyperplasien, Dystopien, Abb. 179).

Eine fibröse Organkapsel, *Capsula fibrosa,* umgibt die Nieren. Da sie nur in geringem Grad dehnbar ist, wurde sie früher zur Behebung von Spannungsdruck und zur besseren Durchblutung operativ durchtrennt (Dekapsulation der Nieren).

Im Nierenhilum liegen ventral die Vv. renales, dahinter die A. renalis und am weitesten dorsal das Nierenbecken mit dem Abgang des Ureters (Abb. 181). Aus diesen Lagebeziehungen ergibt sich, daß die operative Eröffnung des Nierenbeckens (Entfernen von Nierensteinen) am günstigsten von hinten, Nephrektomien aber besser von vorn vorgenommen werden.

Nerven. Die Innervation erfolgt durch postganglionäre Fasern des *Plexus renalis* (Abb. 183).

Arterien (Abb. 181). Die *A. renalis* entspringt beiderseits in Höhe des 1. und 2. Lendenwirbels aus der Bauchaorta. Vor Erreichen des Nierenhilums entläßt sie die *A. suprarenalis inferior* zur Nebenniere sowie *Rr. ureterici* zum Anfangsstück des Harnleiters. Diese Arterien geben ähnlich wie die *A. testicularis* bzw. *A. ovarica* und die *A. suprarenalis media* Zweige für die Nierenkapsel ab.

Am Nierenhilum teilt sich die A. renalis in einen vorderen und hinteren Ast, *R. anterior* und *R. posterior,* aus denen 5 Segmentarterien hervorgehen. Letztere bilden die Grundlage für die Nierensegmente, *Segmenta renalia.* Die Segmentarterien sind funktionelle Endarterien.

Die Nierenvenen, *Vv. renales,* (Abb. 181) liegen vor der Arterie und münden in die V. cava inferior. Die linke überkreuzt die Aorta und nimmt die

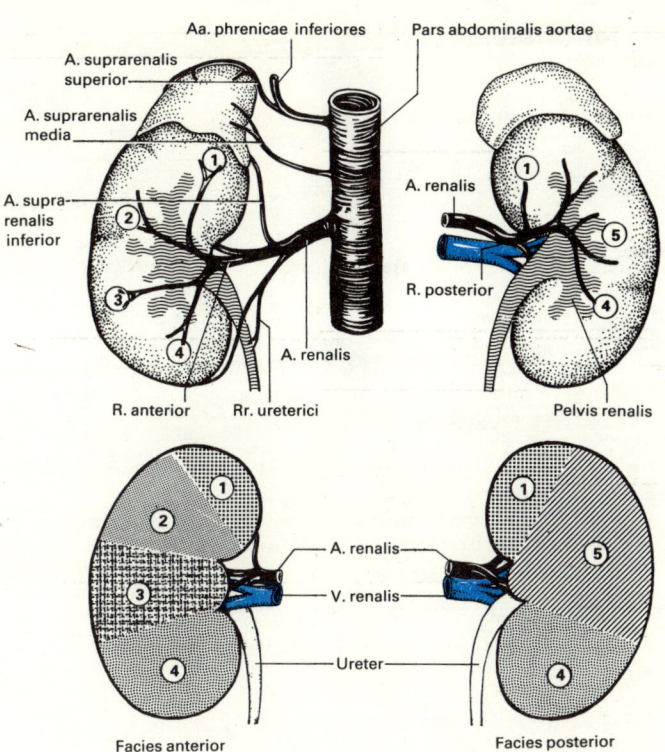

Abb. 181. Nieren- und Nebennierenarterien (oben) und Nierensegmente (unten)

1 Segmentum superius
2 Segmentum anterius
  superius
3 Segmentum anterius
  inferius
4 Segmentum inferius
5 Segmentum posterius

V. testicularis sinistra bzw. die V. ovarica und die V. suprarenalis sinistra auf. Sie ist 6 bis 7 cm länger als die rechte, was bei der Entfernung besonders großer Tumoren zu beachten ist, um die untere Hohlvene nicht zu verletzen.

In der Niere bilden die Venen ein zusammenhängendes Netz (im Gegensatz zu den Arterien), so daß Umstechungen keine Durchblutungsstörungen nach sich ziehen. Das venöse Blut sammelt sich in einem oberen und einem unteren Hauptast auf der Vorderfläche des Nierenbeckens.

Die Lymphgefäße kommen auf getrennten Wegen aus der Nierenkapsel und dem Nierenparenchym. Sie sammeln sich in den *Nll. lumbales* an der Aorta und der unteren Hohlvene (Abb. 186).

Harnleiter, Ureter

(Abb. 181, 182, 205)

Der Harnleiter geht in Höhe des 2. bis 3. Lendenwirbels aus dem Nieren-becken hervor. Er ist 25 bis 30 cm lang und zieht mit
– der *Pars abdominalis* durch den Retroperitonealraum und mit
– der *Pars pelvina* zum Blasengrund.

Die **Pars abdominalis** tritt durch den unteren Teil der Nierenkapsel und läuft am lateralen Rand des M. psoas major über das Sakroiliakalgelenk bis zur Linea terminalis. Sie unterkreuzt die Vasa testicularia bzw. ovarica und überkreuzt die Vasa iliaca externa. An der Kreuzungsstelle der Ilia-kalgefäße macht der Ureter eine Biegung nach vorn (Abb. 182), wo er bei operativen Eingriffen leicht aufzufinden ist. Rechts wird die Pars abdomi-nalis vom absteigenden Teil des Duodenum und der Radix mesenterii, links vom Mesocolon sigmoideum überlagert.

Die **Pars pelvina** läuft im subserösen Bindegewebe dicht unter dem Peri-toneum an der Seitenwand des kleinen Beckens nach unten. Über dem Beckenboden biegt sie nach medial und vorn um und durchsetzt am Bla-sengrund die Wand der Harnblase in einer Länge von 2 bis 3 cm. An der seitlichen Beckenwand überkreuzt sie die Vasa obturatoria. Beim Mann unterkreuzt der Ductus deferens die Pars pelvina. Bei der Frau gelangt der Ureter in das Parametrium. Hier wird er von der A. uterina gekreuzt und zieht seitlich neben der Cervix uteri und der Vagina zum vorderen Schei-dengewölbe.

Ureterengen (Abb. 182). Der Harnleiter besitzt 3 Engen, an denen sich Nierensteine festsetzen können.
1. Die *obere Enge* liegt am Abgang des Ureter aus dem Nierenbecken,
2. die *mittlere Enge* an der Kreuzungsstelle der iliakalen Gefäße und
3. die *untere Enge* an der Einmündungsstelle in die Blase.
Bei plötzlich auftretender Harnabflußstörung kann es zur akuten Harn-stauungsniere (Hydronephrose) mit aufsteigenden Infektionen kommen. Als Varietäten werden Gabelungen (Ureter fissus) oder Verdopplungen des Ureter (Ureter duplex) sowie abnorme ektopische Einmündungen in Harnröhre, Samenblase, Vagina und Cervix uteri beobachtet.

Nerven. Der Harnleiter besitzt ein eigenes Nervengeflecht, *Plexus urete-ricus,* das mit dem *Plexus renalis* und *testicularis* bzw. *ovaricus* in Verbindung steht (Abb. 183). Tiefsitzende Uretersteine können über den N. genitofe-moralis ausstrahlende Schmerzen in das Genitale und in die Oberschen-kel verursachen.

Arterien. Alle großen Arterien, die der Ureter kreuzt, geben Zweige an ihn ab; das sind die *A. renalis, A. testicularis* bzw. *A. ovarica, A. iliaca commu-nis, A. ductus deferentis* bzw. *A. uterina* und *Aa. vesicales.* Sie bilden ein weit-

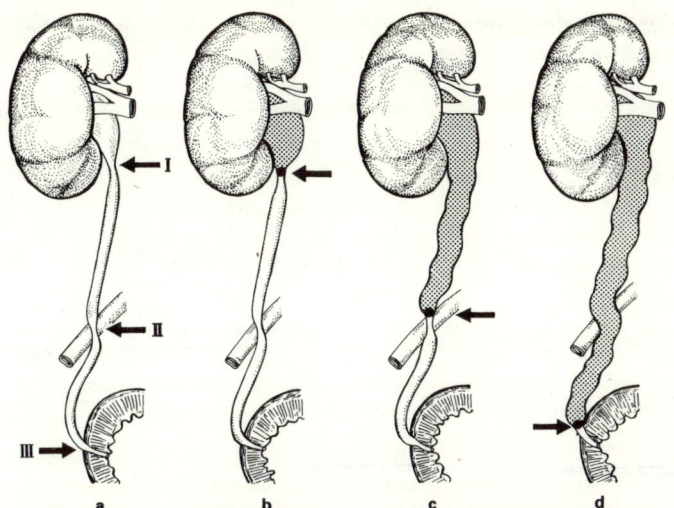

Abb. 182. Harnleiter mit Harnleiterengen (a), I am Abgang von Nierenbecken, II an der Gefäßkreuzung, III am Blasendurchtritt und wandernde Uretersteine in typischen Positionen (nach K. H. Herzog 1973). Infunibulumstein (b), Stein an der mittleren Enge (c), prävesikaler Ureterstein (d)

maschiges Netz in der Adventitia des Harnleiters, das bei Operationen berücksichtigt werden muß. Bei größeren Beschädigungen ist mit Nekrosen und Fistelbildungen zu rechnen.

Venen. Der venöse Abfluß folgt den Arterienverläufen.

Die Lymphgefäße ziehen zu den Nll. lumbales (Abb. 186).

Nebenniere, Gl. suprarenalis
(Abb. 157, 164, 168, 181)

Die Nebenniere liegt am oberen Nierenpol im Fasziensack der Niere, der Pars lumbalis des Zwerchfells an. Ihr Gewicht (pro Nebenniere) beträgt 7 bis 11 g. Die rechte dreieckige Nebenniere wird vorn von der Leber überlappt, auf der sie eine flache Impression hinterläßt, medial erreicht sie die V. cava inferior und unten das Duodenum. Die linke halbmondförmige Nebenniere liegt an der hinteren Wand der Bursa omentalis und ist vorn vom Bauchfell überzogen. Ihr unterer Pol grenzt an die Milzgefäße und das Pancreas.

Die Nerven bilden den *Plexus suprarenalis* (Abb. 183), dessen Parasympathikusfasern vom hinteren Truncus vagalis und dessen Sympathikusfasern von den Nn. splanchnici kommen.

295

Die 3 Arterien der Nebenniere (Abb. 181) sind
1. die *A. suprarenalis superior* aus den Aa. phrenicae inferiores,
2. die *A. suprarenalis media* aus der Bauchaorta und
3. die *A. suprarenalis inferior* aus der A. renalis.

Die **Venen** sammeln sich in der *V. suprarenalis,* die rechts in die V. cava inferior und links in die Vv. renales mündet.

Die **Lymphgefäße** ziehen zu den *Nll. lumbales* (Abb. 186).

Bauchteil des autonomen Nervensystems
(Abb. 183)

Im Retroperitonealraum findet man die Nerven des Plexus lumbalis (Abb. 157) sowie alle großen Leitungsbahnen, die zu den Baucheingeweiden ziehen. Unterhalb des Zwerchfells gibt es ausgedehnte vegetative Nervengeflechte.

Der Bauchteil des Truncus sympathicus zieht nach seinem Durchtritt durch das Zwerchfell links und rechts vor der Lendenwirbelsäule abwärts. Er besitzt meist 4 Ganglien, die durch Rr. communicantes mit den Spinalnerven in Verbindung stehen. Beide Stämme entsenden die *Nn. splanchnici lumbales* (meist 4), die vor dem 5. Lendenwirbel ein Geflecht bilden. Sie versorgen die Bauchwand sowie Teile des Beins. Bei Durchblutungsstörungen, trophischen Störungen oder sympathisch geleiteten Schmerzzuständen der unteren Körperhälfte wird der Sympathikus ausgeschaltet (Lendengrenzstrangblockade oder Grenzstrangresektion).
Die Eingeweideäste des Sympathikus bilden zusammen mit den parasympathischen Fasern, die aus dem *Truncus vagalis posterior* und Sakralmark stammen, entlang der Bauchaorta den *Plexus aorticus abdominalis.* Seine Fasern begleiten alle von der Aorta abgehenden Arterien bis in die Organe (Abb. 183). Oben steht er mit dem Geflecht der Brustaorta im Zusammenhang, unten gelangen die Nervenfasern über die *Plexus iliaci* in das kleine Becken und zur unteren Extremität sowie über den *Plexus hypogastricus superior* zu den Beckenorganen. In allen Plexus liegen Ganglienzellanhäufungen.

Bauchaorta, Pars abdominalis aortae
(Abb. 184, 185)

Die *Pars abdominalis aortae* zieht nach ihrem Durchtritt durch das Zwerchfell (Abb. 130) in Höhe des 1. Lendenwirbels etwas links von der Medianlinie abwärts. Zur Blutstillung kann sie durch Druck in der Linea alba unterhalb des Nabels gegen die Lendenwirbelsäule komprimiert werden (Abb. 184). Vor dem 4. Lendenwirbel teilt sie sich in die *Aa. iliacae communes.* Die dünne mediane Fortsetzung der Aorta ist die *A. sacralis mediana,* die mit dem *Corpus coccygeum,* einem Konvolut arteriovenöser Anastomosen, vor der Steißbeinspitze endet.

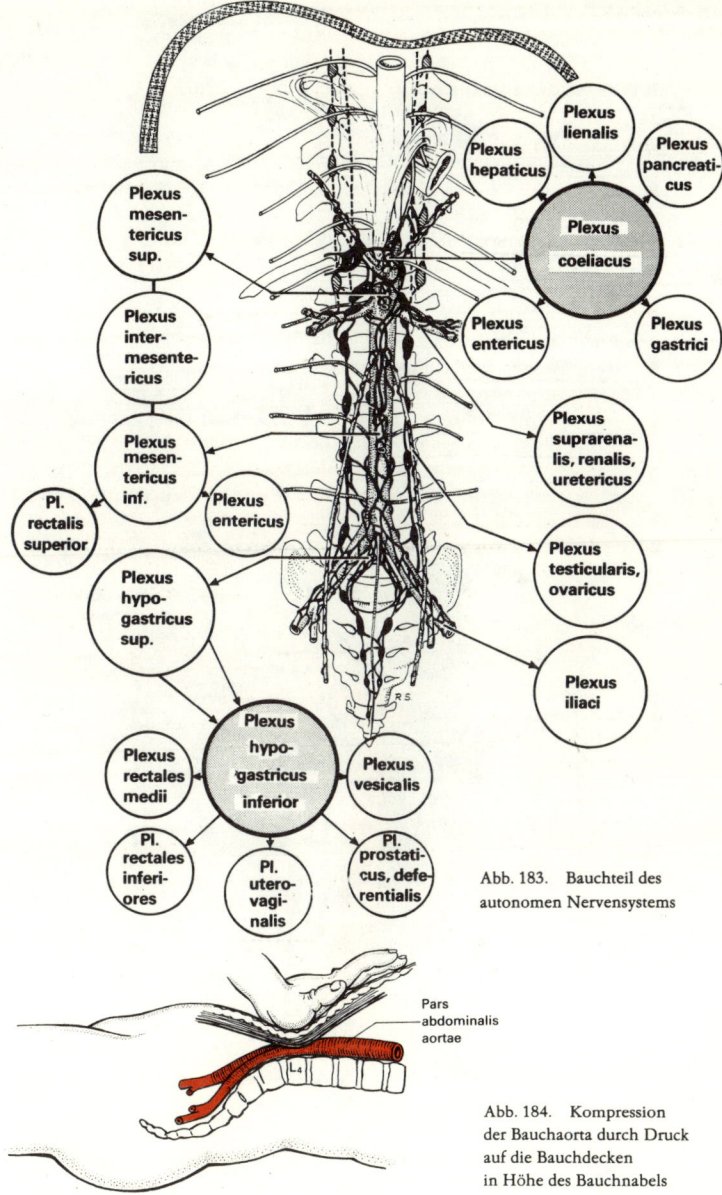

Plexus
mesen-
tericus
sup.

Plexus
inter-
mesen-
tericus

Plexus
mesen-
tericus
inf.

Plexus
entericus

Pl.
rectalis
superior

Plexus
hypo-
gastricus
sup.

Plexus
rectales
medii

Pl.
rectales
inferi-
ores

Pl.
utero-
vagi-
nalis

Plexus
hypo-
gastricus
inferior

Plexus
vesicalis

Pl.
prostati-
cus, defe-
rentialis

Plexus
hepaticus

Plexus
lienalis

Plexus
pancreati-
cus

Plexus
coeliacus

Plexus
entericus

Plexus
gastrici

Plexus
suprarena-
lis, renalis,
uretericus

Plexus
testicularis,
ovaricus

Plexus
iliaci

Abb. 183.   Bauchteil des
autonomen Nervensystems

Pars
abdominalis
aortae

Abb. 184.   Kompression
der Bauchaorta durch Druck
auf die Bauchdecken
in Höhe des Bauchnabels

297

Die Bauchaorta wird oben vom Pancreas, von den Milzgefäßen, der linken Nierenvene, Radix des Mesocolon transversum, Pars ascendens des Duodenum und Radix mesenterii überlagert. Rechts neben ihr steigt die V. cava inferior auf, und rechts hinter ihr beginnt der Ductus thoracicus.

Die unpaaren Äste der Bauchaorta sind
– der *Truncus coeliacus* (Haller) unter dem Hiatus aorticus des Zwerchfells, der sich in Höhe des 1. Lendenwirbels in seine 3 Äste, *A. gastrica sinistra, A. hepatica communis* und *A. lienalis,* aufzweigt (Abb. 167, 173),
– die *A. mesenterica superior* dicht unterhalb des Truncus und
– die *A. mesenterica inferior,* die in Höhe des 3. Lumbalwirbels entspringt (Abb. 177).

Die paarigen Äste der Bauchaorta sind
– die *Aa. phrenicae inferiores* oberhalb des Truncus coeliacus,
– die *A. suprarenalis media* (Abb. 181),
– die *A. renalis,* die in Höhe des 1. und 2. Lendenwirbels entspringt,
– die *A. testicularis* bzw. *A. ovarica* dicht darunter sowie
– die *Aa. lumbales* (4), die wie Interkostalarterien zur Rumpfwand ziehen.
Mittels Aortographie lassen sich alle großen Äste der Bauchaorta darstel-

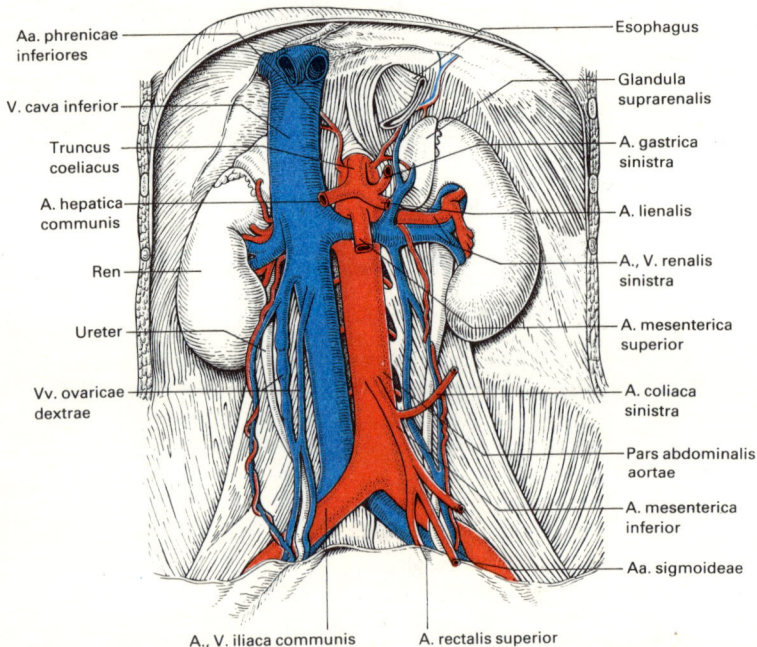

Aa. phrenicae inferiores	Esophagus
V. cava inferior	Glandula suprarenalis
Truncus coeliacus	A. gastrica sinistra
A. hepatica communis	A. lienalis
Ren	A., V. renalis sinistra
Ureter	A. mesenterica superior
Vv. ovaricae dextrae	A. coliaca sinistra
	Pars abdominalis aortae
	A. mesenterica inferior
	Aa. sigmoideae
A., V. iliaca communis	A. rectalis superior

Abb. 185.   Bauchaorta und untere Hohlvene

298

len. Bei der Kathetermethode von Seldinger führt man von der A. femoralis her einen Katheter unter Durchleuchtungskontrolle in die Aorta ein und kann auch selektiv einzelne Aortenäste darstellen (Renovasographie, Splanchnikographie).

Untere Hohlvene, V. cava inferior
(Abb. 151, 174)

Die untere Hohlvene entsteht aus der Vereinigung der V. iliaca communis beider Seiten. Ihr Zusammenfluß liegt hinter der rechten A. iliaca communis; die linke Vene ist etwas länger als die rechte. Die *V. cava inferior* verläuft rechts neben der Aorta vor der Wirbelsäule. Nach Aufnahme der Nierenvenen entfernt sie sich von der Aorta nach rechts und vorn, um durch das Foramen venae cavae des Zwerchfells hindurchzutreten (Abb. 130). Über dem Zwerchfell mündet sie nach etwa 1 bis 2 cm in den rechten Vorhof des Herzens. Ihr Durchmesser von etwa 3 cm macht sie zum weitesten Gefäß des Körpers. Zwischen oberer und unterer Hohlvene gibt es zahlreiche interkavale Anastomosen (Abb. 151, 152).

Unter dem Zwerchfell ist die untere Hohlvene in die Leber eingebettet (Abb. 170) und nimmt hier die Vv. hepaticae auf. Ihre Vorderfläche ist unten vom Peritoneum bedeckt, weiter oben wird sie von der Radix mesenterii, der rechten A. spermatica, der Pars horizontalis des Duodenum und dem Pankreaskopf überlagert. Am Eingang der Bursa omentalis liegt sie an der hinteren Wand des Foramen epiploicum (Abb. 164). Die Zuflüsse zur V. cava inferior verhalten sich im Prinzip wie die Arterienverläufe. Den unpaaren Baucharterien entspricht des Stromgebiet der Pfortader (Abb. 174).

Durch Kavographien über die V. femoralis kann die untere Hohlvene röntgenologisch dargestellt werden.

Lymphbahnen des Retroperitonealraums
(Abb. 186)

Im Retroperitonealraum wird die Lymphe der Beine, des Beckens, der Bauchhöhle und Bauchwand gesammelt und durch den Ductus thoracicus abgeleitet. Dieser beginnt in Höhe des 1. Lendenwirbels mit der *Cisterna chyli* und tritt hinter der Aorta durch den Hiatus aorticus in das Mediastinum ein. In die Zisterne münden die *Trunci intestinales* mit der Lymphe aus den Bauchorganen und die beiden *Trunci lumbales* mit der Lymphe aus den Beinen, dem Becken und Urogenitalsystem. Der rechte Truncus lumbalis liegt neben der unteren Hohlvene, der linke neben der Aorta.

Die retroperitonealen Lymphknoten werden auch unter dem Sammelbegriff *Nll. parietales* zusammengefaßt. Zwischen ihnen, den mesenterialen Lymphknoten in der Gekrösewurzel und den Nll. coeliaci bestehen zahlreiche Kommunikationen.

– Die *Nll. lumbales sinistri* liegen links, vor und hinter der Aorta. Sie sind den weiter unten lokalisierten Lymphknotengruppen nachgeschaltet

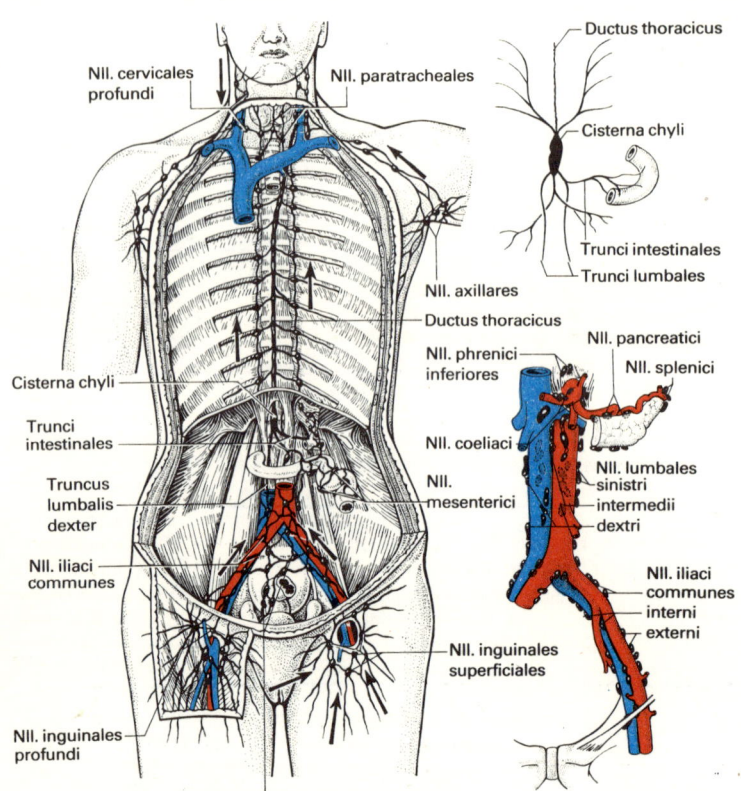

NII. cervicales profundi

NII. paratracheales

Ductus thoracicus

Cisterna chyli

Trunci intestinales

Trunci lumbales

NII. axillares

Ductus thoracicus

NII. phrenici inferiores

NII. pancreatici

NII. splenici

Cisterna chyli

Trunci intestinales

NII. coeliaci

NII. mesenterici

NII. lumbales sinistri

intermedii

dextri

Truncus lumbalis dexter

NII. iliaci communes

NII. iliaci communes interni externi

NII. inguinales superficiales

NII. inguinales profundi

NII. pararectales, parauterini, paravesiculares

Abb. 186.   Lymphbahnen und Lymphknoten der hinteren Rumpfwand

und bilden Filterstationen für Nieren, Nebennieren, Ureter, Hoden, Ovar, Eileiter, Fundus uteri und Bauchwand. Ihr Abfluß erfolgt hauptsächlich in den Truncus lumbalis.

– Die *Nll. lumbales intermedii* liegen zwischen Aorta und V. cava inferior.
– Die *Nll. lumbales dextri,* welche die V. cava inferior umgeben, haben gleiche Funktionen wie die Nll. lumbales sinistri.
– Die *Nll. phrenici inferiores* liegen an der Unterseite des Zwerchfells am Aortenschlitz und
– die *Nll. epigastrici inferiores* (3 bis 4) im Stromgebiet der A. epigastrica inferior.

Die Lymphgefäße und Lymphknoten des Retroperitonealraums können mittels Lymphographie dargestellt werden, indem man ein Kontrastmittel in den Fußrücken injiziert, dessen Ausbreitung dann röntgenologisch verfolgt wird.

Becken, Pelvis

Man unterscheidet das große und kleine Becken. Das große Becken, *Pelvis major*, liegt zwischen den beiden Darmbeinschaufeln oberhalb der *Linea terminalis* und ist somit ein Teil des Bauchraums. In der Regel versteht man unter „Becken" das unterhalb der Linea terminalis gelegene kleine Becken, *Pelvis minor*, das unten von Weichteilen verschlossen wird und bei der Frau den Knochen-Weichteil-Zylinder des Geburtskanals bildet. Das Kreuzbein, *Os sacrum*, und die beiden Hüftbeine, *Ossa coxae*, bilden die knöcherne Grundlage des Beckens. Die Knochen werden durch die beiden Sakroiliakalgelenke und die Symphyse zu einem osteofibrösen Ring zusammengefügt.

Da das Becken von einem Fett- und Muskelmantel umgeben ist, sind nur einige Knochenteile desselben zu palpieren. Seitlich fühlt man den Bekkenkamm, *Crista iliaca*, der vorn in der *Spina iliaca anterior superior* ausläuft. Wegen seiner oberflächlichen Lage eignet er sich für Knochenpunktionen sowie für Knochenentnahmen bei Transplantationen. Vorn tastet man den oberen Schambeinast, *Ramus superior ossis pubis*, dessen Lage bei Frauen etwa der oberen Grenze der Schambehaarung entspricht, und das *Tuberculum pubicum*. Von unten erreicht man den unteren Schambeinast, *Ramus inferior ossis pubis*, und den Sitzbeinhöcker, *Tuber ischiadicum*. Hinten sind Kreuz- und Steißbein, *Os sacrum* und *Os coccygis*, zu tasten. Durch die Vagina kann man das *Promontorium* und die *Spina ischiadica* palpieren. Letztere ist auch vom Rectum zu fühlen.

Im kleinen Becken befinden sich Mastdarm, Harnblase, Samenblasen, Prostata bzw. Ovarien, Tuben, Uterus und Vagina.

Dammregion, Regio perinealis
(Abb. 187)

Durch eine Verbindungslinie zwischen den beiden Sitzbeinhöckern wird die Dammregion in eine *Regio urogenitalis* und *Regio analis* untergliedert. Erstere ist die Region der äußeren Geschlechtsorgane, letztere die des Afters. Die zwischen Anus und Vagina bzw. Peniswurzel gelegene Weichteilbrücke bezeichnet man als Damm, *Perineum*. Die Haut der *Regio perinealis* ist dunkel pigmentiert und behaart; am Anus bildet sie radiäre Falten. In der Umgebung des Afters befinden sich modifizierte Schweißdrüsen, Gll. circumanales.

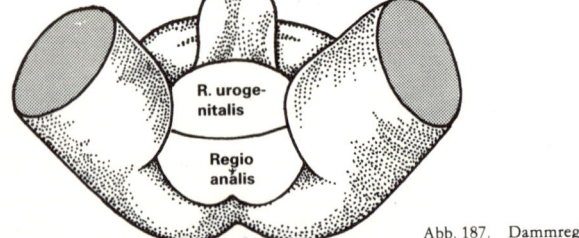

Abb. 187.   Dammregion, Regio perinealis

Äußeres männliches Genitale
(Abb. 157, 158, 188, 199, 205)

Zum äußeren Genitale des Mannes gehören das *Scrotum* und der *Penis.*

Der Hodensack, *Scrotum,* (Abb. 159, 199) besitzt eine fettlose, wenig behaarte und mit Talgdrüsen versehene Haut. Diese besteht aus einer derben Bindegewebsschicht, *Tunica dartos.* Die in ihr enthaltenen glatten Muskelfasern können die Skrotalhaut in Falten legen und dadurch ihre Oberfläche vergrößern bzw. verkleinern, was der Wärmeregulierung dient. Im Scrotum ist die Temperatur 2,5 bis 4 °C niedriger als in der Leibeshöhle (wichtig für die Spermatogenese). Die mediane *Raphe scroti* entspricht außen der Lage des *Septum scroti,* das den Hodensack in 2 Kammern teilt (Abb. 159). Der linke Hoden steht etwas tiefer als der rechte. Bei umgekehrten Verhältnissen kann dies ein Hinweis auf einen Situs inversus sein.
Am oberen Pol und hinteren Rand des Hodens liegt der Nebenhoden, *Epididymis,* dessen Kopf nach oben und dessen Schwanz nach unten gerichtet ist. Aus letzterem geht der Samenleiter, *Ductus deferens,* hervor, der durch den äußeren Leistenring in den Leistenkanal eintritt.
Hodentumoren metastasieren über Lymphbahnen entlang der Vv. testiculares zu den lumbalen Lymphknoten. Sie gehören wegen ihrer frühen Metastasierung zu den bösartigsten Geschwülsten.

Der Penis (Abb. 188, 199, 205) besteht aus dem Penisschaft, *Corpus penis,* der vorn mit der Eichel, *Glans penis,* endet. Die Eichel ist die Prädilektionsstelle für das Peniskarzinom.
Das männliche Glied wird von einer fettlosen, verschieblichen Haut überzogen, die sich als Vorhaut, *Preputium penis,* über die Eichel fortsetzt. Das Preputium ist eine Reservefalte für die Verlängerung des männlichen Glieds bei der Erektion. Zwischen den beiden Blättern der Vorhaut liegt lockeres Bindegewebe, das bei Entzündungen stark anschwellen kann. Das innere Blatt befestigt sich an der *Corona glandis* und enthält Talgdrüsen, *Gll. preputiales,* die zusammen mit abgeschilferten Epithelzellen das *Smegma* bilden. Auf der Unterseite verbindet das *Frenulum preputii* die

302

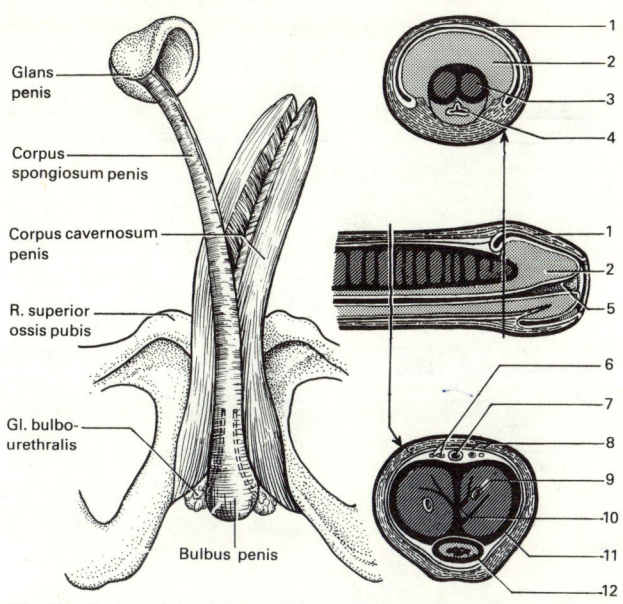

Glans penis

Corpus spongiosum penis

Corpus cavernosum penis

R. superior ossis pubis

Gl. bulbo-urethralis

Bulbus penis

Abb. 188.   Penis mit Schwellkörpern von unten (links), im Längsschnitt und in Querschnitten (rechts)

1 Preputium	6 V. dorsalis penis profunda	10 Septum penis
2 Glans penis	7 N., A. dorsalis penis	11 Tunica albuginea
3 Corpus cavernosum penis	8 Fascia penis superficialis,	corporum cavernosorum
4 Urethra masculina	profunda	12 Tunica albuginea corporis
5 Fossa navicularis urethrae	9 A. profunda penis	spongiosi

Vorhaut mit der Eichel. Bei starker Verengung (Phimose) läßt sich die Vorhaut nicht über die Eichel zurückziehen und muß operiert werden (Zirkumzision).

Die Schwellkörper des Penis werden von je einem *Corpus cavernosum penis* und dem *Corpus spongiosum penis* gebildet. Ersteres entspringt beiderseits mit einem Schenkel vom unteren Schambeinast. Rechtes und linkes Corpus cavernosum penis werden durch das *Septum penis* getrennt und von einer derben *Tunica albuginea corporum cavernosorum* umschlossen.
Das Corpus spongiosum penis bettet die Harnröhre ein und besitzt eine schwächere Bindegewebskapsel, *Tunica albuginea corporis spongiosi.* Der Harnröhrenschwellkörper verdickt sich hinten zum *Bulbus penis* und vergrößert sich vorn zur Eichel. Der Bulbus penis liegt auf dem Diaphragma urogenitale. Hier tritt die Harnröhre in das männliche Glied ein.
Alle 3 Schwellkörper werden von der derben *Fascia penis profunda* umgeben. Durch die zarte *Fascia penis superficialis,* die auch glatte Muskelfasern

303

enthält, ist sie mit der äußeren Haut verbunden. Gewalteinwirkungen während der Erektion können zur Penisfraktur mit Ruptur der Schwellkörper führen.

Durch das *Lig. fundiforme penis* (Abb. 158) ist die Peniswurzel, *Radix penis,* an der Linea alba der Bauchwand und durch das *Lig. suspensorium penis* an der Symphyse befestigt.

Äußeres weibliches Genitale
(Abb. 189, 213, 214)

Es besteht aus 2 großen und 2 kleinen Schamlippen, der Clitoris, dem Scheidenvorhof und den hier mündenden Drüsen.

Die große Schamlippe, *Labium majus pudendi,* ist eine Hautfalte mit einem bindegewebig durchsetzten Fettpolster, in welches das Lig. teres uteri (Abb. 192) einstrahlt. Vorn und hinten werden die großen Schamlippen durch die *Commissura labiorum anterior* bzw. *posterior* miteinander verbunden. An der hinteren Kommissur erhebt sich eine scharfe Hautfalte,

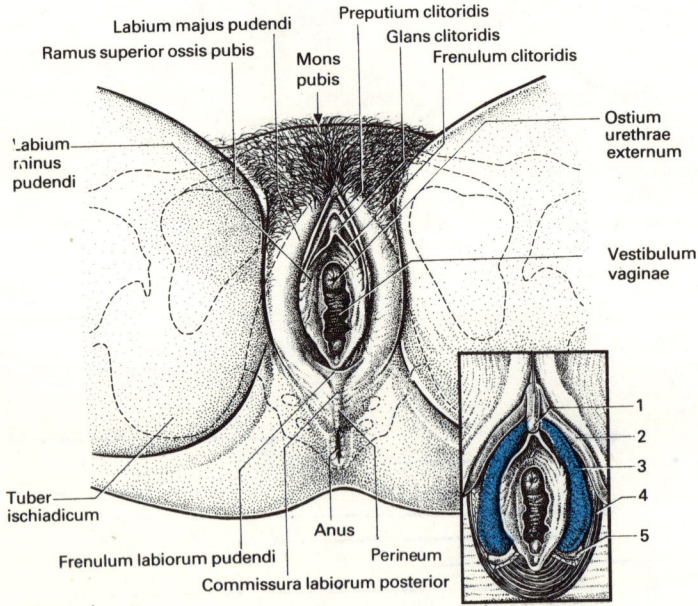

Abb. 189. Äußeres weibliches Genitale. Unten rechts nach Entfernen der großen Schamlippen.

1 Glans clitoridis   4 M. bulbospongiosus
2 Crus clitoridis   5 Gl. vestibularis major
3 Bulbus vestibuli   (Bartholin)

das *Frenulum labiorum pudendi.* Der zwischen rechter und linker Schamlippe gelegene Spalt ist die *Rima pudendi.*

Die kleine Schamlippe, *Labium minus pudendi,* ist eine Hautduplikatur, die straffes Bindegewebe, aber kein Fett enthält. Sie besitzt Talgdrüsen, Haare fehlen. Beide Lippen bilden vorn 2 Falten, von denen die laterale im *Preputium clitoridis* verläuft und die mediale sich an der Unterseite der Glans clitoridis mit der gegenüberliegenden zum *Frenulum clitoridis* vereinigt.

Die Clitoris ist ähnlich wie der Penis aufgebaut, enthält jedoch keine Harnröhre. Die *Glans clitoridis* wird vom *Preputium clitoridis* bedeckt. Der Klitorisschaft, *Corpus clitoridis,* bildet sich aus der Vereinigung der beiden Klitorisschenkel, *Crura clitoridis,* und enthält 2 Schwellkörper, *Corpus cavernosum clitoridis dextrum* und *sinistrum.* Durch das *Lig. suspensorium clitoridis* ist die Clitoris am Unterrand der Symphyse befestigt.

Der Scheidenvorhof, *Vestibulum vaginae,* läßt sich übersehen, wenn man die kleinen Schamlippen spreizt. Etwa 2 bis 3 cm unterhalb der Clitoris liegt die äußere Öffnung der Harnröhre, *Ostium urethrae externum.* In der Umgebung der Urethra findet man Schleimdrüsen, *Gll. vestibulares minores.* Beiderseits mündet die *Gl. vestibularis major* (Bartholin), die mit der Bulbourethraldrüse des Mannes vergleichbar ist. Bei Abszessen werden vorwiegend die kleinen Labien vorgewölbt (Bartholin-Abszeß).
Unter der Schleimhaut des Vestibulum liegt jederseits der Schwellkörper des Vorhofs, *Bulbus vestibuli,* der dem Corpus spongiosum penis entspricht.
Bei Jungfrauen findet man am Eingang zur Vagina eine Hautfalte, *Hymen,* von der nach erfolgten Kohabitationen und Geburten nur noch Reste, *Carunculae hymenales,* übrigbleiben.

Nerven und Gefäße der äußeren Geschlechtsorgane

(Abb. 190, 194)

Nerven. Der *N. pudendus* versorgt mit *Nn. rectales inferiores* die Analregion, mit *Nn. perineales* die Haut des Damms, mit *Nn. scrotales posteriores* bzw. *labiales posteriores* den Hodensack bzw. die großen Schamlippen (Abb. 194). Sein Endast, der *N. dorsalis penis* bzw. *clitoridis,* zieht unter der Symphyse zum Penisrücken und unter der Haut zur Glans penis bzw. clitoridis.
Der *N. ilioinguinalis* entläßt *Nn. scrotales* bzw. *labiales anteriores* und der *N. genitofemoralis* (beide aus dem Plexus lumbalis, Abb. 157) den *R. genitalis* zur Haut des äußeren Genitale.
Der *Plexus coccygeus* versorgt die Haut über dem Steißbein.
Sympathische und parasympathische Nerven kommen aus den autonomen Beckengeflechten (Abb. 183, 206). Sie ziehen als *Nn. cavernosi penis* bzw. *clitoridis* in Begleitung der Gefäße oder mit dem N. pudendus durch das Diaphragma urogenitale.

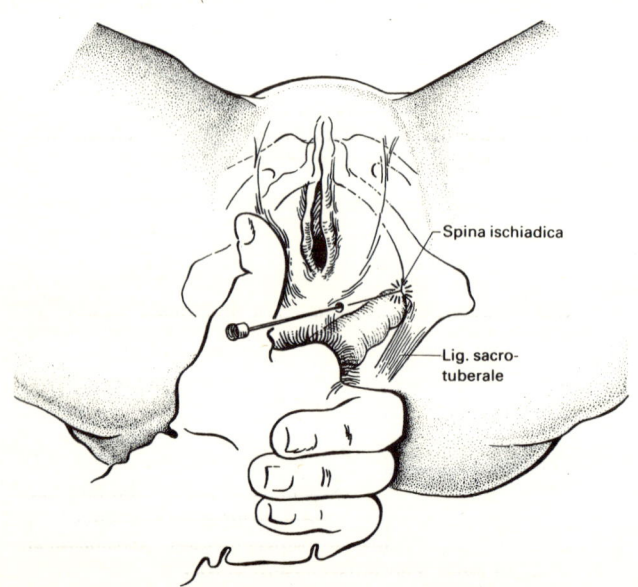

Abb. 190.   Perinealanästhesie; Ausschaltung des N. pudendus

Man erreicht den N. pudendus zur Leitungsanästhesie vom Damm her am Foramen ischiadicum minus. Dazu führt man einen Zeigefinger in das Rectum und palpiert die Spina ischiadica. Mit der anderen Hand wird dann die Kanüle vor dem Anus etwa eine Fingerbreite von der Mittellinie eingestochen (Abb. 190).

Arterien. Die *A. pudenda interna* (aus der A. iliaca int., Abb. 195, 196) versorgt den größten Teil des äußeren Genitale. Sie entläßt die *A. perinealis* für den Damm und *Rr. scrotales* bzw. *labiales posteriores* für die Haut des Scrotum bzw. der großen Schamlippen (Abb. 194). Die *Aa. pudendae externae* (aus der A. femoralis) geben *Rr. scrotales* bzw. *labiales anteriores* an den Hodensack bzw. die großen Schamlippen ab. Der Penis bzw. die Clitoris wird von mehreren Arterien versorgt.
– Die *A. dorsalis penis* bzw. *clitoridis* zieht unter der Symphyse auf den Penisrücken und auf diesem zur Eichel,
– die *A. profunda penis* bzw. *clitoridis* tritt am Schambeinbogen in das Corpus cavernosum penis ein und entläßt Rankenarterien, *Aa. helicinae,* welche die Räume des Penisschwellkörpers mit Blut füllen,
– die *A. bulbi penis* bzw. *vestibuli* zieht im Diaphragma urogenitale zum Bulbus penis bzw. Bulbus vestibuli und
– die *A. urethralis* im Corpus spongiosum penis nach vorn bis zur Eichel.
Zwischen den Penisarterien beider Seiten bestehen zahlreiche Anastomosen.

306

Die Venen verlaufen prinzipiell wie die Arterien. Die Hautvenen münden als *Vv. dorsales penis superficiales* über die *Vv. pudendae externae* wie auch die *Vv. scrotales* bzw. *labiales anteriores* in die V. saphena magna oder die V. femoralis. Alle anderen Venen des äußeren Genitale leiten das Blut vom Hoden und von den Schwellkörpern über die V. pudenda interna in die Geflechte der Beckenvenen (Abb. 207).

Die Lymphgefäße bilden am Penis und an der Clitoris ein oberflächliches und ein tiefes Netz. Ersteres beginnt am Preputium und zieht in 2 bis 3 Bahnen unter der Haut zu den Nll. inguinales superficiales. Das tiefe Lymphgefäßnetz umgibt die Glans penis bzw. clitoridis ringförmig und fließt in mehreren Lymphstämmen zu den Nll. inguinales superficiales und z. T. auch zu den Nll. inguinales profundi. Peniskarzinome metastasieren daher primär in die Leistenlymphknoten.

Beckenboden

Der Beckenboden wird von den Dammuskeln, *Mm. perinei,* und den dazugehörigen Faszien gebildet. Die Dammuskeln gruppieren sich um den After und den Sinus urogenitalis und bilden 2 Muskelplatten, *Diaphragma urogenitale* und *Diaphragma pelvis.* Die Muskelfasern verflechten sich im *Centrum tendineum perinei.*

Das Diaphragma urogenitale (Abb. 191 bis 194) ist eine etwa 1 cm dicke muskulös-sehnige Platte, die sich zwischen beiden unteren Schambeinästen ausspannt. Es liegt außen vor dem Levatorspalt und wird Urethra- und Vagina durchbrochen. Sie wird
– vom *M. transversus perinei profundus* und hinten
– vom *M. transversus perinei superficialis* ergänzt.

Abzweigende Fasern umgeben die Pars membranacea der Harnröhre als *M. sphincter urethrae.* Vorn geht das Diaphragma urogenitale in das *Lig. transversum perinei* über, das vom Lig. arcuatum pubis durch eine Gefäßlücke geschieden ist. Diese dient dem Durchtritt der V. dorsalis penis bzw. clitoridis profunda.
Im Diaphragma urogenitale liegt beim Mann zu beiden Seiten der Harnröhre eine erbsengroße Schleimdrüse, die *Gl. bulbourethralis* (Cowper), (Abb. 194) und bei der Frau beiderseits neben der Vagina die *Gl. vestibularis major* (Bartholin) (Abb. 189).
Der *M. bulbospongiosus* umgreift den Bulbus vestibuli bzw. Bulbus penis von unten. Seine hinteren Fasern setzen sich in den M. sphincter ani externus fort, so daß die Scheide und der After wie von einer Achterligatur umschlungen werden.
Der *M. ischiocavernosus* zieht vom Sitzbein- und Schambeinast auf den Crura penis nach vorn. Bei der Frau ist er ebenso wie der M. transversus perinei superficialis relativ schwach ausgebildet.

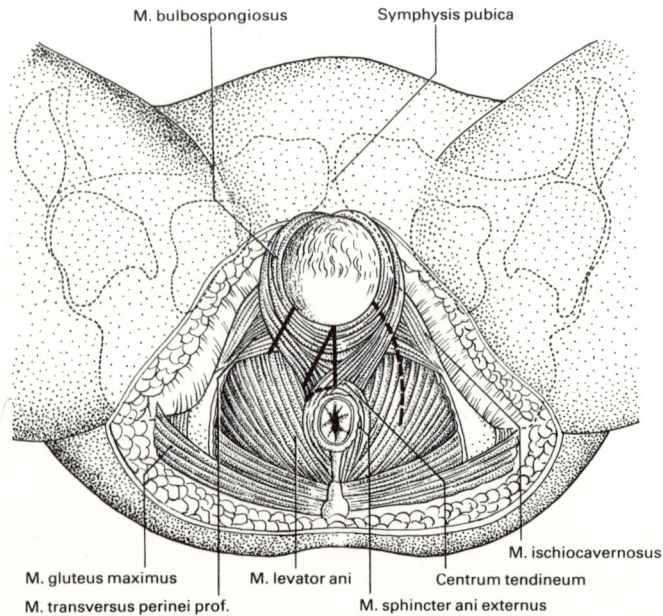

M. bulbospongiosus   Symphysis pubica

M. ischiocavernosus
M. gluteus maximus   M. levator ani   Centrum tendineum
M. transversus perinei prof.   M. sphincter ani externus

Abb. 191.   Durchschneiden des kindlichen Kopfs durch den Beckenboden. Zum Schutz vor
Dammrissen werden vorbeugend Scheidendammschnitte angelegt (Episiotomie). Die dicken
Linien kennzeichnen die Schnittrichtungen

Das Diaphragma pelvis (Abb. 191 bis 194) ist die innere Muskelschicht
des Beckenbodens. Sie wird
– vom *M. levator ani* (Hauptteil) und hinten
– vom *M. coccygeus* gebildet.
Der *M. levator ani* zieht vom Os pubis und vom *Arcus tendineus m. levatoris
ani* der Fascia obturatoria trichterförmig zum Anus und Lig. anococcygeum. Zum Durchtritt des Rectum, der Vagina und der Harnröhre bildet
er den Levatorspalt, der beiderseits von den Levatorschenkeln flankiert
wird. Auf den Levatorschenkeln liegen Blase, Prostata, Uterus und Mastdarm. Bei der Frau kann man die Kontraktion der Schenkel von der
Scheide her fühlen. Erschlaffen sie nach häufigen Geburten, dann kommt
es zur Senkung (Deszensus) hauptsächlich des Uterus und der Vagina
oder zum Vorfall der Organe (Prolaps, Abb. 212). Der *M. coccygeus* zieht in
Fortsetzung des M. levator ani von der Spina ischiadica an die Seitenflächen des Kreuz- und Steißbeins.
Bei angeborenen Defekten der Beckenmuskulatur kann es in Verbindung
mit einer tiefen Excavatio rectovesicalis zu Hernien durch den M. levator
ani oder zwischen diesem und dem M. coccygeus kommen (Herniae perineales). Sie treten am Damm oder am Anus unter die Haut.

308

Der *M. sphincter ani externus* bildet einen etwa 3 cm hohen, dicht unter der Haut gelegenen zirkulären Muskelring. Die tiefen Fasern vereinigen sich hinten am *Lig. anococcygeum,* das den After mit dem Steißbein verbindet, und strahlen vorn in den Damm ein.

Am Ende des Rectum liegt der willkürliche Schließmuskel des Afters.

Bindegewebsapparat des Beckens
(Abb. 192, 193)

Die beiden Muskelplatten des Beckenbodens sowie die Beckenwand werden von Faszien überzogen. Zusammen mit dem subserösen Bindegewebe, das im Beckengebiet eine starke Ausbreitung erreicht, bilden sie den Bindegewebsapparat des Beckens. Dieser dient der Fixierung und Verschieblichkeit der Beckenorgane bei Volumenschwankungen, z. B. bei Stuhl- und Harnentleerung und bei der Frau unter der Geburt. Außerdem bildet das Bindegewebe Trennwände zwischen den Organen und führt ihnen Nerven und Gefäße zu.

Klinisch unterteilt man das Beckenbindegewebe nach seinen topographischen Beziehungen zu den Beckenorganen.

– Das *Parazystium* umgibt die Harnblase,
– das *Parametrium* die Gebärmutter,
– das *Parakolpium* die Scheide und
– das *Paraproktium* den Mastdarm.

Faszien und Logen des Beckenbodens
(Abb. 192)

Die Faszien des Beckenbodens gliedern sich von außen nach innen wie folgt:

1. Die *Fascia perinei superficialis,* die der oberflächlichen Körperfaszie entspricht, überzieht den Beckenboden, mit Ausnahme der Fossa ischiorectalis. Sie ist hinten mit dem M. transversus perinei profundus verwachsen und erstreckt sich vorn bis zur Peniswurzel.

2. Die *Fascia diaphragmatis urogenitalis inferior* bekleidet die untere Seite des M. transversus perinei profundus. Beiderseits vom Bulbus penis verdickt sie sich zu einer derben bindegewebigen Platte, deren Fasern vor der Urethra das Lig. transversum perinei bilden.

3. Die *Fascia diaphragmatis urogenitalis superior* überzieht die obere Fläche des M. transversus perinei profundus und steht mit der Fascia diaphragmatis pelvis inferior sowie mit der Fascia obturatoria in Verbindung.

4. Die *Fascia diaphragmatis pelvis inferior* bedeckt den M. levator ani von außen. Sie bildet die mediale Begrenzung der Fossa ischiorectalis.

5. Die *Fascia pelvis* ist die Fortsetzung der Fascia transversalis in das Becken. Sie spaltet sich in ein parietales und viszerales Blatt.

6. Die *Fascia pelvis parietalis* bedeckt die Beckenwand. An den Stellen, wo sie dem Knochen anliegt, ist sie dünn und von der Unterlage nur schwer zu lösen. Ein sehr derber Teil dieser Faszie ist

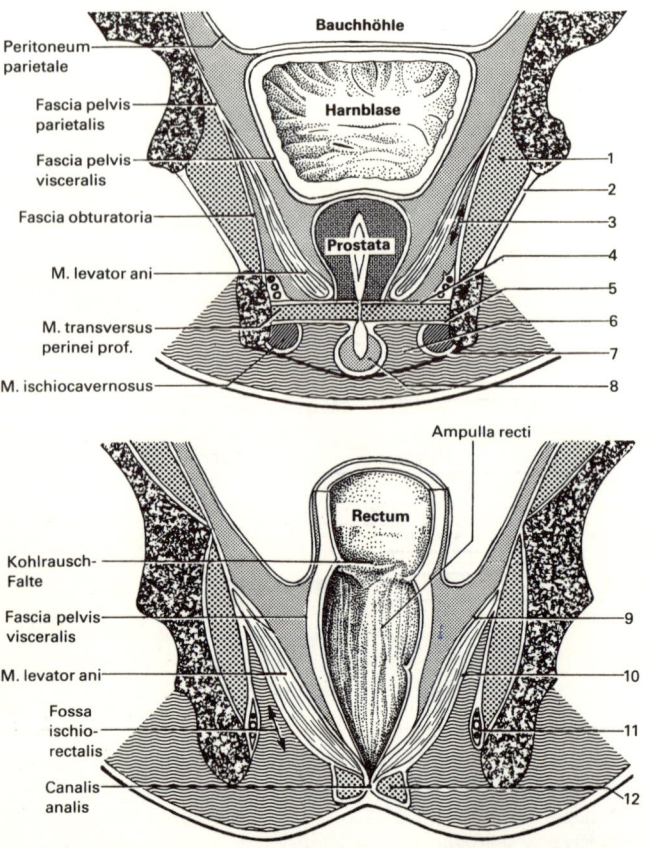

Abb. 192. Faszien und Logen des Beckenbodens an einem schematisierten Frontalschnitt durch das Becken in Höhe der Harnblase (oben) und des Mastdarms (unten).

1 M. obturatorius internus
2 Membrana obturatoria
3 Fossa ischiorectalis
4 Fascia diaphragmatis urogenitalis superior
5 Fascia diaphragmatis urogenitalis inferior
6 Spatium perinei superficiale
7 Fascia perinei superficialis
8 M. bulbospongiosus
9 Fascia diaphragmatis pelvis superior
10 Fascia diaphragmatis pelvis inferior
11 Canalis pudendalis (Alcock)
12 M. sphincter ani externus

7. die *Fascia obturatoria,* die den M. obturatorius internus innen überzieht. In ihr verläuft der *Canalis pudendalis* (Alcock) mit dem N. pudendus, der A. und V. pudenda interna (Abb. 194). Ein anderer Abschnitt ist

8. die *Fascia diaphragmatis pelvis superior,* welche die obere Fläche des M. levator ani bekleidet.

9. Als *Fascia pelvis visceralis* bezeichnet man das subseröse Bindegewebe, *Parazystium, Paraproktium, Parametrium* und *Parakolpium*. Sie bildet auch die Trennwände und Verschiebeschichten zwischen den Organen (Abb. 193).

Die Logen des Beckenbodens sind Spalträume zwischen den Faszien (Abb. 192). In ihnen können sich Blut oder Ergüsse ansammeln.

1. **Die Fossa ischiorectalis** (Abb. 191 bis 194) ist ein keilförmiger Spalt zwischen Diaphragma pelvis und Seitenwand des kleinen Beckens.
   - Medial wird er von der *Fascia diaphragmatis pelvis inferior,*
   - lateral von der *Fascia obturatoria* und
   - dorsal vom *Lig. sacrotuberale* und *M. gluteus maximus* begrenzt.

Vorn schiebt sich ein Ausläufer zwischen Levatorschenkel und Diaphragma urogenitale bis zum Schambein vor. Eine oberflächliche Faszie fehlt. Der in ihr enthaltene Fettkörper ist verformbar und ermöglicht die Öffnung des Afters beim Stuhlgang und die Erweiterung des Geburtskanals. In der Seitenwand der Fossa ischiorectalis verläuft der *Canalis pudendalis* (Alcock) mit dem Nerven-Gefäß-Bündel. Abszesse der Fossa ischiorectalis können durch die Haut neben dem Anus durchbrechen (periproktitische Abszesse).

2. Das *Spatium perinei superficiale* liegt zwischen Fascia perinei superficialis und Fascia diaphragmatis urogenitalis inferior. In ihm befindet sich die Peniswurzel mit dem M. ischiocavernosus und M. bulbospongiosus. Da es hinten und seitlich abgeschlossen, vorn aber offen ist, kann sich bei Harnröhrenverletzungen Urin bis ins Scrotum, unter die Haut des Penis oder unter die vordere Bauchwand ausbreiten, nicht aber in die Fossa ischiorectalis gelangen.

3. Das *Spatium perinei profundum* ist der Raum zwischen Fascia diaphragmatis urogenitalis inferior und superior. In ihm liegen der M. transversus perinei profundus und superficialis, M. sphincter urethrae, die Gl. bulbourethralis (Cowper) bzw. vestibularis major (Bartholin) sowie Nerven und Gefäße für den Penis bzw. für die Clitoris.

4. Das *Spatium retropubicum* (Retzius) (Abb. 199) befindet sich zwischen Blase und Schambein und wird unten vom Lig. puboprostaticum beim Mann bzw. vom Lig. pubovesicale bei der Frau begrenzt.

Stützpfeiler und Haltebänder
(Abb. 193, 215)

Die Fascia pelvis visceralis bildet zwischen den Beckenorganen Trennwände und Bindegewebszüge, in denen z. T. auch glatte Muskelfasern enthalten sind, die mit der Umgebung in Verbindung stehen.
- Das *Septum rectovesicale* liegt zwischen Rectum und Harnblase,
- das *Septum rectovaginale* bei der Frau zwischen Rectum und Vagina.
- Das *Lig. puboprostaticum* bzw. *pubovesicale* zieht von der Symphyse zur Prostata und bei der Frau zum Hals der Harnblase.

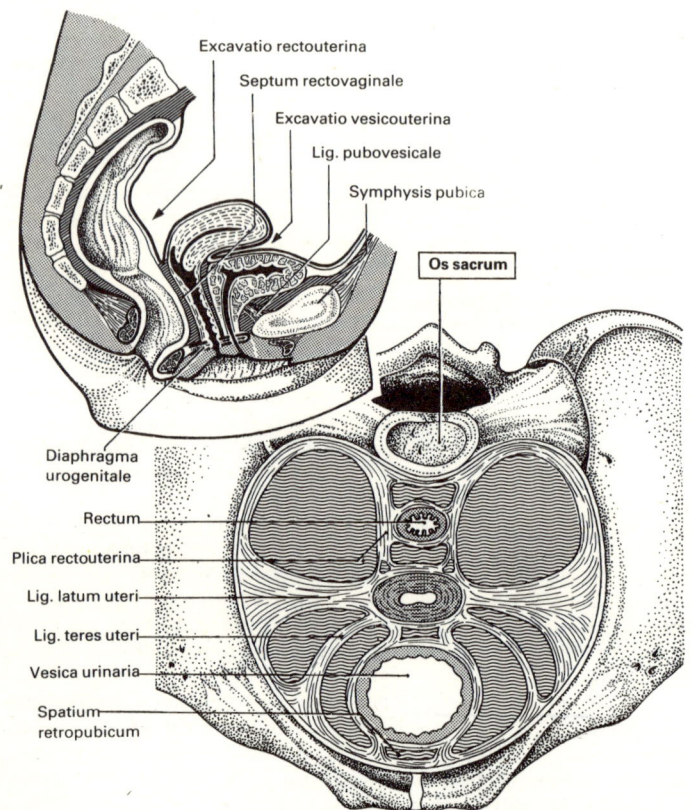

Excavatio rectouterina

Septum rectovaginale

Excavatio vesicouterina

Lig. pubovesicale

Symphysis pubica

Os sacrum

Diaphragma urogenitale

Rectum

Plica rectouterina

Lig. latum uteri

Lig. teres uteri

Vesica urinaria

Spatium retropubicum

Abb. 193. Stützpfeiler und Beckenbindegewebe im Sagittalschnitt (oben) und in der Aufsicht (unten)

- Das *Lig. teres uteri* geht vom Tubenwinkel ab und läuft durch den Leistenkanal zu den großen Labien.
- Das *Lig. latum uteri* ist eine Bauchfellduplikatur, in der Bindegewebszüge den Uterus mit der Beckenwand verbinden (Abb. 215).
- Die *Plica rectouterina* verläuft als sagittale Bauchfellfalte mit Bindegewebszügen zwischen Uterus und Rectum.

Leitungsbahnen des Beckenbodens
(Abb. 190, 194)

Nerven. Der *N. pudendus* innerviert die Analhaut, die Haut des Damms und alle Dammuskeln, mit Ausnahme des M. levator ani und des M. coccy-

312

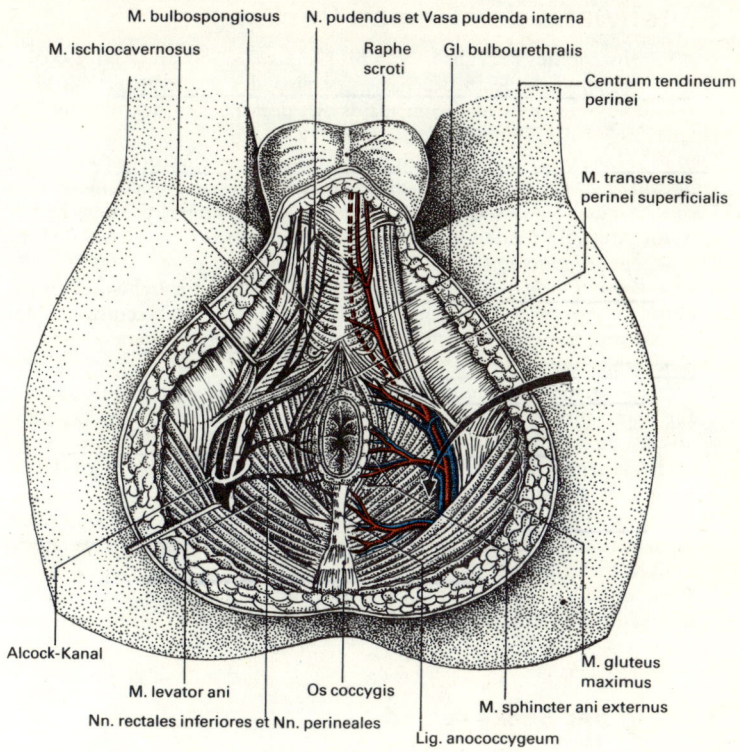

M. ischiocavernosus

M. bulbospongiosus

N. pudendus et Vasa pudenda interna

Raphe scroti

Gl. bulbourethralis

Centrum tendineum perinei

M. transversus perinei superficialis

Alcock-Kanal

M. levator ani

Os coccygis

M. gluteus maximus

M. sphincter ani externus

Nn. rectales inferiores et Nn. perineales

Lig. anococcygeum

Abb. 194. Fossa ischiorectalis beim Mann. Der Pfeil zeigt auf den Alcock-Kanal

geus, die direkte Äste aus dem Plexus sacralis beziehen. Zusammen mit den Gefäßen zieht er im Canalis pudendalis (Alcock) nach vorn zum äußeren Genitale.

Gefäße. Die *A. pudenda interna* läuft durch den Canalis pudendalis (Alcock), versorgt mit der *A. rectalis inferior* die Analregion und mit der *A. perinealis,* die durch das Spatium perinei superficiale zieht, den Damm.
Das venöse Blut wird durch die *V. pudenda interna* in die Beckengeflechte (Abb. 207) geführt, von wo aus es in die V. iliaca interna gelangt. Im Analgebiet gibt es wichtige Pfortaderanastomosen (Abb. 174). Die Lymphgefäße sammeln sich in den *Nll. iliaci interni* und *Nll. iliaci communes.* Es bestehen Verbindungen zu den Nll. sacrales, den Nll. epigastrici und den Nll. inguinales profundi und superficiales (Abb. 214).

Seitenwand des kleinen Beckens

Die Seitenwand des Beckens ist von Muskeln ausgepolstert (Abb. 195).

Der *M. piriformis* bedeckt die Facies pelvina des Kreuzbeins und zieht durch das Foramen ischiadicum majus aus dem Becken heraus zum Trochanter major des Oberschenkels.

Der *M. obturatorius internus* bekleidet die Membrana obturatoria und gelangt durch das Foramen ischiadicum minus zur Fossa trochanterica des Femur. An den Seitenwänden befinden sich 3 Öffnungen, die dem Durchtritt von Muskeln dienen und die Leitungsbahnen für das Gesäß und die Dammgegend enthalten.

1. Das *Foramen ischiadicum majus* wird von der Incisura ischiadica major, dem Os sacrum, dem Lig. sacrotuberale und dem Lig. sacrospinale begrenzt und durch den M. piriformis in 2 Abschnitte (*Foramen suprapiriforme* und *Foramen infrapiriforme*) unterteilt.
2. Das *Foramen ischiadicum minus*, das zwischen Incisura ischiadica minor, Lig. sacrospinale und Lig. sacrotuberale liegt, führt in die Regio perinealis. Es dient N. pudendus, A., V. pudenda interna und M. obturatorius internus zum Durchtritt. Am Foramen ischiadicum minus wird der N. pudendus anästhesiert (Abb. 190).
3. Der *Canalis obturatorius* verläuft in einer Länge von 2 bis 4 cm unter dem horizontalen Schambeinast und durchbricht die Membrana obturatoria. Durch ihn ziehen der N. obturatorius und die Vasa obturatoria. In der Regel enthält er außerdem einen Fettpfropf. Unter besonderen Umständen kann der Kanal auch eine Bruchpforte darstellen (Obturatoriushernie).

Nerven der Beckenwand

(Abb. 195, 239)

Der Plexus sacralis (L_4 bis S_5) liegt an der dorsalen Wand des kleinen Beckens vor dem M. piriformis (Abb. 195). Durch den *Truncus lumbosacralis* (L_4, L_5) steht er mit dem Plexus lumbalis in Verbindung. Seine Nerven innervieren das Gesäß und die Dorsalseite des Beins. Außer Muskelästen für das Diaphragma pelvis entläßt er

- den *N. gluteus superior* (L_1 bis S_4) für den M. gluteus medius, minimus und M. tensor fasciae latae,
- den *N. gluteus inferior* (L_5 bis S_2) für den M. gluteus maximus,
- den *N. cutaneus femoris posterior* (S_1 bis S_3) zur Dorsalseite des Gesäßes, Oberschenkels und Damms,
- den *N. ischiadicus* (L_4 bis S_5) (dickster Nerv des Körpers) für das Bein.

Der N. pudendus (S_2 bis S_4) zieht durch die Fossa ischiorectalis zur Dammregion und zum äußeren Genitale (Abb. 190, 194, 195).

Der N. coccygeus ist der letzte Spinalnerv (Abb. 229). Er liegt vor dem Steißbein auf dem M. coccygeus und bildet ein Geflecht, *Plexus coccygeus*

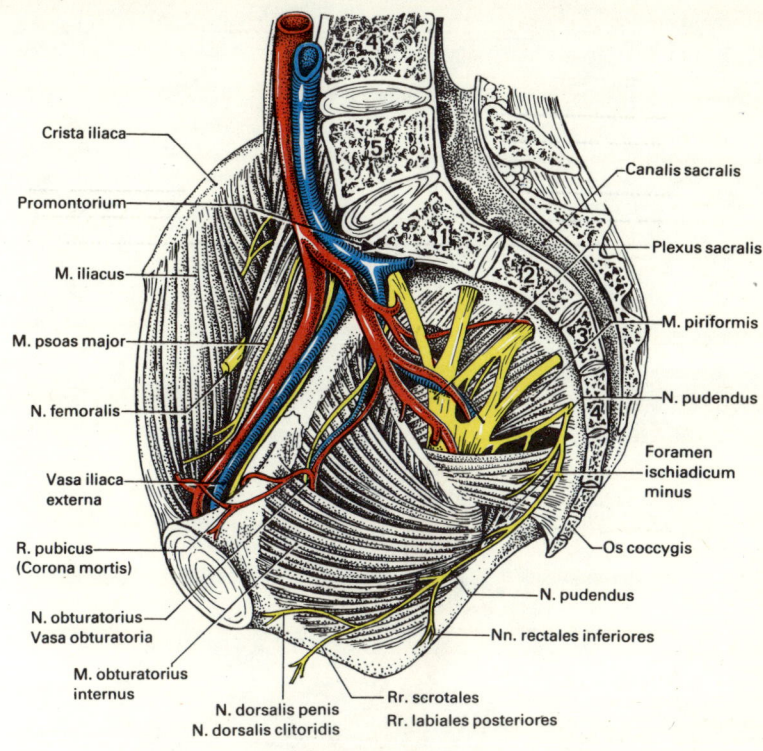

Crista iliaca

Promontorium

M. iliacus

M. psoas major

N. femoralis

Vasa iliaca
externa

R. pubicus
(Corona mortis)

N. obturatorius
Vasa obturatoria

M. obturatorius
internus

N. dorsalis penis
N. dorsalis clitoridis

Canalis sacralis

Plexus sacralis

M. piriformis

N. pudendus

Foramen
ischiadicum
minus

Os coccygis

N. pudendus

Nn. rectales inferiores

Rr. scrotales
Rr. labiales posteriores

Abb. 195.   Nerven und Gefäße der inneren rechten Beckenwand

(S$_4$, S$_5$), das mit *Nn. anococcygei* die Haut zwischen Anus und Steißbeinspitze innerviert.
Durch den Canalis obturatorius zieht der *N. obturatorius* (aus dem Plexus
lumbalis) zu den Adduktoren des Oberschenkels (Abb. 239).

Die autonomen Nervengeflechte setzen sich vom Plexus aorticus abdominalis fort (Abb. 183, 206).

Parietale Äste der A. iliaca interna und Lymphknoten

Die A. iliaca communis teilt sich vor dem Sakroiliakalgelenk in die A.
iliaca externa und A. iliaca interna. Erstere zieht durch die Lacuna vasorum zum Bein.

Die A. iliaca interna entläßt im kleinen Becken
– die *A. iliolumbalis,* die hinter dem M. psoas major zur Fossa iliaca zieht,

315

– die *Aa. sacrales laterales,* die an der vorderen Kreuzbeinfläche verlaufen und Rr. spinales durch die Foramina sacralia pelvina in den Kreuzbeinkanal entlassen,
– die *A. glutea superior,* die über den M. piriformis hinweg zieht,
– die *A. glutea inferior,* die unter dem M. piriformis durch das Foramen ischiadicum majus zum Gesäß läuft, und
– die *A. obturatoria,* die durch den Canalis obturatorius zu den Adduktoren des Oberschenkels gelangt. Vor ihrem Durchtritt anastomosiert sie durch den *R. pubicus* mit der *A. epigastrica inferior* (Corona mortis).

Die *A. pudenda interna* ist ein viszeraler Ast der A. iliaca interna. Sie verläßt das Becken durch das Foramen ischiadicum majus und zieht um die Spina ischiadica zum Foramen ischiadicum minus, wo sie in den Canalis pudendalis (Alcock) eintritt (Abb. 195, 196).

Die parietalen Beckenlymphknoten folgen den Vasa iliaca (Abb. 186, 214).
– Die *Nll. iliaci communes* bilden die 2. Filterstation für die Lymphe aus

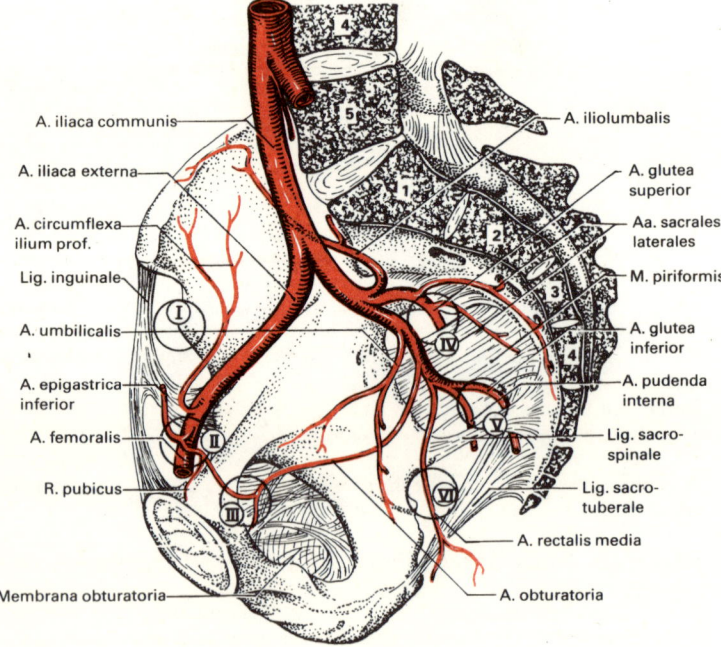

Abb. 196. Äste der A. iliaca interna an der inneren rechten Beckenwand. Die Kreise kennzeichnen die Durchtrittsstellen der Nerven und Gefäße.

I Lacuna musculorum , II Lacuna vasorum, III Canalis obturatorius, IV Foramen suprapiriforme, V Foramen infrapiriforme, VI Foramen ischiadicum minus

316

den Becken- und Geschlechtsorganen sowie aus der Beckenwand bis zum Bauchnabel und den Hüftmuskeln. Ihr Abfluß erfolgt in die Nll. lumbales.

– die *Nll. iliaci externi* sind Lymphstationen für die Harnblase und Vagina und den inguinalen Lymphknoten vorgeschaltet. Sie kommunizieren mit den Nll. iliaci communes.

– Die *Nll. iliaci interni* nehmen die Lymphe von den Beckenorganen, der tiefen Dammgegend und der Beckenwand auf. Zu dieser Gruppe gehören auch die *Nll. sacrales* an der Innenfläche des Kreuzbeins, welche die Lymphe der Cervix uteri und der Prostata sammeln. Sie kommunizieren wie die obigen mit den Nll. iliaci communes.

Knöchernes Becken
(Abb. 196 bis 198)

Die knöcherne Beckenwand wird hinten vom Kreuzbein, *Os sacrum,* seitlich und vorn vom Hüftbein, *Os coxae,* gebildet. In einer Art Gewölbekonstruktion überträgt das Becken die Rumpflast auf die Oberschenkel.

Das Hüftbein, *Os coxae,* setzt sich aus 3 Knochen zusammen, dem Darmbein, *Os ilium,* Sitzbein, *Os ischii,* und Schambein, *Os pubis.* Das Sitzbein bildet mit dem *Tuber ischiadicum* die Stütze beim Sitzen. Die nach hinten medial abgehende *Spina ischiadica* ist ein Knochenvorsprung zwischen *Incisura ischiadica major* und *minor.* Im Rahmen des Scham- und Sitzbeins liegt das *Foramen obturatum,* das von der *Membrana obturatoria* bis auf den Canalis obturatorius unter dem oberen Schambeinast verschlossen wird.

Die Beckenknochen sind durch Gelenke miteinander verbunden, die dem Beckenring einen gewissen Grad an Elastizität verleihen.

Die Schambeinfuge, *Symphysis pubica,* verbindet die Schambeinäste beider Seiten. Sie besitzt einen faserknorpligen *Discus interpubicus,* der einen medianen Spalt enthält. Das *Lig. pubicum superius* und *Lig. arcuatum pubis* verstärken die Symphyse.

Das Kreuzbein-Darmbein-Gelenk, *Articulatio sacroiliaca,* (Abb. 233) ist durch die *Ligg. sacroiliaca ventralia, interossea* und *dorsalia* sowie durch das *Lig. iliolumbale* gesichert und ebenso wie

das Kreuzbein-Steißbein-Gelenk nur wenig beweglich.
Während der Schwangerschaft kommt es zu einer Auflockerung der gelenkigen Verbindungen des Beckenrings und dadurch zu einer Vergrößerung der Beckendurchmesser. Die maximale Auslenkung der Steißbeinspitze unter der Geburt nach dorsal beträgt etwa 2 cm.

Beckenmaße
(Abb. 197)

Beckenmaße kennzeichnen die Größe des knöchernen Geburtskanals, der an der oberen Öffnung des kleinen Beckens, *Apertura pelvis superior,* mit der Linea terminalis beginnt. Die Grenzlinie zieht sich vom Promontorium über die Linea arcuata des Hüftbeins zum oberen Rand der Symphyse. Der Beckenausgang, *Apertura pelvis inferior,* wird hinten von der Steißbeinspitze, seitlich von Lig. sacrotuberale, Sitzbeinhöcker und unterem Rand der Symphyse begrenzt.

In der Geburtshilfe unterscheidet man 3 Etagen des kleinen Beckens, den quer ovalen Beckeneingangsraum, die runde Beckenhöhle und den längs ovalen Beckenausgangsraum. Zur Bewertung des knöchernen Geburtskanals werden äußere und innere Beckenmaße bestimmt.

Die äußeren Beckenmaße ergeben nur indirekte Werte. Sie werden bei der Frau mittels eines Tastzirkels abgenommen.
- Die *Distantia cristarum* (etwa 28 cm) ist die größte Entfernung zwischen den Darmbeinkämmen beider Seiten,
- die *Distantia spinarum* (etwa 25 cm) ist der Abstand beider Spinae iliacae anteriores superiores,
- die *Distantia trochanterica* (etwa 32 cm) ist die Entfernung beider Trochanteren voneinander,
- die *Conjugata externa* (etwa 20 cm) ist die Verbindungslinie zwischen Symphyse und Dornfortsatz des 5. Lendenwirbels. Durch Abzug von 10 cm kann die Conjugata vera geschätzt werden.

Ein weiterer Hinweis für den Geburtshelfer ist die *Michaelis-Raute,* die durch die Fixierung der Haut auf ihrer Unterlage entsteht. Oben wird sie vom Dornfortsatz des 3. oder 4. Lendenwirbels, seitlich beiderseits von der Spina iliaca posterior superior und unten von der Analfurche gebildet. Eine schmale Raute spricht für ein verengtes, eine asymmetrische für ein rachitisch deformiertes Becken.

Die inneren Beckenmaße betreffen in der Hauptsache den Beckeneingangsraum, aber auch den Beckenausgang (Abb. 197).
- Der gerade Durchmesser, *Conjugata* (Conjugata vera obstetrica) (11 cm), ist der Abstand zwischen der hinteren Fläche der Symphyse und dem Promontorium. Er ist das geburtshilflich wichtigste Maß des Beckeneingangsraums. Da er auf direktem Weg nicht zu messen ist, bestimmt man ersatzweise den Abstand vom unteren Symphysenrand bis zum Promontorium *(Conjugata diagonalis* 12,5 cm) und erhält durch Subtraktion von 1,5 cm das Maß der Conjugata (vera).
- Der quere Durchmesser, *Diameter transversa* (13 cm), ist die größte Entfernung der Linea terminalis von der einen Seite zur anderen.
- Der 1. schräge Durchmesser, *Diameter obliqua* (12 cm), ist die Entfernung von der linken Eminentia iliopubica zur rechten Articulatio sacroiliaca.

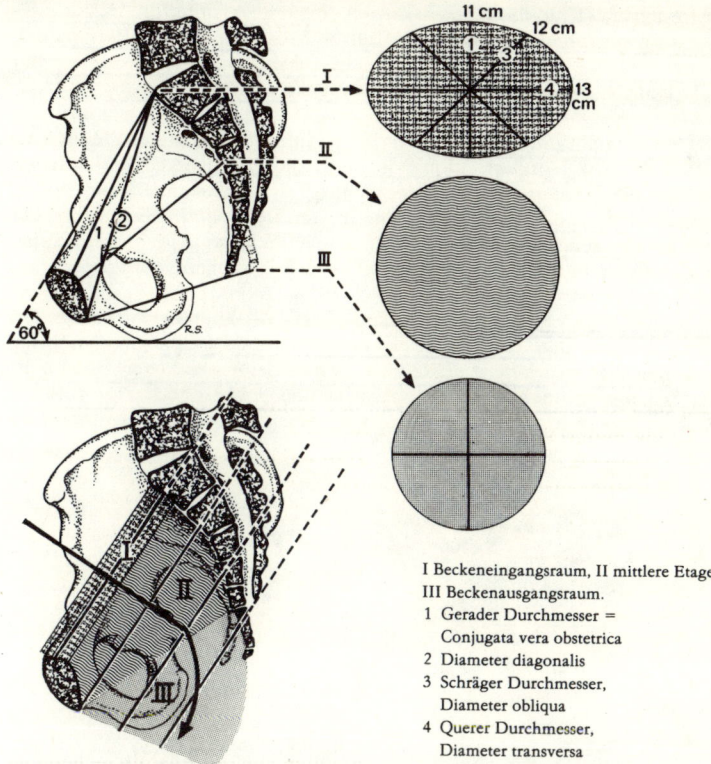

I Beckeneingangsraum, II mittlere Etage,
III Beckenausgangsraum.
1 Gerader Durchmesser =
  Conjugata vera obstetrica
2 Diameter diagonalis
3 Schräger Durchmesser,
  Diameter obliqua
4 Querer Durchmesser,
  Diameter transversa

Abb. 197. Innere Beckenmaße und Etagen des kleinen Beckens. Die obere Figur (links) zeigt die Inclinatio pelvis (60°), die untere Figur die Beckenachse (gebogener Pfeil).

– der 2. schräge Durchmesser die Distanz von der rechten Eminentia ilio-pubica zum linken Iliosakralgelenk. Beide schräge Durchmesser kreuzen sich im rechten Winkel und geben Auskunft über die Symmetrie des Beckens.
– Der sagittale Durchmesser, *Diameter recta* (9 cm), ist ein Maß des Beckenausgangs. Er wird vom unteren Symphysenrand zur Steißbeinspitze gemessen. Durch die Beweglichkeit der Steißbeinspitze bei der Geburt kann er auf 11 cm vergrößert werden.
– Der quere Durchmesser am Beckenausgang (etwa 11 cm) zwischen beiden Sitzbeinhöckern ist ebenfalls ein Maß des Beckenausgangs.

Die Beckenachse, *Axis pelvis,* (Abb. 197) liegt in der Mitte aller medianen Verbindungslinien zwischen Symphyse und Kreuzbein. Sie verläuft zuerst gerade, biegt dann aber in einem nach vorn offenen Bogen um die Symphyse herum (Knie des Geburtskanals). Sie kennzeichnet die Führungslinie des vorangehenden kindlichen Teils während der Geburt. Bei Schädellagen steht die Pfeilnaht im Beckeneingangsraum zunächst quer, dreht sich dann im Beckenraum und steht am Beckenausgang gerade.

Die Beckeneingangsebene liegt beim aufrecht stehenden Menschen nicht horizontal, sondern infolge der Lendenlordose schräg. Der zwischen ihr und der Horizontalen gebildete Winkel ist die *Inclinatio pelvis;* sie beträgt etwa 60° bis 70°. Das knöcherne Becken steht dann richtig, wenn die Incisura acetabuli nach unten zeigt und sich die Spina iliaca anterior superior beider Seiten mit der Symphyse in der Frontalebene befindet.

Geschlechtsunterschiede am Becken (Abb. 198) bilden sich mit der Pubertät voll aus. Das weibliche Becken ist flacher und weiter (die Symphyse niedriger), das männliche steiler und enger. Beim weiblichen Becken ist der Schambeinwinkel sowie der Abstand der Sitzbeinhöcker größer, der Beckeneingang bei der Frau mehr quer oval und beim Mann durch das

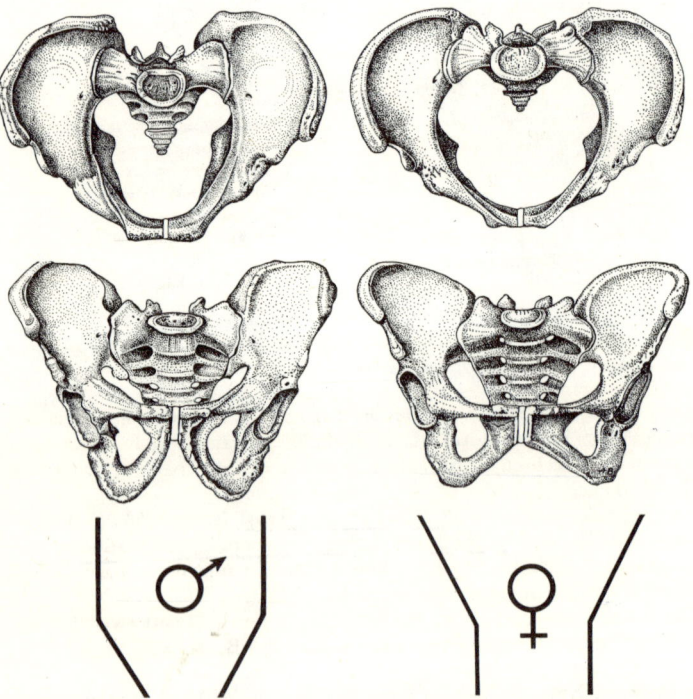

Abb. 198. Unterschiede zwischen männlichem ♂ und weiblichem ♀ Becken. Erklärungen im Text

320

stärker vorspringende Promontorium mehr kartenherzförmig. Das Foramen obturatum ist bei der Frau mehr dreieckig und beim Mann annähernd oval. Es gibt aber große individuelle Schwankungen, die eine Geschlechtsbestimmung des knöchernen Beckens sehr erschweren.

Beckeneingeweide

Zu den Beckeneingeweiden gehören Mastdarm, Harnblase und innere männliche bzw. weibliche Geschlechtsorgane. Da der Mastdarm und die Harnblase bei Männern und Frauen keine wesentlichen Unterschiede zeigen, werden sie gemeinsam für beide besprochen.

Mastdarm, Rectum
(Abb. 192, 199 bis 202, 206 bis 208)

Der Mastdarm (12 bis 15 cm lang) beginnt am Ende des Sigmoids in Höhe des 3. Kreuzbeinwirbels, durchsetzt das Diaphragma pelvis (M. levator ani) und endet am After. Das Rectum ist nicht, wie der Name besagt, gerade, sondern in der Sagittalebene S-förmig gekrümmt.
– Die obere Krümmung, *Flexura sacralis,* folgt der Konkavität des Kreuzbeins, und
– die untere Krümmung, *Flexura perinealis,* biegt nach hinten um.
Außerdem gibt es noch unregelmäßige seitliche Abweichungen. Im letzten Abschnitt durchzieht das Rectum den Beckenboden und verjüngt sich zum Analkanal, *Canalis analis,* der nach hinten unten gerichtet ist. Oberhalb des Analkanals erweitert sich der Mastdarm zur *Ampulla recti* (Abb. 192). Der obere Rektumabschnitt wird vorn und seitlich vom Bauchfell überzogen. Beim Neugeborenen und Kleinkind ist das Rectum relativ weit und weniger stark gekrümmt. Der Canalis analis ist nur kurz und nach unten gerichtet, die Flexura perinealis flacher, was für die Rektoskopie und bei Einläufen zu beachten ist.
Die Schleimhaut des Rectum besitzt meist 3 Querfalten, *Plicae transversales recti.* Die mittlere (Kohlrausch-Falte), an deren Aufbau sich auch die Muskulatur beteiligt, ist die größte (Abb. 192, 201). Man tastet sie etwa 6 cm über dem Anus auf der rechten Seite. Ihre Lage entspricht der tiefsten Stelle des Peritonealsacks (Douglas-Raum). Die anderen kleineren Querfalten liegen links.
Die Schleimhaut des Analkanals besitzt 5 bis 8 Längsfalten, *Columnae anales,* die durch Längsmuskelzüge sowie durch Venen aufgeworfen werden (Abb. 201). Zwischen ihnen liegen Ausbuchtungen, *Sinus anales,* die unten von kleinen Schleimhautbrücken, den *Valvulae anales,* begrenzt sind. Von den Sinus anales können Epithelschläuche bis in die Sphinkteren reichen.
Greifen Mastdarmentzündungen (Proktitis) auf die Umgebung über, dann sammelt sich der Eiter häufig in der Fossa ischiorectalis (paraproktitischer Abszeß).

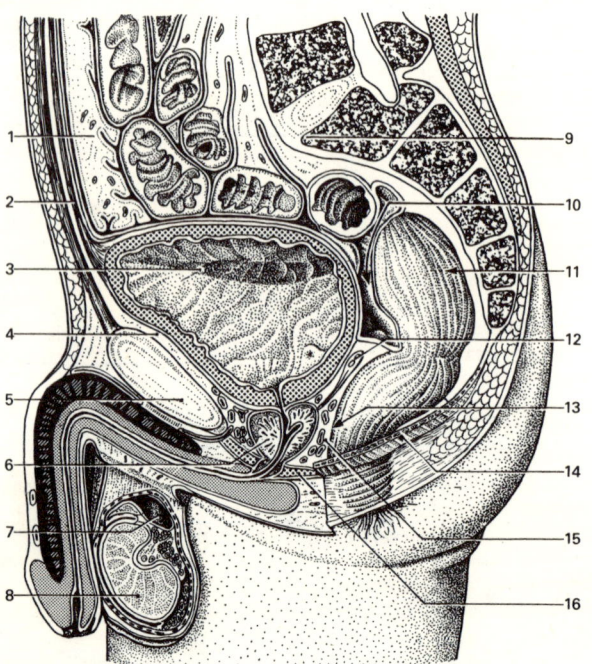

Abb. 199. Beckenorgane des Manns. Die vordere Hälfte ist im medianen Sagittalschnitt, die hintere im paramedianen Sagittalschnitt dargestellt.

1 Omentum majus	5 Symphysis	11 Flexura sacralis
2 Lig. umbilicale medianum (Urachus)	6 Prostata	12 Vesicula seminalis
	7 Nebenhoden	13 Flexura perinealis
3 Vesica urinaria	8 Hoden	14 Diaphragma pelvis
4 Spatium retropubicum (Retzius)	9 Promontorium	15 Septum rectovesicale
	10 Excavatio rectovesicalis	16 Diaphragma urogenitale

Am inneren Schließmuskel des Afters befindet sich ein ringförmiger Schleimhautwulst (analer Schwellkörper), der durch den *Plexus venosus rectalis* gebildet wird. Die Schleimhaut trägt hier mehrschichtiges pigmentiertes Plattenepithel und enthält außer apokrinen Schweißdrüsen auch vereinzelt Talgdrüsen und Haare. Erweiterungen des analen Schwellkörpers bilden die Hämorrhoiden. Von der einheitlichen Längsmuskellage des Rectum ziehen vereinzelt Muskelzüge zur Nachbarschaft *(M. rectococcygeus, M. rectovesicalis, M. rectourethralis)*. Die Ringmuskulatur ist am Canalis analis beträchtlich verstärkt und bildet den 3 bis 4 cm hohen, aus glatten Muskelfasern bestehenden (unwillkürlichen) *M. sphincter ani internus*. Dieser ist außen von dem quergestreiften (willkürlichen) *M. sphincter ani externus* (Abb. 192, 194) umgeben.

Erschlaffen die Haltemechanismen, dann kommt es zum Analprolaps, versagen die Schließfunktionen des Afters, dann resultiert daraus eine Stuhlinkontinenz.

Hinter dem Rectum liegen Kreuz- und Steißbein und zwischen beiden der Plexus sacralis, so daß es beim Rektumkarzinom häufig zu Druckerscheinungen auf den N. ischiadicus und den N. pudendus kommt. Das Rektumkarzinom ist mit 50 % der am häufigsten vorkommende Krebs des Colon.

Bei der digitalen rektalen Palpation fühlt man ventral die Prostata (Abb. 204). Darüber tastet man die Bläschendrüsen und bei gefüllter Blase das Trigonum vesicae. Rechts sind die Kohlrausch-Falte sowie Veränderungen im pararektalen Bindegewebe (Paraproktium) und in der Fossa ischiorectalis zu palpieren. Bei der Frau tastet man vor dem Rectum die Scheide, den Gebärmutterhals, Muttermund und unter der Geburt die Stellung des kindlichen Kopfs im Geburtskanal.

Operativ kann das Rectum transabdominal oder perineal erreicht werden (Abb. 202).

Nerven (Abb. 183, 200, 206). Als Kontinenzorgan besitzt das Rectum eine reichliche autonome Innervation. Außerdem wird die Analregion von motorischen und sensiblen Nerven versorgt.

– Der *Plexus rectalis superior* setzt sich vom Plexus mesentericus inferior über die A. rectalis superior auf das Rectum fort,
– die *Plexus rectales medii* sind Fortsetzungen des Plexus hypogastricus inferior, und

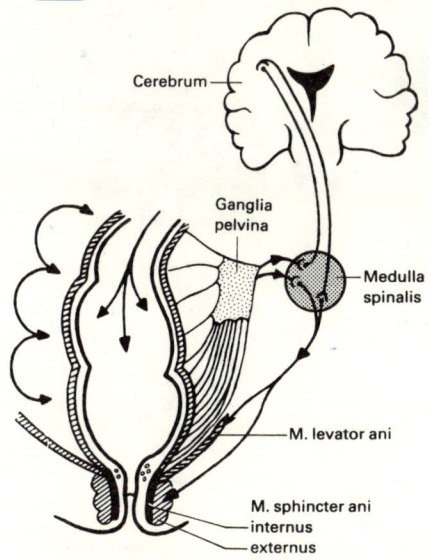

Abb. 200.   Regelkreis
des Kontinenzorgans
(nach F. Stelzner 1981)

- die *Plexus rectales inferiores* erreichen das Rectum mit den Ästen der A. iliaca interna.
- Die *Nn. rectales inferiores* (S$_3$, S$_4$) aus dem N. pudendus versorgen den willkürlichen M. sphincter ani externus und die Analhaut.

Die vegetativen Nervengeflechte erhalten ihre parasympathischen Fasern aus dem Sakralmark (S$_2$ bis S$_4$); sie bewirken die Kontraktion der Rektummuskulatur. Der Stuhlgang wird durch Dehnungsrezeptoren im Rectum vermittelt, deren Impulse zum Reflexzentrum im Sakralmark geleitet werden (Abb. 200). Vom 2. Lebensjahr an steht dieses Zentrum unter der Kontrolle des Großhirns.

Die Arterien des Rectums (Abb. 177, 194, 196) entstammen 3 Quellen.
- Die *A. rectalis superior* (aus der A. mesenterica inf.) zieht dorsal an das Rectum und anastomosiert mit den Aa. sigmoideae (wichtig für Unterbindungen).
- Die *A. rectalis media* (aus der A. iliaca int.) läuft oberhalb des M. levator ani zum Rectum.
- Die *A. rectalis inferior* (aus der A. pudenda int.) versorgt den Analabschnitt und die Analmuskulatur. Alle 3 Arterien anastomosieren miteinander.

Die Lage der oberen Rektalarterien ist an 3 analen Knötchen zu erkennen, die sich verglichen mit dem Zifferblatt einer Uhr bei den Positionen 3, 7 und 11 befinden.

Die Venen (Abb. 201, 207) bilden am Rectum den *Plexus venosus rectalis,*

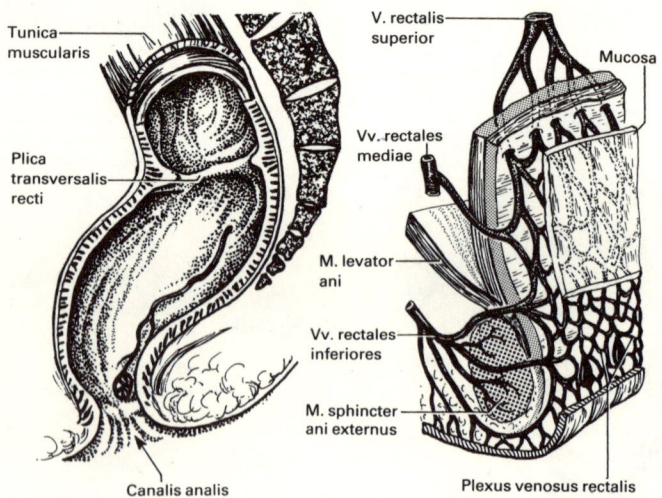

Abb. 201. Rectum. Medianer Sagittalschnitt (links) und venöse Abflüsse aus der Rektumschleimhaut im Rekonstruktionsschema (rechts) (nach G. Töndury aus J. Rohen 1977)

ein wichtiges Anastomosengebiet zwischen Pfortader und unterer Hohlvene (Abb. 174).

– Die *V. rectalis superior* gehört zum Stromgebiet der Pfortader.
– Die *Vv. rectales mediae* fließen über die V. iliaca interna und
– die *Vv. rectales inferiores* über die V. pudenda interna und die V. iliaca interna zur unteren Hohlvene.

Die Lymphgefäße verlassen das Rectum auf 3 Wegen:
– Die *obere Abflußbahn* zieht mit der V. rectalis superior über die Nll. rectales superiores zu den mesenterialen und lumbalen Lymphknoten,
– die *mittlere Abflußbahn* geht über die *Nll. pararectales* zu den Nll. iliaci interni und
– die *untere Abflußbahn* fließt zu den Nll. inguinales superficiales.

Harnblase, Vesica urinaria
(Abb. 199, 202 bis 209)

Die leere Harnblase liegt beim Erwachsenen hinter der Symphyse, so daß es bei Schambeinfrakturen leicht zu Blasenrupturen und zum Ausfluß von Harn in die Bauchhöhle kommen kann. Ihre Größe, Form und Lage sind vom Füllungszustand abhängig, der normalerweise 300 bis 400 ml beträgt. Im leeren Zustand ist ihre obere Fläche schüsselförmig eingedellt. Durch Röntgenkontrastmittel kann sie beim Lebenden dargestellt werden.
Die Vorderfläche der Blase ist durch das *Spatium retropubicum* (Retzius) von der Symphyse getrennt, das einen Verschiebespalt darstellt. Durch das Spatium kann man die Blase operativ erreichen, ohne das Bauchfell zu verletzen (Abb. 202). Dieser Weg war bereits den Steinschneidern des Mittelalters bekannt (Sectio alta).

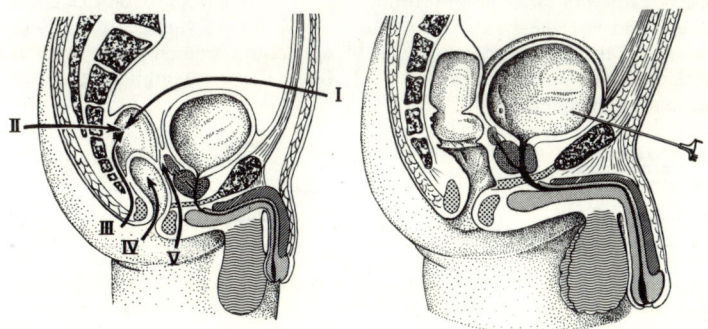

Abb. 202. Operative Zugangswege zum Rectum (links) und Blasenpunktion (rechts) (nach F. Mörl 1964).

I Transperitoneal, II sakral, III ischiorektal, IV peranal, V perineal

Der Blasenscheitel, *Apex vesicae,* wird vom Bauchfell überzogen, das dorsal bis zur Einmündung der Ureteren reicht und die Kuppe der Bläschendrüsen sowie die Ampullae ductus deferentis bekleidet. Vom Apex vesicae setzt sich das Lig. umbilicale medianum mit dem obliterierten Allantoisgang, *Urachus,* zum Nabel fort. Oberhalb der Symphyse sinkt das Bauchfell beiderseits vom Lig. umbilicale medianum zur Fossa supravesicalis ein (Abb. 156). Bei der Füllung überschreitet der Blasenscheitel die Symphyse, und die quere Reservefalte des Bauchfells, *Plica vesicalis transversa,* verstreicht.

Beim Mann steht die Harnblase etwas höher, weil unter ihr die Prostata liegt. Bei Säuglingen und Kleinkindern, die noch ein relativ kleines Bekken haben, findet man den Blasenscheitel oberhalb der Symphyse.

Die hintere Fläche ist beim Mann der Excavatio rectovesicalis (Abb. 199) und bei der Frau der Excavatio vesicouterina (Abb. 208) zugekehrt; der Blasengrund ist nach hinten unten gerichtet. Unterhalb der Peritonealgrenze liegen hinter der Blase beiderseits die Ampulle des Ductus deferens, die Bläschendrüse und darunter die Prostata. Die vordere Wand der Vagina ist mit der Blase verwachsen. Der Blasengrund ruht auf dem Diaphragma urogenitale und ist durch die Harnröhre am Beckenboden fixiert.

Die Blasenschleimhaut (Abb. 203) ist am Blasengrund mit der Blasenmuskulatur verwachsen und zeigt bei der Zystoskopie ein dreieckiges Feld, *Trigonum vesicae* (Lieutaud). An den oberen Ecken des Dreiecks münden die Harnleiter am *Ostium ureteris,* und unten liegt die innere Harnröhrenöffnung, *Ostium urethrae internum.* Die Uretermündungen sind etwa 30 mm voneinander entfernt; zwischen beiden verläuft eine quere Schleimhautfalte, *Plica interureterica.*

Die Einmündung der Harnleiter in die Blase erfolgt schräg durch die Blasenwand, wodurch ein Rückstau (Reflux) von Harn verhindert wird. Am Abgang der Harnröhre finden sich Venengeflechte, die für eine Abdichtung der inneren Harnröhrenöffnung sorgen, und dahinter wölbt sich die Blasenwand zu einem sagittalen Wulst, *Uvula vesicae,* vor. Letzterer liegt über dem Mittellappen der Prostata. Blasensteine stammen meist aus den oberen Harnwegen, können aber auch durch Konkrementbildung in der Harnblase entstehen.

Die Muskulatur der Harnblase (Abb. 203) besteht aus 3 netzartig miteinander verbundenen Schichten. Am Blasenhals, *Cervix vesicae,* bilden Ringmuskelfasern einen mehrteiligen unwillkürlichen Verschlußmechanismus. Bei Abflußhemmungen verstärken sich die Muskelzüge und springen in das Lumen vor (Balkenblase). Außen ziehen Muskelfasern von der Symphyse und dem Rectum zum Blasengrund *(M. pubovesicalis, M. rectovesicalis)* sowie vom Rectum zur männlichen Harnröhre *(M. rectourethralis).*

Nerven (Abb. 183, 206). Der Entleerungsmechanismus der Harnblase wird vom *Plexus vesicalis* gesteuert, der aus dem Plexus hypogastricus inferior (pelvinus) hervorgeht. Die sympathischen Fasern kommen von Th$_{10}$

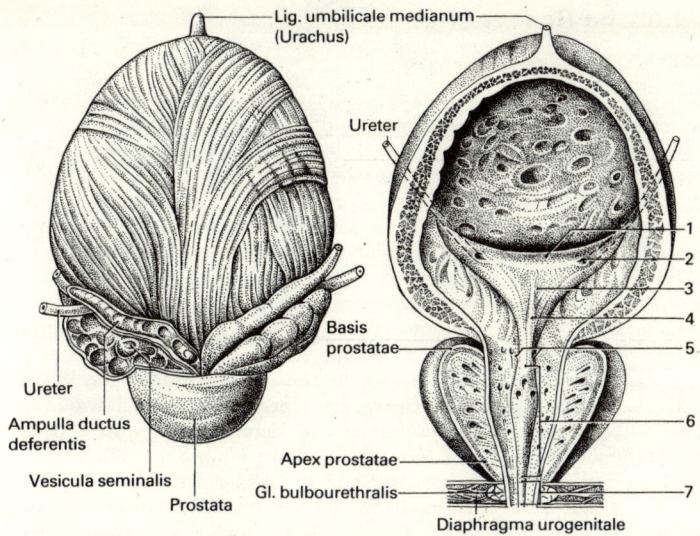

Abb. 203.   Harnblase mit Prostata und Bläschendrüsen. Muskelstrukturen von dorsal (links).
Schleimhautrelief und Anfangsteil der männlichen Harnröhre in einem Frontalschnitt (rechts).

1 Plica interureterica	4 Uvula vesicae	6 Pars prostatica urethrae
2 Ostium ureteris	5 Ostium urethrae internum	7 Pars membranacea urethrae
3 Trigonum vesicae		

bis L$_1$ (Blasenzentrum). Die parasympathischen Nerven entstammen dem
Sakralmark S$_1$ bis S$_3$, in dem auch das Reflexzentrum für die Blasenentlee-
rung liegt. Zahlreiche sensible Endkörperchen in der Blasenwand regi-
strieren den Füllungszustand.

Arterien. Die *Aa. vesicales superiores* entspringen aus dem nicht zurückge-
bildeten Abschnitt der A. umbilicalis und versorgen den oberen und mittleren Teil der Harnblase. Die *A. vesicalis inferior* kommt direkt aus der *A.
iliaca interna* und führt dem Blasengrund, der Prostata sowie den Bläschendrüsen Blut zu. Außerdem erhält die Blase kleinere Äste aus der *A. rectalis
media* und der *A. obturatoria.*

Die Venen bilden ein weitmaschiges Netz, *Plexus venosus vesicalis,* (Abb.
207), das dorsal mit dem Plexus venosus rectalis und beim Mann mit dem
Plexus venosus prostaticus in Verbindung steht. Außerdem gibt es zahlreiche Anastomosen mit den Beckenvenen. Der venöse Abfluß erfolgt über
die *Vv. vesicales* in die V. iliaca interna.

Die Lymphgefäße sammeln sich in den Nll. iliaci interni und Nll. sacrales
(Abb. 186).

327

Männliche Beckenorgane

Vorsteherdrüse, Prostata
(Abb. 199, 202 bis 207)

Die *Prostata* liegt zwischen Harnblase und Diaphragma urogenitale; sie hat die Größe und Form einer Eßkastanie. Ihre Basis ist dem Blasengrund angelagert, und ihre Spitze, welche die Pars prostatica der Harnröhre ringförmig umfaßt, zeigt nach unten vorn. Die hintere Fläche, *Facies posterior,* ist gegen das Rectum gerichtet, ihre vordere Fläche, *Facies anterior,* der Symphyse zugekehrt, und ihre Seitenflächen, *Facies inferolaterales,* liegen auf den Levatorschenkeln.

Die Vorsteherdrüse besteht aus 2 Seitenlappen, *Lobus dexter* und *Lobus sinister,* die durch den Isthmus prostatae verbunden sind, sowie aus einem Mittellappen. Letzterer ist der zwischen den beiden Ductus ejaculatorii hinter der Urethra gelegene Teil der Prostata. Er wölbt den Blasengrund zur Uvula vesicae vor und erschwert bei Vergrößerung die Harnentleerung. Die Ductus ejaculatorii treten an der oberen Fläche in die Prostata ein und münden etwa in der Mitte der Pars prostatica der Urethra.

Die Vorsteherdrüse besteht aus 30 bis 50 tubuloalveolären Drüsenschläuchen, die in ein bindegewebiges, mit glatten Muskelfasern durchsetztes Stroma eingelassen sind. Sie ist von einer festen Bindegewebskapsel umgeben und durch das *Lig. puboprostaticum* sowie durch den *M. puboprostaticus* mit der Symphyse, der Blase, den Samenblasen und dem Diaphragma urogenitale verbunden.

Die Hinterwand der Prostata kann vom Rectum her palpiert werden (Abb. 204). Normalerweise ist sie glatt. Bei der Hälfte aller Männer über 60 Jahre

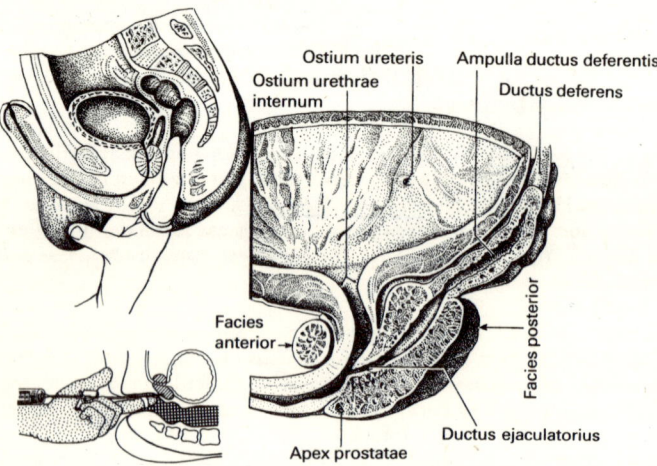

Abb. 204. Harnblase und Prostata im medianen Sagittalschnitt. (rechts). Digitale Untersuchung (links oben) und Punktion der Prostata (links unten)

kommt es zu einer Hypertrophie, die von den submukösen periurethralen Drüsen zwischen Prostata und Urethra am Blasenhals ausgeht (gutartiges Prostataadenom, das nur bei Harnabflußstörungen zur Krankheit wird). Prostatakarzinome treten vorwiegend im höheren Alter auf und metastasieren leicht in den umgebenden Knochen.

Operativ kann die Prostata durch die Harnblase (transvesikal), hinter der Symphyse (retropubisch), vom Damm her (perineal), vom Rectum aus (transrektal) oder durch die Urethra (transurethrale Elektroresektionen) erreicht werden.

Die Gewinnung von Zellmaterial zur zytologischen Untersuchung erfolgt durch transrektale Feinnadelpunktion der Prostata (Abb. 204).

Nerven. Die Prostata wird vom autonomen Geflecht des *Plexus prostaticus* innerviert (Abb. 183, 206). Die Parasympathikusfasern entstammen den Segmenten S_2 bis S_5. Im Sakralmark wird der Erektionsreflex ausgelöst. Vom Plexus ziehen die *Nn. cavernosi penis* bzw. *clitoridis* zu den Schwellkörpern.

Die Arterien kommen aus der A. vesicalis inferior und der A. rectalis media (beide aus der A. iliaca int.).

Venen. Der starke Plexus venosus prostaticus nimmt die Penisvenen auf und steht mit dem Plexus venosus vesicalis in Verbindung (Abb. 207).

Die Lymphgefäße begleiten den Ductus deferens zu den Nll. iliaci interni und externi sowie zu den Nll. sacrales (Abb. 186).

Bläschendrüsen und Samenleiter
(Abb. 203 bis 205)

Die Bläschendrüse, *Vesicula seminalis,* (Abb. 203 bis 205) liegt am Blasengrund beiderseits an der Rückseite der Harnblase seitlich von der Ampulla recti. Sie ist 5 bis 6 cm lang und reicht oberhalb der Prostata bis zur Excavatio rectovesicalis. Medial von der Bläschendrüse liegt die Ampulla ductus deferentis.

Ihr Ausführungsgang vereinigt sich mit dem Samenleiter, *Ductus deferens,* in der Prostata zu dem düsenartig verengten *Ductus ejaculatorius.* Dieser durchsetzt die Prostata und mündet auf dem Samenhügel, *Colliculus seminalis,* in die Harnröhre.

Arterien. Die Bläschendrüsen werden von der A. vesicalis inferior und der A. rectalis media (beide aus der A. iliaca int.) sowie aus der A. ductus deferentis (aus der A. umbilicalis) versorgt.

Der Samenleiter, *Ductus deferens,* (Abb. 156, 203 bis 205) ist ein 50 bis 60 cm langer Gang, der am unteren Ende des Nebenhodens beginnt und mit dem Samenstrang durch den Leistenkanal in die Bauchhöhle gelangt.

Seine starke Muskelwand verleiht ihm seine typische Härte. Im Bauchraum verläuft er subperitoneal über die Vasa epigastrica inferiora, Vasa iliaca externa und das Lig. umbilicale mediale. Er zieht dann an der Wand des kleinen Beckens zum Grund der Harnblase, kreuzt hier den Ureter und erweitert sich zur *Ampulla ductus deferentis.* Nach seiner Vereinigung mit dem Ductus excretorius der Bläschendrüse läuft er durch die Prostata und verengt sich zum Spritzkanal, *Ductus ejaculatorius,* der über den Samenhügel in die Harnröhre mündet.

Männliche Harnröhre, Urethra masculina
(Abb. 199, 202 bis 205)

Die männliche Harnröhre ist 20 bis 25 cm lang. Sie beginnt in der Harnblase am *Ostium urethrae internum* und endet mit der äußeren Harnröhrenöffnung, *Ostium urethrae externum,* an der Eichel. Ihren Verlauf untergliedert man in 3 Abschnitte,
– *Pars prostatica, Pars membranacea* und *Pars spongiosa.*
1. **Die Pars prostatica** (3 bis 4 cm) wird von der Vorsteherdrüse umschlossen. An der dorsalen Harnröhrenwand findet sich als Fortsetzung der Uvula vesicae eine Schleimhautfalte, *Crista urethralis,* die vorn in einem Hügel, *Colliculus seminalis,* endet. Auf diesem liegen die punktförmi-

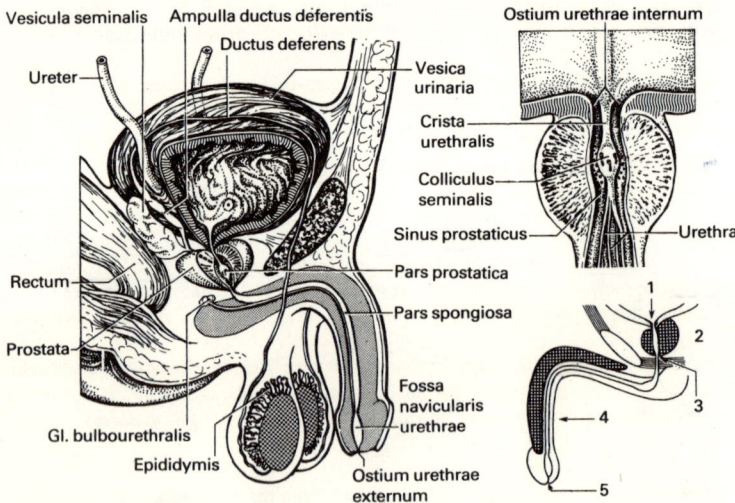

Abb. 205.   Topographie der männlichen Harn- und Geschlechtsorgane. Frontalschnitt durch die Prostata (oben rechts). Ursachen der Behinderung des Harnblasenabflusses (unten rechts) (nach M. Allgöwer 1982).

1 Blasenhalsstenose	4 Harnröhrenstrikturen
2 Prostataadenomyomatose	5 Phimose
3 Urethraklappen	

gen Mündungen der Ductus ejaculatorii. Zwischen ihnen befindet sich ein variabler (bis zu 1 cm langer) Blindsack, *Utriculus prostaticus,* in den Schleimdrüsen münden. Zu beiden Seiten des Colliculus liegt eine Rinne, *Sinus prostaticus,* mit den Mündungen der Prostatadrüsen.

2. **Die Pars membranacea** (1 cm) durchsetzt das Diaphragma urogenitale und fixiert die Harnröhre am Beckenboden, so daß dieser Abschnitt bei Beckenfrakturen besonders gefährdet ist. Sie wird von dem quergestreiften *M. sphincter urethrae* umgeben und ist das kürzeste und engste Stück der Urethra. Ein unvorsichtig eingeführter Katheter kann einen Muskelkrampf auslösen.

3. **Die Pars spongiosa** (20 cm) ist der längste Abschnitt der Harnröhre. Sie beginnt im Bulbus penis (Abb. 199) mit einer Erweiterung und endet kurz vor der äußeren Harnröhrenöffnung mit einer Auftreibung, der *Fossa navicularis urethrae.* Am *Ostium urethrae externum* verengt sich die Harnröhre zu einem 6 bis 8 mm langen sagittalen Spalt.

In der Harnröhrenschleimhaut befinden sich Ausbuchtungen und Taschen, *Lacunae urethrales* (Morgagni), in denen die *Gll. urethrales* (Littré) münden. Der etwa 5 cm lange Ausführungsgang der *Gl. bulbourethralis* (Cowper) begleitet die Harnröhre im Schwellkörper und mündet in den erweiterten Anfangsteil der Pars spongiosa. Klinisch spielen die Drüsen als Schlupfwinkel für Gonokokken eine Rolle.

Die Harnröhre des Mannes besitzt

3 Engen	**3 Erweiterungen**
1. *Ostium urethrae externum*	1. *Fossa navicularis urethrae*
2. *Pars membranacea*	2. *Pars spongiosa*
	(unter der Symphyse)
3. *Ostium urethrae externum*	3. *Pars prostatica*

Die Harnröhre verläuft S-förmig mit einer präpubischen und einer infrapubischen Krümmung. Beim Einführen von Kathetern werden die Krümmungen ausgeglichen, indem man den Penis streckt oder anhebt und dann senkt.

Beckenteil des autonomen Nervensystems
(Abb. 183, 206)

Die Beckenorgane werden vom pelvinen Teil des autonomen Nervensystems innerviert. Der Sympathikus sorgt für die Vasokonstriktion und Kontraktion des M. sphincter ani internus sowie der glatten Muskulatur von Blase, Prostata und Bläschendrüsen. Bei Durchblutungsstörungen, Schrumpfblasentenesmen, atonischen Obstipationen u. a. m. wird der Beckensympathikus durch eine präsakrale Blockade ausgeschaltet.
Der Parasympathikus bewirkt die Vasodilatation, besonders der kavernösen Körper (Erektion), und setzt den Tonus der glatten Muskulatur herab.

Die Sympathikusfasern kommen von
– den *Ganglia sacralia* (4), die vor dem Kreuzbein liegen. Sie entlassen
– die *Nn. splanchnici sacrales* für ein Geflecht am Kreuzbein.

331

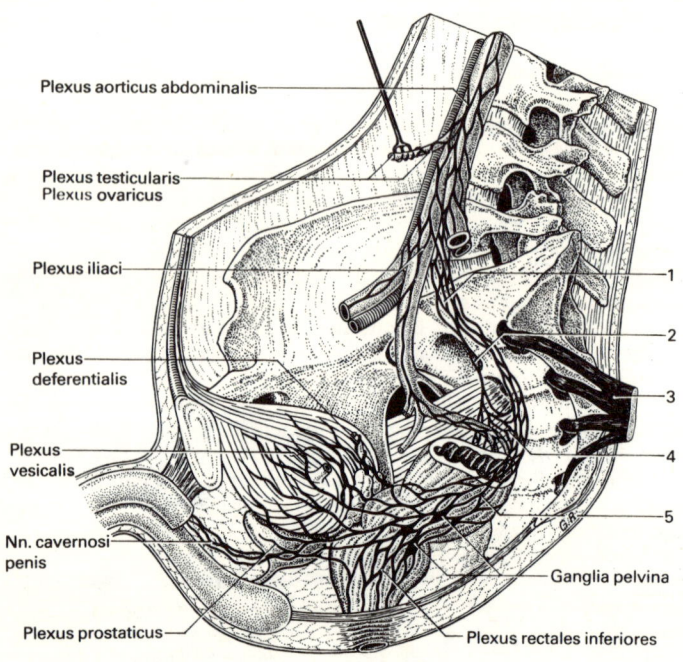

Plexus aorticus abdominalis

Plexus testicularis
Plexus ovaricus

Plexus iliaci

Plexus deferentialis

Plexus vesicalis

Nn. cavernosi penis

Plexus prostaticus

1

2

3

4

5

Ganglia pelvina

Plexus rectales inferiores

Abb. 206. Beckenteil des autonomen Nervensystems.

1 Plexus hypogastricus superior
2 N. hypogastricus
3 Plexus sacralis

4 Plexus hypogastricus inferior
5 Plexus rectales medii

- Das *Ganglion impar* liegt als letztes unpaares Grenzstrangganglion vor dem Steißbein.
- Der *N. hypogastricus (dexter/sinister)* verbindet den Plexus hypogastricus superior mit
- dem *Plexus hypogastricus inferior (Plexus pelvinus),* der das Rectum umgibt und Nerven an alle Becken- und Genitalorgane abgibt.

Die Parasympathikusfasern gelangen über

- die *Nn. splanchnici pelvini (Nn. erigentes)* aus dem 2. bis 4. Sakralsegment zu den Beckengeflechten.
- Die *Ganglia pelvina* sind vegetative Zellgruppen im Plexus hypogastricus inferior. Von ihnen ziehen postganglionäre Fasern mit den Arterien zu den Beckenorganen.

Beckengefäße und Beckenlymphknoten

Die **A. iliaca interna** versorgt mit ihren viszeralen Ästen die Beckenorgane.

1. Die *A. umbilicalis* (Nabelarterie) ist der 1. Ast der A. iliaca interna und beim Erwachsenen bis auf einen Rest zurückgebildet. Aus ihr entspringen

   – die *A. ductus deferentis* für den Samenleiter und
   – die *Aa. vesicales superiores* für die Harnblase.
   – Das *Lig. umbilicale mediale* ist ein Bindegewebsstrang, der aus dem obliterierten Teil der A. umbilicalis entstanden ist und an der vorderen Bauchwand in der Plica umbilicalis medialis verläuft (Abb. 156).

2. Die *A. vesicalis inferior* versorgt den unteren Teil der Harnblase, die Prostata und die Bläschendrüsen.

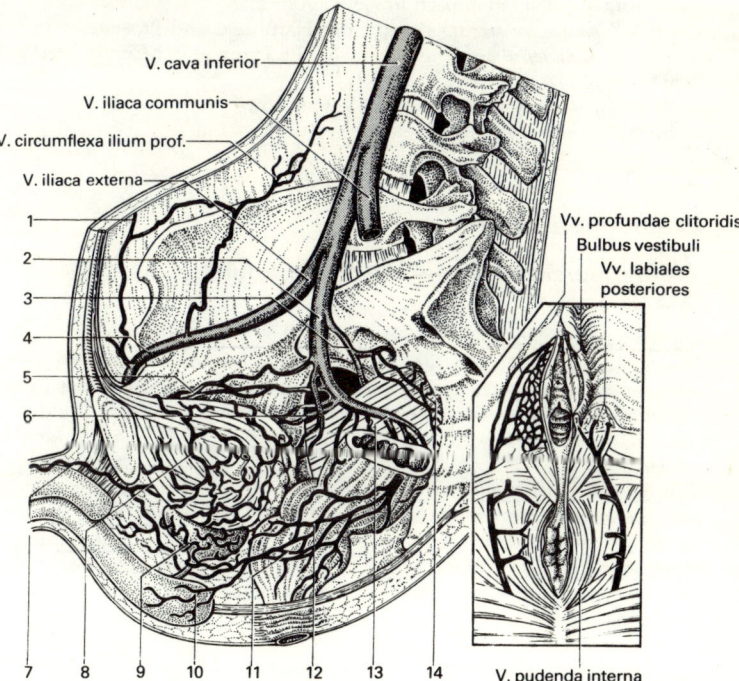

V. cava inferior

V. iliaca communis

V. circumflexa ilium prof.

V. iliaca externa

Vv. profundae clitoridis
Bulbus vestibuli
Vv. labiales posteriores

V. pudenda interna

Abb. 207. Beckenvenen und Venen des äußeren weiblichen Genitale.

1 V. epigastrica inferior	6 Vv. vesicales	11 Vv. rectales inferiores
2 V. iliaca interna	7 V. dorsalis penis profunda	12 Vv. rectales mediae
3 Vv. gluteae superiores	8 Plexus venosus vesicalis	13 Vv. gluteae inferiores
4 V. femoralis	9 Plexus venosus prostaticus	14 Vv. sacrales laterales,
5 Vv. obturatoriae	10 V. bulbi penis	Plexus venosus sacralis

333

3. Die *A. uterina* zieht im Lig. latum uteri zum Uterus, zur Vagina, zum Ovar und zur Tube (Abb. 213).

4. Die *A. rectalis media* läuft über dem M. levator ani zum Rectum, und

5. die *A. pudenda interna* tritt durch das Foramen ischiadicum majus und zieht in der Fossa ischiorectalis zum Damm und äußeren Genitale (Abb. 194, 196).

Die Venen (Abb. 207) bilden um die Beckenorgane starke, miteinander kommunizierende Geflechte, aus denen das Blut über kurze Stämme in die V. iliaca interna (Stromgebiet der unteren Hohlvene) abfließt. Durch den *Plexus venosus rectalis* bestehen Anastomosen zum Pfortaderkreislauf (Abb. 174).

Die viszeralen Beckenlymphknoten finden sich in der Umgebung der Beckenorgane. Topographisch unterscheidet man

– die *Nll. paravesiculares* im Bereich der Harnblase und Prostata,

– die *Nll. parauterini* am Uterus, welche die Lymphe der Cervix uteri aufnehmen,

– die *Nll. paravaginales* entlang der Vagina sowie

– die *Nll. pararectales* an der seitlichen Rektumwand.

Weibliche Beckenorgane

Weibliche Harnröhre, Urethra feminina
(Abb. 208)

Die weibliche Harnröhre ist mit einer Länge von 3 bis 5 cm wesentlich kürzer als die des Mannes. Sie läuft in flachem Bogen hinter der Symphyse nach unten, durchsetzt das Diaphragma urogenitale und mündet in den Vorhof der Scheide (Abb. 189). Vom M. transversus perinei profundus erhält sie zirkuläre Fasern, die den quergestreiften *M. sphincter urethrae* bilden. Die Harnröhrenschleimhaut zeigt zahlreiche Längsfalten und ist von einem kavernösen Venennetz umgeben. Am äußeren Ende finden sich einige kleine (0,5 bis 3 cm lange) paraurethrale Drüsengänge, die denen der Prostata beim Mann entsprechen (Skene-Drüsen). Sie sind bevorzugte Schlupfwinkel für Gonokokken. Eine Katheterisierung der weiblichen Harnröhre ist leicht.

Scheide, Vagina
(Abb. 208 bis 210, 213, 214)

Die Scheide ist ein dorsoventral abgeplatteter, 8 bis 10 cm langer Schlauch. Sie beginnt am *Vestibulum vaginae* und verläuft in dorsokranialer Richtung von unten vorn nach oben hinten. Dabei durchsetzt sie das Diaphragma urogenitale und wird über diesem von den Levatorschenkeln zangenartig

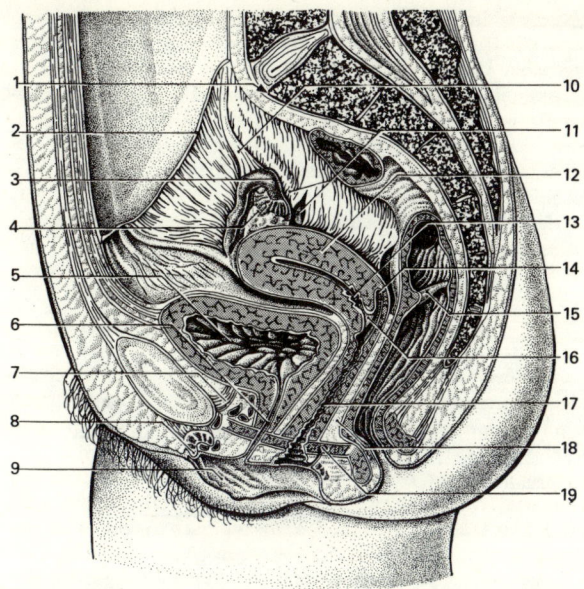

Abb. 208.   Weibliche Beckenorgane im medianen Sagittalschnitt.

1 Promotorium
2 Schnittlinie des Bauchfells
3 Infundibulum tubae uterinae
4 Ovarium
5 Vesica urinaria
6 Urethra feminina
7 Lig. pubovesicale

8 Glans clitoridis
9 Labium minus pudendi
10 Lig. suspensorium ovarii
11 Ureter
12 Corpus uteri
13 Canalis cervicis uteri
14 Fornix vaginae

15 Plica transversalis recti (Kohlrausch)
16 Ostium uteri
17 Vagina
18 Septum rectovaginale
19 Gl. vestibularis major (Bartholin) im Diaphragma urogenitale

umfaßt. In der Tiefe endet sie am Scheidengewölbe, *Fornix vaginae,* das den Raum zwischen Portio vaginalis cervicis und Vaginalwand darstellt.

Man unterscheidet eine vordere und hintere Scheidenwand sowie ein vorderes und hinteres Scheidengewölbe. Letzteres reicht 1,5 bis 2 cm weiter bauchhöhlenwärts als das vordere und dient der Aufnahme des Samens. Es steht in enger Beziehung zum Bauchfell, das hier die Excavatio rectouterina (Douglas-Raum) auskleidet. Bei Abtreibungsversuchen wird es oft durchstoßen (Verletzung mit nachfolgender Peritonitis), da der Eingang zum Uterus nicht in der verlängerten Achse der Scheide liegt (Abb. 208, 209).

Die Schleimhaut besitzt Querfalten, die nach wiederholten Geburten verstreichen. Das mehrschichtige Plattenepithel unterliegt zyklischen Veränderungen. Unter der Schleimhaut befindet sich ein Netz gitterförmig angeordneter glatter Muskelfasern und elastischer Fasern, das der Vagina eine große Dehnbarkeit (z. B. unter der Geburt) verleiht.

Vor der Vagina liegen die Harnröhre und Blase, hinter ihr das Rectum. Seitlich oben läuft der Harnleiter an ihr vorbei und weiter unten palpiert man bei der vaginalen Untersuchung den M. levator ani. Mit der Harnröhre und Blase ist sie fest, mit dem Rectum durch das Septum rectovaginale nur locker verbunden. Seitliche Bindegewebszüge ziehen zur Beckenfaszie. Unter der Geburt kann die dorsale Scheidenwand einreißen. In extremen Fällen (Dammriß 3. Grades) geht der Riß noch durch die vordere Wand des Rectum und durch die Schließmuskeln des Afters. Zur Verhütung derartiger Verletzungen wird vorbeugend ein Scheidendammschnitt (Episiotomie) angelegt (Abb. 191).

Gebärmutter, Uterus
(Abb. 208 bis 215)

Der birnenförmige *Uterus* liegt zwischen Harnblase und Rectum. Seine nach hinten oben weisende *Facies intestinalis* wird von Darmschlingen überlagert, und seine *Facies vesicalis* liegt der Harnblase auf. Bei einer Frau, die noch nicht geboren hat (Nullipara), ist er 7 bis 8 cm lang.

Der Körper, *Corpus uteri,* der den Fruchthalter darstellt, ist durch ein kurzes Zwischenstück, *Isthmus uteri* (1 cm), mit dem Hals, *Cervix uteri* (3 cm), verbunden. Der Isthmus wird im 3. Schwangerschaftsmonat als unteres Uterinsegment in die Fruchthöhle einbezogen (Abb. 210). Die Cervix bildet den Verschlußapparat und enthält den Ausführungsgang der Gebärmutter. Zwischen den Tubenwinkeln liegt das abgerundete Ende, der *Fundus uteri.*

Der Teil der Cervix, der in die Scheide eintaucht, ist die *Portio vaginalis (cervicis),* auch kurz „Portio" genannt, der darüber gelegene, von Bindegewebe umgebene Zervixabschnitt ist die *Portio supravaginalis (cervicis).* Die Portio ist wie die Scheide von mehrschichtigem Plattenepithel bedeckt.

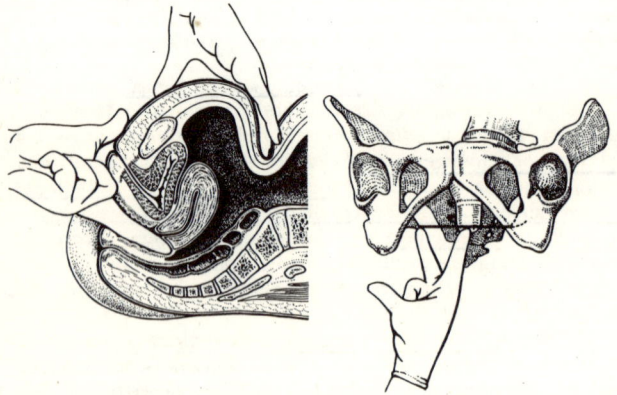

Abb. 209.   Bimanuelle Untersuchung der Gebärmutter (links) und Stellung des Ostium uteri in Höhe der Interspinallinie (rechts)

336

Die Uterushöhle, *Cavitas uteri,* ist ein dreieckiger, frontal gestellter Spalt, dessen Ecken von den Tubenmündungen und vom Eingang in den Isthmus uteri gebildet werden. Seine Länge beträgt 6 bis 7 cm. Der Zervixkanal beginnt am inneren Muttermund und mündet am äußeren Muttermund in die Scheide etwa in Höhe der Interspinallinie (Abb. 209). Bei Frauen, die nicht geboren haben, ist der äußere Muttermund rundlich, bei Mehrgebärenden (Multipara) quer gestellt. Der äußere Muttermund, *Ostium uteri,* wird von einer vorderen und einer hinteren Muttermundlippe, *Labium anterius* und *Labium posterius,* begrenzt.

Die Uterusschleimhaut, *Endometrium,* unterliegt zyklischen Veränderungen. Zur Vorbereitung der Eiaufnahme wird sie aufgebaut und, wenn keine Befruchtung stattfindet, wieder abgestoßen. Da die Schleimhautdrüsen bis in die Muskelschicht reichen, erfolgt auch nach Kürettagen von den verbliebenen Stümpfen die Regeneration. Die Zervixschleimhaut trägt Längsfalten, die sich dicht aneinanderlegen und den Ausgang verschließen. Ein von den Zervikaldrüsen abgesonderter Schleimpfropf sichert den dichten Verschluß. Die Uterusschleimhaut trägt einschichtiges Zylinderepithel.

Die Uterusmuskulatur *(Myometrium)* besteht aus spiralförmig sich überkreuzenden Muskelfaserzügen. Das Konstruktionsprinzip dieser Faserverläufe liegt darin, den graviden Uterus weiterzustellen und die Austreibung der Frucht zu ermöglichen. Am Ende der Schwangerschaft hat die Gebärmutter ihr Gewicht von 50 g auf 1 000 g verzwanzigfacht! Die Entfaltung

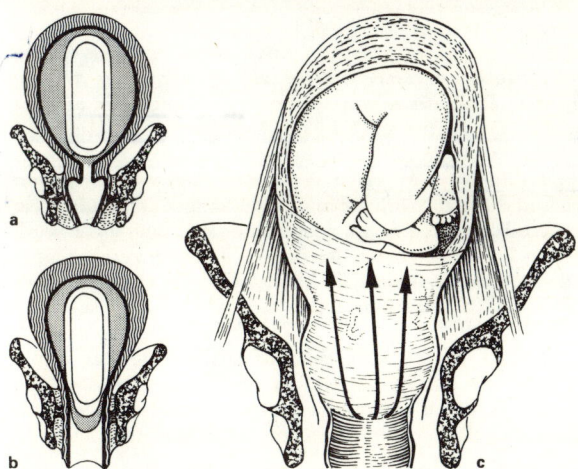

Abb. 210. Eröffnung des Halskanals durch die Fruchtwalze (a, b nach Sellheim aus A. Benninghoff, K. Goerttler 1979). Funktionelle Zweiteilung des Uterus unter der Geburt in einen oberen aktiven und unteren passiven Abschnitt (c nach W. Pschyrembel 1966)

erfolgt oberhalb der Cervix, die den ruhenden Pol bildet (Abb. 210). Durch die Auflockerung kann man das Isthmusgebiet bei der bimanuellen Palpation leicht eindrücken (Hegar-Schwangerschaftszeichen). Nach der Geburt des Kindes fühlt sich der Uterus infolge der Muskelkontraktion, welche die Blutung der Plazentarwunde drosselt, hart an. In einer Zeit von 6 bis 8 Wochen (Wochenbett) bildet er sich wieder zurück (Abb. 211), bleibt jedoch etwas größer als zuvor und verkleinert sich schließlich im Alter.

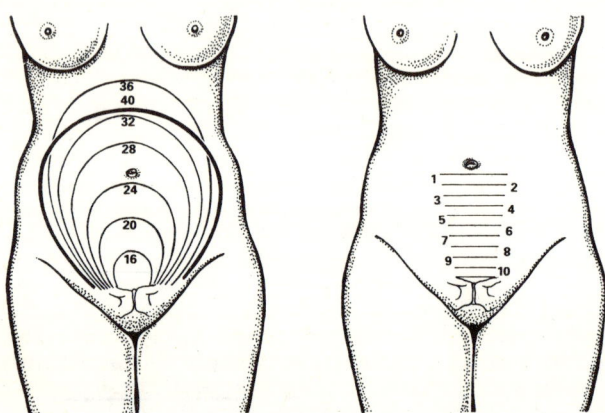

Abb. 211. Stellung der Gebärmutter in den verschiedenen Schwangerschaftswochen (links) und Rückbildung des Uterus nach der Geburt in Tagen (rechts)

Der Bauchfellüberzug des Uterus *(Perimetrium)* ist von einer dünnen Bindegewebslage, dem *Parametrium,* unterfüttert. Das Peritoneum erreicht die Vorderfläche des Uterus etwa in Höhe des Isthmus. An der Hinterfläche setzt es sich noch auf das hintere Scheidengewölbe bis in die *Excavatio rectouterina* (Douglas-Raum) fort (Abb. 208). Bei Neugeborenen und Kleinkindern reicht das Bauchfell tiefer in den Beckenboden herunter, so daß auch das vordere Scheidengewölbe vom Peritoneum überzogen wird. Zu beiden Seiten des Uterus setzt sich das Bauchfell in Form einer Duplikatur bis an die seitliche Beckenwand als *Lig. latum uteri* fort und schließt an seinem oberen Rand die Tuben ein (Abb. 215).

Das Parametrium liegt zwischen den Peritonealblättern des Lig. latum uteri (Abb. 215). In der Praxis wird der Begriff des Parametrium aber umfassender gebraucht und auf das gesamte Beckenbindegewebe ausgedehnt, das unter dem Bauchfell alle Nischen zwischen den Organen ausfüllt.

Die Lagefixierung des Uterus erfolgt durch Bänder, Bindegewebszüge (parametraner Halteapparat) und den Beckenboden (Stützapparat) (Abb. 193, 212).

– Das *Lig. teres uteri* zieht vom Tubenwinkel durch den Leistenkanal in die großen Schamlippen.
– Das *Lig. ovarii proprium* läuft vom Tubenwinkel zum Eierstock.
– Die *Plica rectouterina* enthält Bindegewebe und glatte Muskelfasern (M. rectouterinus), die in sagittaler Richtung vom Isthmus uteri zum Rectum ziehen.
– Das *Lig. latum uteri* ist eine nerven- und gefäßhaltige Bauchfellduplikatur zwischen Uterus und Beckenwand, wobei das *Mesometrium* den zum Uterus ziehenden Abschnitt kennzeichnet.
– Das *Diaphragma pelvis* (M. levator ani) bildet zusammen mit
– dem *Diaphragma urogenitale* und den Faszien (Abb. 192) den Stützapparat des Beckenbodens.

Verliert der Beckenboden nach mehreren Geburten seine Festigkeit, dann kommt es zur Senkung und zum Vorfall des Uterus (Deszensus und Prolaps, Abb. 212).

Die Position des Uterus ist antevertiert und anteflektiert (Abb. 208, 212).
Als *Anteversio* bezeichnet man die Neigung des Uterus gegen die Achse der Vagina. Der Anteversionswinkel ist abhängig vom Füllungszustand der Harnblase und des Rectum.

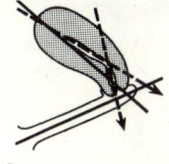

a

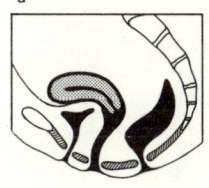 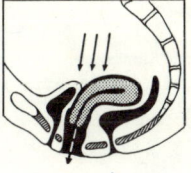 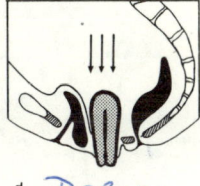

b normal   c Retroflexio   d Prolaps

Abb. 212. Positionen der Gebärmutter. In normaler Lage (a, b) bildet der Uterus mit der Vagina einen nach vorn offenen Winkel (Anteversio); Collum und Corpus sind gegeneinander abgeknickt (Anteflexio, gestrichelte Linie). Retroflexio (c) und Prolaps des Uterus (d)

Anteflexio ist die stumpfwinklige Abbiegung im Isthmusgebiet zwischen Corpus und Cervix nach vorn. Bei einer Erschlaffung des Halteapparats (ein schwerer Uterus sinkt z. B. im Wochenbett bei zu langer Rückenlage der Frau in die Kreuzbeinhöhle) kommt es zu einer Rückwärtsneigung des Uterus (Retroflexio uteri).
Während der Schwangerschaft kann es durch das Uteruswachstum zu Ein-

klemmungserscheinungen z. B. der Harnblase kommen. Daher muß eine kurzfristige Kontrolle bis zur 18. Schwangerschaftswoche erfolgen. Falls sich die Gebärmutter nicht von selbst aufrichtet (Retroflexio uteri fixata), ist ein manueller Eingriff erforderlich.

Nerven und Gefäße der Scheide und des Uterus

Die Nerven stammen aus dem Plexus hypogastricus inferior (pelvinus) (Abb. 183) und ziehen durch die Plica rectouterina zu Scheide und Uterus. Im Parametrium bildet er mit zahlreichen Ganglienzellen (Frankenhäuser-Ganglien) den *Plexus uterovaginalis*. Von diesem werden auch Zweige an die Tube und das Ovar abgegeben.

Arterien (Abb. 213). Die A. uterina (aus der A. iliaca int.) zieht im Lig. latum uteri zum Isthmus uteri und steigt stark geschlängelt seitlich am Uterus aufwärts. Ihre Äste sind
– die *A. vaginalis* für Cervix und Scheide,
– der *R. ovaricus,* der im Lig. ovarii proprium zum Ovar läuft und mit der A. ovarica (aus der Pars abdominalis aortae) anastomosiert, und

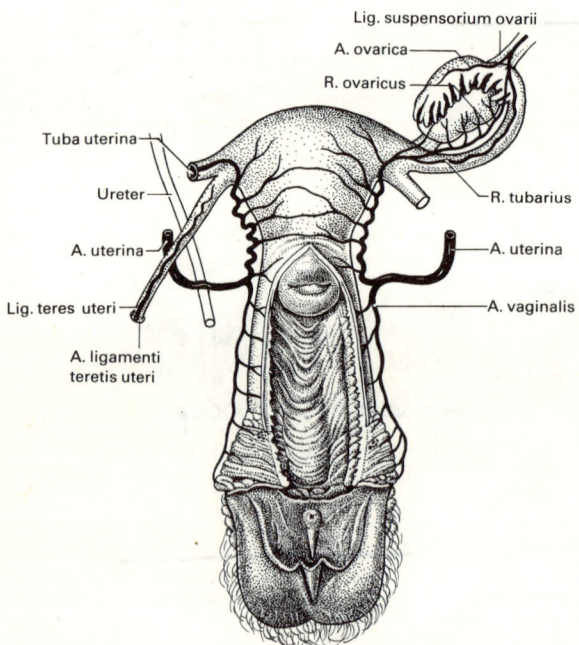

Abb. 213.   Arterien des Uterus und der Vagina mit ihren Anastomosen

- der *R. tubarius,* der in der Mesosalpinx der Tube weiter zieht und ebenfalls mit der A. ovarica komuniziert.
- Die *A. ligamenti teretis uteri* aus der A. epigastrica inferior versorgt das Bindegewebe und die glatte Muskulatur im Lig. teres uteri.

Die Venen bilden zu beiden Seiten der Vagina und des Uterus, hauptsächlich an der Wurzel des Lig. latum uteri, weitmaschige Geflechte, *Plexus venosus uterinus* und *vaginalis,* die mit den anderen Beckenvenen in Verbindung stehen. Der Abfluß erfolgt durch die *Vv. uterinae* in die V. iliaca interna.

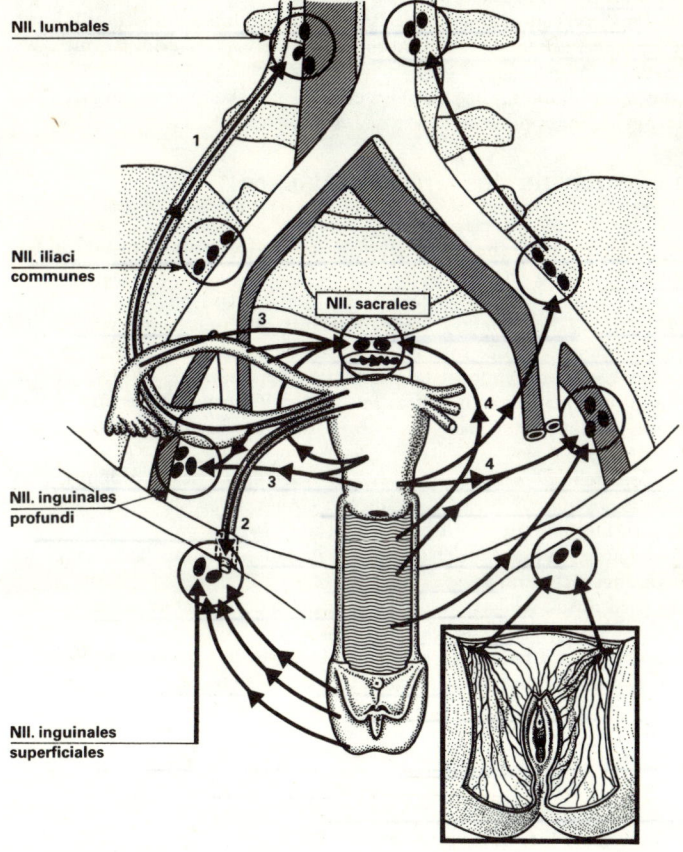

Abb. 214.   Schema des Lymphabflusses aus dem weiblichen Genitale. Lymphgefäße des äußeren weiblichen Genitale (unten rechts) (nach Sappey aus A. Hafferl 1969). Die Zahlen 1 bis 4 kennzeichnen die 4 Abflußwege

Die Lymphgefäße verlassen den Uterus und die Vagina auf 4 Wegen (Abb. 214):

1. Aus dem Fundus- und Tubenbereich gelangt die Lymphe im Lig. ovarii proprium zum Ovar und von hier über das Lig. suspensorium ovarii mit den Ovarialgefäßen zu den Nll. lumbales.
2. Aus dem Tubenwinkel und der vorderen Uteruswand fließt die Lymphe durch das Lig. teres uteri und den Leistenkanal zu den Nll. inguinales superficiales.
3. Vom Corpus uteri und von der Cervix uteri läuft eine Lymphbahn im Lig. latum uteri mit Zuflüssen aus dem Ovar und der Tube zu den Nll. iliaci interni und z. T. zu den Nll. sacrales.
4. Von der Cervix uteri abgehende Bahnen stehen mit allen Lymphknoten des kleinen Beckens in Verbindung. (Das Zervixkarzinom ist mit etwa 75 % das häufigste aller weiblichen Genitalkrebse!)

Fast alle Lymphknotengruppen der weiblichen Beckenorgane sind der Palpation per vaginam oder per rectum zugänglich.

Anhangsgebilde des Uterus (Adnexen)
(Abb. 215)

„Adnexe" ist der klinische Begriff für Eileiter und Eierstöcke mit ihren Befestigungen.

Der Eileiter, *Tuba (Salpinx) uterina,* verläuft in einer Länge von 12 bis 16 cm am freien Rand des Lig. latum uteri. Nachdem seine *Pars uterina* die Wand des Uterus durchbohrt hat, zieht er nach lateral. Hier biegt er von unten um das Ovar und umfaßt es mit seinen Fimbrien fächerförmig von oben und medial. Seine längste Fimbrie, die *Fimbria ovarica,* ist am Eierstock befestigt.

Der Tubentrichter, *Infundibulum tubae uterinae,* öffnet sich mit dem *Ostium abdominale tubae uterinae* zur Bauchhöhle (Möglichkeit der aufsteigenden Infektion). Der laterale Teil der Tube ist zur *Ampulla tubae uterinae* (7 bis 8 cm) erweitert, in der die Befruchtung stattfindet. Das mediale Drittel der Tube verengt sich zum *Isthmus tubae uterinae.*

Das Ei wird durch wellenartige Kontraktionen der Tubenmuskulatur und durch den Flimmerstrom der Schleimhaut in den Uterus befördert. Erfolgt die Einnistung des befruchteten Eis im Ovar, in der Bauchhöhle oder in der Tube, dann kann es zu Eierstock-, Bauchhöhlen- oder Tubenschwangerschaften (ektopische Graviditäten) kommen.

Das Eileitergekröse. *Mesosalpinx,* ist ein Teil des Lig. latum uteri, an dem die Tube befestigt ist. In ihr können (entwicklungsgeschichtliche) Reste des Urnierengangs und der Urnierenkörper (Epoophoron, Paroophoron) die Grundlage für Zysten und Tumoren bilden.

Eierstock, *Ovarium,* (Abb. 208, 215). Das Ovar der geschlechtsreifen Frau hat etwa die Größe einer kleinen Pflaume. Es liegt an der Seitenwand des kleinen Beckens in einer flachen Grube, die durch die Teilungsstelle der A. iliaca communis gebildet wird. Hinter dem Ovar verlaufen der Ureter, die Vasa obturatoria und der N. obturatorius. Aus dieser Beziehung erklären sich bei Ovarialzysten oder entzündlichen Prozessen ausstrahlende Schmerzen in den Oberschenkel. Das rechte Ovar steht außerdem in engen räumlichen Beziehungen zur Appendix vermiformis; es kann durch Bindegewebe und Lymphgefäße mit dieser verbunden sein (Überleitung von Infektionen).

Die Längsachse des Ovars verläuft im Stehen annähernd senkrecht (die Extremitas tubaria liegt oben und die Extremitas uterina unten) und in der Rückenlage fast horizontal. Der *Margo liber* ist nach hinten, der *Margo mesovaricus* nach vorn gerichtet, die mediale Fläche zeigt zum Beckeninneren und die *Facies lateralis* zur Beckenwand. Das Ovar läßt sich bimanuell von der Scheide und den Bauchdecken her palpieren. Bei Mehrgebärenden liegt es etwas tiefer. Die Oberfläche ist bei erwachsenen Frauen narbig und zerklüftet; bei älteren Frauen ist das Ovar stark atrophiert.

Die Befestigung des Ovars erfolgt in Form einer schwebenden Aufhängung (Abb. 215).

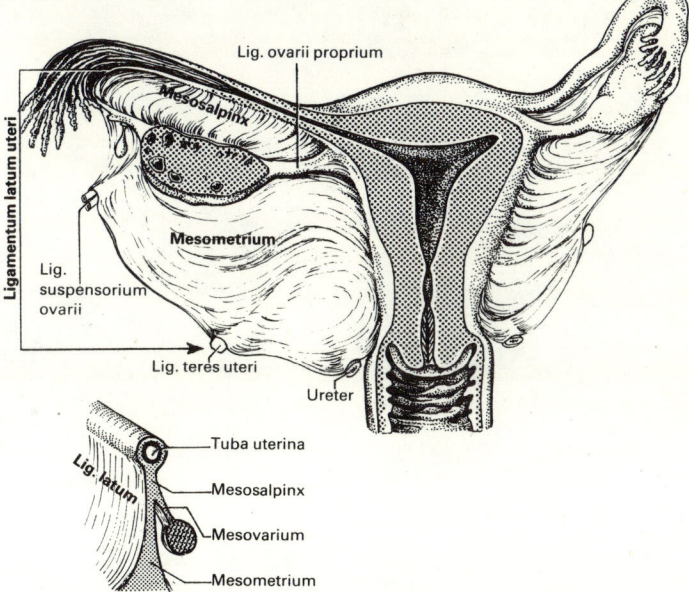

Abb. 215. Anhangsgebilde des Uterus (Adnexen) in der Ansicht von dorsal; links mit entfaltetem Lig. latum uteri, rechts in natürlicher Lage. Bauchfellbeziehungen von Tube und Eierstock im Sagittalschnitt schematisiert (unten links nach H. Voss, R. Herrlinger 1972).

1 Lig. suspensorium ovarii   2 Lig. teres uteri
  mit Vasa ovarica   3 Ureter

- Das *Mesovarium* fixiert den Margo mesovaricus, der auch das *Hilum ovarii* enthält, an der Rückseite des Lig. latum uteri.
- Das *Lig. suspensorium ovarii* ist das obere Aufhängeband, durch das die Vasa ovarica den Eierstock erreichen. Es zieht vom oberen Pol des Ovars zur Beckenwand (Abb. 208) und enthält die Vasa ovarica.
- Das *Lig. ovarii proprium* verbindet den unteren Pol des Ovars mit dem Tubenwinkel des Uterus.

Die Nerven bilden den *Plexus ovaricus,* der aus dem Plexus aorticus abdominalis und dem Plexus renalis mit den Vasa ovarica zum Eierstock gelangt (Abb. 183).

Arterien (Abb. 213). Sie entstammen der *A. ovarica,* die aus der Bauchaorta unterhalb der Nierenarterien entspringt, und dem *R. ovaricus* aus der A. uterina. Beide anastomosieren arkadenförmig an dem Margo mesovaricus (Eierstockarkade).

Die Venen bilden am Hilum ein Geflecht, das mit dem Plexus venosus uterinus in Verbindung steht. Das venöse Blut fließt über die *V. ovarica dextra* in die V. cava inferior und über die *V. ovarica sinistra* in die V. renalis.

Rücken, Dorsum

Äußeres Relief und Regionen des Rückens
(Abb. 216)

Der Rücken ist die Dorsalseite des Rumpfs. Unter Einschluß der Nackengegend, *Regio cervicalis posterior,* erstreckt er sich vom Hinterhaupt bis zum Steißbein. Lateral geht der Rücken ohne scharfe Grenze in die Seitenwand des Rumpfs über; im unteren Abschnitt wird er lateral von den Gesäßmuskeln und Darmbeinkämmen begrenzt. Die knöcherne Grundlage des Rükkens ist die Wirbelsäule, deren Dornfortsätze, mit Ausnahme der oberen Halswirbel, getastet werden können. Ein guter Orientierungspunkt ist der Dornfortsatz des 7. Halswirbels, *Vertebra prominens,* dessen Ende bei mageren Personen zu sehen, in jedem Fall aber zu palpieren ist. Von hier aus kann man die Wirbel zählen.

Bei der topographischen Bestimmung von Wirbeln ist jedoch die unterschiedliche Stellung der Dornfortsätze in den verschiedenen Regionen der Wirbelsäule zu berücksichtigen. Die Lage eines Dornfortsatzendes verhält sich bezogen auf die Höhe des dazugehörigen Wirbelkörpers unterschiedlich (Abb. 216). So liegt das Dornfortsatzende

- bei den Halswirbeln und oberen 3 Brustwirbeln in Höhe des Unterrands des dazugehörigen Wirbelkörpers,
- beim 4. bis 7. Brustwirbel in der Mitte des nächsttieferen Wirbelkörpers,
- beim 8. bis 12. Brustwirbel am unteren Rand des nächsttieferen Wirbelkörpers und
- bei allen Lendenwirbeln am unteren Rand der dazugehörigen Wirbelkörper, ähnlich wie bei den Halswirbeln.

Weitere markante Knochenpunkte sind die Schulterblätter mit der *Spina scapulae,* die in Höhe des 3. Brustwirbels liegt und lateral in das *Acromion* ausläuft. Unten tastet man den Darmbeinkamm, *Crista iliaca,* der die Lage des Planum supracristale (Abb. 153) kennzeichnet. Die Haut des Rückens ist sehr derb, und das Unterhautbindegewebe auf der Unterlage gut verschieblich. Zwischen dem Dornfortsatz des 3. oder 4. Lendenwirbels, der Spina iliaca posterior superior und Analfurche liegt bei Frauen die für den Geburtshelfer wichtige Michaelis-Raute.

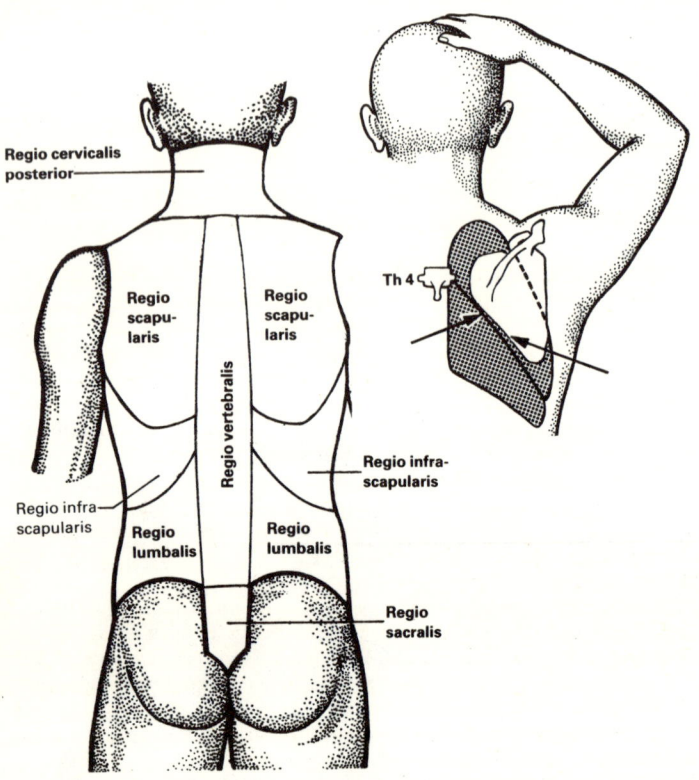

Abb. 216. Rückenregionen. Legt man die Handfläche auf den Scheitel, dann ist das Schulterblatt so gedreht, daß die Tangente an seinem medialen Rand auf den 4. Brustwirbel trifft; das entspricht dem Verlauf der Fissura obliqua der rechten Lunge

Gliederung der Rückenmuskulatur
(Abb. 217 bis 219)

Topographisch und entwicklungsgeschichtlich gliedert man die Rücken-muskulatur in oberflächliche und tiefe Muskeln.

Die oberflächlichen Rückenmuskeln (Abb. 217) haben sich während der Entwicklung von kranial, den Extremitätenanlagen und der ventralen Rumpfwand auf den Rücken verlagert. Ihre unterschiedliche Herkunft ist an der Innervation nachweisbar.

Die tiefen Rückenmuskeln (Abb. 218, 219) liegen dem Achsenskelett unmittelbar an. Man nennt sie auch primäre oder autochthone (bodenstän-

346

dige) Rückenmuskeln, deren ursprüngliche metamere Gliederung z. T. noch zu erkennen ist. Funktionell faßt man sie unter dem Sammelbegriff *M. erector spinae* zusammen. Sie sind an allen Bewegungen der Wirbelsäule beteiligt und sichern die aufrechte Körperhaltung. Bei krankhafter Erschlaffung der Muskulatur kann es zu Verbiegungen der Wirbelsäule kommen.

Oberflächliche Rückenmuskeln
(Abb. 217)

Nach funktionellen Gesichtspunkten unterscheidet man
– *dorsale Gliedmaßenmuskeln,* die von den Dornfortsätzen der Wirbel zum Schulterblatt und Oberarm ziehen, und
– *spinokostale Muskeln,* die sich zwischen den Dornfortsätzen und Rippen ausbreiten.

Dorsale Gliedmaßenmuskeln sind der *M. trapezius, M. latissimus dorsi, M. levator scapulae, M. rhomboideus major* und *minor.*
1. Der *M. trapezius* bedeckt die obere Hälfte des Rückens und die Nackenregion. Er entspringt von der Linea nuchae suprema des Hinterhauptbeins, vom Nackenband sowie von den Dornfortsätzen der Brustwirbelsäule. Seine Fasern setzen am Schlüsselbein, Acromion und an der Spina scapulae an.
2. Der *M. latissimus dorsi* erstreckt sich über die untere Hälfte des Rückens bis zum Becken und bildet die muskuläre Grundlage der hinteren Achselfalte. Er entspringt vom Darmbeinkamm und Kreuzbein mittels der Fascia thoracolumbalis sowie von den Dornfortsätzen der unteren Brustwirbel und den unteren Rippen. Seine Insertion erfolgt an der Crista tuberculi minoris humeri. Oberhalb des Beckenkamms liegt zwischen M. latissimus dorsi und M. obliquus externus abdominis ein muskelfreies Dreieck, *Trigonum lumbale* (Petit), das eine Bruchpforte für Bauchwandhernien darstellt.
3. Der *M. levator scapulae* zieht von den Querfortsätzen der oberen 4 Halswirbel zum Angulus superior des Schulterblatts. Dieser Muskel bildet z. T. den Boden des seitlichen Halsdreiecks (Abb. 118).
4. Der *M. rhomboideus major* und *minor* liegen unter dem M. trapezius. Sie ziehen von den Dornfortsätzen der letzten beiden Hals- und der ersten 4 Brustwirbel zum medialen Rand des Schulterblatts.

Die spinokostalen Muskeln liegen unter den dorsalen Gliedmaßenmuskeln.
1. Der *M. serratus posterior superior* wird von den Mm. rhomboidei bedeckt. Er zieht von den beiden unteren Hals- und den beiden oberen Brustwirbeldornfortsätzen zur 2. bis 5. Rippe.
2. Der *M. serratus posterior inferior* wird vom M. latissimus dorsi bedeckt. Er zieht von den Dornfortsätzen der beiden unteren Brust- und der beiden oberen Lendenwirbel zu den unteren 4 Rippen.

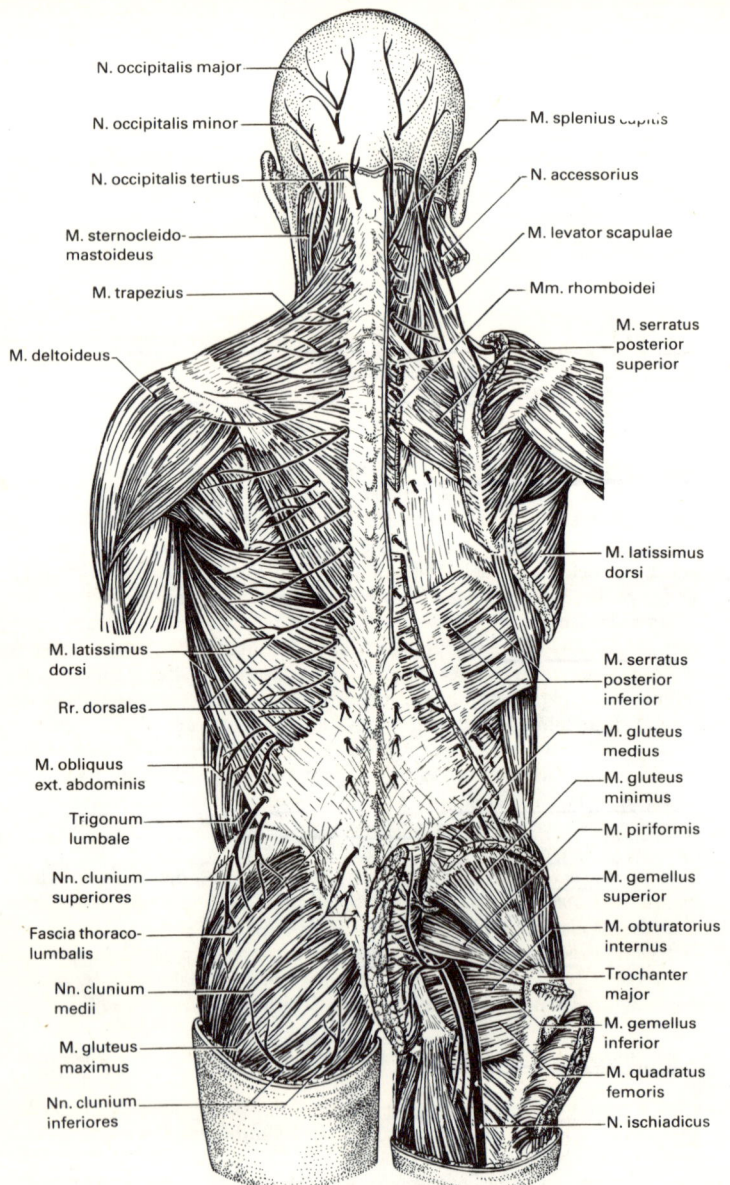

N. occipitalis major

N. occipitalis minor

N. occipitalis tertius

M. sternocleido-
mastoideus

M. trapezius

M. deltoideus

M. latissimus
dorsi

Rr. dorsales

M. obliquus
ext. abdominis

Trigonum
lumbale

Nn. clunium
superiores

Fascia thoraco-
lumbalis

Nn. clunium
medii

M. gluteus
maximus

Nn. clunium
inferiores

M. splenius capitis

N. accessorius

M. levator scapulae

Mm. rhomboidei

M. serratus
posterior
superior

M. latissimus
dorsi

M. serratus
posterior
inferior

M. gluteus
medius

M. gluteus
minimus

M. piriformis

M. gemellus
superior

M. obturatorius
internus

Trochanter
major

M. gemellus
inferior

M. quadratus
femoris

N. ischiadicus

Abb. 217. Oberflächliche Schicht der Rücken- und Gesäßmuskeln mit Rr. dorsales der
Spinalnerven

348

Die Nerven kennzeichnen die genetisch unterschiedliche Herkunft der oberflächlichen Rückenmuskeln.

– Der *N. accessorius* (11. Hirnnerv, Abb. 107, 113, 118) versorgt den M. trapezius,
– der *N. thoracodorsalis* (vom Plexus brachialis, Abb. 276) den M. latissimus dorsi,
– der *N. dorsalis scapulae* (vom Plexus brachialis, Abb. 273, 276) den M. levator scapulae und die Mm. rhomboidei,
– die *Nn. intercostales* (Brustwandnerv, Abb. 121) die Mm. serrati posteriores.

Tiefe Rückenmuskeln
(Abb. 218, 219)

Im unteren Brust- und Lendenbereich werden sie von der *Fascia thoracolumbalis* (Abb. 154, 217) eingehüllt. Das oberflächliche Faszienblatt entspringt von den Dornfortsätzen, den Rippenwinkeln und dem Darmbeinkamm, das tiefe von den Querfortsätzen der Lendenwirbelsäule. Beide Faszienblätter vereinigen sich seitlich und bilden zusammen mit der Wirbelsäule eine osteofibröse Führungsrinne für den *M. erector spinae.* Außerdem dienen sie dem M. latissimus dorsi, M. serratus posterior inferior sowie dem inneren schrägen und queren Bauchmuskel als Ursprung.
Die tiefen Rückenmuskeln bilden verschiedene Funktionssysteme.

Der M. erector spinae nimmt seinen Ursprung vom Kreuz- und Darmbein sowie von den unteren Dornfortsätzen der Lendenwirbelsäule. Er gliedert sich in 3 große Muskelzüge.
1. Der *M. longissimus* liegt medial in der Rinne zwischen den Dorn- und Querfortsätzen der Wirbelsäule. Er zieht vom Kreuzbein bis zum Proc. mastoideus des Schädels und besteht aus einem Brust-, Hals- und Kopfteil. Seine medialen Fasern inserieren an den Lenden-, Brust- und Halswirbeln, seine lateralen an den Rippenwinkeln.
2. Der *M. iliocostalis* liegt lateral zwischen den Wirbelquerfortsätzen und Rippen. Er besteht aus einem Lenden-, Brust- und Halsteil und zieht vom Darm- und Kreuzbein zu den Rippenwinkeln sowie zu den Querfortsätzen der Halswirbel 3 bis 6.
3. Der *M. spinalis* ist ein dünner Strang zwischen den Dornfortsätzen und dem M. longissimus. Er bildet das *spinale System,* welches an den Wirbeldornen ansetzt. Mit einem Brust-, Hals- und Kopfteil reicht er vom 2. Lendenwirbel bis zu den unteren Halswirbeln.

Der M. transversospinalis zieht mit seinen Fasern von den Wirbelquerfortsätzen zu nächsthöheren Dornfortsätzen. Er gliedert sich in 3 Muskeln.
1. Der *M. semispinalis* erstreckt sich mit einem Brust-, Hals- und Kopfteil von der Brustwirbelsäule bis zum Hinterhaupt. Seine Muskelzüge überspringen 4 und mehr Wirbel.

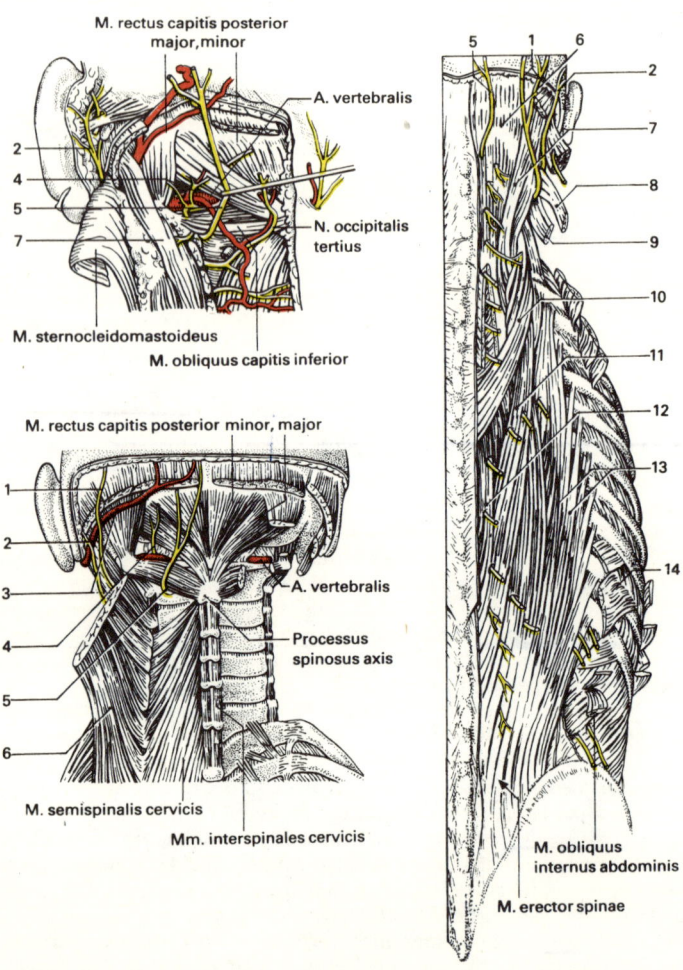

Abb. 218. Tiefe Rückenmuskulatur mit Rr. dorsales der Spinalnerven und tiefe Nackenregion (links oben).

1 N. occipitalis minor
2 N. auricularis magnus
3 A. occipitalis
4 N. suboccipitalis
5 N. occipitalis major
6 M. semispinalis capitis
7 M. longissimus capitis
8 M. levator scapulae

9 M. splenius cervicis
10 M. longissimus cervicis
11 M. longissimus thoracis
12 M. spinalis thoracis
13 M. iliocostalis lumborum
14 M. serratus posterior
   inferior

350

2. Die *Mm. multifidi* reichen vom Kreuzbein bis zum 3. Halswirbel. Sie überspringen 2 bis 4 Wirbel und sind im Lendengebiet am stärksten ausgebildet.
3. Die *Mm. rotatores* sind die tiefsten, kurzfasrigsten Muskeln des spino-transversalen Systems. Sie überspringen 1 bis 2 Wirbel und sind im Brustgebiet am stärksten ausgebildet.

Die Mm. interspinales sind kurze Muskeln zwischen den Dornfortsätzen der Hals-, (Brust-) und Lendenwirbelsäule.

Die Mm. intertransversarii verbinden die Querfortsätze besonders der Hals- und Lendenwirbelsäule.
Die *Mm. levatores costarum* sind entwicklungsgeschichtlich Brustwandmuskeln. Sie ziehen von den Querfortsätzen zu den Rippen.

Das spinotransversale System der Rückenmuskulatur besteht nur aus
– dem *M. splenius cervicis* und *capitis*. Beide Muskeln liegen im Nackenbereich (Abb. 217 bis 219).

Nerven (Abb. 217, 218). Die tiefen Rückenmuskeln werden von *Rr. dorsales* der segmentalen Spinalnerven und die Mm. levatores costarum als Brustwandmuskeln von *Nn. intercostales* innerviert.

Arterien (Abb. 128, 129). Die arterielle Versorgung erfolgt durch die Rr. dorsales der *Aa. intercostales posteriores* und *lumbales.*

Nackenregion, Regio cervicalis posterior
(Abb. 217 bis 222)

Die Nackenhaut ist relativ dick und mit dem Unterhautbindegewebe verwachsen, was die Präparation der Hautnerven sehr erschwert. Unter dem M. trapezius liegt die Fascia nuchae, die sich dorsal mit dem Nackenband verbindet. Das *Lig. nuchae* zieht über den Dornfortsätzen der Halswirbelsäule zum Hinterhaupt.

Nackenmuskeln
(Abb. 217 bis 219)

In der Nackenregion gibt es oberflächliche und tiefe Muskeln.

Die oberflächlichen Nackenmuskeln sind die im dorsalen Halsbereich gelegenen Rückenmuskeln, der obere Teil des *M. trapezius,* der *M. splenius capitis* und *cervicis, M. semispinalis capitis* und *M. longissimus capitis.*
Der *M. splenius capitis* und *M. splenius cervicis* gehören zum *spinotransversalen System* der Rückenmuskulatur. Die Muskelfasern ziehen von den Dorn-

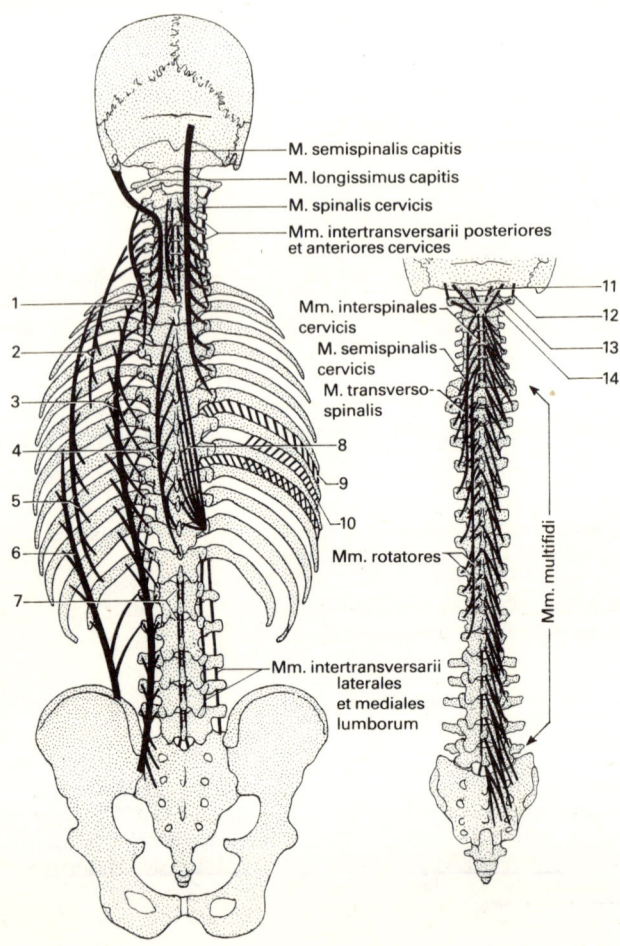

M. semispinalis capitis
M. longissimus capitis
M. spinalis cervicis
Mm. intertransversarii posteriores et anteriores cervices

Mm. interspinales cervicis
M. semispinalis cervicis
M. transverso-spinalis

Mm. rotatores

Mm. intertransversarii laterales et mediales lumborum

Mm. multifidi

Abb. 219:   Strukturschema der tiefen Rückenmuskeln.

1 M. longissimus cervicis
2 M. iliocostalis cervicis
3 M. longissimus thoracis
4 M. spinalis thoracis
5 M. iliocostalis thoracis
6 M. iliocostalis lumborum
7 Mm. interspinales lumborum
8 M. semispinalis thoracis

9 Mm. intercostales externi
10 Mm. intercostales interni
11 M. rectus capitis posterior minor
12 **M. obliquus capitis superoir**
13 M. rectus capitis posterior major
14 M. obliquus capitis inferior

352

fortsätzen des 4. Hals- bis 6. Brustwirbels zu den Querfortsätzen höher gelegener Halswirbel bis zum Hinterhaupt und zum Proc. mastoideus.

Die tiefen Nackenmuskeln sind kurze Rückenmuskeln, welche die ersten beiden Halswirbel mit dem Hinterhaupt verbinden. Durch die Beweglichkeit des Kopfs in den Kopfgelenken haben sie eine individuelle Ausbildung erfahren.

1. Der *M. rectus capitis posterior major* zieht vom Dornfortsatz des Axis zur Linea nuchae inferior des Hinterhaupts,
2. der *M. rectus capitis posterior minor* vom Tuberculum posterius des Atlas zur Linea nuchae inferior,
3. der *M. obliquus capitis superior* vom Querfortsatz des Atlas zur Linea nuchae inferior des Hinterhaupts,
4. der *M. obliquus capitis inferior* vom Dornfortsatz des Axis zum Querfortsatz des Atlas,
5. der *M. rectus capitis lateralis* zum Querfortsatz des Atlas und
6. der *M. rectus capitis anterior* von der Massa lateralis des Atlas zum Hinterhauptbein.

Die beiden schrägen Nackenmuskeln bilden zusammen mit dem M. rectus capitis posterior major ein Dreieck, in dem kranial vom hinteren Atlasbogen der N. suboccipitalis und die A. vertebralis zu finden sind (Abb. 222).

Kopfgelenke
(Abb. 220)

Wirbelsäule und Schädel sind durch ein oberes und unteres Kopfgelenk miteinander verbunden. Im oberen Kopfgelenk werden Nickbewegungen, im unteren Drehbewegungen ausgeführt; beide zusammen bilden eine funktionelle Einheit.

Im oberen Kopfgelenk, *Articulatio atlantooccipitalis,* artikuliert der Atlas mit den Hinterhauptkondylen. Zwischen dem vorderen bzw. hinteren Atlasbogen und dem Hinterhaupt spannt sich die *Membrana atlantooccipitalis anterior* bzw. *posterior* aus. Durch die hintere Membran treten die A. vertebralis und der N. suboccipitalis hindurch. Bei der Subokzipitalpunktion wird sie durchstochen (Abb. 12, 229).

Das untere Kopfgelenk besteht aus 2 Abschnitten.
1. Die *Articulatio atlantoaxialis mediana* befindet sich zwischen vorderem Atlasbogen und Dens axis und
2. die *Articulatio atlantoaxialis lateralis* zwischen den Gelenkflächen des Atlas und Axis.

Die Bandsicherung des Dens axis erfolgt durch
- Die paarigen Flügelbänder, *Ligg. alaria,* die vom Dens zum seitlichen Rand des Hinterhauptlochs ziehen.
- Das *Lig. apicis dentis* (entwicklungsgeschichtlicher Rest der Notochorda)

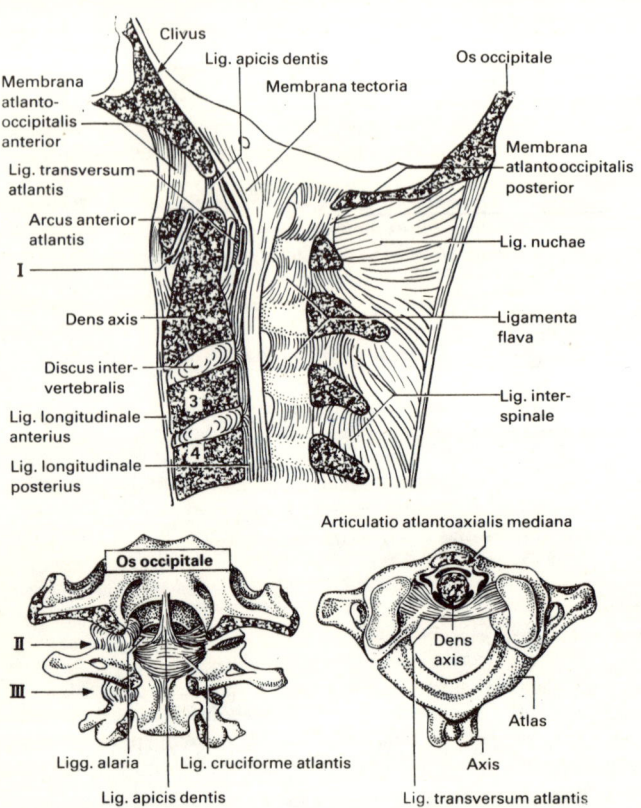

Abb. 220.   Kopfgelenke und Bänder der Halswirbelsäule.

I Articulatio atlantoaxialis mediana, II Articulatio atlantooccipitalis, III Articulatio atlantoaxialis lateralis

verbindet die Spitze des Dens mit dem vorderen Rand des Foramen magnum.

– Das Kreuzband, *Lig. cruciforme atlantis,* sichert den Dens axis von dorsal. Es wird

– von Längszügen, *Fasciculi longitudinales,* gebildet, die vom Körper des Axis zum Vorderrand des Foramen magnum ziehen, sowie

– von einem Querband, *Lig. transversum atlantis,* das von einer Atlasseite zur anderen verläuft. An der Artikulationsstelle mit dem Dens axis ist es überknorpelt. Es kammert den Dens ein und verhindert, daß dieser in das Wirbelloch abweicht, wo sich die Medulla oblongata mit lebenswichtigen Zentren befindet.

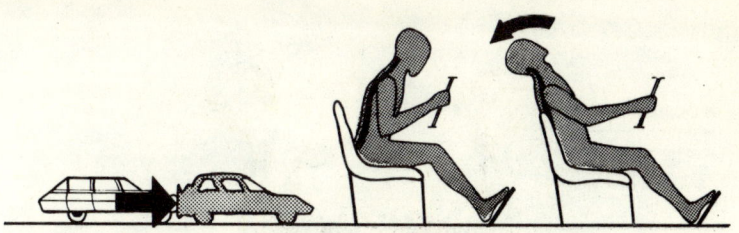

Abb. 221. Entstehung eines Schleudertraumas mit gewaltsamer Retroflexionsbewegung des Kopfs

- Die *Membrana tectoria*, eine Fortsetzung des hinteren Längsbands der Wirbelsäule, bedeckt das Kreuzband dorsal.
Bei gewaltsamer Ante- oder Retroflexionsbewegung des Kopfs kommt es leicht zu Frakturen des hinteren Atlasbogens (Abb. 221). Schon bei geringer Gewalteinwirkung werden Frakturen des Dens axis beobachtet, wohingegen Axis-Körperfrakturen weniger häufig auftreten. Extrem selten sind Luxationen im oberen Kopfgelenk, wobei es in der Regel zum Zerreißen der kräftigen Ligg. alaria kommt.

Leitungsbahnen der Nackenregion
(Abb. 217, 218, 222)

Die Nerven der Nackenregion entstammen den dorsalen Ästen der Zervikalnerven 1 bis 3 und dem Plexus cervicalis.
- Der *N. suboccipitalis* (dorsaler Ast von C_1) ist rein motorisch. Er durchbohrt die Membrana atlantooccipitalis posterior und gelangt zwischen der A. vertebralis und dem dorsalen Atlasbogen zu den tiefen Nackenmuskeln, die er versorgt.
- Der *N. occipitalis major* (dorsaler Ast von C_2) tritt zwischen Axis und M. obliquus capitis inferior hervor. Er innerviert den M. semispinalis capitis und den Kopfteil des M. longissimus. Sein sensibler Zweig durchbohrt zusammen mit der A. occipitalis den Ansatz des M. trapezius und zieht etwa 2 cm von der Medianlinie zur Haut des Hinterhaupts (Abb. 3).
- Der *N. occipitalis tertius* (dorsaler Ast von C_3) versorgt einen schmalen Hautstreifen an der Medianlinie des Nackens.
- Der *N. occipitalis minor* (aus dem Plexus cervicalis, Abb. 113) zieht hinter dem M. sternocleidomastoideus zur Haut des Hinterhaupts.

Die Arterien der Nackenregion entstammen verschiedenen Quellen.
- Die *A. occipitalis* (aus der A. carotis ext.) zieht medial vom Warzenfortsatz zusammen mit dem N. occipitalis major zum Hinterhaupt (Abb. 3). Sie anastomosiert häufig mit der A. vertebralis (wichtig für Arteriographie im Kopfgebiet).

355

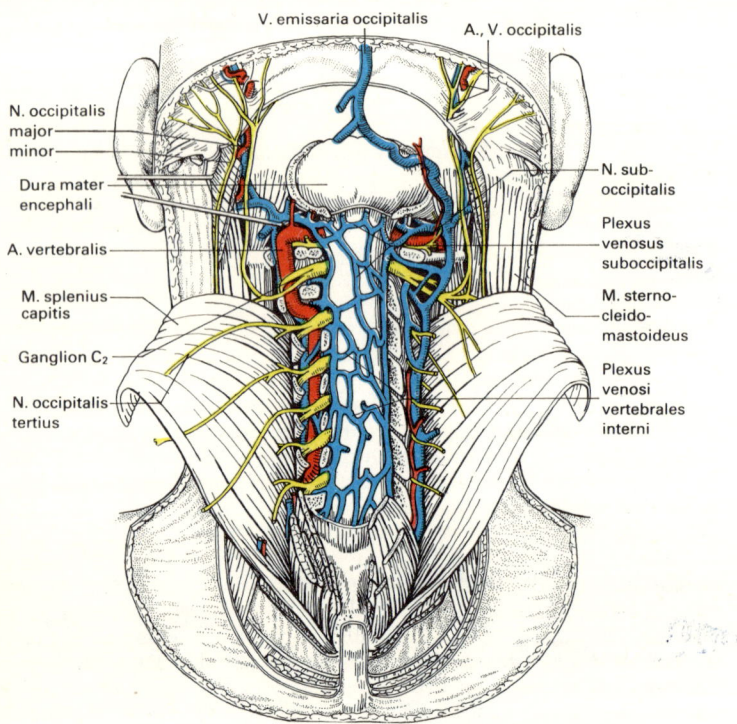

V. emissaria occipitalis

A., V. occipitalis

N. occipitalis
major
minor

Dura mater
encephali

A. vertebralis

M. splenius
capitis

Ganglion C₂

N. occipitalis
tertius

N. sub-
occipitalis

Plexus
venosus
suboccipitalis

M. sterno-
cleido-
mastoideus

Plexus
venosi
vertebrales
interni

Abb. 222.   Tiefe Nackenregion mit eröffnetem Wirbelkanal (nach W. Platzer 1982)

- Die *A. cervicalis profunda,* ein Ast des Truncus costocervicalis (aus der A. subclavia), steigt unter dem M. semispinalis aufwärts.
- Die *A. transversa colli* (Abb. 118) aus dem Truncus thyrocervicalis oder aus der A. subclavia zieht quer durch das seitliche Halsdreieck und mit ihrem *R. superficialis* zur Unterfläche des M. trapezius.
- Die *A. vertebralis* zieht vom 6. Halswirbel an im Foramen transversarium der Querfortsätze bis zur Schädelbasis (Abb. 94). Auf dem hinteren Atlasbogen biegt sie nach medial um (hier wird sie zur Unterbindung aufgesucht) und läuft im *Sulcus arteriae vertebralis* zur Membrana atlantooccipitalis posterior. Diese durchbricht sie und gelangt durch das Foramen magnum in die Schädelhöhle (Abb. 26, 218, 222).

Venen. Die oberflächlichen Nackenvenen fließen in die V. jugularis externa ab. In der Tiefe findet man zwischen Hinterhauptbein und Atlas den *Plexus venosus suboccipitalis* (Abb. 6, 222), dessen Blut über die V. cervicalis profunda, die V. vertebralis und die V. vertebralis accessoria in die V. subclavia geleitet wird.

356

Durch das Foramen magnum und die Emissarien der Schädelbasis steht das Venengeflecht mit den Blutleitern des Gehirns in Verbindung (Infektionspforten, Abb. 63).

Die Lymphgefäße ziehen zu den *Nll. occipitales* und *Nll. mastoidei* (Abb. 115). Sie leiten die Lymphe aus dem hinteren Kopfgebiet in die Nll. cervicales profundi.

Wirbelsäule, Columna vertebralis
(Abb. 223 bis 229)

Die Wirbelsäule ist eine synarthrotische und diarthrotische Kette, deren Glieder von den Wirbeln gebildet werden. Ihre Eigenhaltung wird durch die Form der Wirbelkörper, die der Zwischenwirbelscheiben und durch die Stellung der Gelenkfortsätze sowie durch die Spannung der Bänder bestimmt. Sie ist mit einer auf dem Becken stehenden, in der Frontalebene gekrümmten Spiralfeder vergleichbar.

Der Grad der Wirbelsäulenkrümmungen ist hauptsächlich von der Neigung der Beckeneingangsebene gegenüber der Horizontalen abhängig (Abb. 197). Während die Hals- und Lendenlordose in der Hauptsache durch die Form der Zwischenwirbelscheiben geprägt werden, ist die thorakale Kyphose vornehmlich durch die Keilform der Wirbelkörper bedingt. Die Lendenlordose sowie die Abknickung der Lendenwirbelsäule gegenüber dem Os sacrum am Promontorium sind typische Merkmale der aufrechten Haltung des Menschen. Die bei Neugeborenen nur angedeuteten Krümmungen werden erst später unter der funktionellen Belastung voll ausgeformt.

Seitliche Abweichungen der Wirbelsäule werden als Skoliosen bezeichnet; man unterscheidet Total-, S- und Tripleskoliosen.

Die Wirbel besitzen, mit Ausnahme der beiden ersten Halswirbel, eine typische Grundform (Abb. 224), die in den verschiedenen Regionen gewisse Abweichungen zeigt.

Die Wirbelkörper sind durch 23 Zwischenwirbelscheiben, *Disci intervertebrales,* und durch 23 doppelseitige Wirbelgelenke diarthrotisch miteinander verbunden; außerdem gibt es gelenkige Verbindungen mit den Rippen und dem Schädel.

Bänder und Gelenke der Wirbelsäule
(Abb. 220, 223)

Der Bandapparat besteht hauptsächlich aus Längsbändern, die durch die Sprengkraft der Bandscheiben in Spannung gehalten werden.

– Das *Lig. longitudinale anterius* ist mit der Ventralseite der Wirbelkörper verwachsen; es überspringt die Bandscheiben und Randleisten.
– Das *Lig. longitudinale posterius* ist schmaler, aber dicker als das vordere

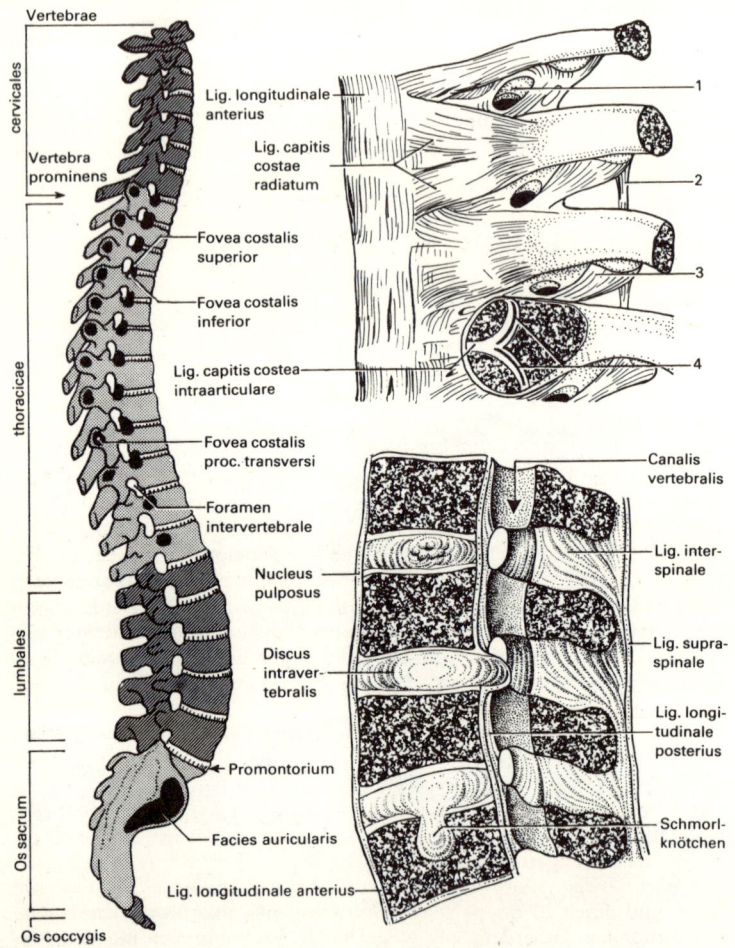

Vertebrae

cervicales

Vertebra prominens

thoracicae

lumbales

Os sacrum

Os coccygis

Lig. longitudinale anterius

Lig. capitis costae radiatum

Fovea costalis superior

Fovea costalis inferior

Lig. capitis costea intraarticulare

Fovea costalis proc. transversi

Foramen intervertebrale

Nucleus pulposus

Discus intravertebralis

Promontorium

Facies auricularis

Lig. longitudinale anterius

Canalis vertebralis

Lig. interspinale

Lig. supraspinale

Lig. longitudinale posterius

Schmorlknötchen

Abb. 223. Wirbelsäule mit natürlichen Krümmungen von der Seite (links). Bandapparat der Wirbelsäule im Bereich der Rippen (rechts oben) und im Lendenbereich (rechts unten) mit disloziertem Nucleus pulposus in 2 Fällen.

1 Foramen costotransversarium
2 Lig. intertransversarium

3 Lig. costotransversarium superius
4 Articulatio capitis costae

Längsband. Mit den Bandscheiben ist es fest, mit den Wirbelkörpern aber nur locker verwachsen.

– Die *Ligg. flava* (elastische Bänder) verbinden die Wirbelbögen untereinander.

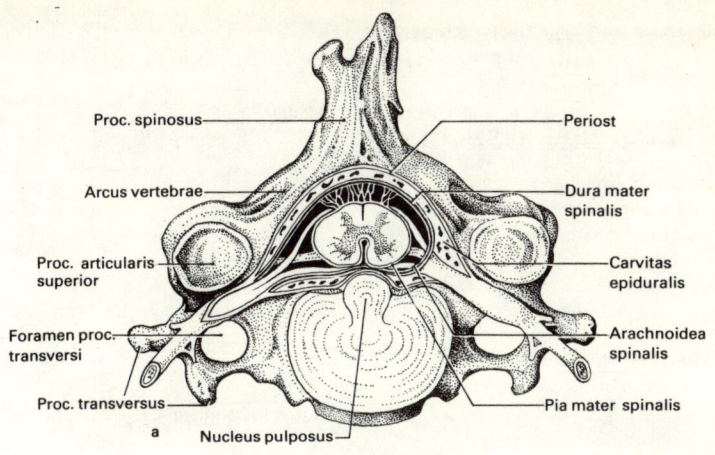

Proc. spinosus — Periost

Arcus vertebrae — Dura mater spinalis

Proc. articularis superior — Carvitas epiduralis

Foramen proc. transversi — Arachnoidea spinalis

Proc. transversus — Pia mater spinalis

a — Nucleus pulposus

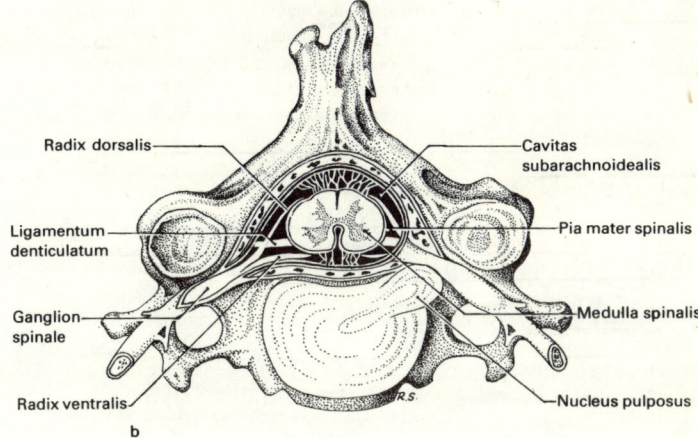

Radix dorsalis — Cavitas subarachnoidealis

Ligamentum denticulatum — Pia mater spinalis

Ganglion spinale — Medulla spinalis

Radix ventralis — Nucleus pulposus

b

Abb. 224. Halswirbel von oben mit Rückenmark. Zervikaler Bandscheibenprolaps, der gegen das hintere Längsband vordringt (a) oder zur Seite ausweicht und auf die Nervenwurzel drückt (b)

– Das *Lig. supraspinale* zieht über die Dornfortsätze und verstärkt sich im Nackenbereich zum *Lig. nuchae* (Abb. 220).
– Die *Ligg. interspinalia* verbinden die Dornfortsätze und
– die *Ligg. intertransversaria* die Querfortsätze der Wirbel. Beide hemmen die Beugung der Wirbelsäule nach vorn.

Die Wirbelgelenke, *Articulationes zygapophysiales,* sind Schiebegelenke. Sie enthalten meniskusartige Einschlüsse, die teilweise von Synovialfalten gebildet werden. Bei Luxationen können sie sich in den Gelenkspalten verklemmen und erhebliche Schmerzen verursachen. Durch manuelle Therapie ist es möglich, aufgetretene Blockierungen der Wirbelsäule wieder zu lösen.

Die Rippenwirbelgelenke, *Articulationes costovertebrales,* verbinden die Rippen in 2 Gelenken mit den Brustwirbeln.

1. In der *Articulatio capitis costae* artikulieren der Rippenkopf der 2. bis 10. Rippe mit der Bandscheibe und je einem oberen und unteren Brustwirbelkörper. Die Gelenkkapsel wird durch
   – das *Lig. capitis costae radiatum* verstärkt.
   – Das *Lig. capitis costae intraarticulare,* das den Rippenkopf mit der Bandscheibe verbindet, teilt den Gelenkspalt in einen oberen und unteren Abschnitt.
2. In der *Articulatio costotransversaria* artikulieren Rippenhöcker und Querfortsatz; sie wird durch
   – das *Lig. costotransversarium* zwischen Querfortsatzschaft und Rippenhals gesichert.

Die Bandscheiben, *Disci intervertebrales,* bestehen aus einem Faserknorpelring, *Annulus fibrosus,* und einem wasserreichen Gallertkern, *Nucleus pulposus.* Letzterer ist ein Rest der Notochorda, der durch seinen Quelldruck das Bandscheibengewebe unter Spannung hält.

Infolge Alterung oder Überanspruchung kann es zu Rissen im Annulus fibrosus und zum Ausschlüpfen des Nucleus pulposus kommen (Bandscheibenprolaps, Abb. 224). Der Nucleus kann das hintere Längsband nicht durchdringen, weil der Annulus fibrosus des Discus mit diesem verwachsen ist. Daher weicht der Nucleus zur Seite aus und kann durch Druck auf die Nervenwurzel erhebliche Schmerzen hervorrufen, die als Hexenschuß (Lumbago) oder Ischias (Ischialgie) wahrgenommen werden.

Als Bewegungssegment (klinischer Begriff) bezeichnet man eine von 2 Wirbeln gebildete Funktionseinheit. Außerdem gehören dazu die Zwischenwirbelscheibe, das rechte und linke Zwischenwirbelloch, die Wirbelgelenke sowie die segmentalen Muskeln, Bänder, Nerven und Gefäße.

Während 2 benachbarte Wirbel nur einen kleinen Bewegungsumfang besitzen, erreicht das Zusammenspiel aller Bewegungssegmente einer Wirbelsäule einen erheblichen Grad an Beweglichkeit und Elastizität. Dadurch können Stoßbelastungen beim Laufen (Dämpfungsfunktion der Zwischenwirbelscheiben) aufgefangen und das Gehirn so vor Erschütterungen geschützt werden.

Wirbelkanal mit Inhalt
(Abb. 224 bis 226, 229)

Der Wirbelkanal, *Canalis vertebralis,* wird von den übereinander gelegenen Wirbellöchern gebildet und reicht vom Foramen magnum bis zum Hiatus sacralis des Kreuzbeins. Er enthält das Rückenmark mit seinen

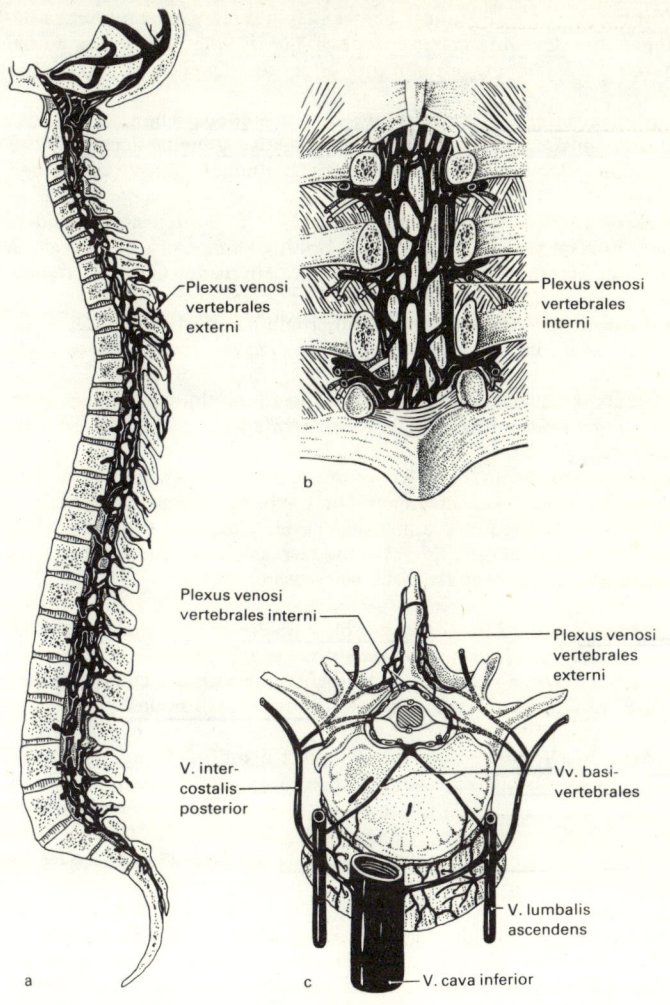

Abb. 225. Venengeflechte der Wirbelsäule. Wirbelsäule im Längsschnitt (links), Wirbelkanal von dorsal eröffnet (rechts oben) und Lendenwirbel mit venösen Abflüssen (rechts unten). (a, c nach H. J. Clemens 1961, b nach A. Hafferl 1969)

Hüllen, die Wurzeln der Spinalnerven sowie Venengeflechte. Bei Luxationsfrakturen, die vorzugsweise in der Halswirbelsäule auftreten, besteht die Gefahr der Quetschung oder der nachfolgenden Kompression des Rückenmarks durch Hämatombildung.

Die **Dura mater spinalis** unterscheidet sich in ihren topographischen Beziehungen von der Dura mater encephali. Sie ist vom Periost der Wirbel durch den Epiduralraum getrennt und bildet den Durasack.

Der Epiduralraum, *Cavitas epiduralis,* ist mit Bindegewebe und Fett ausgefüllt und enthält außer Lymphgefäßen mächtige Venengeflechte, so daß bei Rückenmarkoperationen mit starken Blutungen gerechnet werden muß.

– Die *Plexus venosi vertebrales interni* (Abb. 224, 225) breiten sich besonders an der Vorder- und Hinterwand des Epiduralraums aus; sie kommunizieren am Foramen magnum mit den Blutleitern des Gehirns (Abb. 6, 63) und durch *Vv. intervertebrales* und *Vv. basivertebrales* mit

– den *Plexus venosi vertebrales externi* außerhalb der Wirbelsäule. Diese erweitern sich im Nackengebiet zum *Plexus venosus suboccipitalis* (Abb. 222).

Im Lendenbereich wird das Blut der Venengeflechte in die V. lumbalis ascendens, eine Kollateralvene zur V. cava inferior, geleitet (interkavale Anastomosen, Abb. 151, 152).

Der Epiduralraum schützt das Rückenmark bei Bewegungen der Wirbelsäule und des Kopfs vor Zerrungen. Die Cavitas epiduralis wird zur Leitungsanästhesie (extradurale Spinalanästhesie) punktiert (Abb. 226). Der Epiduralraum ist auch durch den Hiatus sacralis erreichbar, da dieser nur durch Bänder verschlossen ist (Sakralanästhesie).

Der Durasack (Abb. 226, 229) reicht bis zum 2. oder 3. Sakralwirbel nach unten und setzt sich hier in das *Filum durae matris spinalis* fort, das unten am 1. Steißbeinwirbel befestigt ist. Seitlich stülpt sich die Dura bis in die Foramina intervertebralia vor und umhüllt die Spinalganglien.

Die weiche Rückenmarkhaut besteht aus 2 Blättern, *Arachnoidea spinalis* und *Pia mater spinalis.* Zwischen beiden liegt der *Subarachnoidealraum* (Abb. 224).

Die Arachnoidea spinalis ist dünn, gefäßlos und liegt dem Durasack innen an.

Die Pia mater spinalis überzieht das Rückenmark und führt die Blutgefäße. Die arteriellen Zuflüsse kommen aus *Rr. spinales* der Segmentarterien, *Aa. intercostales posteriores* und *Aa. lumbales,* sowie im Halsgebiet aus der *A. vertebralis* und *A. cervicalis ascendens.*

In der Fissura mediana ventralis des Rückenmarks verläuft die unpaare *A. spinalis anterior* und im Sulcus dorsolateralis jederseits die *A. spinalis posterior.*

Mit der Dura spinalis ist die Pia beiderseits durch *Ligg. denticulata* verankert.

Der Subarachnoidealraum, *Cavitas subarachnoidealis,* (Abb. 224) ist der

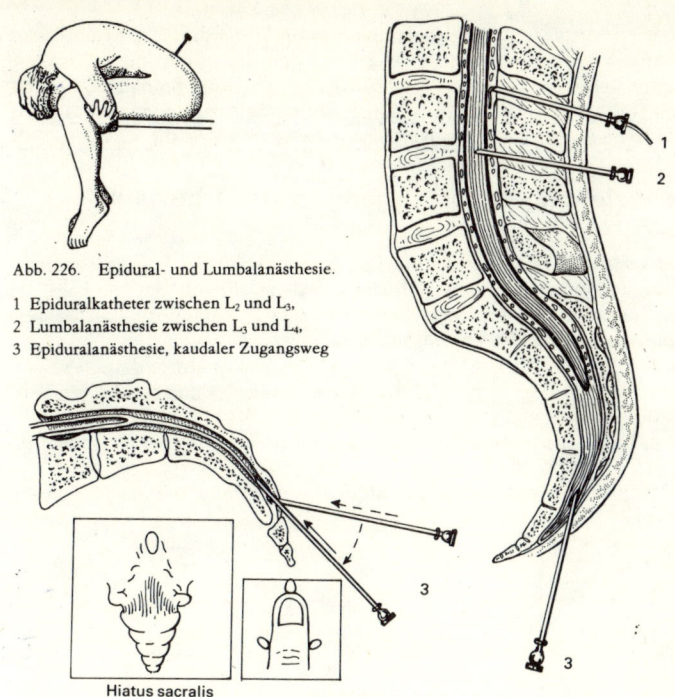

Abb. 226.   Epidural- und Lumbalanästhesie.

1 Epiduralkatheter zwischen L_2 und L_3,
2 Lumbalanästhesie zwischen L_3 und L_4,
3 Epiduralanästhesie, kaudaler Zugangsweg

Hiatus sacralis

zwischen Arachnoidea und Pia gelegene Raum. Er umgibt auch alle Spinalganglien in den Foramina intervertebralia, mit Ausnahme der letzten Sakralganglien. Der Subarachnoidealraum enthält den *Liquor cerebrospinalis* und die *Ligg. denticulata.* Aus ihm kann Liquor gewonnen, in ihn können auch Anästhesielösungen injiziert werden (intradurale Spinalanästhesie). Die Lumbalpunktion erfolgt zwischen 3. und 4. Lendenwirbel, beim Kleinkind einen Wirbel tiefer.

Das Rückenmark, *Medulla spinalis,* (Abb. 224, 229) hat eine Länge von 40 bis 45 cm. Es füllt den Wirbelkanal nicht ganz aus; der *Conus medullaris* reicht beim Erwachsenen nur bis zum 1. Lendenwirbel. Beim Mann liegt die untere Grenze etwas tiefer als bei der Frau. Bei Lumbalpunktionen kann das Rückenmark daher nicht verletzt werden. Da auch die Dura mater spinalis nur bis zum 2. oder 3. Kreuzbeinwirbel reicht, ist es möglich, die beiden letzten Sakralwirbel und das Steißbein zu resezieren, ohne den Durasack zu eröffnen.
Vom Rückenmark entspringen 31 bis 32 Spinalnervenpaare. Auf Grund der Längenunterschiede zwischen Wirbelkanal und Rückenmark ziehen die Wurzeln der Spinalnerven in zunehmendem Maß nach unten. Die

363

Halsnerven verlassen den Wirbelkanal etwa in Höhe ihres Ursprungs vom Rückenmark, die Brustnerven etwa 2 bis 3 und die Lumbalnerven etwa 5 Segmente tiefer. Im unteren Abschnitt liegen auch die Spinalganglien im Wirbelkanal. Die unterhalb des 1. Lendenwirbels zusammengedrängten Sakralnerven bilden zusammen mit dem *Filum terminale* die *Cauda equina.*

Lagebeziehungen von Organen zur Wirbelsäule
(Abb. 226 bis 229)

Wirbel können wertvolle Orientierungshinweise für die Lagebestimmung von Organen geben. Dabei ist jedoch zu berücksichtigen, daß die Lage der äußerlich tastbaren Dornfortsatzspitze in bezug zum Wirbelkörper verschieden ist (Abb. 227). Die Dornfortsatzspitze
– des 2. bis 7. Halswirbels, der oberen 3 Brustwirbel sowie die aller Lumbalwirbel projiziert sich auf den unteren Rand des dazugehörigen Wirbelkörpers, die
– des 4. bis 7. Brustwirbels auf die Mitte des nächsttieferen Wirbels und die
– des 8. bis 12. Brustwirbels auf den unteren Rand des nächsttieferen Wirbels.

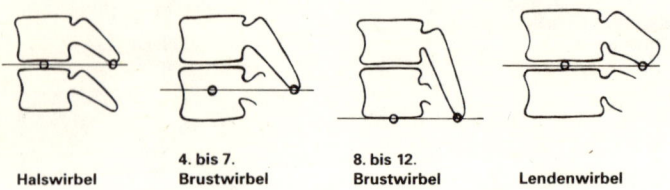

| Halswirbel | 4. bis 7. Brustwirbel | 8. bis 12. Brustwirbel | Lendenwirbel |

Abb. 227. Topographie der Dornfortsätze. Das Dornfortsatzende der Wirbel liegt in unterschiedlicher Höhe zum entsprechenden Wirbelkörper

In einer Ebene liegen
• das Foramen magnum und der harte Gaumen (Abb. 228),
  der 3. Halswirbel und das Zungenbein (Abb. 228),
  der Discus des 3./4. Halswirbels und die Teilungsstelle der A. carotis communis,
  der Discus des 4./5. Halswirbels und der obere Rand des Schildknorpels (Abb. 228),
  der Discus des 5./6. Halswirbels und der untere Rand des Schildknorpels (Abb. 228),
• der 6. Halswirbel (wichtige Orientierungsmarke) und der Ringknorpel, der Anfang der Speise- und Luftröhre (Abb. 228) sowie die Eintrittsstelle der A. vertebralis in das Foramen processus transversarii mit dem Tuberculum caroticum,
• der 7. Halswirbel und die höchste Stelle des Brustlymphgangs, *Arcus ductus thoracici,* (Abb. 186),
• der 1. Brustwirbel und die Lungenspitzen (Abb. 133),

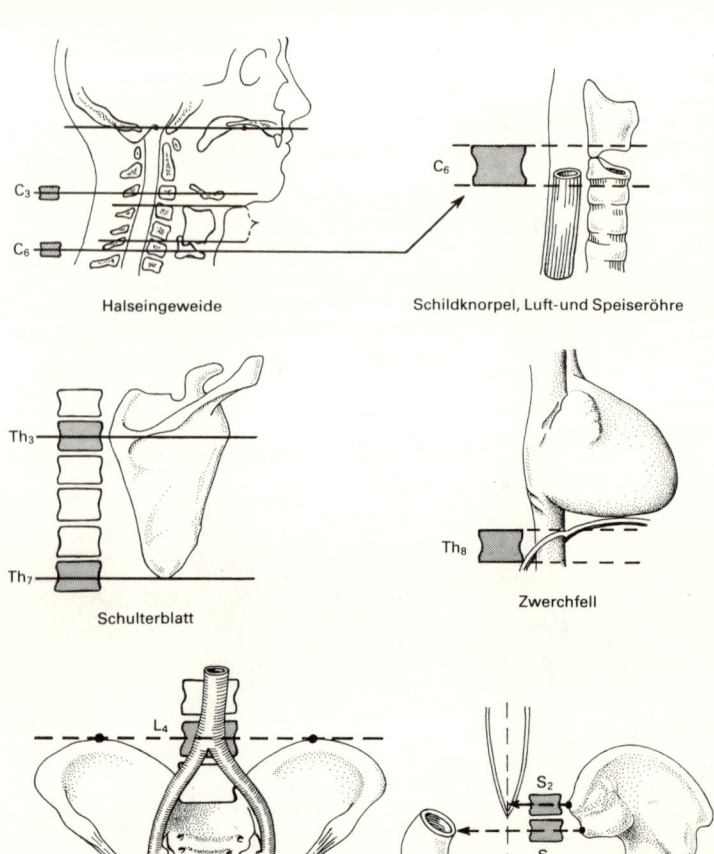

C₃

C₆

Halseingeweide

C₆

Schildknorpel, Luft- und Speiseröhre

Th₃

Th₇

Schulterblatt

Th₈

Zwerchfell

L₄

Teilungsstelle der Aorta

S₂

S₃

Subarachnoidealraum und Rectum

Abb. 228.   Skeletotopie von Organen zur Wirbelsäule

der 2. Brustwirbel und der obere Rand des Manubrium sterni (darüber liegt die Drosselgrube) (Abb. 125),

der 3. Brustwirbel und das mediale Ende der Spina scapulae (Abb. 228),

der 4. Brustwirbel (wichtige Orientierungsstelle) und der Angulus sterni (Ludovicus), der Ansatz der 2. Rippe am Brustbein, die Grenze zwischen

365

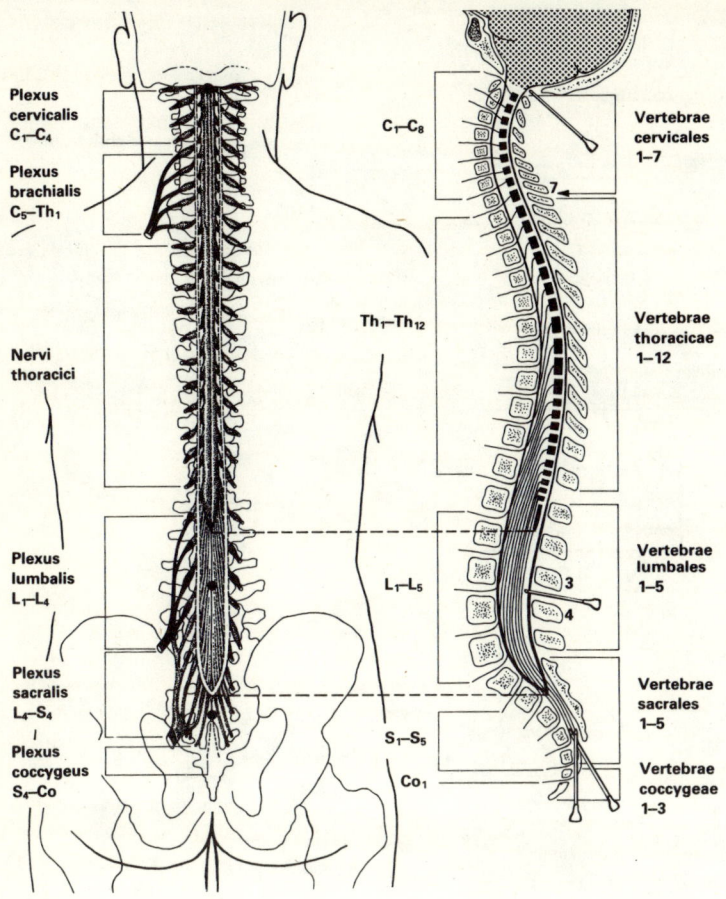

Abb. 229. Rückenmark im Wirbelkanal von dorsal (links) und im medianen Sagittalschnitt (rechts). Beachte die Punktionsstellen subokzipital, lumbal und sakral

oberem und unterem Mediastinum, der Aortenbogen sowie die Teilungsstelle der Trachea (Abb. 125),

der 7. Brustwirbel und der Angulus inferior des Schulterblatts (Abb. 228),

der 8. Brustwirbel und das Foramen venae cavae des Zwerchfells (Abb. 228),

der 9. Brustwirbel und die Knorpelfuge zwischen Brustbein und Proc. xiphoideus, *Synchondrosis xiphosternalis,*

der **10. Brustwirbel** und der Hiatus esophageus des Zwerchfells (Abb. 148),

der **12. Brustwirbel** und der Hiatus aorticus des Zwerchfells (Abb. 148),

der **1. Lendenwirbel** (wichtige Orientierungsstelle) und das Planum transpyloricum (Abb. 153) mit Pylorus, Flexura duodenojejunalis, Pancreas, Ursprung der A. mesenterica superior, Nierenhilum und Truncus coeliacus,

der **2. Lendenwirbel** und das Ende des Rückenmarks (Abb. 226, 229), der Anfang des Ductus thoracicus (Abb. 186), der V. azygos und V. hemiazygos,

der **3. Lendenwirbel** und das Planum subcostale (Abb. 153),

der **4. Lendenwirbel** und das Planum supracristale (Abb. 153) (Orientierungsstelle für die Lumbalpunktion) mit Teilungsstelle der Pars abdominalis aortae (Abb. 228) und Bauchnabel,

der **5. Lendenwirbel** und das Planum intertuberculare (Abb. 153) mit dem Anfang der V. cava inferior,

der **Discus zwischen 5. Lendenwirbel und Kreuzbein** und das Planum interspinale (Abb. 153),

der **2. Kreuzbeinwirbel** und die Spina iliaca posterior superior sowie das Ende des Subarachnoidealraums (Abb. 226, 229),

der **3. Kreuzbeinwirbel** und die Spina iliaca posterior inferior sowie der Anfang des Rectum (Abb. 228).

Häufigste Formen von Wirbelsäulenverletzungen sind außer traumatisierenden Diskushernien und Wirbelkörperfrakturen Kontusionen und Distorsionen. Letztere werden z. B. beim Schleudertrauma (whiplash injury, Peitschenhiebverletzung) als Folge von Auffahrkollisionen beobachtet (Abb. 229).

Bein, Membrum inferius

Die Beine sind mit dem Rumpf durch den Beckengürtel verbunden. Sie artikulieren im Hüftgelenk mit dem Hüftbein, *Os coxae,* das hinten am Kreuzbein verankert ist. Die feste Verbindung des Beckengürtels mit dem Rumpf erklärt sich aus der Funktion des Beins, das als Stützorgan der Lastübertragung dient. Die Grenze zwischen unterer Extremität und Rumpf verläuft am Darmbeinkamm und an der Leistenbeuge. Topographisch unterscheidet man die Gesäßregion, die den Übergang vom Rücken zum Bein darstellt, den Oberschenkel, das Knie, den Unterschenkel und den Fuß (Abb. 230).

Gesäßregion, Regio glutealis
(Abb. 230 bis 232)

Die Form der Glutäalregion wird durch die beiden Gesäßbacken *(Nates, Clunes)* geprägt, die in der Hauptsache vom M. gluteus maximus und von einem dicken subkutanen Fettpolster gebildet werden. Bei jungen Menschen sind die Gesäßbacken straff und fest, bei Kranken und Greisen schlaff und hängend. Sie sind spezifische menschliche Bildungen als Folge des aufrechten Gangs.

Die Begrenzung der Gesäßgegend erfolgt oben und lateral durch den Darmbeinkamm, *Crista iliaca,* medial durch die Analrinne *(Crena ani),* vorn durch den *M. tensor fasciae latae* bzw. dessen Fortsetzung und unten durch die Gesäßfurche, *Sulcus glutealis.*

Durch die relativ dicke Haut tastet man oben den Darmbeinkamm, der vorn in die *Spina iliaca anterior superior* und hinten in die *Spina iliaca posterior superior* ausläuft. Unten fühlt man den Sitzbeinhöcker, *Tuber ischiadicum,* der beim Stehenden vom unteren Rand des M. gluteus maximus bedeckt wird, und seitlich den *Trochanter major* des Oberschenkels. Zwischen der Haut und dem Trochanter major liegt ein Schleimbeutel, *Bursa subcutanea trochanterica.*

Die Hautnerven entstammen den unteren Rückenmarksegmenten (Abb. 231).

– Die *Nn. clunium superiores* (dorsale Äste von L_1 bis L_3) ziehen von oben über den Darmbeinkamm zum Gesäß,

– die *Nn. clunium medii* (dorsale Äste von S_1 bis S_3) durch die Foramina dorsalia des Kreuzbeins zur mittleren Gesäßgegend,

368

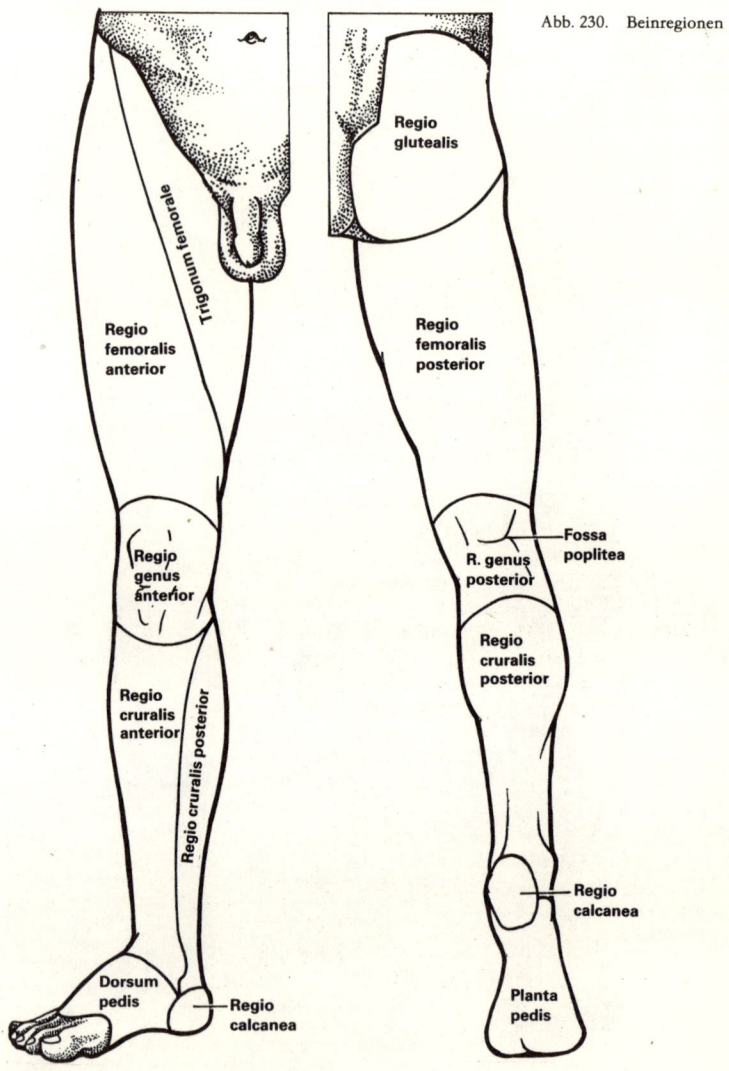

Abb. 230. Beinregionen

- die *Nn. clunium inferiores* (vom N. cutaneus femoris posterior aus dem Plexus sacralis) um den unteren Rand des M. gluteus maximus zum Gesäß.
- Der *R. cutaneus lateralis* des N. iliohypogastricus (aus dem Plexus lumbalis) versorgt die seitliche Hüftgegend.

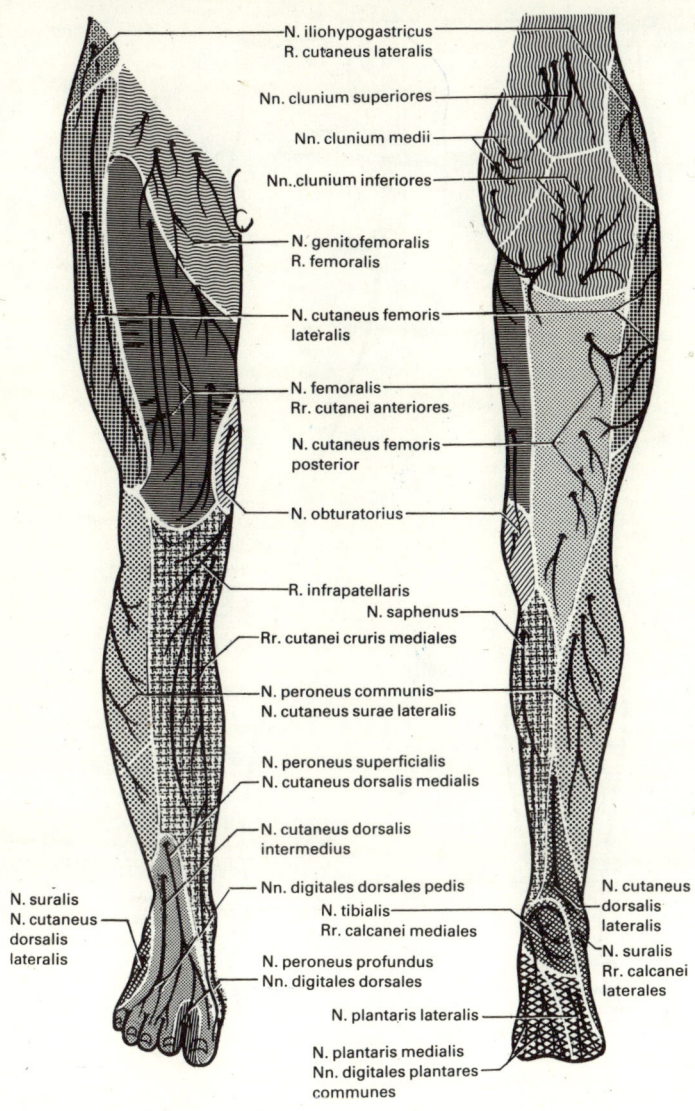

N. iliohypogastricus
R. cutaneus lateralis

Nn. clunium superiores

Nn. clunium medii

Nn. clunium inferiores

N. genitofemoralis
R. femoralis

N. cutaneus femoris
lateralis

N. femoralis
Rr. cutanei anteriores

N. cutaneus femoris
posterior

N. obturatorius

R. infrapatellaris

N. saphenus

Rr. cutanei cruris mediales

N. peroneus communis
N. cutaneus surae lateralis

N. peroneus superficialis
N. cutaneus dorsalis medialis

N. cutaneus dorsalis
intermedius

Nn. digitales dorsales pedis

N. tibialis
Rr. calcanei mediales

N. cutaneus
dorsalis
lateralis

N. suralis
Rr. calcanei
laterales

N. suralis
N. cutaneus
dorsalis
lateralis

N. peroneus profundus
Nn. digitales dorsales

N. plantaris lateralis

N. plantaris medialis
Nn. digitales plantares
communes

Abb. 231. Hautnerven des Beins

370

Faszien und Muskeln der Gesäßregion

Die oberflächliche Faszie ist über dem M. gluteus maximus sehr dünn und mit den Bindegewebssepten verwachsen, die sich zwischen den Muskelfaserbündeln in die Tiefe senken. Abszesse breiten sich daher in diesem Bereich nur schwer aus. Über dem M. gluteus medius und dem M. tensor fasciae latae verstärkt sich die Gesäßfaszie zu einer Aponeurose. Diese setzt sich unten als *Tractus iliotibialis* fort, erreicht oben den Darmbeinkamm und hinten das Kreuzbein. Am unteren Rand des M. gluteus maximus bildet sie einen queren Verstärkungszug, der die Verbindung zur Fascia lata des Oberschenkels herstellt.

Die Gesäßloge liegt zwischen Gesäßfaszie und Darmbeinschaufel. Sie enthält die Gesäßmuskeln, die durch einen Verschiebespalt voneinander getrennt sind. Durch das Foramen ischiadicum majus kommuniziert die Loge oben mit dem Beckenbindegewebe und durch das Foramen ischiadicum minus mit der Fossa ischiorectalis (Abb. 194). Der Verschiebespalt enthält außer Fett- und Bindegewebe Leitungsbahnen, die vom Becken zum Gesäß und Bein ziehen (Abb. 232). In ihm können sich Blutungen (nach intramuskulären Injektionen) oder Eiterungen (Spritzenabszesse) ausbreiten und bis in die Kniekehle vordringen. In seltenen Fällen werden hier auch Glutäalhernien beobachtet.

Die Muskeln der Gesäßregion (Abb. 217, 232, 243) bezeichnet man auf Grund ihrer Lage auch als hintere Hüftmuskeln. Zu den vorderen Hüftmuskeln gehören der M. psoas major und M. iliacus (Abb. 157). Man unterscheidet oberflächliche und tiefe Gesäßmuskeln.

Oberflächliche Gesäßmuskeln sind
1. der *M. gluteus maximus,* der vom Darm-, Kreuz- und Steißbein sowie vom Lig. sacrotuberale zur Tuberositas glutea femoris und zur Fascia lata zieht (im Gleitfeld des Trochanter major liegt die *Bursa trochanterica m. glutei maximi),*
2. der *M. gluteus medius,* der an der Außenfläche des Darmbeins entspringt und am Trochanter major ansetzt, sowie
3. der *M. tensor fasciae latae,* eine Abspaltung des M. gluteus medius, der von der Spina iliaca anterior superior zum Tractus iliotibialis zieht.

Zu den tiefen Gesäßmuskeln gehören
1. der *M. gluteus minimus,* der als verkleinertes Abbild unter dem M. gluteus medius liegt und an der Trochanterspitze ansetzt,
2. der *M. piriformis,* der von der Innenfläche des Kreuzbeins durch das Foramen ischiadicum majus zur Trochanterspitze zieht,
3. der *M. obturatorius internus,* der von der Innenseite der Membrana obturatoria durch das Foramen ischiadicum minus zur Fossa trochanterica läuft, dessen Endsehne sich mit
4. dem *M. gemellus superior* und *inferior* vereinigt (die Gemelli entspringen von der Spina ischiadica bzw. vom Tuber ischiadicum),

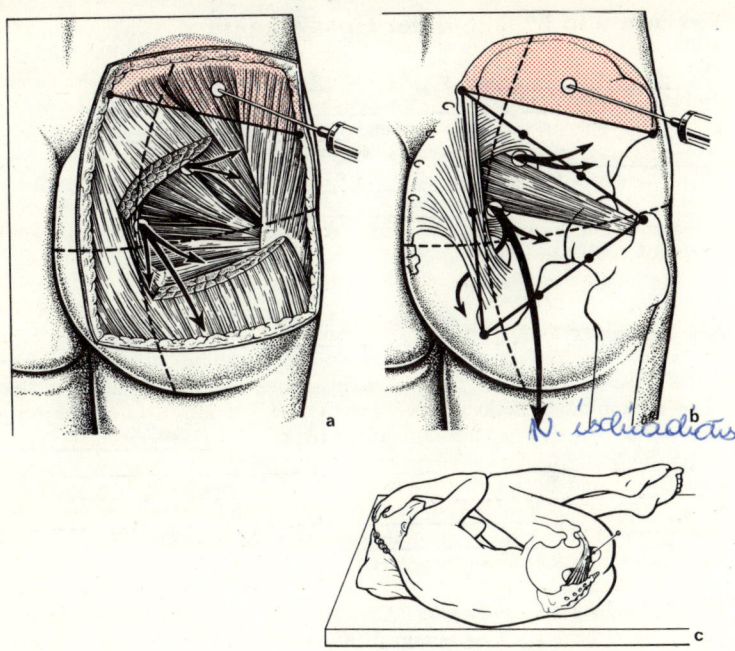

Abb. 232. Glutäalinjektion. *a* Einteilung der Glutäalregion in 4 Quadranten mit intramuskulärer Injektionsstelle. Die Leitungsbahnen verlassen das Becken oberhalb und unterhalb des M. piriformis (Foramen suprapiriforme und infrapiriforme). *b* Halb- und Drittelpunkte auf den Verbindungslinien dienen zur Orientierung. Injektionsfeld nach T. v. Lanz, W. Wachsmuth (1938) rot. *c* Lagerung des Patienten bei Anästhesie des N. ischiadicus

5. der *M. quadratus femoris,* der vom Sitzbeinhöcker zur Crista intertrochanterica zieht, und
6. der *M. obturatorius externus,* der von der Außenseite der Membrana obturatoria zur Fossa trochanterica gelangt.

Leitungsbahnen der Glutäalregion
(Abb. 232, 243)

Die Leitungsbahnen verlassen das Becken durch das *Foramen ischiadicum majus* oberhalb und unterhalb des *M. piriformis.* Das „*Foramen suprapiriforme*" liegt im medialen Drittel einer Verbindungslinie, die von der Spina iliaca posterior superior zum Trochanter major gezogen wird, das „*Foramen infrapiriforme*" in der Mitte zwischen Spina iliaca posterior superior und Sitzbeinhöcker (Abb. 232).

372

Durch das Foramen suprapiriforme ziehen
– der *N. gluteus superior*, die *A.* und *V. glutea superior*.
Die Leitungsbahnen laufen zwischen M. gluteus medius und minimus zum M. tensor fasciae latae und versorgen alle genannten Muskeln. Die A. glutea superior anastomosiert mit der A. glutea inferior, der A. circumflexa ilium profunda und der A. circumflexa femoris lateralis, so daß sie ohne Risiko unterbunden werden kann (Abb. 242).

Durch das Foramen infrapiriforme treten aus dem Becken in der Reihenfolge von lateral nach medial hervor
– der *N. ischiadicus,* der hier bereits in seine beiden Hauptstämme, N. tibialis und N. peroneus communis, gespalten sein kann,
– der *N. cutaneus femoris posterior,* der als Hautast zur Dorsalseite des Oberschenkels zieht,
– der *N. gluteus inferior,* die *A.* und *V. glutea inferior,* die den M. gluteus maximus versorgen, und die Begleitarterie des N. ischiadicus, A. comitans n. ischiadici,
– der *N. pudendus* mit *A., V. pudenda interna* für die Dammregion.
Zur Schonung größerer Leitungsbahnen sticht man bei der Glutäalinjektion in den ventralen Abschnitt des äußeren oberen Quadranten der Gesäßregion. Die Injektion erfolgt in den M. gluteus medius (Abb. 232).
Da die Einteilung in Quadranten an Hand der Rundung einer Gesäßhälfte vorgenommen wird, entspricht sie nicht der Ausdehnung der Glutäalmuskulatur, und die ermittelte Einstichstelle liegt zu tief und meist zu nahe an den Leitungsbahnen.
Der Zentrale Gutachterausschuß der DDR empfiehlt daher die Glutäalinjektion nach T. v. Lanz und W. Wachsmuth (1938). Nach dieser Technik erfolgt der Einstich im ventralen Teil eines Injektionsfelds, das oben vom Darmbeinkamm und unten von einer Verbindungslinie zwischen der Spina iliaca anterior superior und der Spina iliaca posterior superior begrenzt wird.
Den N. ischiadicus sucht man an der lateralen Grenze des medialen Drittels der Tuber-Trochanter-Linie unterhalb des unteren Rands des M. gluteus maximus auf (Abb. 232b).

Hüftgelenk, Articulatio coxae
(Abb. 233 bis 237)

Das Hüftgelenk ist ein Kugelgelenk, dessen Pfanne vom *Acetabulum* des Hüftbeins und dessen Kopf vom *Caput ossis femoris* gebildet wird. Der Femurkopf wird zu 2 Dritteln von der überknorpelten *Facies lunata* und vom *Labrum acetabulare* umfaßt. Bei einer mangelhaft entwickelten Pfanne kommt es zum Ausgleiten des Femurkopfs (angeborene Hüftgelenkluxation).
Das *Labrum acetabulare* ist ein Faserknorpelring am Rand der Hüftgelenkpfanne, der nur unten durch einen Einschnitt, *Incisura acetabuli,* unter-

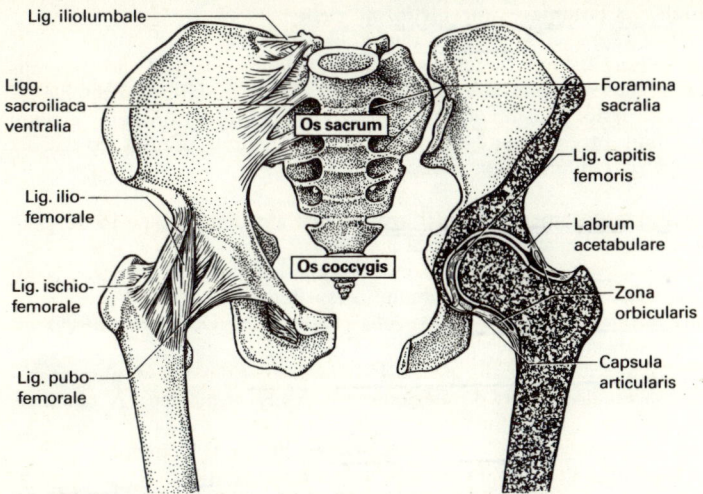

Abb. 233. Rechte Beckenhälfte mit Hüftgelenk und Bändern (links) und Längsschnitt durch das Hüftgelenk (rechts)

brochen ist. Hier spannt sich das *Lig. transversum acetabuli* aus. Die Fossa acetabuli besitzt keinen Knorpelüberzug; sie wird von Bindegewebe und Fett ausgefüllt und dient dem *Lig. capitis femoris* als Ursprung.

Das *Lig. capitis femoris* zieht zum Femurkopf und enthält während der Wachstumsperiode den *R. acetabularis* aus der A. obturatoria. Später bildet sich der R. acetabularis zurück, und der Schenkelkopf wird nur noch von periostalen Ästen der beiden Aa. circumflexae femoris versorgt (Abb. 237). Für die Mechanik des Hüftgelenks hat das Lig. capitis femoris kaum eine Bedeutung.

Die Gelenkkapsel entspringt außerhalb des Labrum acetabulare, reicht vorn über den ganzen Schenkelhals bis zur *Linea intertrochanterica* und hinten bis zur Mitte des Schenkelhalses. Die Femurkopfepiphyse liegt innerhalb des Gelenkraums, die beiden Epiphysen der Trochanteren außerhalb desselben. Die Gelenkkapsel ist am meisten entspannt, wenn das Bein leicht gebeugt, abduziert und etwas außenrotiert ist. Diese Schonstellung nimmt der Patient beim Gelenkerguß ein.

Die Hüftgelenkkapsel (Abb. 233) wird durch eine Bänderschraube verstärkt, welche die Streckung hemmt bzw. das Abkippen des Rumpfs nach dorsal verhindert und dabei den Femurkopf in die Pfanne preßt.

– Das *Lig. iliofemorale* (sehr starkes Band) zieht an der Vorderseite vom Darmbein zur Linea intertrochanterica. Auf ihm liegt die Bursa iliopectinea, die mit der Gelenkhöhle kommunizieren kann.

– Das *Lig. pubofemorale* entspringt vom oberen Schambeinast und läuft medial zur Zona orbicularis und zum Femur.

374

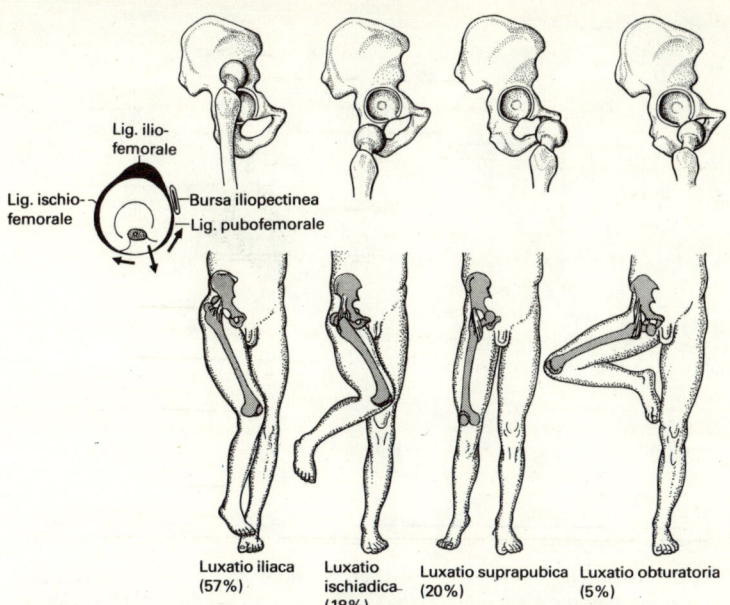

Lig. ilio-
femorale

Lig. ischio-
femorale

Bursa iliopectinea

Lig. pubofemorale

Luxatio iliaca
(57%)

Luxatio
ischiadica
(18%)

Luxatio suprapubica
(20%)

Luxatio obturatoria
(5%)

Abb. 234.   Verstärkungsbänder und schwache Stellen der Hüftgelenkkapsel stark schematisiert
von lateral (links). Die Pfeile kennzeichnen die Prädilektionsstelle des Kapselrisses und die
Verlagerungsmöglichkeiten des Oberschenkelkopfs (nach A. Waldeyer 1980).
Hüftgelenkluxationen (oben) und Zwangshaltungen des Beins bei Hüftgelenkluxationen
(unten)

– Das *Lig. ischiofemorale* (Bertin) strahlt vom hinteren Rand des Acetabulum in die Zona orbicularis ein und befestigt sich vorn an der Linea intertrochanterica.
– Die *Zona orbicularis* bildet einen Faserring um den Schenkelhals.
Zwischen den Verstärkungsbändern des Hüftgelenks befinden sich schwache Stellen, welche die verschiedenen Formen der Hüftgelenkluxationen
erklären. Während das Lig. capitis femoris bei Verrenkungen des Hüftgelenks reißt, bleibt das Lig. iliofemorale immer erhalten und bestimmt die
Zwangshaltung des Beins (Abb. 234).

Die Funktion des Hüftgelenks erfolgt um 3 Hauptachsen. Es können
Pendelbewegungen (Flexion und Extension), Seitwärtsbewegungen (Ab-
und Adduktion) sowie Rotationsbewegungen ausgeführt werden. Versteifungen des Hüftgelenks werden z. T. durch die Beweglichkeit der Lendenwirbelsäule ausgeglichen.
Zur Hüftgelenkpunktion kann man den Gelenkspalt von ventral erreichen. Hierzu bestimmt man die Mitte des Leistenbands und zieht von hier
eine Linie zum Trochanter major. In der Mitte dieser Linie liegt die Einstichstelle der Kanüle (Abb. 237).

375

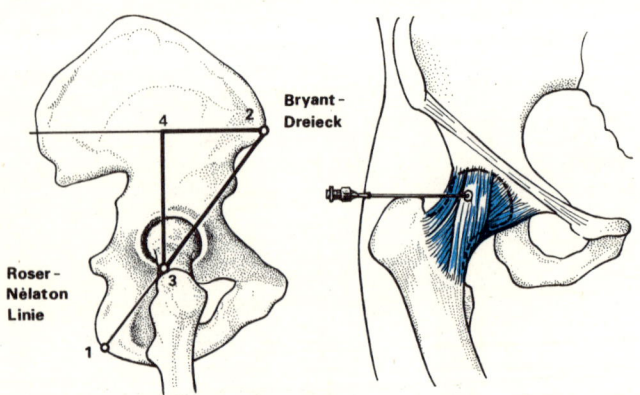

Abb. 235.   Hilfslinien am Hüftbein zur Beurteilung der Stellung des Oberschenkelkopfs.
Die Roser-Nélaton-Linie (1 bis 3) verbindet das Tuber ischiadicum (1) mit der Spina iliaca anterior superior (2). Die Spitze des Trochanter major (3) liegt in dieser Linie. Das Bryant-Dreieck liegt zwischen den Punkten 2. bis 4.
Beim aufrechten Stand liegt die Spitze des Trochanter major in derselben Höhe wie das Zentrum des Hüftgelenks (rechts).

Da das Hüftgelenk infolge des dicken Muskelmantels nicht palpabel ist, bestimmt man die Lage des Gelenkkopfs durch Hilfslinien (Abb. 235). Bei einer aufrecht stehenden Person mit zusammengestellten Füßen liegt die Spitze des Trochanter major in einer Linie (Roser-Nélaton), welche die Spina iliaca anterior superior mit dem Tuber ischiadicum verbindet. Abweichungen des Trochanter major aus dieser Linie deuten auf eine Schenkelhalsfraktur oder Hüftgelenkluxation hin.
Ein anderes Liniensystem ist das Bryant-Dreieck (Abb. 235), dessen untere Spitze mit der des Trochanter major identisch ist. Sie projiziert sich

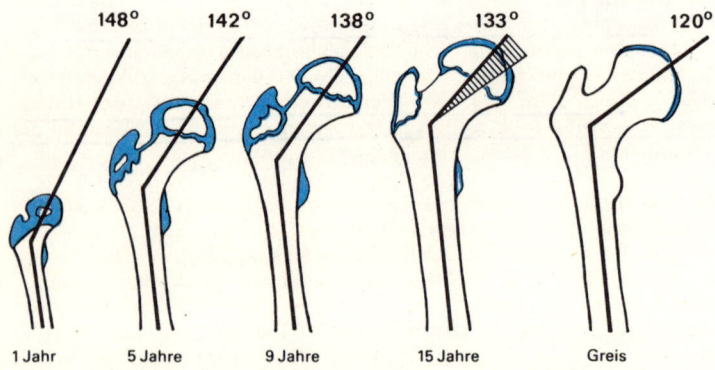

Abb. 236.   Veränderungen des Kollodiaphysenwinkels, Knorpel blau (nach T. v. Lanz und W. Wachsmuth 1938)

376

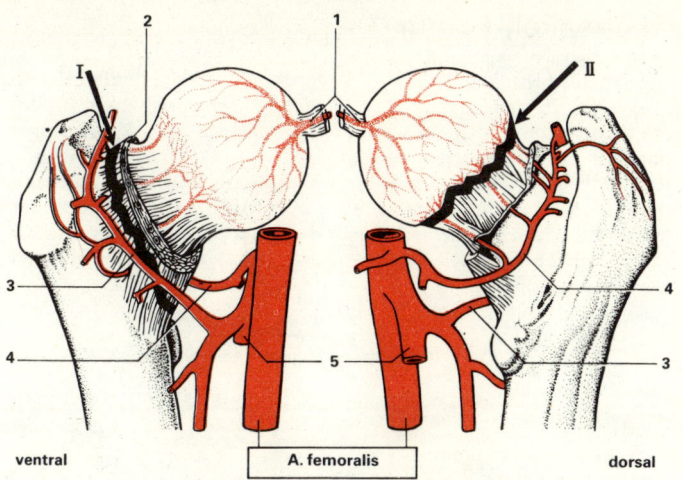

I   II

3

4   5   4

3

ventral | A. femoralis | dorsal

Abb. 237.   Arterielle Versorgung des Oberschenkelkopfs. Die Pfeile markieren die Bruchlinien einer lateralen (I) und medialen (II) Schenkelhalsfraktur.

1 Lig. capitis femoris mit R. acetabularis
2 Capsula articularis
3 A. circumflexa femoris lateralis
4 A. circumflexa femoris medialis
5 A. profunda femoris

auf das Zentrum der Hüftgelenkpfanne. Verformungen dieses Dreiecks deuten ebenfalls auf entsprechende Veränderungen hin.

Als Kollodiaphysenwinkel bezeichnet man den Winkel zwischen Oberschenkelschaft und Schenkelhals (Abb. 236). Er ist bei Mann und Frau gleich und beträgt 120 bis 130°. Der Winkel verändert sich während des Lebens; beim Neugeborenen ist er mit 150° noch sehr groß, im Greisenalter verkleinert er sich auf 120°. Eine Verkleinerung des Kollodiaphysenwinkels (Coxa vara) führt zur Beinverkürzung, eine Vergrößerung zur Steilstellung des Schenkelhalses (Coxa valga). Schenkelhalsbrüche gehen meist mit Dislokationen der Fragmente einher, so daß man Adduktions- oder Varusbrüche und Abduktions- oder Valgusbrüche unterscheidet.
Bei intrakapsulären Schenkelhalsfrakturen besteht die Gefahr der Oberschenkelkopfnekrose. Durch Zerreißen oder Überdehnen der Kapselarterien ist die Blutversorgung unterbrochen, insbesondere dann, wenn der R. acetabularis im Lig. capitis femoris verödet oder mitverletzt ist (Abb. 237).

Oberschenkel, Femur

Der Oberschenkel wird proximal auf der vorderen Seite durch die Leisten-beuge begrenzt, die dem Verlauf des Lig. inguinale entspricht, und auf der hinteren Seite durch die Gesäßfurche. Distal endet er etwa 3 Querfinger breit oberhalb der Kniescheibe.

Topographisch unterscheidet man eine Vorderseite mit dem Schenkel-dreieck, *Trigonum femorale,* und eine Rückseite (Abb. 230). Die Form des Oberschenkels wird hauptsächlich durch die Muskulatur bestimmt. Distal gehen die Muskeln in Sehnen über, wodurch sich der Oberschenkel zum Knie hin verjüngt.

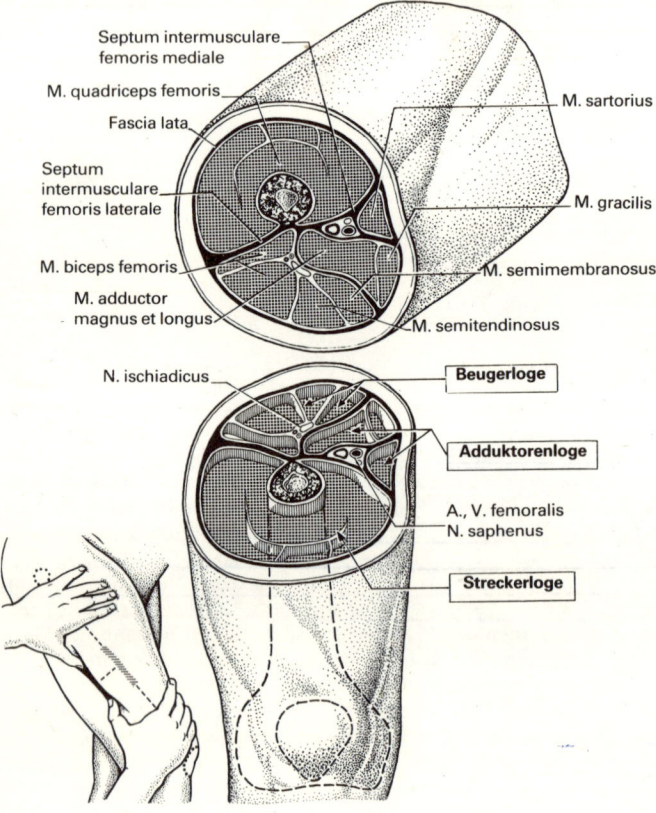

Abb. 238. Muskellogen des Oberschenkels (rechts) und Festlegung des Injektionsfelds am M. vastus lateralis (links). Erklärungen im Text.

Die Leitungsbahnen ziehen durch 3 Öffnungen vom Becken zum Oberschenkel,
1. durch die Glutäalregion zur Dorsalseite,
2. durch das Schenkeldreieck zur Ventralseite und
3. durch den Adduktorenkanal zur Medialseite.

Oberschenkelfaszie und Muskellogen
(Abb. 238)

Die Oberschenkelfaszie, *Fascia lata,* umhüllt die Muskeln und untergliedert sie durch intermuskuläre Septen. Vorn ist die Fascia lata mit dem Leistenband verwachsen, hinten geht sie in die Gesäßfaszie über, und distal setzt sie sich über das Knie in die Unterschenkelfaszie fort. An der medialen und der vorderen Seite des Oberschenkels ist sie relativ dünn. Auf ihr verläuft die V. saphena magna, die unterhalb des Leistenbands durch den *Hiatus saphenus* tritt, um in die subfaszial gelegene Schenkelvene zu münden (Abb. 240, 252). Hinten ist die Fascia lata wesentlich stärker, und an der Außenseite bildet sie den *Tractus iliotibialis* (Maisiat), in den von oben der M. tensor fasciae latae und der M. gluteus maximus einstrahlen.
Das *Septum intermusculare femoris mediale* und *laterale* ziehen nach innen zum Femur und bilden zusammen mit diesem

3 Muskellogen, die Extensoren-, Flexoren- und Adduktorenloge. Durch weitere Bindegewebsblätter werden diese noch unterteilt, so daß auch einzelne Muskeln, wie der M. sartorius, M. tensor fasciae latae oder M. gracilis, ihre eigene Führungsrinne erhalten. Nach Faszienverletzungen (meist durch scharfe Gewalteinwirkung) kann es leicht zu Muskelhernien kommen. Spritzenabszesse können sich epi- oder subfaszial ausbreiten.

Eine Gefäßloge enthält die großen Schenkelgefäße. Sie ziehen durch die Lacuna vasorum in das Trigonum femorale (Abb. 240, 241) und weiter durch den Canalis adductorius in die Kniekehle.

Muskeln des Oberschenkels
(Abb. 238 bis 241, 243)

Die Oberschenkelmuskeln gliedern sich topographisch in eine vordere, hintere und mittlere Muskelgruppe, denen funktionell die Extensoren, Flexoren und Adduktoren entsprechen.

Die Streckerloge des Oberschenkels enthält
1. den *M. sartorius,* der von der Spina iliaca anterior superior schraubenförmig nach unten medial zur Tuberositas tibiae zieht, und
2. den *M. quadriceps femoris,* der sich aus 4 Muskeln zusammensetzt,
   – dem *M. rectus femoris,* der von der Spina iliaca anterior inferior entspringt,

– dem *M. vastus lateralis,* der vom Trochanter major und der lateralen Seite des Femur kommt,
– dem *M. vastus medialis,* der von der Linea intertrochanterica und der Medialseite des Femur entspringt, und
– dem *M. vastus intermedius,* der die Vorderfläche des Femur umgibt.

Alle Muskeln vereinigen sich in der Quadrizepssehne, welche die Kniescheibe wie ein Sesambein einschließt. Die Fortsetzung der Quadrizepssehne distal von der Kniescheibe ist das *Lig. patellae,* das an der Tuberositas tibiae ansetzt. Schwächere Faserzüge ziehen als *Retinaculum patellae mediale* und *laterale* zu beiden Seiten der Kniescheibe über die Gelenkkapsel zur Tibia (Abb. 244). Bei reflektorischer Muskelkontraktion kann es zu Ausrissen des Lig. patellae aus der Tibia kommen.

Der M. vastus lateralis eignet sich zur intramuskulären Injektion (Abb. 238). Der Einstich erfolgt etwa in der Mitte einer Linie, die den Trochanter major des Femur mit der Kniescheibe verbindet. Zur Bestimmung des Injektionsfelds legt der Untersucher eine Hand distal an den Trochanter major und die andere proximal an die Kniescheibe, wobei sich die Köpfe der Mittelhandknochen auf der Trochanter-Patella-Linie befinden sollen. Die abgespreizten Daumen beider Hände liegen in der Furche zwischen Extensoren und Flexoren. Etwa in der Mitte zwischen beiden Daumen wird eine Senkrechte auf die Trochanter-Patella-Linie gefällt. Da, wo sich beide Linien schneiden, ist die Mitte des Injektionsfelds.

Die Beugerloge des Oberschenkels enthält die ischiokruralen Muskeln; sie entspringen vom Tuber ischiadicum und inserieren am Unterschenkel.
1. Der *M. biceps femoris* besitzt 2 Köpfe;
   – das *Caput longum* kommt vom Becken und
   – das *Caput breve* vom Labium laterale der Linea aspera des Oberschenkels; beide setzen am Caput fibulae an,
2. der *M. semitendinosus* inseriert an der medialen Seite der Tibia und
3. der *M. semimembranosus* am Condylus medialis tibiae.

Die Wirkungen der Muskelgruppen des Oberschenkels sind an den Fragmentverschiebungen nach Oberschenkelfrakturen zu erkennen (Abb. 249).

Die Muskeln der Adduktorenloge bilden am Knochenrahmen des Foramen obturatum eine Muskelschale.
1. Der *M. pectineus* entspringt vom Pecten ossis pubis,
2. der *M. adductor longus* vom oberen Schambeinast,
3. der *M. gracilis* unter der Symphyse vom unteren Schambeinast,
4. der *M. adductor brevis* vom unteren Schambeinast und
5. der *M. adductor magnus* vom unteren Schambeinast bis zum Sitzbeinhöcker.

Mit Ausnahme des M. pectineus, der zur Linea pectinea zieht, und des M. gracilis, der an der Innenseite der Tibia inseriert, setzen alle anderen Adduktoren am Labium mediale der Linea aspera des Femur an. Der fächer-

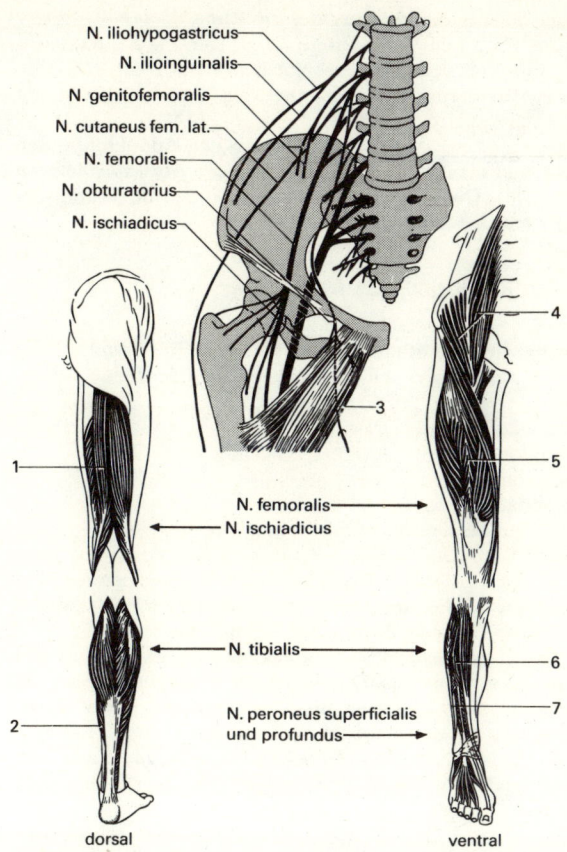

Abb. 239. Nerven des Plexus lumbalis und N. ischiadicus sowie Muskelinnervationen des Beins. Es innervieren:

1 der tibiale Anteil des N. ischiadicus die Flexoren des Oberschenkels,
2 der N. tibialis die oberflächlichen und tiefen Flexoren des Unterschenkels,
3 der N. obturatorius die Adduktoren des Oberschenkels (der M. pectineus wird vorwiegend vom N. femoralis versorgt),
4 der N. femoralis die Flexoren der Hüfte (M. iliopsoas, der z. T. auch direkte Zweige aus dem Plexus erhält),
5 die Extensoren des Oberschenkels und z. T. den M. pectineus,
6 der N. peroneus profundus die Extensoren des Unterschenkels und die Muskeln des Fußrückens,
7 der N. peroneus superficialis die Wadenbeinmuskeln

381

förmige Ansatz des M. adductor magnus, dessen Sehne bis zum Epicondylus medialis femoris reicht, enthält mehrere Öffnungen für die Aa. perforantes aus der A. profunda femoris. Kurz vor dem Ansatz der Endsehne befindet sich der Adduktorenschlitz, *Hiatus tendineus (adductorius)*. Hier endet

der Adduktorenkanal, *Canalis adductorius,* der von den Adduktoren, dem M. vastus medialis und einer Sehnenplatte *(Membrana vastoadductoria)* begrenzt wird (Abb. 240). Der Adduktorenkanal verbindet die Vorderseite des Oberschenkels mit der Kniekehle.

Schenkeldreieck, Trigonum femorale
(Abb. 230, 240)

Das *Trigonum femorale* liegt unterhalb der Leistenbeuge. In ihm findet man die Leitungsbahnen, die vom Becken zur vorderen Seite des Beins ziehen.

Die Begrenzungen des Schenkeldreiecks sind
– oben das Lig. inguinale,
– lateral der M. sartorius und
– medial der M. adductor longus;
– der Boden wird vom M. iliopsoas und M. pectineus gebildet.
Die Haut über dem Trigonum ist relativ dünn und locker mit der Unterlage verbunden. In der Leistenbeuge palpiert man die oberflächlichen inguinalen Lymphknoten und unter der Mitte des Leistenbands den Puls der A. femoralis. In der Tiefe kann man den Femurkopf durchtasten.
Die *Fascia lata* besitzt unterhalb des Leistenbands eine große ovale Öffnung, den *Hiatus saphenus,* für den Durchtritt der *V. saphena magna.* Der Hiatus wird von einer durchlöcherten Bindegewebsplatte, *Fascia cribrosa,* abgeschlossen, die Hautnerven und kleinen Gefäßen zum Durchtritt dient. Ihr lateraler Rand ist zum *Margo falciformis* verstärkt, an dem sich Femoralhernien, die durch den Hiatus saphenus an die Oberfläche treten, einklemmen können.

Die Hautnerven im Gebiet des Trigonum femorale kommen alle aus dem Plexus lumbalis (Abb. 231). Zu ihnen gehören der *N. genitofemoralis* mit seinem R. femoralis und R. genitalis, der *N. femoralis* mit Rr. cutanei anteriores, der *N. obturatorius* mit einem R. cutaneus und der *N. ilioinguinalis* mit den Nn. scrotales bzw. labiales anteriores.

Die Hautarterien sind 3 kleine Äste der A. femoralis, welche durch die Fascia cribrosa unter die Haut treten. Die *A. epigastrica superficialis* zieht über das Lig. inguinale nach oben, die *A. circumflexa ilium superficialis* nach lateral und die *Aa. pudendae externae* nach medial zum äußeren Genitale.

Die Hautvenen (Abb. 252) münden in die *V. saphena magna.*

Lymphgefäße. Die oberflächlichen Lymphbahnen sammeln sich in

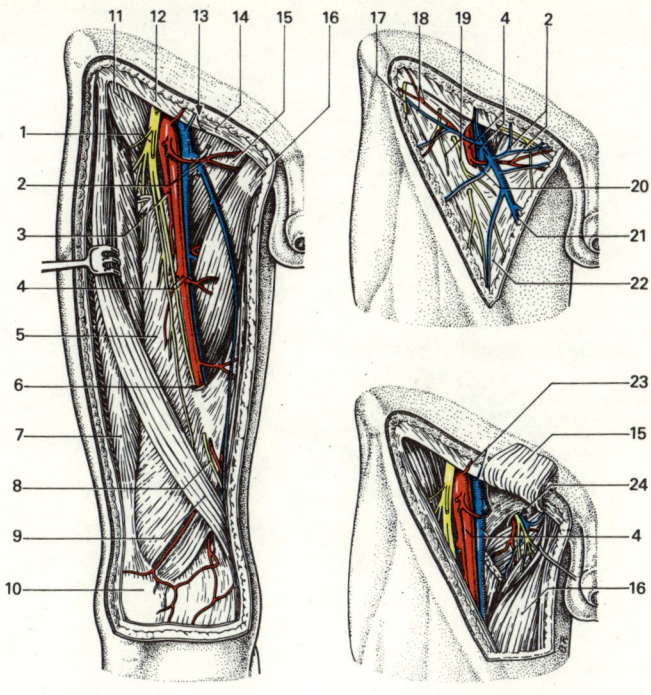

Regio femoralis anterior   Trigonum femorale

Abb. 240. Vorderseite des Oberschenkels und Schenkeldreieck (rechts), oberflächliche Schicht (oben) und tiefe Schicht mit Leitungsbahnen (unten).

1 N. femoralis	10 Patella	18 A., V. circumflexa ilium
2 Aa., Vv. pudendae	11 M. iliopsoas	superficialis
externae	12 Lig. inguinale	19 Rr. cutanei n. femoralis
3 A. profunda femoris	13 Annulus inguinalis	20 Hiatus saphenus
4 A., V. femoralis	superficialis	21 V. saphena magna
5 M. vastus medialis	14 Funiculus spermaticus	22 Fascia lata
6 Hiatus adductorius	15 M. pectineus	23 A., V. epigastrica
7 M. rectus femoris	16 M. adductor longus	superficialis
8 N. saphenus	17 N. cutaneus femoris	24 Canalis obturatorius, N. obturatorius,
9 M. sartorius	lateralis	A. obturatoria Vv. obturatoriae

den *Nll. inguinales superficiales.* Diese liegen in sehr variabler Zahl und Größe unterhalb des Leistenbands und in der Umgebung des Hiatus saphenus im subkutanen Fettgewebe. Mit den tiefen Lymphknoten, *Nll. inguinales profundi,* stehen sie durch zahlreiche Bahnen, welche durch die Fascia cribrosa ziehen, in Verbindung. Ihre Einzugsgebiete sind Anus, Damm, äußeres Genitale, unterer Teil der vorderen Bauchwand und Bein-

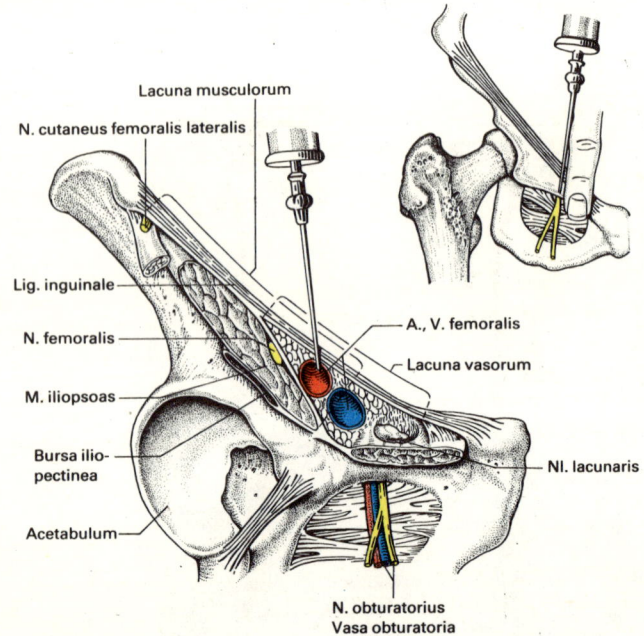

Lacuna musculorum

N. cutaneus femoralis lateralis

Lig. inguinale

N. femoralis

M. iliopsoas

Bursa ilio-pectinea

Acetabulum

A., V. femoralis

Lacuna vasorum

Nl. lacunaris

N. obturatorius
Vasa obturatoria

Abb. 241.   Lacuna musculorum und Lacuna vasorum mit Punktion der A. femoralis und Anästhesie des N. obturatorius

oberfläche. Bei der Frau kommunizieren noch Lymphbahnen durch das Lig. teres uteri mit der Gebärmutter und Tube (Abb. 214).

Die großen Leitungsbahnen ziehen durch die *Lacuna musculorum* und *Lacuna vasorum* in das Schenkeldreieck (Abb. 241). Durch diese Öffnungen können auch Senkungsabszesse aus dem Becken auf das Bein fortgeleitet werden.

<u>Durch die Lacuna musculorum</u> treten der *N. femoralis* und der *N. cutaneus femoris lateralis.*

Der *N. femoralis* verläuft am weitesten lateral unter der Faszie des <u>M. iliopsoas.</u> Nach seinem Durchtritt fächert er sich auf (Abb. 239). Er innerviert den M. iliopsoas (der auch noch kurze Äste vom Plexus lumbalis erhält), die Extensoren, z. T. den M. pectineus sowie die Haut an der Vorderfläche des Oberschenkels und der Medialseite des Unterschenkels bis herunter zum inneren Fußrand. Bei seiner Lähmung ist die Hüftbeugung und

Abb. 242.   Beinarterien mit Unterbindungsstellen. Dreieck: Unterbindung nicht erlaubt, freier Kreis: Unterbindung erlaubt. Kollateralkreisläufe im Bereich der Hüfte von ventral (oben rechts), Abgänge der A. poplitea (unten rechts)

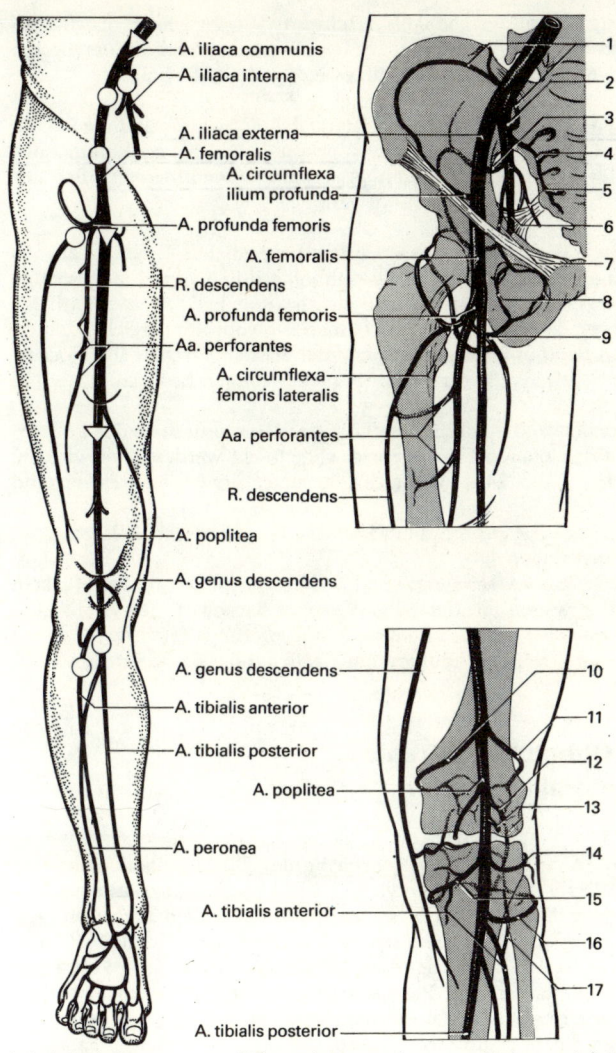

A. iliaca communis
A. iliaca interna
A. iliaca externa
A. femoralis
A. circumflexa ilium profunda
A. profunda femoris
A. femoralis
R. descendens
A. profunda femoris
Aa. perforantes
A. circumflexa femoris lateralis
Aa. perforantes
R. descendens
A. poplitea
A. genus descendens
A. genus descendens
A. tibialis anterior
A. tibialis posterior
A. poplitea
A. peronea
A. tibialis anterior
A. tibialis posterior

1
2
3
4
5
6
7
8
9
10
11
12
13
14
15
16
17

1 A. iliolumbalis
2 A. iliaca interna
3 A. glutea superior
4 Aa. sacrales laterales
5 A. pudenda interna
6 A. glutea inferior
7 A. obturatoria

8 R. anterior et posterior
9 A. circumflexa femoris medialis
10 A. genus superior medialis
11 A. genus superior lateralis
12 Aa. surales
13 A. genus media

14 A. genus inferior lateralis
15 A. genus inferior medialis
16 A. recurrens tibialis posterior (inkonstant)
17 A. recurrens tibialis anterior

die Streckung des Unterschenkels erschwert. Wegen seiner oberflächlichen Lage im Schenkeldreieck kann er leicht verletzt werden. Eine direkte Naht kann wegen seiner starken Aufzweigungen nicht erfolgen.

Durch die Lacuna vasorum ziehen lateral die *A. femoralis* und medial die *V. femoralis*, Lymphgefäße und der *R. femoralis* des N. genitofemoralis. Häufig findet man hier noch den Rosenmüller-Lymphknoten, der zur Gruppe der Nll. inguinales profundi gehört.

Der Schenkelkanal, *Canalis femoralis,* liegt im medialen Abschnitt der Lacuna vasorum. Oben wird er zur Bauchhöhle durch das bindegewebige *Septum femorale* verschlossen (innere Bruchpforte bei Schenkelhernien). Unten endet er am Hiatus saphenus (äußere Bruchpforte bei Schenkelhernien). Da das Septum femorale während der Schwangerschaft aufgelockert wird, werden Schenkelhernien bei Frauen häufiger beobachtet als bei Männern.
Die A. femoralis kann zur Blutstillung in der Mitte unterhalb des Leistenbands gegen den oberen Schambeinast abgedrückt werden; hier wird sie auch punktiert (Abb. 241). Wenige Zentimeter unter dem Leistenband entläßt sie
– die *A. profunda femoris,* die den Hauptteil des Oberschenkels versorgt. Aus ihr entspringen
– die *A. circumflexa femoris medialis* und *lateralis.* Sie ziehen zu den Muskeln und anastomosieren mit den Schenkel- und Beckenarterien (Abb. 242).
– Die *Aa. perforantes* sind die Endäste der A. profunda femoris. Sie treten durch die Schlitze der Adduktorenmuskeln auf die Rückseite des Oberschenkels.

Vordere Oberschenkelregion, Regio femoralis anterior
(Abb. 230, 240)

Hautnerven (Abb. 231). Die Vorderfläche des Oberschenkels wird von Nerven des Plexus lumbalis innerviert. Die *Rr. cutanei anteriores* des *N. femoralis* durchbrechen die Fascia lata an mehreren Stellen und versorgen den mittleren Teil, der *R. cutaneus* des *N. obturatorius* die mediale Seite und der *N. cutaneus femoris lateralis* den seitlichen Teil des Oberschenkels. Letzterer kommt direkt aus dem Plexus lumbalis und zieht medial von der Spina iliaca anterior superior unter dem Leistenband zum Oberschenkel. Erkrankungen dieses Hautnerven äußern sich in schmerzhaften Parästhesien an der Außenseite des Oberschenkels.

Hautvenen (Abb. 252). An der medialen Seite des Oberschenkels zieht die *V. saphena magna* hinter dem medialen Epicondylus nach oben. Sie wird in der Regel von der *V. saphena accessoria* begleitet. Neben ihr verlaufen die oberflächlichen Lymphbahnen des Beins.

Die Schenkelgefäße, A. und V. femoralis, bilden mit den tiefen Lymphgefäßen einen von Bindegewebe umschlossenen Gefäßstrang, dem lateral der N. saphenus aus dem N. femoralis anliegt. Dieser zieht durch den Canalis adductorius auf die Dorsalseite des Oberschenkels in die Kniekehle. Die Vorderwand des Adduktorenkanals wird vom N. saphenus und von der A. genus descendens durchbrochen.

Die *A. femoralis* verläuft in 3 Teilstrecken (Abb. 240, 242).

– Der 1. Abschnitt liegt im Trigonum femorale,
– der 2. Abschnitt wird vom M. sartorius bedeckt,
– der 3. Abschnitt verläuft im Adduktorenkanal.

Auf Grund ihrer oberflächlichen Lage ist die A. femoralis leicht verletzbar und für Unterbindungen gut zu erreichen. Oben findet man sie unter der Mitte des Leistenbands, im mittleren Abschnitt medial vom M. sartorius und oberhalb des Knies seitlich vom M. sartorius.

Die *V. femoralis* liegt im proximalen Drittel medial von der Arterie und verlagert sich dann distal weiter nach hinten.

Der Canalis obturatorius ist eine Öffnung in der Membrana obturatoria unmittelbar unter dem oberen Schambeinast. Er dient dem Durchtritt des N. obturatorius (aus dem Plexus lumbalis), der A. und V. obturatoria (aus den Vasa iliaca int.) (Abb. 195, 196).

Der *N. obturatorius* und die *A. obturatoria* teilen sich in den *R. anterior* und *R. posterior*. Beide versorgen die Adduktoren. Der N. obturatorius gibt außerdem einen *R. cutaneus* für die mediale Seite des Oberschenkels ab. Zur Lösung von Adduktorenspasmen wird der N. obturatorius anästhesiert. Dazu sticht man die Kanüle etwa einen Fingerbreit lateral vom Tuberculum pubicum in die Haut ein (Abb. 241).

Die *A. obturatoria* entläßt einen *R. acetabularis,* der durch das Lig. capitis femoris zum Femurkopf zieht (Abb. 237). Ihr *R. anterior* anastomosiert mit der *A. circumflexa femoris medialis* und ihr *R. posterior* mit der *A. glutea inferior* (Abb. 196, 242). Vor dem Canalis obturatorius kommuniziert sie durch einen *R. pubicus* mit der A. epigastrica inferior (Corona mortis). In seltenen Fällen ist der Canalis obturatorius eine Bruchpforte. Obturatoriushernien können durch Druck des Bruchsacks auf den N. obturatorius Schmerzen an der medialen Seite des Oberschenkels oder Sensibilitätsausfall bewirken (Reithosenanästhesie).

Hintere Oberschenkelregion,
Regio femoralis posterior
(Abb. 230, 243)

Die Haut auf der Hinterseite des Oberschenkels ist relativ derb. Am distalen Ende springen die Sehnen der Beuger hervor und markieren die mediale und latere Begrenzung der Kniekehle. Ein einheitliches Nerven-Gefäß-Bündel fehlt auf der Dorsalseite des Oberschenkels.

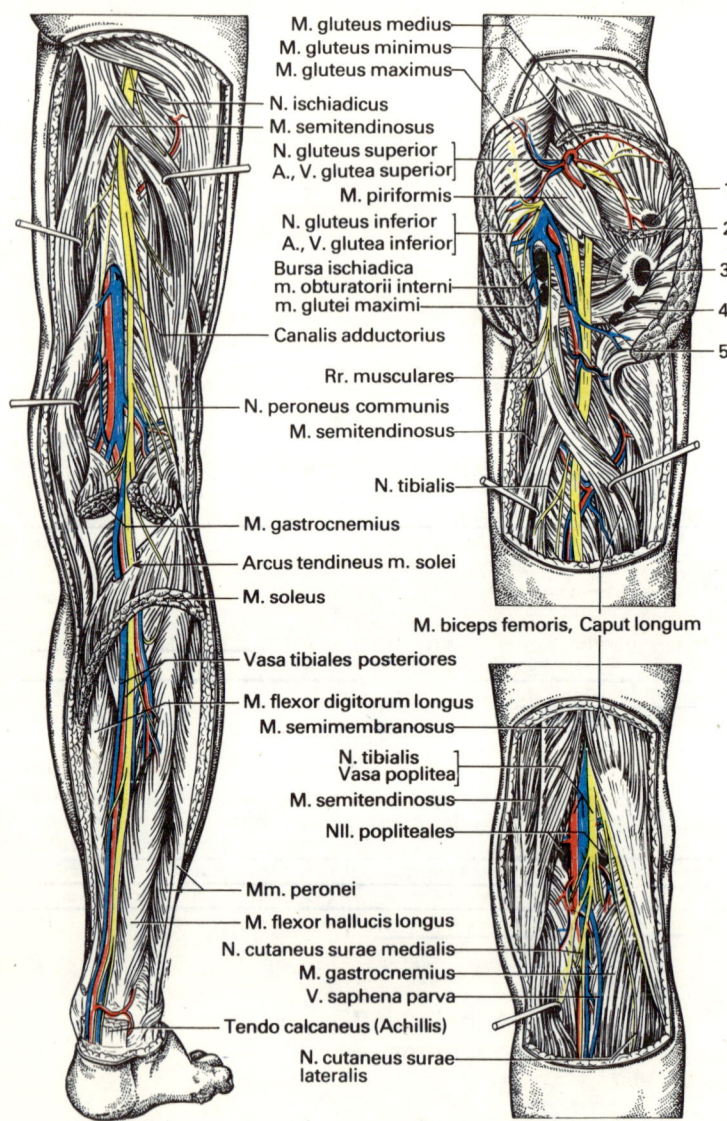

M. gluteus medius
M. gluteus minimus
M. gluteus maximus

N. ischiadicus
M. semitendinosus
N. gluteus superior
A., V. glutea superior
M. piriformis
N. gluteus inferior
A., V. glutea inferior
Bursa ischiadica
m. obturatorii interni
m. glutei maximi
Canalis adductorius

Rr. musculares
N. peroneus communis
M. semitendinosus

N. tibialis

M. gastrocnemius
Arcus tendineus m. solei
M. soleus

Vasa tibiales posteriores

M. flexor digitorum longus
M. semimembranosus

M. biceps femoris, Caput longum

N. tibialis
Vasa poplitea
M. semitendinosus
Nll. popliteales

Mm. peronei
M. flexor hallucis longus
N. cutaneus surae medialis
M. gastrocnemius
V. saphena parva
Tendo calcaneus (Achillis)
N. cutaneus surae lateralis

1
2
3
4
5

Abb. 243.   Leitungsbahnen des Beins von dorsal (links), rechte Gesäßgegend (oben rechts), rechte Kniekehle (unten rechts).
1 Bursa trochanterica m. glutei medii
2 M. obturatorius internus, Mm. gemelli
3 Bursa trochanterica m. glutei maximi
4 Bursae intermusculares mm. gluteorum
5 M. quadratus femoris

Hautnerven (Abb. 231). Der *N. cutaneus femoris posterior* (aus dem Plexus sacralis), der proximal die Nn. clunium inferiores für die Haut des Gesäßes abgibt, durchbricht die Fascia lata mit seinen Endzweigen im distalen Abschnitt.

Der N. ischiadicus (L_3 bis S_3) ist der größte Nerv des menschlichen Körpers. Er erreicht die Regio femoralis posterior am unteren Rand des M. gluteus maximus. Hier liegt er am oberflächlichsten zwischen Tuber ischiadicum und Trochanter major auf dem M. quadratus femoris. Er zieht dann zwischen dem M. adductor magnus und den Beugern nach unten. Proximal liegt er lateral vom langen Bizepskopf, und weiter unten wird er von diesem bedeckt. Die Teilung in seine beiden Endäste, *N. tibialis* und *N. peroneus communis,* kann bereits oberhalb der Fossa poplitea erfolgen.
Der N. ischiadicus innerviert alle Beugemuskeln des Oberschenkels und den distalen Teil des M. adductor magnus. Bei hoher Teilung werden der kurze Bizepskopf vom N. peroneus communis und die anderen Muskeln vom N. tibialis versorgt. Er liegt in einer Bindegewebs- und Fettschicht, in der auch Abszesse vom Becken bis zur Kniekehle fortgeleitet werden können. Der Nerv ist am meisten entspannt, wenn die Hüfte gestreckt und das Knie gebeugt ist (Entlastungsstellung bei Ischias). Seine direkte Naht ist durch Entlastungsstellung der Gelenke und Mobilisierung des Nerven bei Defekten bis zu 8 cm möglich. Bei Ischiadikuslähmungen kann der Unterschenkel nicht mehr gebeugt werden; Fuß- und Zehenmuskeln fallen aus.
Gefäße. Die Beugemuskeln werden von den *Aa. perforantes,* die als Endäste der A. profunda femoris die Adduktoren durchbohren und so auf die Dorsalseite des Oberschenkels gelangen, versorgt. Die Venenverläufe entsprechen denen der Arterien.

Knie, Genu
(Abb. 244 bis 248)

Topographisch beginnt das Knie etwa 3 cm oberhalb der Basis patellae und endet unterhalb der Tuberositas tibiae. Man unterscheidet eine vordere und eine hintere Knieregion. In der *Regio genus anterior* kann man Teile des Kniegelenks palpieren; die *Regio genus posterior* entspricht der Kniekehle, *Fossa poplitea.*

Vordere Kniegegend, Regio genus anterior
(Abb. 230, 244, 246)

Das Relief der vorderen Knieregion wird durch das Kniegelenk und die unteren Wülste des M. quadriceps femoris geprägt. In der Mitte befindet sich die Kniescheibe, *Patella,* die durch ihre oberflächliche Lage beim Aufprall leicht frakturieren kann (Splitter- oder Sternfraktur). Bei gestrecktem Knie liegt die Patella den Kondylen des Oberschenkels an, hebt sich aber bei Gelenkergüssen von ihrer knöchernen Unterlage ab. Drückt man sie an den Knochen, so schnellt sie beim Nachlassen des Drucks wieder zurück („Tanzen" der Patella).

Unterhalb der Kniescheibe zieht das *Lig. patellae* zur Tuberositas tibiae. Zu beiden Seiten des Lig. patellae tritt bei gestrecktem Knie ein flacher Wulst hervor, der durch den Fettkörper des Kniegelenks entsteht. Bei der Beugung retardiert sich dieser, und die Wülste wandeln sich in flache Gruben um. An beiden Seiten tastet man die Kondylen des Femur und der Tibia sowie die beiden Seitenbänder.

Die Haut über dem Kniegelenk ist relativ dick. Bemerkenswert ist hier das Vorhandensein einiger subkutaner Schleimbeutel (Abb. 247).
– Die *Bursa subcutanea prepatellaris* liegt vor der Kniescheibe,
– die *Bursa subcutanea infrapatellaris* vor dem Lig. patellae und
– die *Bursa subcutanea tuberositatis tibiae* vor der Tuberositas tibiae. Sie wird beim Knien am meisten beansprucht.

Alle subkutanen Schleimbeutel können miteinander kommunizieren und bei Riß- oder Schürfwunden leicht eröffnet werden.

Die Fascia lata ist fest mit dem Tractus iliotibialis, den Retinacula und den Seitenbändern des Kniegelenks sowie mit dem umgebenden Knochen verwachsen.

Hautnerven (Abb. 231). Die Haut wird von den *Rr. cutanei anteriores* des *N. femoralis* und dem *R. infrapatellaris* des *N. saphenus* innerviert.

Die Arterien (Abb. 242) bilden unter der Faszie ein ausgedehntes Netz,

das Rete articulare genus, das sich auf der Kniescheibe zum *Rete patellare* verdichtet. Die Versorgung dieses Arteriennetzes erfolgt von mehreren Arterien.
– Der *R. descendens* der A. circumflexa femoris lateralis kommt aus der A. profunda femoris,
– die *A. genus descendens* aus der A. femoralis,
– die *A. genus superior medialis* und *lateralis* entspringen wie
– die *A. genus inferior medialis* und *lateralis* aus der A. poplitea,
– die *A. recurrens tibialis anterior* und *posterior* aus der A. tibialis anterior, und
– der *R. circumflexus fibulae* entstammt der A. tibialis posterior.

Da das Rete articulare genus für die Bildung eines Kollateralkreislaufs nicht ausreicht, ist die Unterbindung der A. poplitea für den Unterschenkel risikoreich.

Die Hautvenen (Abb. 252) leiten das Blut in die V. saphena magna. Den Venen folgen auch die Lymphbahnen bis zur Leistenbeuge.

Kniegelenk, Articulatio genus
(Abb. 244 bis 248)

Das Kniegelenk ist das größte Gelenk des Menschen. In ihm artikulieren
die konvexen Femurkondylen mit den nahezu planen Gelenkflächen der
Tibia. Die Inkongruenz der Gelenkflächen wird durch die beiden Menisken und durch den Gelenkknorpel ausgeglichen, der an den Stellen der
stärksten Belastung am dicksten ist.

Die Kniegelenkkapsel inseriert an der Tibia oberhalb der Epiphysenlinie. Am Femur erfolgt der Ansatz derart, daß die Epiphysenlinie vorn innerhalb der Kapsel bzw. in der Bursa suprapatellaris (Übergreifen von Ge-
lenkprozessen) und hinten außerhalb der Gelenkhöhle liegt. In leichter
Beugestellung (20° bis 30°) ist die Gelenkkapsel am meisten entspannt.
Verstärkungsbänder der Kniegelenkkapsel sind
- vorn die *Quadrizepssehne* und das *Lig. patellae,*
- medial das *Lig. collaterale tibiale* und das *Retinaculum patellae mediale,*
- lateral das *Retinaculum patellae laterale,*
- hinten das *Lig. popliteum obliquum* und *Lig. popliteum arcuatum.*

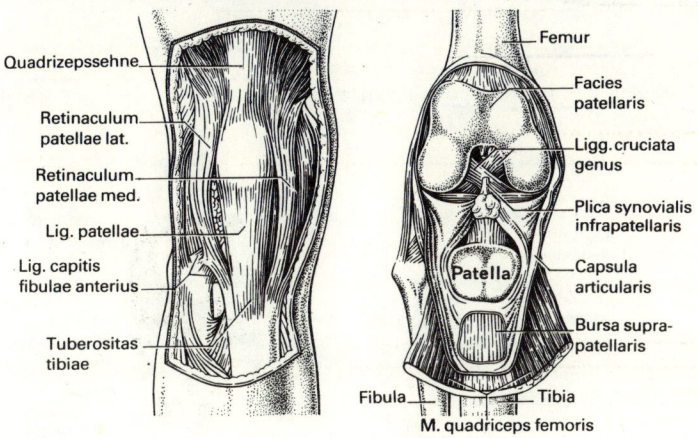

Abb. 244. Rechtes Kniegelenk von vorn mit Verstärkungsbändern der Gelenkkapsel (links) und
eröffneter Gelenkkapsel (rechts)

Der hinteren Kapselwand liegt noch der M. popliteus an.
Das *Lig. collaterale fibulare* inseriert am Fibulaköpfchen, ohne mit der Ge-
lenkkapsel in Verbindung zu stehen.
Bei einer Durchtrennung des Lig. patellae (Hauptstreckapparat) kann das
Knie noch über die Retinacula gestreckt werden (Reservestreckapparat).
Bei Zerrungen (Distorsionen) des Kniegelenks ist das tibiale Seitenband
wesentlich häufiger betroffen als das fibulare. Rupturen des Lig. collate-

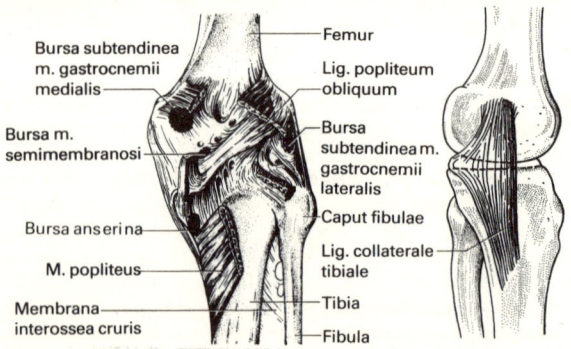

Bursa subtendinea
m. gastrocnemii
medialis

Bursa m.
semimembranosi

Bursa anserina

M. popliteus

Membrana
interossea cruris

Femur

Lig. popliteum
obliquum

Bursa
subtendinea m.
gastrocnemii
lateralis

Caput fibulae

Lig. collaterale
tibiale

Tibia

Fibula

Abb. 245. Rechtes Kniegelenk mit Gelenkkapsel und Schleimbeuteln von hinten (links) und Kniegelenk von medial mit Lig. collaterale tibiale (rechts)

rale tibiale erkennt man daran, daß der Unterschenkel zur Seite geführt werden kann (Aufklappphänomen).

Schleimbeutel (Abb. 246, 247). Außer den subkutanen Schleimbeuteln gibt es zwischen der Faszie und der Quadrizepssehne
– die *Bursa suprapatellaris,* die sich oberhalb der Kniescheibe zwischen Quadrizepssehne und Patella ausdehnt. In der Regel steht sie mit der Gelenkhöhle in Verbindung und ermöglicht eine Gleitbewegung der Kniescheibe um 5 bis 7 cm.

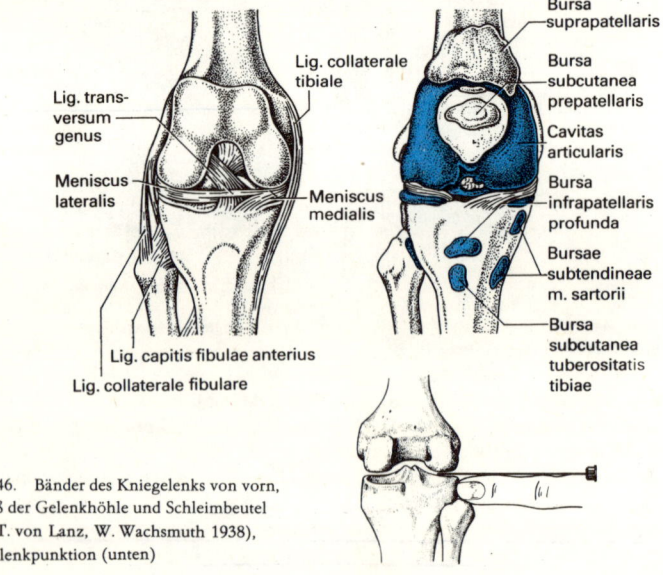

Lig. trans-
versum
genus

Lig. collaterale
tibiale

Meniscus
lateralis

Meniscus
medialis

Lig. capitis fibulae anterius

Lig. collaterale fibulare

Bursa
suprapatellaris

Bursa
subcutanea
prepatellaris

Cavitas
articularis

Bursa
infrapatellaris
profunda

Bursae
subtendineae
m. sartorii

Bursa
subcutanea
tuberositatis
tibiae

Abb. 246. Bänder des Kniegelenks von vorn, Ausguß der Gelenkhöhle und Schleimbeutel (nach T. von Lanz, W. Wachsmuth 1938), Kniegelenkpunktion (unten)

– Die *Bursa infrapatellaris profunda* liegt zwischen Lig. patellae und Tibia. Die hinteren Schleimbeutel finden sich an den Ansatzstellen der Muskeln (Abb. 244).

– Der *Recessus subpopliteus (Bursa m. poplitei)* liegt auf dem Condylus lateralis femoris unter der Sehne des M. popliteus und kommuniziert in der Regel mit der Kniegelenkhöhle,

– die *Bursa m. semimembranosi* findet sich am oberen Rand der Tibia unter der Ansatzsehne des M. semimembranosus; sie steht häufig mit der Gelenkhöhle in Verbindung,

– die *Bursa m. bicipitis femoris inferior* auf dem Lig. collaterale fibulare liegt unter der Ansatzsehne des M. biceps femoris,

– die *Bursa subtendinea m. gastrocnemii medialis* und *lateralis* unter den Ursprüngen beider Gastroknemiusköpfe sowie

– die *Bursa anserina* an der medialen Seite des Tibiakopfs unter den Sehnenansätzen des M. semitendinosus, M. gracilis und M. sartorius.

Die Gelenkhöhle (Abb. 246, 247) ist relativ weit und mit vielen Buchten versehen, die Infektionserregern zahlreiche Schlupfwinkel bieten. Die große Fläche der Synovialhaut mit den ihr angeschlossenen Schleimbeuteln erklärt das massive Auftreten von Gelenkergüssen. Sie breitet sich nicht über die Tibiakondylen nach unten aus, daher kann die Gelenkpunktion auch von lateral erfolgen. Die Einstichstelle liegt dann einen Fingerbreit über dem Caput fibulae (Abb. 244).

Der vordere Teil der Gelenkhöhle wird von einem Fettkörper, *Corpus adiposum infrapatellare,* ausgefüllt. Eine Falte desselben, *Plica synovialis infrapatellaris,* befestigt sich in der Fossa intercondylaris.

Die Menisken liegen unter den Femurkondylen. Sie bestehen aus verformbarem Faserknorpel und lassen sich auf der Tibia wie „transportable Gelenkpfannen" verschieben. Im Querschnitt sehen sie keilförmig aus; ihre breite Kante zeigt nach außen (Abb. 247).

– Der *Meniscus medialis* ist größer, C-förmig und durch seine Verwachsung mit dem Lig. collaterale tibiale weniger beweglich als

– der *Meniscus lateralis,* der kleiner und kreisförmig ist.

Die Enden der Menisken befestigen sich im Gebiet der *Eminentia intercondylaris* der Tibia; ein Ende des lateralen Meniskus strahlt mit dem *Lig. meniscofemorale posterius* in das hintere Kreuzband ein. Vorn sind beide Menisken durch das *Lig. transversum genus* miteinander verbunden.

Kommt es bei halbgebeugtem Knie zur gewaltsamen Außen- oder Innenrotation (z. B. beim Skilaufen oder Fußball), dann können die Menisken ein- oder abreißen und dabei eingeklemmt werden, was sehr schmerzhaft ist und eine Streckhemmung zur Folge hat. Der unbeweglichere innere Meniskus wird wesentlich häufiger verletzt als der seitliche; meist sind es Einrisse am vorderen Schenkel oder Abriß von der Kapsel.

Die Kreuzbänder, *Ligg. cruciata genus,* (Abb. 248) ziehen von den Seitenwänden der Fossa intercondylaris des Femur zur Eminentia intercondyla-

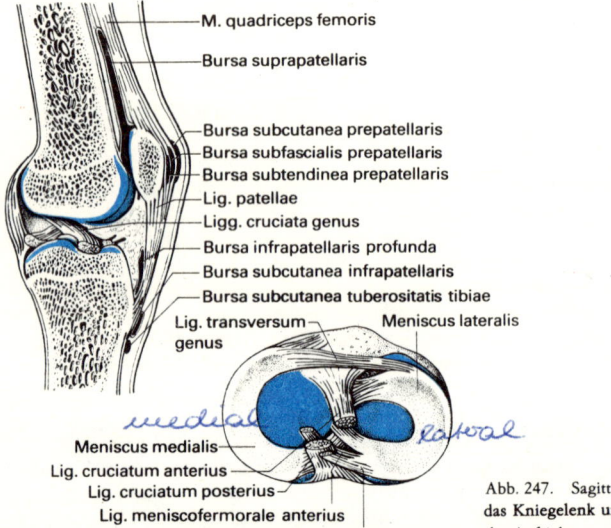

- M. quadriceps femoris
- Bursa suprapatellaris
- Bursa subcutanea prepatellaris
- Bursa subfascialis prepatellaris
- Bursa subtendinea prepatellaris
- Lig. patellae
- Ligg. cruciata genus
- Bursa infrapatellaris profunda
- Bursa subcutanea infrapatellaris
- Bursa subcutanea tuberositatis tibiae

Lig. transversum genus — Meniscus lateralis

medial *lateral*

Meniscus medialis —
Lig. cruciatum anterius —
Lig. cruciatum posterius —
Lig. meniscofemorale anterius —
Lig. meniscofemorale posterius —

Abb. 247. Sagittalschnitt durch das Kniegelenk und Menisken in der Aufsicht

ris der Tibia. Da sie entwicklungsgeschichtlich von hinten in das Gelenk eingewandert sind und die Synovialhaut mitgenommen haben, liegen sie außerhalb der Membrana synovialis im straffen Bindegewebe der Gelenkkapsel. Man kann sie operativ von dorsal erreichen, ohne den Gelenkraum zu eröffnen. Es gibt ein vorderes und hinteres Kreuzband, *Lig. cruciatum anterius* und *posterius.*

Die Kreuzbänder sichern die Lage der Femurkondylen auf dem Tibiakopf und wirken einer Überstreckung entgegen. Das vordere Kreuzband verhindert ein Vorschieben, das hintere ein Zurückgleiten der Tibia gegenüber dem Femur. Zusammen mit den Seitenbändern verhindern sie ein Ausdrehen bei Rotationen. In der Außenrotation sind die Seitenbänder und in der Innenrotation die Kreuzbänder angespannt (Abb. 248). Bei Abrissen der Kreuzbänder (hauptsächlich bei Fußballspielern oder Skiläufern) kann der Unterschenkel bei gebeugtem Kniegelenk gegen den Oberschenkel nach vorn und hinten verschoben werden (Schubladenphänomen).

Die Funktion des Kniegelenks besteht in der Beugung, Streckung und bei gebeugtem Knie in der Rotation des Unterschenkels. Während der Beuge- und Streckbewegungen verschiebt sich die Kniescheibe auf der Facies patellaris femoris um 5 bis 7 cm. Bei maximaler Beugung befindet sie sich in der Gleitrinne zwischen beiden Femurkondylen, wodurch sie gegen seitliche Verschiebungen gesichert ist.

Kniegelenkluxationen sind relativ selten, Verrenkungen der Kniescheibe häufiger, meist erfolgen sie nach lateral.

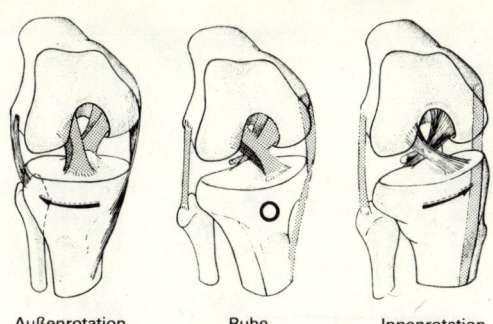

Außenrotation	Ruhe	Innenrotation

Abb. 248.   Kreuzbänder und Seitenbänder des Kniegelenks haben neben synergistischen Funktionen eine antagonistische Grundfunktion bei den Rotationen (nach W. Müller 1982)

Normalerweise liegt das Kniegelenk in der Tragelinie des Körpers. Eine Abweichung nach medial bezeichnet man als X-Bein (Genu valgum), eine solche nach lateral O-Bein (Genu varum).

Kniekehle, Regio genus posterior
(Abb. 243)

Die Kniekehle, *Fossa poplitea,* ist rautenförmig und bildet bei der Bewegung eine flache Grube. In der Streckstellung des Knies tritt der Nerven-Gefäß-Strang hervor und bildet einen Wulst. Die Kniekehlenhaut ist relativ dünn; sie enthält Schweiß- und Talgdrüsen und zeigt 2 bis 3 Beugefalten. Unter ihr liegt eine derbe Faszie.

Die Begrenzung der Fossa poplitea erfolgt
– oben medial vom M. semimembranosus und M. semitendinosus,
– oben lateral vom M. biceps femoris und
– unten beiderseits von den Ursprungsköpfen des M. gastrocnemius.
– Der Boden wird von der Facies poplitea des Femur, der hinteren Kniegelenkkapselwand und vom M. popliteus gebildet.
Aus den Insertionsverhältnissen der Muskeln erklären sich typische Fragmentdislokationen bei suprakondylären Frakturen (Abb. 249).
Die Kniekehle enthält einen Fettkörper, Leitungsbahnen und Lymphknoten. Oben steht sie mit dem Bindegewebslager des N. ischiadicus und unten durch den Arcus tendineus m. solei mit dem Bindegewebsraum der Beugerloge in Verbindung.

Hautnerven. Die Mitte der Kniekehle wird von Endästen des *N. cutaneus femoris posterior* innerviert. Die mediale Seite erhält Zweige vom *N. saphenus* (aus dem N. femoralis) und die laterale Seite rückläufige Äste vom *N. cutaneus surae lateralis* (aus dem N. peroneus communis).

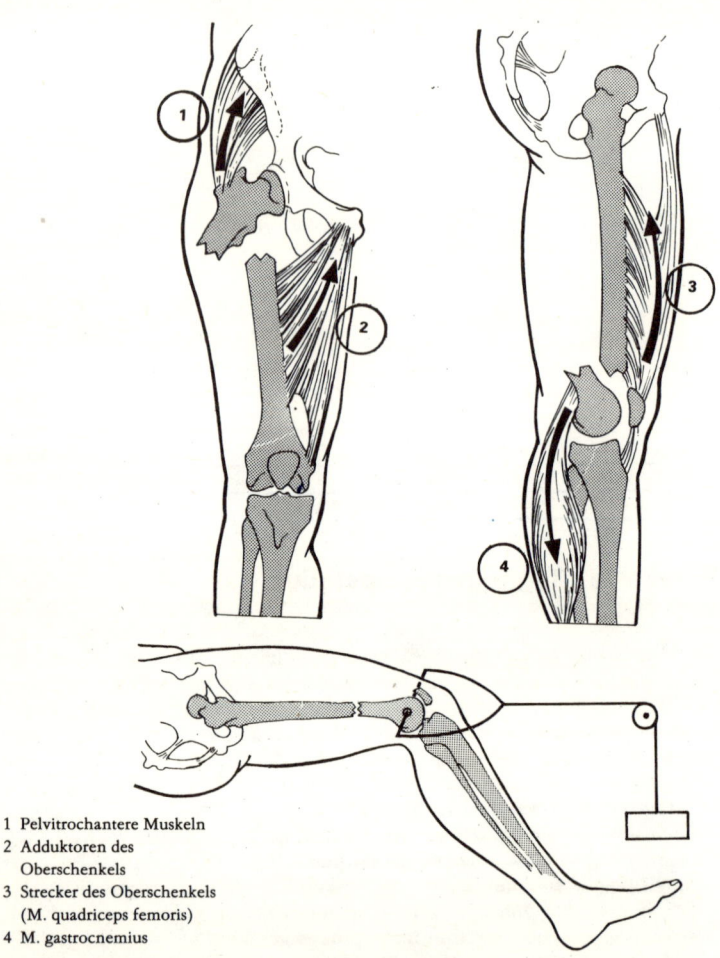

Abb. 249. Oberschenkelfrakturen unter der Wirkung des Muskelzugs (oben). Subtrochanterer Bruch (links) und suprakondylärer Bruch (rechts). Extension des Femur (unten).

1 Pelvitrochantere Muskeln
2 Adduktoren des
  Oberschenkels
3 Strecker des Oberschenkels
  (M. quadriceps femoris)
4 M. gastrocnemius

Hautvenen. Die *V. saphena parva* verläuft in der Kniekehle bereits unter der Faszie und mündet in die V. poplitea.
Die Leitungsbahnen in der Kniekehle sind der *N. ischiadicus* und die *Vasa poplitea.*

Der N. ischiadicus liegt am oberflächlichsten. Kurz nach seinem Eintritt in die Fossa poplitea, häufig aber schon weiter oben, teilt er sich in den *N. tibialis* und *N. peroneus communis.*

- Der *N. tibialis* zieht in der Mitte der Kniekehle abwärts und verschwindet zwischen beiden Gastroknemiusköpfen. Zuvor entläßt er den *N. cutaneus surae medialis*, der die V. saphena parva auf der Wade nach unten begleitet.
- Der *N. peroneus communis* biegt lateral ab und läuft hinter dem Wadenbeinkopf nach vorn in die Peroneusloge (Abb. 251). Auf Grund seiner oberflächlichen Lage ist er hier durch Frakturen oder direkte Traumen leicht verletzbar und kann durch Druck auf Schienen und unter Druckverbänden geschädigt werden. Die Folgen seines Funktionsausfalls sind Lähmungen der Strecker des Unterschenkels und der Peroneusmuskeln, so daß die Fußspitze herabhängt (Pes equinovarus, Abb. 253) und beim Gehen nach vorn geschleudert wird (Steppergang). Er entläßt den *N. cutaneus surae lateralis*, der oberhalb des Fibulaköpfchens durch die Faszie unter die Haut tritt.

Die Vasa poplitea treten durch den Adduktorenschlitz in die Kniekehle. Sie sind von einer starken Bindegewebshülle umgeben, welcher der N. tibialis auf der Dorsalseite anliegt. Die *V. poplitea* liegt in der Mitte und die A. poplitea am tiefsten und am weitesten medial.

Die *A. poplitea* gibt Äste für die Muskeln sowie eine A. genus media für die Kreuzbänder des Kniegelenks ab. Sie beteiligt sich außerdem an der Bildung des *Rete articulare genus* (Abb. 242). Vor ihrem Austritt aus der Kniekehle spaltet sie sich in ihre beiden Endäste, die *A. tibialis anterior* und *A. tibialis posterior*.

Die Lymphgefäße sammeln sich in den *Nll. popliteales superficiales* und *profundi*. Die oberflächlichen Lymphknoten liegen im Mündungsgebiet der V. saphena parva und führen Lymphe vom lateralen Fußrand und der Wade.

Die Nll. popliteales profundi findet man in der Nähe der Vasa poplitea. Da sie unter der Faszie tief im Fett liegen, sind sie nur schwer zu tasten. Sie erhalten die Lymphe von der Rückseite des Unterschenkels. Die Lymphknoten der Kniekehle stehen mit den tiefen inguinalen Lymphknoten in Verbindung (Abb. 186).

Unterschenkel, Crus

Topographisch beginnt der Unterschenkel unterhalb der Tuberositas tibiae und endet oberhalb der Knöchel. Man unterscheidet eine vordere und hintere Unterschenkelregion (Abb. 230). An der medialen Seite tastet man unter der Haut die Facies medialis des Schienbeins. Oben lateral ist das Wadenbeinköpfchen und unten seitlich das distale Ende des Wadenbeins zu fühlen, das in den seitlichen Knöchel ausläuft. Die Hinterseite des Unterschenkels wird in der Hauptsache von der Wade geformt, die sich unten zur Achillessehne verjüngt.

Unterschenkelfaszie und Muskellogen
(Abb. 250)

Die Unterschenkelfaszie, *Fascia cruris,* ist mit den muskelfreien Knochen-
kanten verwachsen und dient einigen Muskeln als Ursprung. Oberhalb der
Knöchel verstärkt sie sich durch quere Faserzüge zum oberen Halteband
der Streckersehnen, *Retinaculum mm. extensorum superius.* Von der Fascia
cruris gehen 2 Bindegewebssepten in die Tiefe,
– das *Septum intermusculare anterius cruris* zwischen Peroneusmuskeln und
  Extensoren und

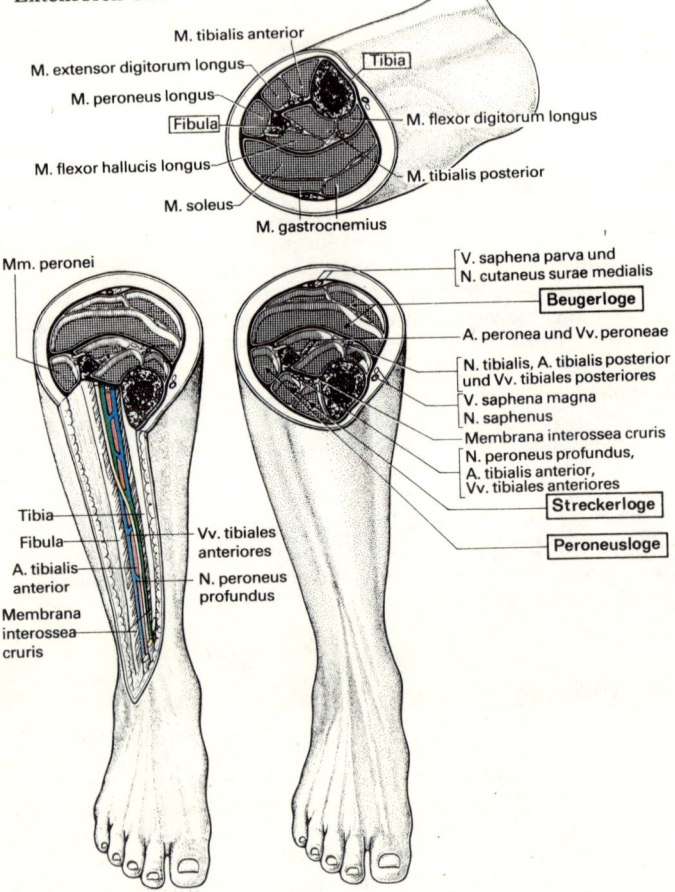

Abb. 250. Muskellogen des Unterschenkels (rechts) und Leitungsbahnen der Regio cruris
anterior (links)

– das *Septum intermusculare posterius cruris* zwischen Peroneusmuskeln und Flexoren.

Die 3 Muskellogen des Unterschenkels sind
– die *Streckerloge,* die unten auf den Fußrücken übergeht,
– die *Peroneusloge,* die sich hinter dem äußeren Knöchel auf die Fußsohle fortsetzt, und
– die *Beugerloge,* die oben mit der Fossa poplitea und unten hinter dem medialen Knöchel mit der Fußsohle kommuniziert.

Muskeln des Unterschenkels
(Abb. 239, 243, 250, 251)

Die Unterschenkelmuskeln gliedern sich in 3 Gruppen. Vorn liegen die Extensoren, seitlich die Peroneusmuskeln und hinten die Flexoren.

Die Muskeln der Streckerloge (Extensoren) entspringen vom proximalen Teil der Tibia, von der Membrana interossea cruris, Fibula und Fascia cruris. Sie ziehen unter dem Retinaculum mm. extensorum superius und inferius zum Fußrücken.
1. Der *M. tibialis anterior* inseriert am Os cuneiforme mediale und Os metatarsale I,
2. der *M. extensor digitorum longus* an der Dorsalaponeurose der Zehen 2 bis 5 und
3. der *M. extensor hallucis longus* an der Endphalanx der großen Zehe.

Die Muskeln der Peroneusloge (Wadenbeinmuskeln) entspringen vom Wadenbein und laufen mit ihren Sehnen um den äußeren Knöchel zur Fußsohle.
1. Der *M. peroneus longus* zieht vom proximalen Teil der Fibula zum Os cuneiforme mediale und Os metatarsale I und
2. der *M. peroneus brevis* vom distalen Ende der Fibula zur Tuberositas ossis metatarsalis V.

Die Muskeln der Beugerloge (Flexoren) liegen in 2 Schichten übereinander. Die oberflächliche Schicht wird
vom *M. triceps surae* gebildet, der die Wade formt. Er besteht aus
– dem *M. gastrocnemius,* der mit 2 Köpfen oberhalb der Femurkondylen entspringt (im lateralen Kopf kommt bei 10 bis 20 % der Menschen ein Sesambein, *Fabella,* vor),
– dem *M. plantaris,* dessen Ursprung oberhalb des Condylus lateralis femoris liegt, und
– dem *M. soleus,* der vom oberen Tibia- und Fibulaende entspringt.
Über der Membrana interossea cruris verläuft zwischen Fibula und Tibia ein Sehnenbogen, *Arcus tendineus m. solei.*
Der M. triceps surae inseriert mit der Achillessehne, *Tendo calcaneus,* am

Fersenbein. Beim Achillessehnenriß steht der Fuß in Dorsalflexion (Pes calcaneus, Abb. 253).

Die tiefe Schicht der Beuger entspringt, mit Ausnahme des M. popliteus, von der Rückfläche der Tibia, Membrana interossea cruris und Fibula. Die Sehnen aller Muskeln ziehen um den inneren Knöchel zur Fußsohle.

1. Der *M. popliteus* spannt sich zwischen dem Epicondylus lateralis femoris und der Rückfläche der Tibia aus.
2. Der *M. tibialis posterior* inseriert am Os naviculare, an den Ossa cuneiformia und den Ossa metatarsalia II bis IV,
3. der *M. flexor digitorum longus* an den Zehenendgliedern 2 bis 5 und
4. der *M. flexor hallucis longus* am Nagelglied der großen Zehe.

Vorderseite des Unterschenkels, Regio cruralis anterior
(Abb. 230, 251)

Die Haut ist vorn etwas stärker als hinten. Da ihr über der Tibia ein Fettpolster fehlt, sind Stöße gegen das Schienbein sehr schmerzhaft. In der Subcutis kann es leicht zu Flüssigkeitsansammlungen kommen (prätibiale Ödeme).

Hautnerven (Abb. 231). Die mediale und vordere Fläche des Unterschenkels werden vom *N. saphenus* (aus dem N. femoralis) versorgt. Er läuft zusammen mit der V. saphena magna zum medialen Fußrand. Die laterale Seite des Unterschenkels wird proximal vom *N. cutaneus surae lateralis* und distal vom *N. peroneus superficialis* (beide aus dem N. peroneus communis) innerviert.

Die Hautvenen (Abb. 252) leiten das Blut in die *V. saphena magna,* die an der medialen Seite des Unterschenkels aufsteigt. Sie besitzen, ebenso wie die tiefen Beinvenen, Klappen, die den Rückfluß des venösen Bluts unterstützen. Die wichtigsten Venenklappen befinden sich an der Mündungsstelle der V. saphena magna in die V. femoralis. Bei insuffizienten Venenklappen entstehen Krampfadern.

Für eine Venae sectio erreicht man die V. saphena magna 2 bis 3 cm vor dem medialen Knöchel (Abb. 252). Die Hautvenen werden von Lymphgefäßen begleitet.

Die Leitungsbahnen auf der Vorderseite des Unterschenkels (Abb. 251) sind der *N. peroneus profundus* und die *A. tibialis anterior* mit 2 Begleitvenen. In der Streckerloge verlaufen sie in 3 Abschnitten zur Dorsalseite des Fußes. Der Leitmuskel ist der M. tibialis anterior.

– Proximal liegen die Leitungsbahnen auf der Membrana interossea cruris zwischen M. tibialis anterior und M. extensor digitorum longus,
– im mittleren Abschnitt zwischen M. tibialis anterior und M. extensor hallucis longus und

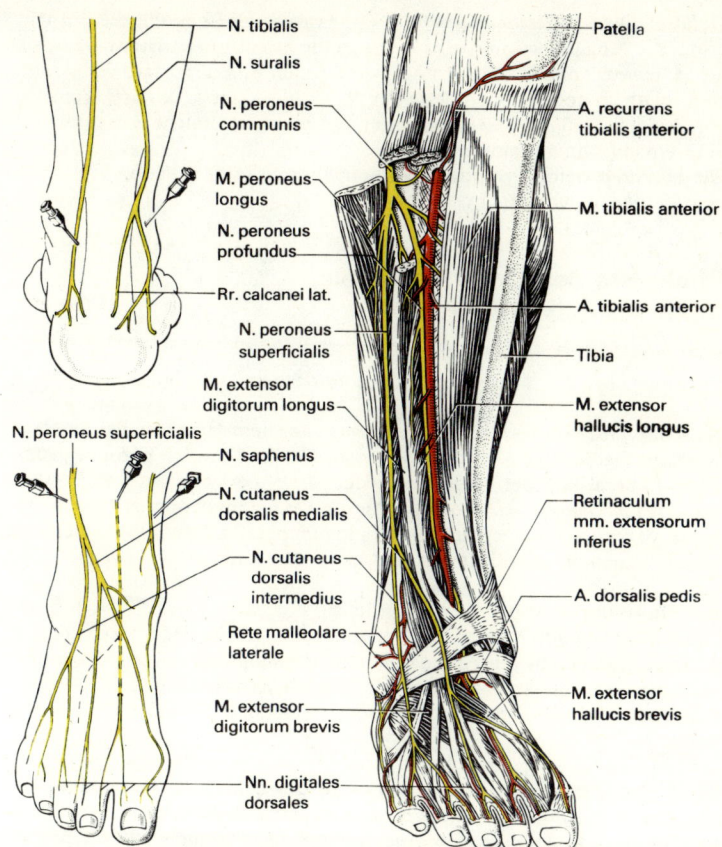

Abb. 251. Rechter Unterschenkel mit Leitungsbahnen von vorn (rechts) und Fußblockadenanästhesie (links)

– distal zwischen M. extensor digitorum longus und M. extensor hallucis longus. Da sich die Leitungsbahnen im letzten Drittel der Tibia stark nähern, sind sie hier bei Frakturen besonders gefährdet.

Nerven. Der *N. peroneus communis* teilt sich in der Peroneusloge.
– Der *N. peroneus superficialis* zieht mit den Peroneusmuskeln abwärts und innerviert diese. Sein Hautast durchbricht die Fascia cruris distal und läuft zum Fußrücken.
– Der *N. peroneus profundus* tritt proximal durch das Septum intermusculare anterius cruris in die Streckerloge, versorgt die Muskeln und zieht mit der A. tibialis anterior zum Fußrücken.

Gefäße. Die *A. tibialis anterior* ist ein Endast der A. poplitea. Sie tritt durch die Membrana interossea cruris in die Streckerloge. Hier entläßt sie die *A. recurrens tibialis anterior* und *posterior* zum Rete articulare genus und zieht dann an der fibularen Seite des M. tibialis anterior abwärts. Sie wird von 2 gleichnamigen Venen begleitet, die durch zahlreiche Anastomosen untereinander in Verbindung stehen.

Die vorderen tiefen Lymphgefäße sammeln sich in dem häufig vorhandenen *Nl. tibialis anterior.*

Rückseite des Unterschenkels, Regio cruralis posterior

(Abb. 230, 243)

Die Haut über der Wade ist auf der Unterlage gut verschieblich.

Hautnerven (Abb. 231). Der *N. saphenus* (aus dem N. femoralis) versorgt die Haut medial, der *N. cutaneus surae lateralis* (aus dem N. peroneus communis) lateral und der *N. suralis* in der Mitte. Letzterer ist eine Fortsetzung des *N. cutaneus surae medialis,* der die Faszie zusammen mit der V. saphena parva etwa in der Mitte der Wade durchbricht. Er anastomosiert mit dem N. cutaneus surae lateralis und zieht zum äußeren Knöchel.

Die Hautvenen (Abb. 252) fließen in die *V. saphena parva.* Diese beginnt hinter dem äußeren Knöchel, steigt an der Hinterseite des Unterschenkels auf und durchbricht die Faszie vor ihrer Einmündung in die V. poplitea. Sie hat zahlreiche Anastomosen zur V. saphena magna. Durch Kontrastmittel kann man die Venenverläufe röntgenologisch darstellen (Phlebographie).

Die Leitungsbahnen auf der Rückseite des Unterschenkels (Abb. 243) sind der *N. tibialis,* die *A. tibialis posterior* und 2 Begleitvenen. Sie ziehen unter dem Arcus tendineus m. solei in die Beugerloge und laufen hier zwischen den oberflächlichen und tiefen Beugern nach unten zum medialen Knöchel.

Den *N. tibialis* findet man in einer Linie, die oben von der Mitte der Kniekehle nach unten zwischen Tuber calcanei und medialem Knöchel gezogen wird. Er innerviert alle Beuger und liegt der Gefäßscheide seitlich an. Bei seiner Lähmung ist der Fuß dorsal flektiert (Hackenfuß, Abb. 253). Defekte können bis zu 6 cm operativ ausgeglichen werden.

Die *A. tibialis posterior* liegt proximal unter den Wadenmuskeln auf dem M. tibialis posterior. Beim Aufsuchen geht man an der medialen Schienbeinkante ein, schiebt den M. gastrocnemius nach lateral und findet sie dann unter dem M. soleus. Distal gelangt sie mehr an die Oberfläche und liegt medial von der Achillessehne dicht unter der Fascia cruris. Ihr Hauptast ist die *A. peronea,* die an der Rückfläche der Fibula abwärts zieht und über dem lateralen Knöchel dicht unter die Faszie gelangt.

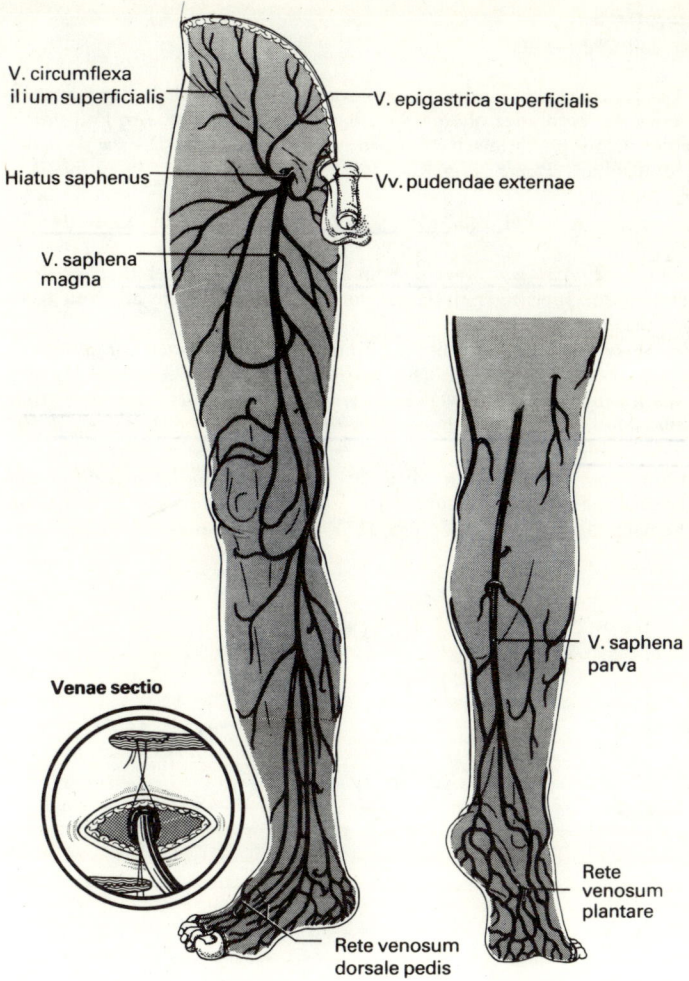

V. circumflexa
ilium superficialis

V. epigastrica superficialis

Hiatus saphenus

Vv. pudendae externae

V. saphena
magna

V. saphena
parva

Venae sectio

Rete
venosum
plantare

Rete venosum
dorsale pedis

Abb. 252. Hautvenen des Beins und Venae sectio der V. saphena magna etwa 2 bis 3 cm vor dem inneren Knöchel

Die Arterien können ohne Gefahr unterbunden werden, da es zahlreiche Anastomosen gibt.
Die Lymphbahnen ziehen mit den Blutgefäßen zu den Nll. popliteales.

Fuß, Pes

(Abb. 230, 252 bis 263)

Die Grenze zwischen Unterschenkel und Fuß liegt oberhalb der Knöchel, was etwa der Höhe des oberen Sprunggelenks entspricht. Am Fuß unterscheidet man topographisch die Region des Fußrückens, *Dorsum pedis*, die der Fußsohle, *Planta pedis*, und die Fersengegend, *Regio calcanea*, (Abb. 230).

– Der innere Knöchel, *Malleolus medialis*, wird vom distalen Ende der Tibia,
– der äußere, *Malleolus lateralis*, vom Ende der Fibula gebildet; er steht etwa einen Querfinger tiefer als der innere. Unter dem äußeren Knöchel tastet man die Sehnen der Peroneusmuskeln.

In der Mitte des äußeren Fußrands fühlt man die *Tuberositas ossis metatarsalis V*. Unter dem inneren Knöchel palpiert man das *Sustentaculum tali* und am medialen Fußrand die *Tuberositas ossis metatarsalis I*. Zwischen der Achillessehne und dem medialen Knöchel läßt sich der Puls der A. tibialis posterior fühlen.

Von hinten gesehen liegt die Mitte des Fersenbeins in der Achse des Unterschenkels. Eine Abweichung nach lateral nennt man Pes valgus, eine solche nach medial Pes varus (Abb. 253). Der Pes equinus (Pferdefuß) ent-

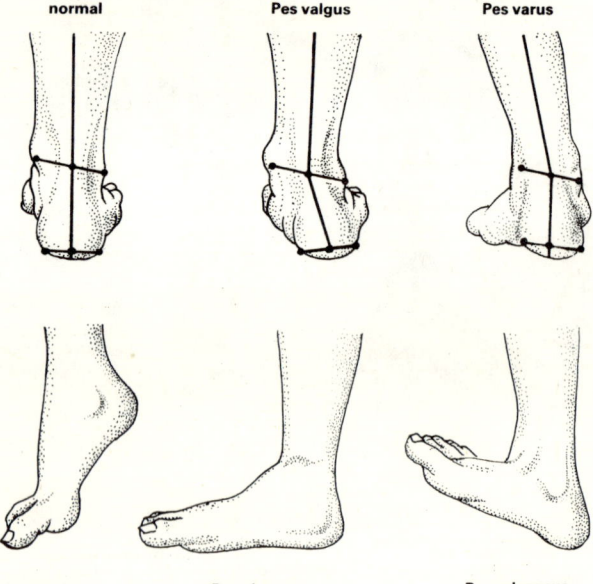

normal   Pes valgus   Pes varus

Pes equinus   Pes planus   Pes calcaneus

Abb. 253. Abnorme Stellungen des Fußes

404

steht bei Ausfall der Extensoren, der Pes planus (Senkfuß) bei Abflachung des Längsgewölbes und der Pes calcaneus (Hackenhohlfuß) nach Ausfall des M. triceps surae (Sensenverletzungen). Der Pes equinovarus (Klumpfuß) ist die häufigste angeborene Deformität des Fußes.

Faszien, Sehnenscheiden und Schleimbeutel des Fußes
(Abb. 254, 255, 256)

Faszien. Die Unterschenkelfaszie setzt sich als *Fascia dorsalis pedis* auf den Fußrücken fort. Quer und schräg verlaufende Verstärkungszüge dienen den zum Fuß ziehenden Sehnen als Halterungen und verstärken die Faszie des Fußrückens.
– Das *Retinaculum mm. extensorum inferius* zieht quer über die Fußwurzel und fixiert die Extensoren,
– das *Retinaculum mm. flexorum* zwischen medialem Knöchel und Fersenbein die Sehnen der 3 langen Beuger und den Nerven-Gefäß-Strang und
– das *Retinaculum mm. peroneorum superius* und *inferius* zwischen lateralem Knöchel und Fersenbein die Sehnen der Peroneusmuskeln.
Bei Abrissen der Haltebänder, z. B. durch Frakturen oder Umknicken des Fußes, kommt es zu Sehnenluxationen und zur Gehbehinderung.
– Die *Aponeurosis plantaris* breitet sich unter der Haut der Fußsohle aus (Abb. 259).

Die Sehnenscheiden (Abb. 254, 255) umhüllen die langen Sehnen der Unterschenkelmuskeln am Übergang vom Unterschenkel auf den Fuß. Die Sehne des langen Wadenbeinmuskels verläuft an der Fußsohle in einer Sehnenscheide.
Auf der Dorsalseite liegen unter dem Retinaculum mm. extensorum
– die *Vagina tendinis m. tibialis anterioris* am weitesten medial,
– die *Vagina tendinis m. extensoris hallucis longi* daneben etwas weiter distal und
– die *Vagina tendinum m. extensoris digitorum pedis longi* lateral.
Hinter dem medialen Knöchel befinden sich unter dem Retinaculum mm. flexorum
– die *Vagina synovialis tendinis m. tibialis posterioris* am weitesten vorn,
– die *Vagina tendinum m. flexoris digitorum pedis longi* dahinter und
– die *Vagina synovialis tendinis m. flexoris hallucis longi* am weitesten dorsal und kaudal.
Hinter dem äußeren Knöchel liegt eine gemeinsame Sehnenscheide,
– die *Vagina synovialis mm. peroneorum communis* für beide Wadenbeinmuskeln. Die Sehne des M. peroneus brevis verläuft dicht am Knöchel und die des M. peroneus longus dahinter. Weiter distal trennen sich die Sehnenverläufe. Während die Sehne des M. peroneus brevis an der Tubero-

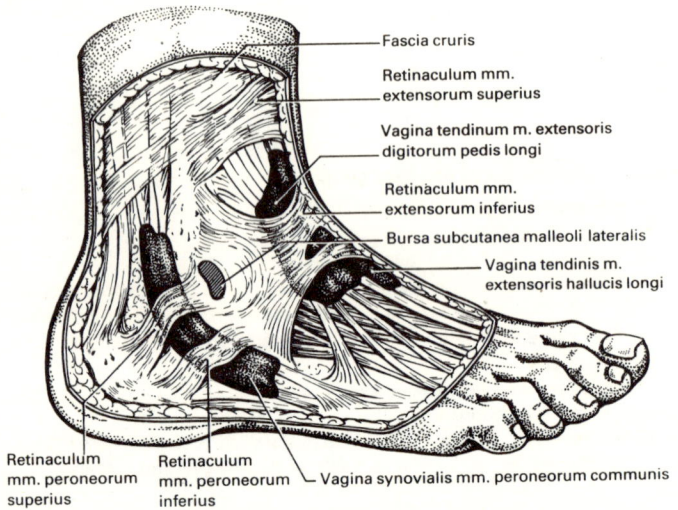

Fascia cruris

Retinaculum mm. extensorum superius

Vagina tendinum m. extensoris digitorum pedis longi

Retinaculum mm. extensorum inferius

Bursa subcutanea malleoli lateralis

Vagina tendinis m. extensoris hallucis longi

Retinaculum mm. peroneorum superius

Retinaculum mm. peroneorum inferius

Vagina synovialis mm. peroneorum communis

Abb. 254.   Retinacula und Sehnenscheiden des Fußes von dorsolateral

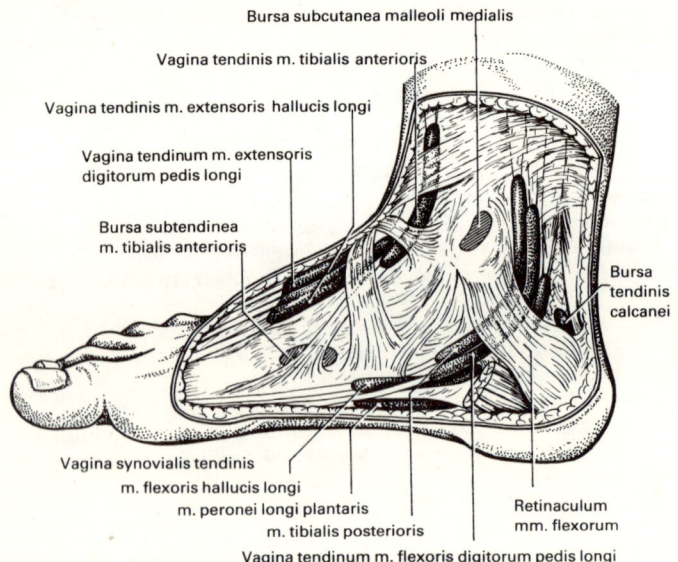

Bursa subcutanea malleoli medialis

Vagina tendinis m. tibialis anterioris

Vagina tendinis m. extensoris hallucis longi

Vagina tendinum m. extensoris digitorum pedis longi

Bursa subtendinea m. tibialis anterioris

Bursa tendinis calcanei

Vagina synovialis tendinis
m. flexoris hallucis longi
m. peronei longi plantaris
m. tibialis posterioris

Retinaculum mm. flexorum

Vagina tendinum m. flexoris digitorum pedis longi

Abb. 255.   Sehnenscheiden und Schleimbeutel des Fußes von medial

406

sitas ossis metatarsalis V ansetzt, zieht die des M. peroneus longus hinter der Trochlea peronealis zum Os cuboideum und von hier in
- der *Vagina tendinis m. peronei longi plantaris* quer unter der Fußsohle auf die andere Seite zum Os metatarsale I.

Die Schleimbeutel des Fußes sind
- die *Bursa subcutanea calcanea* an der Hinterfläche des Calcaneus unter der Haut,
- die *Bursa tendinis calcanei* (Achillis) zwischen Calcaneus und Achillessehne,
- die *Bursa subcutanea malleoli lateralis* und *medialis* unter der Haut am äußeren und inneren Knöchel sowie
- die *Bursa subtendinea m. tibialis anterioris* unter der Ansatzsehne des M. tibialis anterior.

Fußrücken, Dorsum pedis
(Abb. 251, 256, 257)

Die Haut des Fußrückens und der Knöchel ist relativ dünn, so daß sich die Venen und Sehnen der langen Extensoren gut abzeichnen. Vor dem inneren Knöchel verläuft die V. saphena magna. In dem fettarmen Unterhautbindegewebe kann es leicht zu Flüssigkeitsansammlungen kommen (geschwollene Füße, Knöchelödeme). Der eindrückende Finger hinterläßt in der Haut eine Delle.

Die Muskelloge des Fußrückens liegt zwischen der Fascia dorsalis pedis und den Fußknochen; oben steht sie mit der Streckerloge des Unterschenkels in Verbindung. Sie enthält die langen Sehnen der 3 Strecker, die tiefen Nerven und Gefäße sowie
1. den *M. extensor hallucis brevis* und
2. den *M. extensor digitorum brevis.*
Beide Muskeln entspringen vom Calcaneus und strahlen in die Dorsalaponeurose der Zehen aus.

Die Hautnerven des Fußrückens (Abb. 231, 256) sind
- der *N. cutaneus dorsalis medialis* und *intermedius* (aus dem N. peroneus supf.), die sich in die *Nn. digitales dorsales pedis* spalten,
- der *N. cutaneus dorsalis lateralis* (aus dem N. suralis), der zum seitlichen Fußrand zieht (mit dem N. cutaneus dorsalis intermedius anastomosiert) und die *Rr. calcanei laterales* entläßt, sowie
- der *N. saphenus* (aus dem N. femoralis), der mit *Rr. cutanei cruris mediales* den medialen Fußrand erreicht.

Die Hautvenen (Abb. 252, 256) bilden auf dem Fußrücken ein Geflecht, *Rete venosum dorsale pedis,* aus dem medial die V. saphena magna und lateral die V. saphena parva hervorgehen. Das Venennetz erhält Zuflüsse von

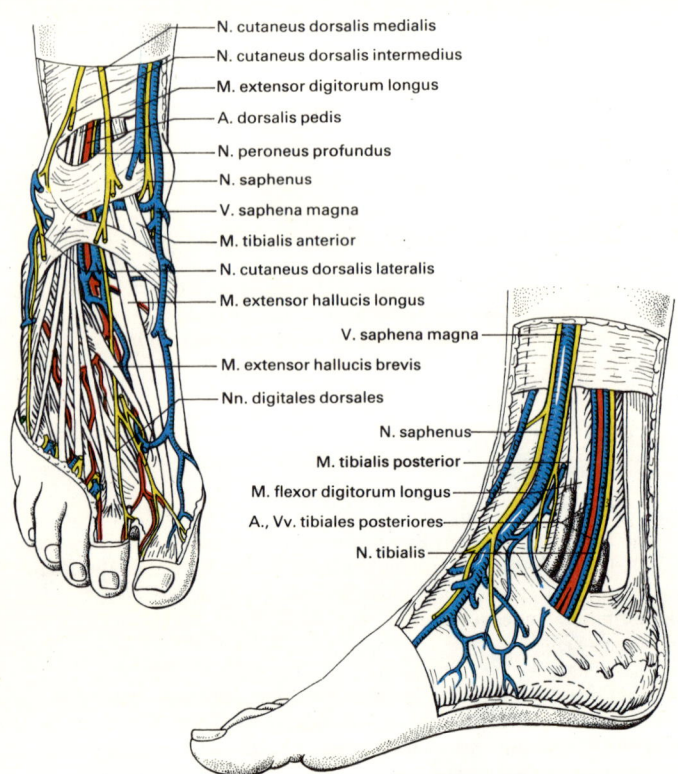

N. cutaneus dorsalis medialis
N. cutaneus dorsalis intermedius
M. extensor digitorum longus
A. dorsalis pedis
N. peroneus profundus
N. saphenus
V. saphena magna
M. tibialis anterior
N. cutaneus dorsalis lateralis
M. extensor hallucis longus
M. extensor hallucis brevis
Nn. digitales dorsales

V. saphena magna
N. saphenus
M. tibialis posterior
M. flexor digitorum longus
A., Vv. tibiales posteriores
N. tibialis

Abb. 256.   Fußrücken (oben) und Fersenregion von medial

den *Vv. digitales dorsales pedis* und den *Vv. metatarseae dorsales pedis,* die in einen Venenbogen, *Arcus venosus dorsalis pedis,* münden.

Die Lymphgefäße begleiten die Hautvenen.

Die Leitungsbahnen des Fußrückens sind der *N. peroneus profundus,* die *A.* und *V. dorsalis pedis.* Sie verlaufen unter den Sehnen der langen Strecker und an der lateralen Seite des M. extensor hallucis longus.
Der *N. peroneus profundus* kreuzt die A. und V. dorsalis pedis in Höhe des oberen Sprunggelenks und gelangt so an die mediale Seite des Gefäßbündels. Sein Endast zieht nach vorn und innerviert die einander zugekehrten Seiten der Zehen 1 und 2.
Die *A. dorsalis pedis* wird als Fortsetzung der A. tibialis anterior (Abb. 257) von 2 Venen und den tiefen Lymphgefäßen begleitet. Ihren Puls fühlt man in einer Linie, die von der Mitte zwischen beiden Knöcheln zum 1. Zwischenzehenraum gezogen wird.

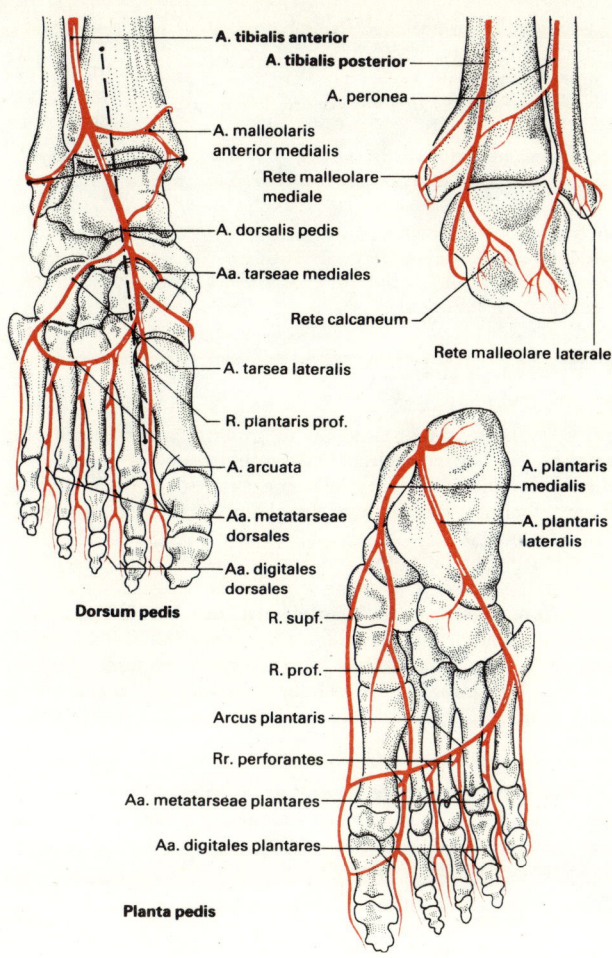

Labels on figure:

A. tibialis anterior
A. tibialis posterior
A. peronea
A. malleolaris anterior medialis
Rete malleolare mediale
A. dorsalis pedis
Aa. tarseae mediales
Rete calcaneum
Rete malleolare laterale
A. tarsea lateralis
R. plantaris prof.
A. arcuata
A. plantaris medialis
A. plantaris lateralis
Aa. metatarseae dorsales
Aa. digitales dorsales
Dorsum pedis
R. supf.
R. prof.
Arcus plantaris
Rr. perforantes
Aa. metatarseae plantares
Aa. digitales plantares
Planta pedis

Abb. 257. Arterien des Fußes. Das Achsenkreuz in der linken Figur dient zum Aufsuchen der A. dorsalis pedis am Fußrücken

– Ihr *R. plantaris profundus* zieht durch den 1. Zwischenzehenraum zur Fußsohle. Zuvor gibt sie auf dem Fußrücken
– die *Aa. tarseae mediales* zum medialen und
– die *A. tarsea lateralis* zum seitlichen Fußrand ab. Letztere ist durch einen Arterienbogen, *A. arcuata,* mit dem Hauptstamm verbunden und entläßt
– die *Aa. metatarseae dorsales,* aus denen die *Aa. digitales dorsales* für die Zehen entspringen.

409

Da der Arterienbogen einen guten Kollateralkreislauf sichert, dürfen Unterbindungen nicht nur dorsal erfolgen, sondern müssen auch gleichzeitig plantar vorgenommen werden.
Über beiden Knöcheln breitet sich ein Arteriennetz aus.

Das Rete malleolare mediale wird von der *A. malleolaris anterior medialis* (aus der A. tibialis ant.) und den *Rr. malleolares mediales* (aus der A. tibialis post.) gebildet.

Das Rete malleolare laterale erhält seine Zuflüsse von der *A. malleolaris anterior lateralis* (aus der A. tibialis ant.), dem *R. perforans* und den *Rr. malleolares laterales* (aus der A. peronea).

Fußsohle, Planta pedis
(Abb. 230, 257 bis 260)

Die Haut der Fußsohle ist an den Unterstützungspunkten besonders dick und stark verhornt. Sie besitzt zahlreiche Schweißdrüsen (Schweißfüße), z. T. auch Talgdrüsen. Die Subcutis enthält eine dicke Schicht Baufett, das durch Bindegewebssepten ähnlich wie eine Steppdecke gekammert ist (Wasserkissenfunktion).

Unter dem Fettpolster der Fußsohle spannt sich die Plantaraponeurose, *Aponeurosis plantaris,* aus (Abb. 259). Sie zieht vom Tuber calcanei zu den Zehengrundgelenken, wo sie sich in 5 Zipfel aufspaltet. Quere Faserzüge, *Fasciculi transversi,* verbinden die 5 Strahlen miteinander. Die Plantaraponeurose entsendet 2 Septen in die Tiefe zum Knochen, wodurch, ähnlich wie bei der Hand, 3 Logen für die Muskeln der Fußsohle gebildet werden (Abb. 258). Die mittlere Loge steht mit der Beugerloge des Unterschenkels in Verbindung.

Die Muskeln der Großzehenloge legen sich schalenartig um den 1. Strahl und die Sehne des M. flexor hallucis longus. Sie entspringen vom Calcaneus und inserieren an den Sesambeinen sowie an der Grundphalanx der Großzehe. In der Loge liegen
1. der *M. abductor hallucis* und
2. der *M. flexor hallucis brevis.*

Die Muskeln der Kleinzehenloge umgeben das Os metatarsale V und inserieren an der Grundphalanx der kleinen Zehe. Zu ihnen gehören
1. der *M. abductor digiti minimi* und
2. der *M. flexor digiti minimi brevis.*

Die Muskeln der Mittelloge liegen in 3 Schichten übereinander. Am oberflächlichsten, direkt unter der Plantaraponeurose, findet man
1. den *M. flexor digitorum brevis.* Er zieht vom Calcaneus zu den Basen der Mittelphalangen. Seine 4 Sehnen werden von denen des langen Zehenbeugers durchbohrt.

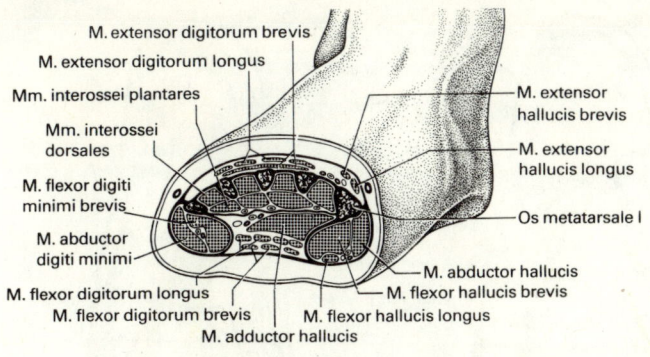

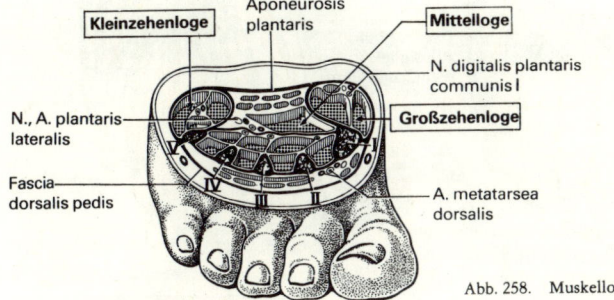

Abb. 258. Muskellogen des Fußes

2. Der *M. quadratus plantae* gehört zur mittleren Schicht. Er zieht vom Calcaneus zur Sehne des langen Zehenbeugers.

3. Die *Mm. lumbricales* (4) entspringen von den Sehnen des langen Zehenbeugers und strahlen in die Dorsalaponeurose der 2. bis 5. Zehe aus. Sie gehören ebenfalls zur mittleren Schicht.

4. Der *M. adductor hallucis* liegt mit seinem Caput obliquum und Caput transversum in der tiefen Schicht ebenso wie

5. die *Mm. interossei* (4 dorsale und 3 plantare), die sich zwischen den Metatarsalknochen ausspannen.

Die Leitungsbahnen der Fußsohle (Abb. 259) ziehen in einem gemeinsamen Nerven-Gefäß-Strang hinter dem medialen Knöchel zur Fußsohle. Unter dem M. abductor hallucis teilen sie sich in ein mediales und ein laterales Bündel. Das mediale Bündel enthält den *N. plantaris medialis* und das laterale den *N. plantaris lateralis*. Beide werden von gleichnamigen Gefäßen begleitet und laufen hauptsächlich in den Septen zwischen den Logen nach vorn.

Die Nerven der Fußsohle sind Endäste des N. tibialis.

– Der *N. plantaris medialis,* der dem N. medianus der Hand entspricht, gibt

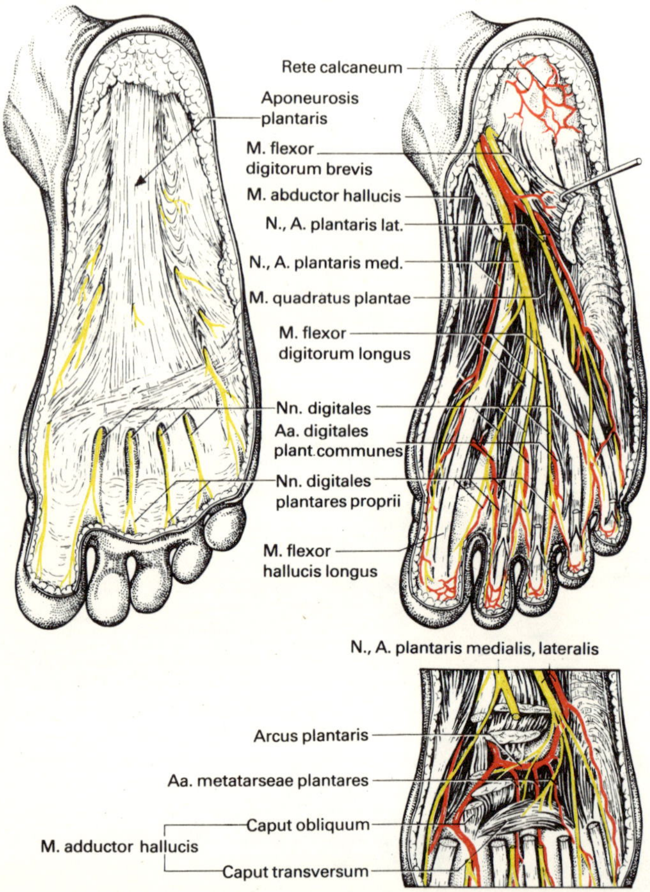

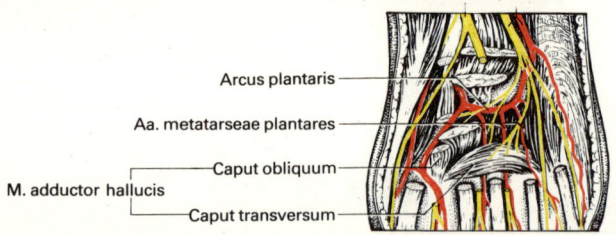

Rete calcaneum

Aponeurosis plantaris

M. flexor digitorum brevis

M. abductor hallucis

N., A. plantaris lat.

N., A. plantaris med.

M. quadratus plantae

M. flexor digitorum longus

Nn. digitales
Aa. digitales plant. communes

Nn. digitales plantares proprii

M. flexor hallucis longus

N., A. plantaris medialis, lateralis

Arcus plantaris

Aa. metatarseae plantares

Caput obliquum

M. adductor hallucis

Caput transversum

Abb. 259.   Nerven und Gefäße der rechten Fußsohle

Muskeläste an den M. abductor hallucis, den M. flexor hallucis brevis, den M. flexor digitorum brevis und an die beiden medialen Mm. lumbricales ab. Danach teilt er sich in

– die *Nn. digitales plantares communes* und *proprii* für die Hautinnervation der 3 ½ medialen Zehen.

– Der *N. plantaris lateralis* ist der schwächere Endast des N. tibialis und entspricht dem N. ulnaris der Hand. Er teilt sich wie dieser in

– den *R. superficialis,* der sich in

– die *Nn. digitales plantares communes* und *proprii* für die sensible Versorgung der lateralen 1 ½ Zehen aufzweigt, und in

412

– den *R. profundus,* der Muskeläste für den .M. quadratus plantae, die beiden lateralen Mm. lumbricales, die Mm. interossei, den M. adductor hallucis, den M. abductor digiti minimi und den M. flexor digiti minimi brevis abgibt.

Die Arterien sind Endäste der *A. tibialis posterior.* Diese teilt sich weiter distal von den Nerven in die *A. plantaris medialis* und *lateralis* (Abb. 257). Man unterbindet die A. tibialis posterior am besten proximal zwischen Achillessehne und medialem Knöchel.
Die *A. plantaris medialis* steht durch einen tiefen und einen oberflächlichen Zweig mit dem Arcus plantaris in Verbindung.
Die *A. plantaris lateralis* bildet den *Arcus plantaris,* der dem tiefen Hohlhandbogen entspricht. Er entläßt die *Aa. metatarseae plantares,* die sich in die Digitalarterien aufspalten. Durch die *Rr. perforantes* steht er mit den Arterien des Fußrückens in Verbindung.
Das *Rete calcaneum* bildet über dem Fersenbein ein Arteriengeflecht, das Zuflüsse von den Rr. calcanei aus der A. tibialis posterior und der A. peronea erhält.
Unterbindungen einer der 3 Unterschenkelarterien können ohne Risiko vorgenommen werden, da es ausreichende Kollateralkreisläufe gibt. *(Rete malleolare mediale* und *laterale, Rete calcaneum).*

Die Venen der Fußsohle begleiten die Arterien und bilden das dichte, subkutane *Rete venosum plantare.* Die Abflüsse erfolgen in die Vv. tibiales posteriores.

Fußgewölbe
(Abb. 260, 262)
Das Fußskelett gliedert sich prinzipiell wie das der Hand. Man unterscheidet
1. die Fußwurzel, *Tarsus,* 2. den Mittelfuß, *Metatarsus,* und 3. die Zehen, *Digiti.*
Auf Grund ihrer Stützfunktion sind die Fußwurzelknochen jedoch wesentlich massiver als die Handwurzelknochen und bilden mit den Mittelfußknochen ein Gewölbe, in dem der Talus der Schlußstein ist.

Das Längsgewölbe wird von einem inneren und äußeren Bogen getragen. Ersterer ist höher und spannt sich vom Tuber calcanei über Talus, Os naviculare und Os cuneiforme mediale zum Os metatarsale I aus. Letzterer läuft vom Tuber calcanei über das Os cuboideum zum Os metatarsale V.

Das Quergewölbe ergibt sich aus der Form der Fußwurzelknochen.
Frakturen des Fersenbeins, z. B. nach Sturz aus großer Höhe, sowie Frakturen der Großzehen-Mittelfuß-Knochen führen zur Abflachung des Fußgewölbes. Eine durch Überbeanspruchung auftretende Fraktur wird bei den Metatarsalknochen 2 und 3 beobachtet (Marschfraktur).

Die Bänder, welche die Fußwurzel- und Mittelfußknochen verklammern, lassen sich nach 3 Systemen ordnen.

Das 1. System wird von den plantaren Bändern, *Ligg. tarsi plantaria,* gebildet. Sie haben bei der Abstützung des Fußgewölbes die Hauptlast zu tragen und sind daher am stärksten. Sie liegen in 2 Schichten übereinander.

Zum 2. System gehören die dorsalen Bänder, *Ligg. tarsi dorsalia.* Sie sind wesentlich schwächer und kürzer.

Das 3. System besteht aus den Zwischenknochenbändern, *Ligg. tarsi interossea,* welche die Knochen in querer Richtung miteinander verbinden.

Die Abstützung des Fußgewölbes (Abb. 260) erfolgt durch
- das Pfannenband, *Lig. calcaneonaviculare plantare* (Plattfußband), das vom Sustentaculum tali zum Os naviculare zieht,
- das Sohlenband, *Lig. plantare longum,* das vom Fersenbein zu den Basen der Metatarsalia II bis V und zum Os cuboideum läuft,
- die *Sehne des M. tibialis posterior,* die am Os naviculare ansetzt,
- die *Sehne des M. tibialis anterior,* die am Os cuneiforme mediale inseriert,
- die *Sehne des M. peroneus longus,* die zur Basis des Metatarsalknochens 1 zieht,

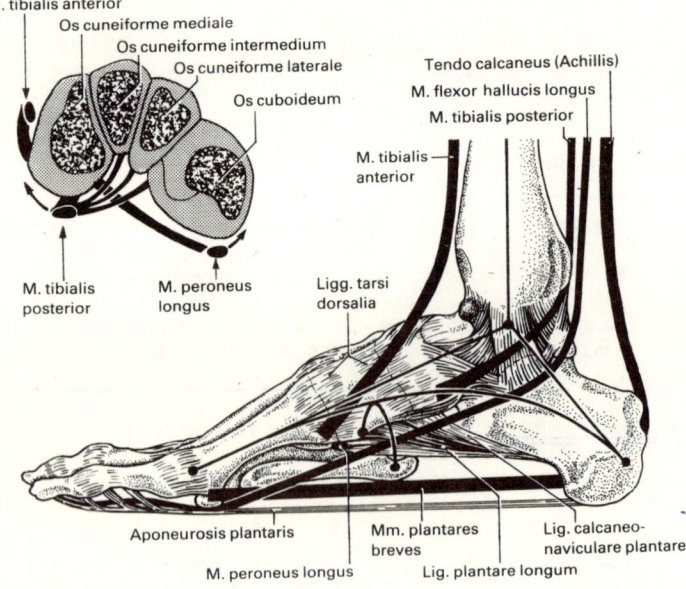

Abb. 260. Gewölbekonstruktion des Fußes und seine Haltemechanismen. Verklammerung des Quergewölbes im Gebiet des Vorfußes (oben) (nach T. von Lanz, W. Wachsmuth 1938). Verspannung des Längsgewölbes (unten)

– die *Sehne des M. flexor hallucis longus,* die das Sustentaculum tali stützt,
– die *kurzen Fußmuskeln* mit ihrem Tonus und letztlich
– die *Plantaraponeurose* als oberflächliche Schicht.

Senkt sich das Gewölbe, dann entsteht der Plattfuß (Pes planus, Abb. 253), der meist mit einem Absinken des inneren Knöchels einhergeht und dann den Plattknickfuß (Pes planovalgus) bildet. Eine Abflachung des Quergewölbes führt zum Spreizfuß, der meist mit einer Abweichung der großen Zehe und Ballenbildung verbunden ist (Hallux valgus).

Fußgelenke, Articulationes pedis
(Abb. 260 bis 263)

Die beiden Hauptgelenke des Fußes sind das obere und untere Sprunggelenk. Beide liegen übereinander, d. h. über bzw. unter dem Sprungbein. Die übrigen Fußgelenke bilden eine elastische Gliederkette mit geringer Beweglichkeit, die den statischen Bedingungen der doppelten Gewölbekonstruktion angepaßt ist.

Das obere Sprunggelenk, *Articulatio talocruralis,* (Abb. 261, 262) ist die gelenkige Verbindung der Unterschenkelknochen mit der Talusrolle, die von der Malleolengabel seitlich eingefaßt wird. Abrißfrakturen der Knöchel sind häufig vorkommende Gelenkverletzungen, die auch mit Luxationen der Talusrolle kombiniert sein können.

Das Talokruralgelenk ist ein Scharniergelenk, in dem der Fuß um die quere Achse dorsal und plantar flektiert wird. Zum geringen Teil findet die Dorsoplantarflexion auch im Talonavikulargelenk statt. Die Gelenkkapsel greift vorn auf den Talushals über und ist hier mit den Sehnenscheiden der langen Strecker verwachsen, wodurch ein Einklemmen derselben verhindert wird. Die Knöchel liegen außerhalb des Gelenks. Die Verstärkung der Gelenkkapsel erfolgt durch

– das *Lig. mediale,* das fächerförmig vom Malleolus medialis zum Talus, Calcaneus und Os naviculare zieht *(Pars tibiotalaris ant.* und *post., Pars tibiocalcanea, Pars tibionavicularis),*
– das *Lig. calcaneofibulare* zwischen äußerem Knöchel und Calcaneus,
– das *Lig. talofibulare anterius* und *posterius,* die von der Fibula nach vorn und hinten zum Talus ausstrahlen.

Die Punktion des oberen Sprunggelenks erfolgt am besten von vorn medial oder lateral (Abb. 262).

Das untere Sprunggelenk wird durch das im *Sinus tarsi* gelegene *Lig. talocalcaneum interosseum* in hinteres und vorderes Gelenk geteilt.

Der vordere Anteil ist die *Articulatio talocalcaneonavicularis,* in welcher der Talus mit dem Calcaneus und Os naviculare artikuliert. Die Gelenkflächen von Calcaneus und Os naviculare bilden eine Pfanne für den Talus (Kopf und Körper).

Im hinteren Gelenk, *Articulatio subtalaris* (Subtalargelenk), artikuliert der Taluskörper mit der hinteren Gelenkfläche des Calcaneus.

Funktionell gehören beide Gelenkabschnitte zusammen, um deren schräge Achse die Pro- und Supination erfolgt. Der Taluskopf wird

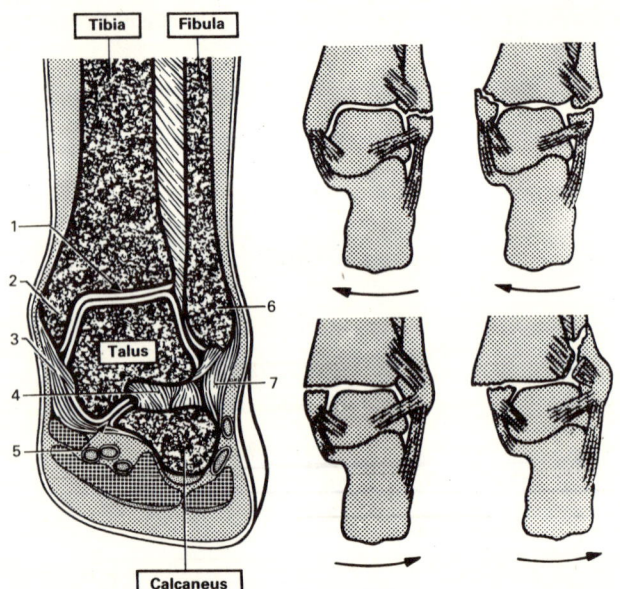

Abb. 261. Frontalschnitt durch die rechte Fußwurzel mit Sprunggelenken (links). Verschiedene Möglichkeiten von Knöchelfrakturen (rechts).

1 Articulatio talocruralis
2 Malleolus medialis
3 Lig. mediale (deltoideum)

4 Lig. talocalcaneum
   interosseum
5 Articulatio subtalaris

6 Malleolus lateralis
7 Lig. calcaneofibulare

– vom Pfannenband, *Lig. calcaneonaviculare plantare,* getragen.
Es verbindet den Calcaneus mit dem Os naviculare. Bei einer Erschlaffung dieses Bands senkt sich der Talus und begünstigt die Bildung eines Plattfußes. Daher bezeichnet man es auch als „Plattfußband".

Das Chopart-Gelenk, *Articulatio tarsi transversa,* (Abb. 263) liegt zwischen Calcaneus, Os cuboideum, Talus und Os naviculare. In ihm sind Pro- und Supinationsbewegungen bei festgestelltem Calcaneus möglich.
Der S-förmige Gelenkspalt dient auch als Amputationslinie für den Vorderfuß. Man erreicht ihn am medialen Fußrand hinter dem vorspringenden Os naviculare. Luxationen im Chopart-Gelenk (Talusluxationen) gehören zu den seltenen Verletzungen und sind meist mit Brüchen benachbarter Knochen kombiniert.
Das Lisfranc-Gelenk (Abb. 263) entspricht den Fußwurzel-Mittelfuß-Ge-

416

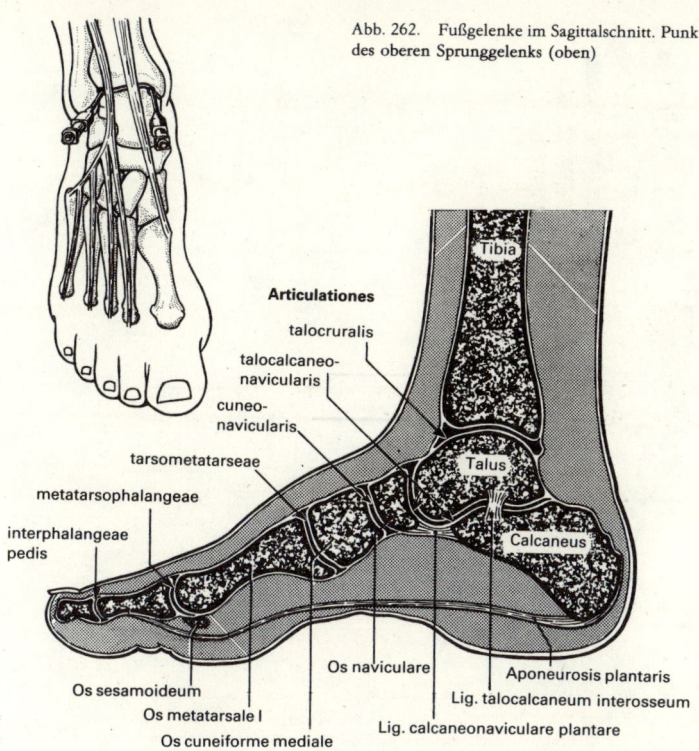

Abb. 262. Fußgelenke im Sagittalschnitt. Punktion des oberen Sprunggelenks (oben)

Articulationes

talocruralis

talocalcaneo-
navicularis

cuneo-
navicularis

tarsometatarseae

metatarsophalangeae

interphalangeae
pedis

Tibia

Talus

Calcaneus

Os sesamoideum

Os metatarsale I

Os cuneiforme mediale

Os naviculare

Lig. calcaneonaviculare plantare

Aponeurosis plantaris

Lig. talocalcaneum interosseum

lenken, *Articulationes tarsometatarseae.* Es ist an den Pro- und Supinationsbewegungen des Fußes beteiligt.

Der Gelenkspalt dient auch als Amputationslinie, die man vom äußeren Fußrand her hinter dem vorspringenden Metatarsalknochen erreicht. Auf Grund des proximal vorspringenden Metatarsalknochens 2 verläuft die Gelenklinie mehrfach geknickt. Die Gelenkspalten kommunizieren mit denen der Fußwurzelknochen, so daß sich entzündliche Prozesse von hier leicht über den Fuß ausbreiten können. Luxationen im Lisfranc-Gelenk sind meist mit Abrißfrakturen der Metatarsalia oder Cuneiformia verbunden.

Die Zehengrundgelenke, *Articulationes metatarsophalangeae,* sind Kugelgelenke ähnlich wie die Fingergrundgelenke 2 bis 5 der Hand. Die Gelenkköpfe werden von den Metatarsalknochen und die kleineren Pfannen von den proximalen Phalangen gebildet. In die Gelenkkapsel der großen Zehe sind in der Regel 2 Sesambeine eingelassen. Die Kapseln werden durch Seitenbänder, *Ligg. collateralia,* und basale Bänder, *Ligg. plantaria,* verstärkt.

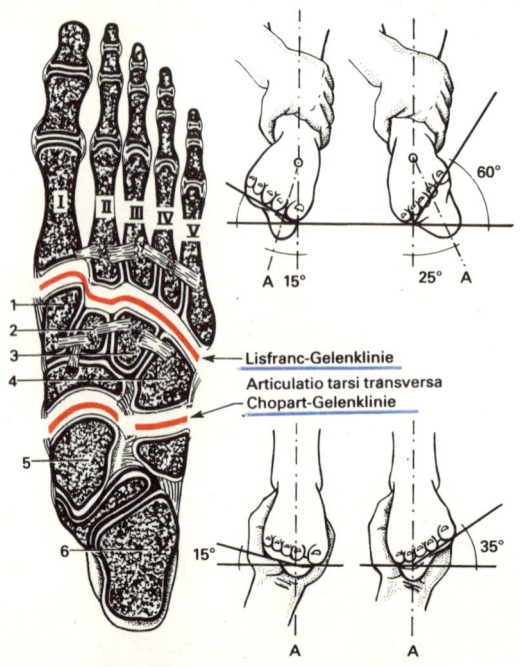

Lisfranc-Gelenklinie
Articulatio tarsi transversa
Chopart-Gelenklinie

Abb. 263.   Fußgelenke im Horizontalschnitt (links).
Summe der Beweglichkeit im unteren Sprunggelenk, Chopart-Gelenk und in den
Mittelfußgelenken mit Lisfranc-Gelenk. Die Kalkaneusachse A bewegt sich um 15° bzw. 25°
(oben) (nach E. Morscher u. Mitarb. 1982).
Drehung im Chopart-Gelenk und im Mittelfuß mit Lisfranc-Gelenk bei festgestelltem
Talokalkaneonavikulargelenk im Sinn der reinen Pronation/Supination. Die Kalkaneusachse A
bewegt sich nicht (unten).

1 Os cuneiforme mediale   4 Os cuboideum
2 Os cuneiforme intermedium 5 Talus
3 Os cuneiforme laterale   6 Calcaneus

Letztere bilden ein Gleitlager für die Sehnen der langen Zehenbeuger. Ein
quer verlaufendes *Lig. metatarseum transversum profundum* verbindet die
Köpfchen der Mittelfußknochen.

Die Zehengelenke, *Articulationes interphalangeae pedis,* sind wie die der Finger reine Scharniergelenke, die durch Seitenbänder und plantare Bänder
gesichert werden.

Arm, Membrum superius

Die Arme stehen durch den Schultergürtel mit dem Rumpf in Verbindung und besitzen im Gegensatz zu den unteren Extremitäten eine große Beweglichkeit. Die knöcherne Grundlage des Schultergürtels wird vom Schlüsselbein, *Clavicula,* und Schulterblatt, *Scapula,* gebildet, die beide im Akromio-Klavikular-Gelenk miteinander artikulieren. Während sich das Schlüsselbein im Sterno-Klavikular-Gelenk auf das Brustbein stützt, ist das Schulterblatt in einer Muskelschlinge aufgehängt. Die Arme werden als ventrale Anlagen des Rumpfs auch von ventralen Ästen der Spinalnerven versorgt. Das betrifft auch alle Muskeln, die sich sekundär auf die Brust und den Rücken vorgeschoben haben.

Topographisch gliedert man die obere Extremität in Schulter, Oberarm, Ellenbogen, Unterarm und Hand (Abb. 264).

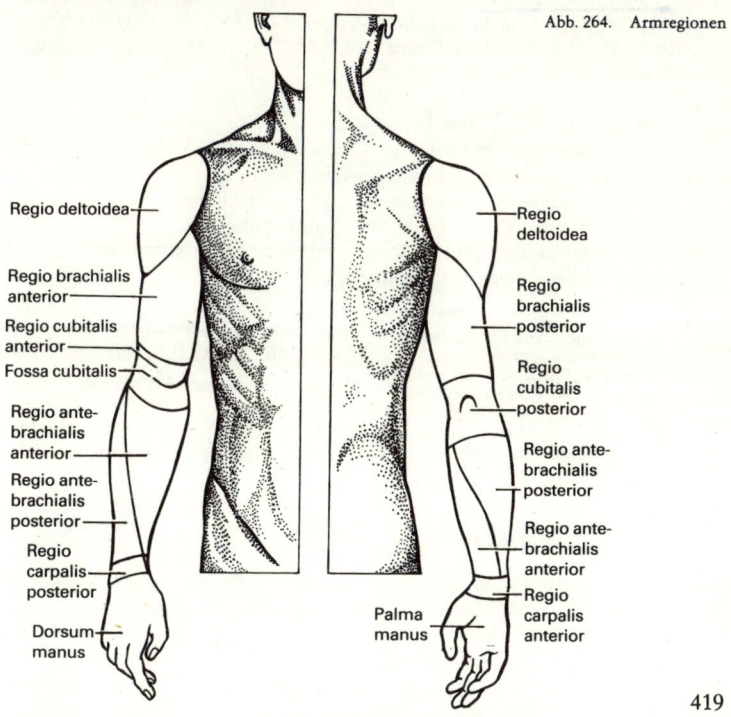

Abb. 264. Armregionen

Regio deltoidea

Regio brachialis anterior

Regio cubitalis anterior

Fossa cubitalis

Regio antebrachialis anterior

Regio antebrachialis posterior

Regio carpalis posterior

Dorsum manus

Regio deltoidea

Regio brachialis posterior

Regio cubitalis posterior

Regio antebrachialis posterior

Regio antebrachialis anterior

Regio carpalis anterior

Palma manus

419

Schulter, Axilla

Die Schulter wird von den Knochen des Schultergürtels, dem Humerus-kopf und den bedeckenden Weichteilen gebildet. Topographisch unter-scheidet man eine vordere, seitliche und hintere Schultergegend sowie die Achselhöhle. Auf Grund ihrer Lage am Rumpf gehört die vordere Schul-tergegend zur Brust (Abb. 120) und die hintere zum Rücken (Abb. 216). Wegen ihrer funktionellen Zusammenhänge werden jedoch beide beim Arm besprochen.

Vordere Schultergegend, Trigonum clavipectorale
(Abb. 120, 265 bis 268)

Das *Trigonum clavipectorale* liegt unter dem Schlüsselbein zwischen M. del-toideus und M. pectoralis major. Die Haut bildet über diesem Dreieck eine Vertiefung, *Fossa infraclavicularis.*

Die 2 Faszien der vorderen Schulterregion sind
– die *Fascia pectoralis,* die den M. pectoralis major bekleidet und oben noch vom Platysma bedeckt wird, und
– die *Fascia clavipectoralis,* die unter dem großen Brustmuskel auf dem M. pectoralis minor und M. subclavius liegt (Abb. 265). Sie entspringt vom unteren Rand des Schlüsselbeins sowie vom Proc. coracoideus und setzt sich auf den M. coracobrachialis fort.

Nerven (Abb. 121, 287). Die Innervation der Haut erfolgt durch
– die *Nn. supraclaviculares* (aus dem Plexus cervicalis) und
– die *Rr. cutanei anteriores* der Interkostalnerven.
– Der *N. pectoralis medialis* und *lateralis* (aus dem Plexus brachialis) inner-vieren den M. pectoralis major und minor und
– der *N. subclavius* den gleichnamigen Muskel. Er anastomosiert häufig mit dem N. phrenicus (Nebenphrenikus).

Die Arterien (Abb. 266, 283) entspringen aus der A. axillaris.
– Die *A. thoracoacromialis* bildet die Hauptquelle; sie teilt sich in der Moh-renheim-Grube in die *Rr. pectorales,* den *R. deltoideus, R. clavicularis* und *R. acromialis.*
Die *A. thoracica superior* ist ein variabler Ast für den M. subclavius, die Mm. intercostales I und II sowie für den M. serratus anterior.

Venen. Die *V. cephalica* (Hautvene des Arms, Abb. 282) durchbricht die Fascia clavipectoralis kurz vor ihrer Einmündung in die V. axillaris.

Die Leitungsbahnen des Trigonum clavipectorale sind der *Plexus brachia-lis,* die *A.* und *V. subclavia.* Die Lagebeziehungen sind derart, daß der Ple-xus dorsal, die A. subclavia in der Mitte und die V. subclavia vorn liegen (Abb. 275). Die V. subclavia ist mit der Fascia clavipectoralis verwachsen,

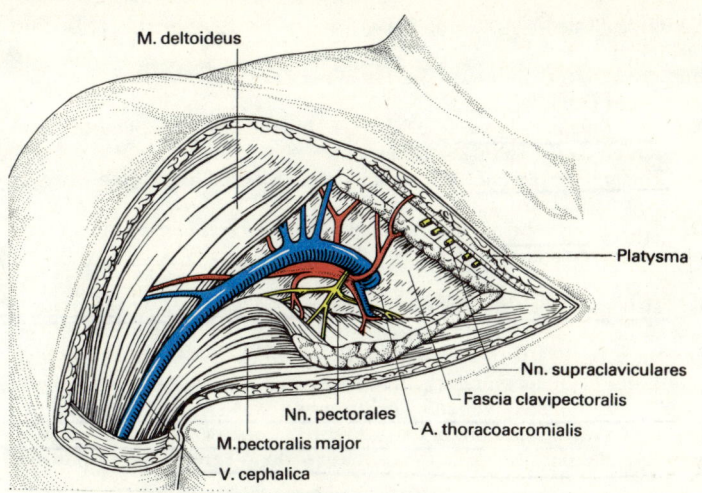

M. deltoideus

Platysma

Nn. supraclaviculares

Fascia clavipectoralis

A. thoracoacromialis

Nn. pectorales

M. pectoralis major

V. cephalica

Abb. 265.   Trigonum clavipectorale, oberflächliche Schicht

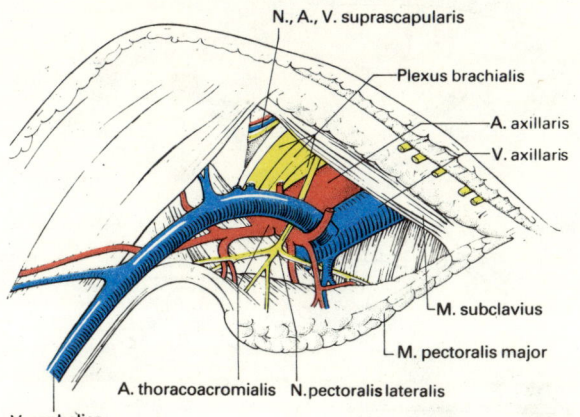

N., A., V. suprascapularis

Plexus brachialis

A. axillaris

V. axillaris

M. subclavius

M. pectoralis major

A. thoracoacromialis

N. pectoralis lateralis

V. cephalica

Abb. 266.   Trigonum clavipectorale, tiefe Schicht

wodurch ihr Lumen offen gehalten wird. Bei Verletzungen der Vene besteht daher die Gefahr der Luftembolie.

Die Leitungsbahnen ziehen zwischen Schlüsselbein und 1. Rippe in die Achselhöhle. Da das Schlüsselbein vom M. subclavius unterpolstert wird, treten bei Schlüsselbeinbrüchen nur selten Verletzungen an den Leitungsbahnen auf.

Die A. subclavia entspringt auf der linken Seite aus dem Arcus aortae und rechts aus dem Truncus brachiocephalicus (Abb. 146). Sie gelangt durch die hintere Skalenuslücke unter das Schlüsselbein (Abb. 114, 119). Ihre Abgänge sind

- die *A. vertebralis,* die durch die Foramina der Halswirbelsäule zum Gehirn zieht (Abb. 94),
- die *A. thoracica interna,* die an der Innenfläche des Thorax zum Zwerchfell läuft (Abb. 126, 129),
- der *Truncus thyrocervicalis,* der mit mehreren Arterien die Halseingeweide versorgt (Abb. 283),
- der *Truncus costocervicalis* mit Abgängen zum Nacken und zu den beiden oberen Interkostalräumen (Abb. 129).

Im Brustbein-Schlüsselbein-Gelenk, *Articulatio sternoclavicularis,* (Abb. 267) liegt das sternale Ende des Schlüsselbeins in einer flachen Gelenkpfanne des Brustbeins und überragt dessen oberen Rand, so daß man es unter der Haut sehen oder palpieren kann.

Hinter dem Gelenk verläuft beiderseits die vordere Pleuragrenze (Abb. 133). Außerdem befindet sich hier der Venenwinkel, d. h. die Vereinigungsstelle der V. jugularis interna mit der V. subclavia, wo auf der

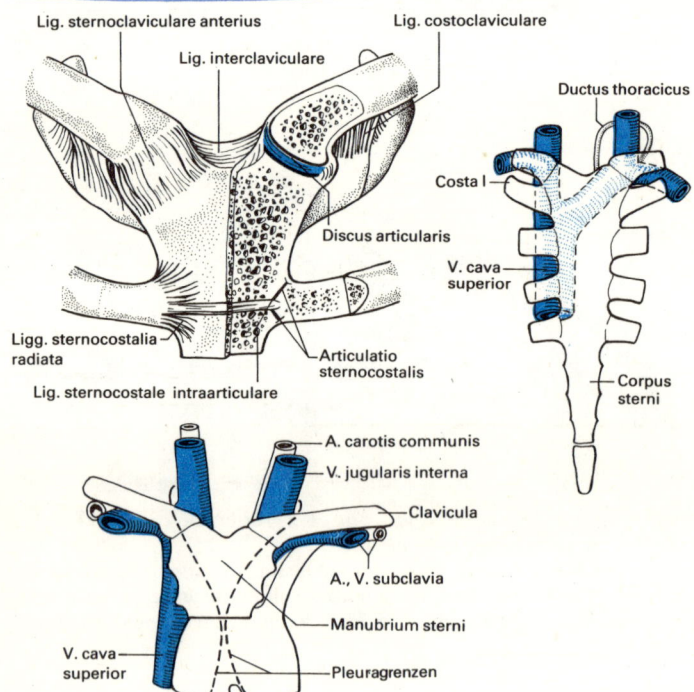

Abb. 267. Sternoklavikulargelenk und seine topographischen Beziehungen

linken Seite der Ductus thoracicus mündet. Hinter dem rechten Sterno-Klavikular-Gelenk liegt die Aufzweigungsstelle des Truncus brachiocephalicus in die A. carotis communis und in die A. subclavia (Abb. 113, 118).

Ein *Discus articularis* teilt das Gelenk in 2 Kammern. Die Gelenkkapsel ist durch

– das *Lig. sternoclaviculare anterius* und *posterius* verstärkt,
– das *Lig. interclaviculare* verbindet beide Schlüsselbeine,
– das *Lig. costoclaviculare* die 1. Rippe mit der Clavicula.

Schlüsselbeinverrenkungen sind im Sterno-Klavikular-Gelenk selten; meist kommen sie am akromialen Ende vor (Luxatio acromioclavicularis). Schlüsselbeinfrakturen, die etwa 1/4 aller Brüche im Kindesalter ausmachen, führen (wenn sie vollständig sind) infolge Zugwirkung des M. sternocleidomastoideus zu typischen Dislokationen. Das mediale Fragment wird nach oben gezogen und „reitet" auf dem lateralen.

Seitliche Schultergegend, Regio deltoidea
(Abb. 264)

Die Ausdehnung dieser Region entspricht etwa der des M. deltoideus, der sich meist deutlich unter der Haut abhebt. Den Ursprüngen des Muskels folgend, wird sie oben von der Spina scapulae, dem Acromion und der Clavicula begrenzt. Der vordere Rand des M. deltoideus bedeckt den Proc. coracoideus. Der hintere Teil des Muskels liegt über dem Ansatz des M. supra- und infraspinatus sowie des M. teres minor und major. Unter dem mittleren Abschnitt fühlt man hinten das *Tuberculum majus* und vorn das *Tuberculum minus* des Humerus. Beide sind durch den Sulcus intertubercularis voneinander getrennt, in dem die Sehne des langen Bizepskopfs gleitet.

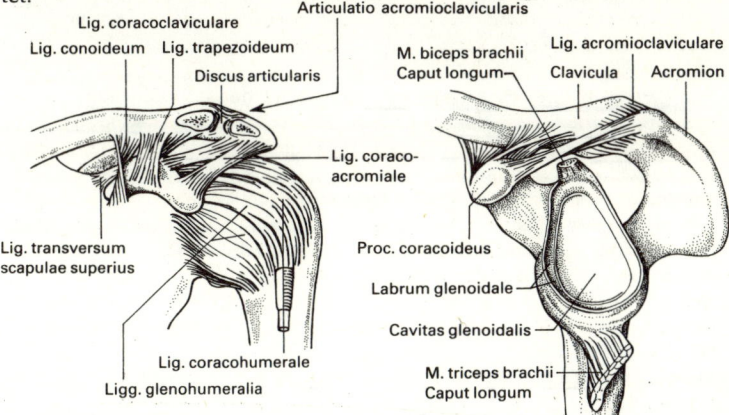

Abb. 268. Akromioklavikular- und Schultergelenk von vorn (links) und Blick auf die Schultergelenkpfanne (rechts)

423

Im Akromio-Klavikular-Gelenk, *Articulatio acromioclavicularis,* (Abb. 268) ist das Schlüsselbein mit dem Schulterblatt verbunden.
– Ein *Discus articularis* füllt den Gelenkspalt weitgehend aus.
– Das *Lig. acromioclaviculare* verstärkt die Gelenkkapsel auf der Dorsalseite,
– das *Lig. coracoclaviculare* verbindet das Schlüsselbein mit dem Proc. coracoideus. Es besteht aus 2 Anteilen,
– dem *Lig. trapezoideum,* das vom Proc. coracoideus nach oben lateral zur Clavicula zieht, und
– dem *Lig. conoideum,* das medial vom obigen verläuft.

Die Nerven der Regio deltoidea (Abb. 273, 287) sind
– die *Nn. supraclaviculares* (aus dem Plexus cervicalis) und
– der *N. cutaneus brachii lateralis superior* des N. axillaris.
– Der *N. axillaris* (aus dem Plexus brachialis) zieht durch die laterale Achsellücke zum M. deltoideus und innerviert ihn. Bei Verrenkungen des Schultergelenks oder Oberarmhalsbrüchen kann er geschädigt werden, was sich in Parästhesien der Haut äußert.

Die Arterien (Abb. 273, 283) bilden am Collum chirurgicum des Oberarms einen Anastomosenkranz, der den Oberarmkopf und die Gelenkkapsel versorgt. Die kommunizierenden Arterien sind
– die *A. circumflexa humeri anterior* und *posterior* (beide aus der A. axillaris).

Schultergelenk, Articulatio humeri
(Abb. 269, 271)

Unter dem M. deltoideus liegt das Schultergelenk, das von *Acromion, Proc. coracoideus* und *Lig. coracoacromiale* überdacht wird. Zwischen Acromion und Schultergelenkkapsel befindet sich die *Bursa subacromialis,* die mit der *Bursa subdeltoidea,* einem Schleimbeutel zwischen M. deltoideus und Humerus, kommunizieren kann.

Die Gelenkkapsel entspringt am Außenrand der faserknorpligen Pfannenlippe, *Labrum glenoidale,* welche die relativ kleine Gelenkpfanne, *Cavitas glenoidalis,* vertieft. Sie befestigt sich am Collum anatomicum des Humerus, so daß das Tuberculum majus und minus als Ansatzfelder der Muskeln nicht von der Gelenkkapsel eingeschlossen werden. Da die Epiphysenlinie schräg verläuft, liegt sie medial innerhalb und lateral außerhalb des Gelenks. Kollumfrakturen gehen durch den chirurgischen Hals und liegen somit außerhalb der Gelenkkapsel.
Bei Ruhigstellungen des Arms schrumpft die Schultergelenkkapsel, besonders bei älteren Menschen, so daß es zu Versteifungen des Schultergelenks kommen kann.
Die relativ schlaffe Gelenkkapsel wird durch 2 Bänder verstärkt,
– oben durch das *Lig. coracohumerale* und
– vorn durch die *Ligg. glenohumeralia.*
Außerdem ist das Schultergelenk noch vom

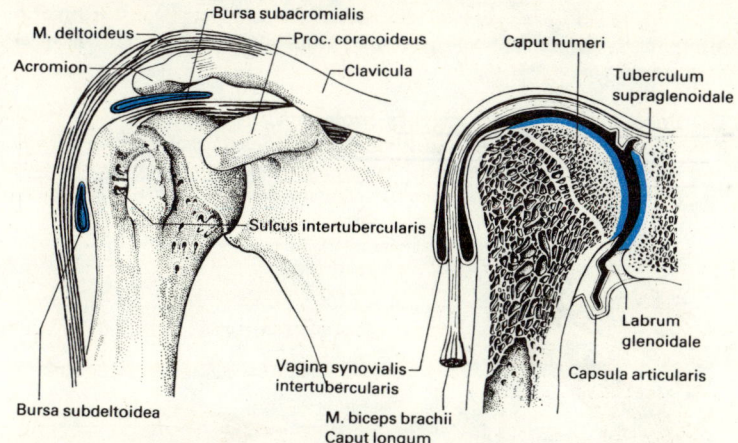

Abb. 269. Schultergelenk. Knochen des Schultergelenks und Schleimbeutel (links) und Frontalschnitt durch das Schultergelenk (rechts)

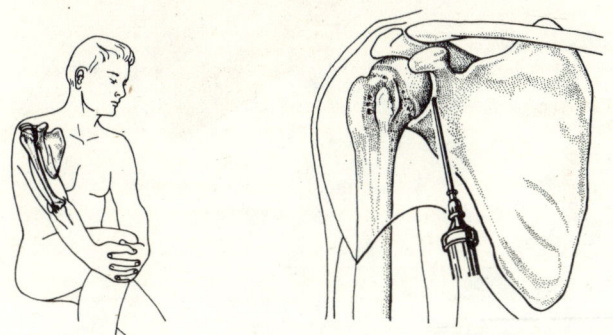

Abb. 270. Haltefunktion des M. deltoideus (links) und Schultergelenkpunktion (rechts)

Sehnen-Muskel-Mantel der Rotatorenmanschette umgeben (Abb. 271). In die Kapsel einstrahlende Muskelfasern wirken als Kapselspanner und -verstärker.

Oben medial wird der Sehnen-Muskel-Mantel vom Proc. coracoideus und unten vom langen Trizepskopf unterbrochen, woraus sich die häufigsten Gelenkverrenkungen erklären (Luxatio subcoracoidea und Luxatio axillaris).

Schleimbeutel sind in der Umgebung des Schultergelenks sehr zahlreich. Zwischen der Gelenkkapsel und Ansatzsehne des M. subscapularis liegt die *Bursa subtendinea m. subscapularis,* die meist mit der Gelenkhöhle kommuniziert. Weitere Schleimbeutel befinden sich im Ansatzbereich der

425

Muskeln. Die *Vagina synovialis intertubercularis* scheidet die lange Bizeps-sehne im *Sulcus intertubercularis* ein und stülpt sich von der Gelenkkapsel nach unten vor.

Die Funktion des Schultergelenks erfolgt um 3 Hauptachsen. Es werden Pendelbewegungen (Ante- und Retroflexion), Seitwärtsbewegungen (Ab- und Adduktion) sowie Rotationsbewegungen (Innen- und Außenrotation) ausgeführt. Durch das Zusammenwirken mit beiden Schlüsselbeingelen-

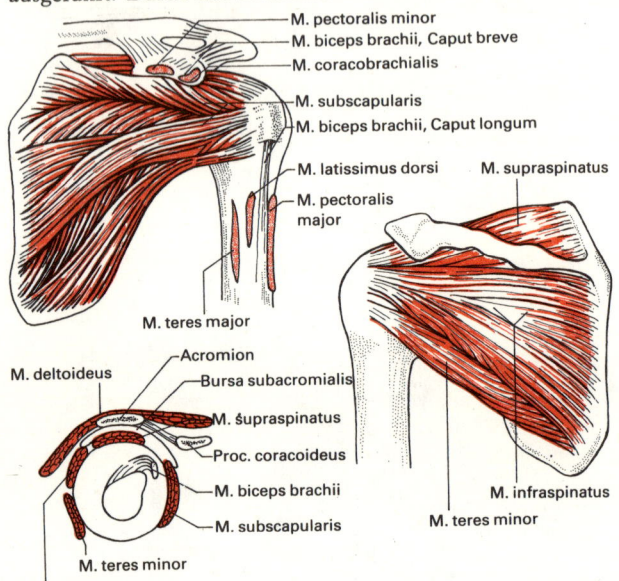

Abb. 271. Rotatorenmanschette des Schultergelenks von ventral (oben links), von dorsal (rechts) und in der Aufsicht auf die Schultergelenkpfanne (unten links)

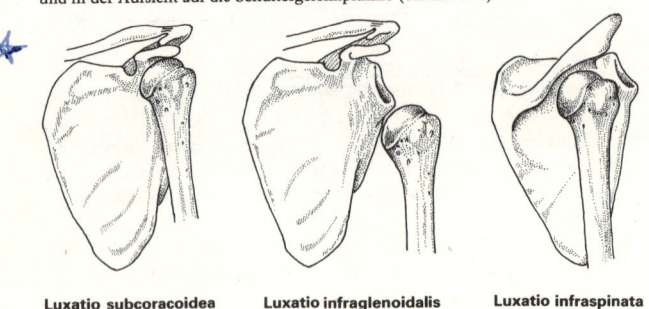

Luxatio subcoracoidea   **Luxatio infraglenoidalis**   **Luxatio infraspinata**

Abb. 272.   Schultergelenkluxationen (nach O. C. Brantigan 1963)

426

ken wird der Bewegungsumfang des Arms wesentlich erhöht. Die Mittelstellung des Schultergelenks mit möglichst entspannter Kapsel ist eine leichte Anteflexion, Abduktion und Innenrotation; sie wird bei Gelenkergüssen eingenommen. Punktionen des Schultergelenks erfolgen von dorsal oder von ventral (Abb. 269).

Auf Grund der großen Beweglichkeit des Schultergelenks sind Schultergelenkluxationen relativ häufig. Ihre Bezeichnung erfolgt nach der jeweiligen anatomischen Position, die der Oberarmkopf bei der Dislokation einnimmt (Abb. 272).

Hintere Schultergegend, Regio scapularis
(Abb. 216, 273)

Ihre Ausbreitung entspricht etwa der des Schulterblatts. Die Haut ist relativ dick und enthält zahlreiche Talgdrüsen. Durch das Unterhautfettgewebe läßt sich die *Spina scapulae* tasten, die bei hängendem Arm etwa in Höhe des 4. Brustwirbelkörpers (= 3. Brustwirbeldornfortsatz) steht. Des weiteren kann man das *Acromion,* den *Margo medialis* und den *Angulus inferior* des Schulterblatts fühlen. Wird der Arm über die Horizontale gehoben, dann dreht sich der untere Winkel des Schulterblatts nach lateral.

Muskeln und Logen. Das Schulterblatt liegt in einem Muskelmantel. Die Dorsalseite wird von oberflächlichen Rückenmuskeln,
– dem *M. trapezius* und am unteren Schulterblattwinkel vom *M. latissimus dorsi,* bedeckt (Abb. 217).

Der M. trapezius ist an der Spina scapulae, dem Acromion und der Clavicula befestigt, der M. latissimus dorsi zieht über den Angulus inferior zur Crista tuberculi minoris humeri.

Unter dem M. trapezius findet man eine Fett- und Bindegewebsschicht, die oben mit der Regio cervicalis lateralis, seitlich unter dem Acromion mit der Regio deltoidea und unten durch die Achsellücken mit der Regio axillaris kommuniziert.

Von der Dorsalseite des Schulterblatts entspringen
1. der *M. supraspinatus* aus der Fossa supraspinata,
2. der *M. infraspinatus* aus der Fossa infraspinata und
3. der *M. teres minor* unterhalb des letztgenannten.

Die Muskeln inserieren am Tuberculum majus humeri. Ihren Anfangsbuchstaben entsprechend werden sie auch SIT-Muskeln genannt. Zusammen mit dem M. subscapularis bilden sie die Rotatorenmanschette. Sie sind von einer derben Faszie überzogen, welche die Fossa supra- und infraspinata zu 2 osteofibrösen Kammern schließt. In ihnen können sich Blut oder eitrige Ergüsse ansammeln.

4. Der *M. teres major* zieht von der Seitenkante der Scapula zur Crista tuberculi minoris humeri.

Zwischen M. teres minor und major liegt ein V-förmiger Spalt, der vom Caput longum des M. triceps brachii gekreuzt und somit in 2 Achsellücken zerlegt wird (Abb. 273, 274).

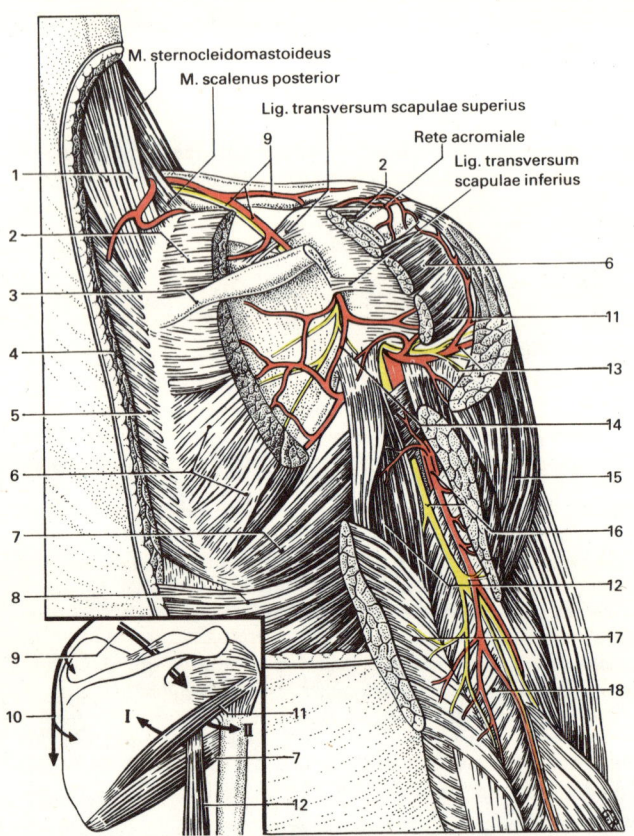

M. sternocleidomastoideus

M. scalenus posterior

Lig. transversum scapulae superius

Rete acromiale

Lig. transversum scapulae inferius

Abb. 273. Hintere Schultergegend und Achsellücken (unten links).

I Mediale Achsellücke, II laterale Achsellücke.

1 M. levator scapulae
2 M. supraspinatus
3 Spina scapulae
4 M. trapezius
5 M. rhomboideus major
6 M. infraspinatus
7 M. teres major
8 M. latissimus dorsi
9 N., A. suprascapularis, R. acromialis

10 N. dorsalis scapulae und R. descendens der A. transversa colli
11 M. teres minor
12 Caput longum des M. triceps brachii
13 N. axillaris, A circumflexa humeri posterior
14 A. circumflexa scapulae
15 M. deltoideus

16 A. profunda brachii, N. radialis
17 M. triceps brachii, Caput laterale
18 Caput mediale

Die mediale Achsellücke ist dreieckig; sie wird vom *M. teres major* und *minor* sowie vom *Caput longum* des *M. triceps brachii* umrahmt. Durch sie ziehen die A., V. circumflexa scapulae, die dann unter dem M. teres minor und M. infraspinatus verschwinden.

Die laterale Achsellücke ist viereckig; sie wird vom *M. teres major* und *minor,* vom *Caput longum* des *M. triceps brachii* und *Humerus* eingefaßt. Durch sie ziehen *A. circumflexa humeri posterior* und *N. axillaris.*
Von der Innenfläche des Schulterblatts entspringt
– der *M. subscapularis,* der zum Tuberculum minus humeri zieht.
Am medialen Rand des Schulterblatts inserieren
– der *M. levator scapulae, M. rhomboideus minor* und *major* sowie *M. serratus anterior* (Abb. 217,274).
An der Wurzel des Proc. coracoideus entspringt
– der *M. omohyoideus* (unterer Zungenbeinmuskel, Abb. 113, 118).
Der Proc. coracoideus dient dem Ansatz bzw. Ursprung
– des *M. pectoralis minor, M. coracobrachialis* und *Caput breve* des *M. biceps.*

Nerven (Abb. 273, 287). Die Haut der Regio scapularis wird von
– den *Nn. supraclaviculares* (aus dem Plexus cervicalis) und
– den *Rr. dorsales* der Interkostalnerven versorgt.
– Der *N. accessorius* (XI. Hirnnerv) innerviert den M. trapezius.
– Der *N. suprascapularis* (aus dem Plexus brachialis) zieht unter dem Lig. transversum scapulae superius (die Arterie über dem Band) zur Dorsalseite und versorgt den M. supra- und infraspinatus.
– Der *N. dorsalis scapulae* (aus dem Plexus brachialis) läuft unter dem M. levator scapulae zum medialen Schulterblattrand und innerviert die beiden Mm. rhomboidei.

Die Arterien (Abb. 273, 283) der Regio scapularis sind
– die *A. suprascapularis* (aus dem Truncus thyrocervicalis), die den M. scalenus anterior kreuzt und dann über dem Lig. transversum scapulae superius in die Fossa supra- und infraspinata läuft. Sie anastomosiert mit
– der *A. circumflexa scapulae* (aus der A. subscapularis), die durch die mediale Achsellücke in die Fossa infraspinata gelangt.
– Die *A. transversa colli* (aus der A. subclavia) zieht mit dem N. dorsalis scapulae am medialen Schulterblattrand abwärts und verzweigt sich mit diesem.

Achselgegend, Regio axillaris
(Abb. 120, 274, 275, 277)

Zwischen vorderer und hinterer Achselfalte liegt die Achselgrube, *Fossa axillaris,* (Abb. 274). Die vordere Achselfalte wird vom M. pectoralis major und die hintere vom M. latissimus dorsi aufgeworfen. Die Haut der Achselgrube ist relativ dünn, pigmentiert und nach der Pubertät behaart.

Schweiß- und Talgdrüsen sind hier sehr zahlreich vorhanden; sie können Ausgangsstellen für Schweißdrüsenabszesse und Furunkel sein.

Die *Fascia axillaris* überzieht den axillären Fettkörper und setzt sich an den Rändern des M. pectoralis major und M. latissimus dorsi in die oberflächliche Körperfaszie fort. Bei abduziertem Arm ist sie gespannt, wodurch die Palpation des Achselhöhleninhalts erschwert wird.

Die Form der Achselhöhle entspricht der einer vierseitigen Pyramide. Die Basis wird von der Fascia axillaris gebildet, und die Pyramidenspitze erstreckt sich hinter dem Schlüsselbein bis in die seitliche Halsregion.

Die Wände der Achselhöhle sind
– vorn der M. pectoralis major und minor,
– medial der M. serratus anterior,

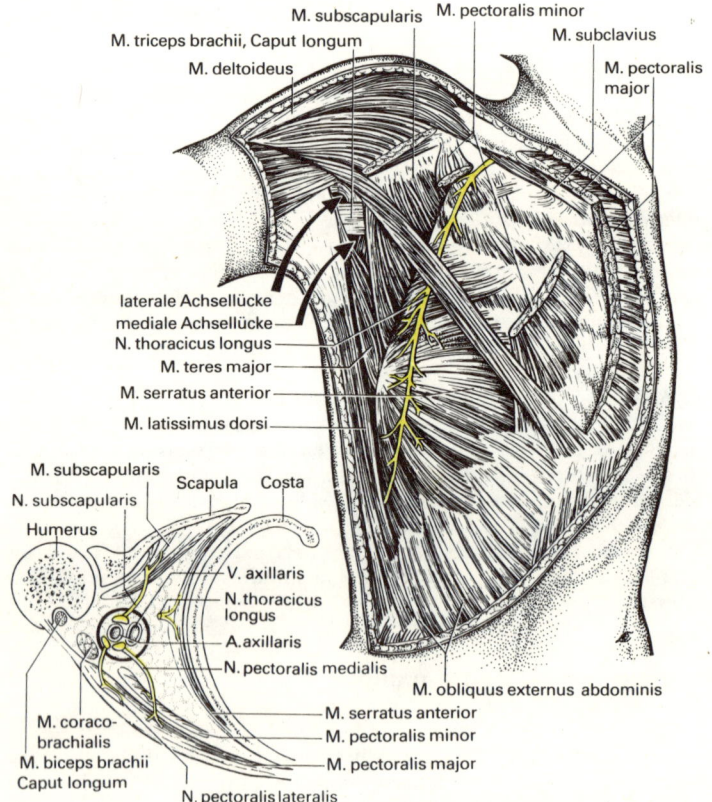

Abb. 274. Wände der Achselhöhle von vorn unten und im Horizontalschnitt

- lateral Humerus, M. coracobrachialis, Caput breve des M. biceps brachii,
- hinten hauptsächlich der M. subscapularis sowie der M. teres major und M. latissimus dorsi,
- unten die Fascia axillaris.

Der *axilläre Fettkörper* füllt die Achselhöhle aus. Er umgibt die Leitungsbahnen der oberen Extremität und schützt sie vor Druck und Zerrungen bei Bewegungen des Arms. Eine Bindegewebshülle umgibt das Nerven-Gefäß-Bündel und fixiert es mit der Umgebung, wodurch die Achselhöhle gekammert wird, was die Ausbreitung von Phlegmonen oder karzinomatösen Prozessen behindert.

Die Hautnerven der Achselgrube sind der *N. cutaneus brachii medialis* und die *Nn. intercostobrachiales*. Sie durchbrechen die Fascia axillaris und anastomosieren miteinander.

Über der Faszie findet man außerdem Hautvenen und oberflächliche Lymphbahnen, die mit den tiefer gelegenen Gefäßen kommunizieren. Unter der Faszie liegen der infraklavikuläre Teil des Plexus brachialis, A. und V. axillaris (Abb. 275) mit ihren Zweigen sowie axilläre Lymphknoten.

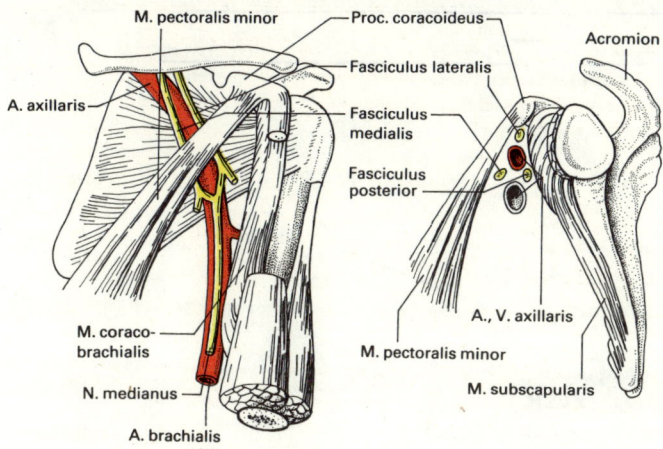

Abb. 275. Topographie des Plexus brachialis. Lagebeziehungen der Faszikel zur A. axillaris von vorn medial (links) und von vorn lateral (rechts)

Die Leitungsbahnen treten unter dem Schlüsselbein in die Achselhöhle ein und bilden in ihr 2 Abschnitte.
- Der *proximale Abschnitt* liegt hinter dem M. pectoralis minor,
- der *distale Abschnitt* reicht vom unteren Rand des M. pectoralis minor bis zum unteren Rand des M. pectoralis major.

An der medialen Wand der Achselhöhle läuft die A. thoracica lateralis und hinter ihr der N. thoracicus longus auf dem M. serratus anterior abwärts (Abb. 274). Weiter dorsal zieht der N. thoracodorsalis (beide Nerven aus

431

dem Plexus brachialis) mit der A. thoracodorsalis (aus der A. subscapularis) zwischen M. serratus anterior und M. latissimus dorsi an der Brustwand nach unten.

Zusammensetzung des Plexus brachialis
(Abb. 277)

Der Plexus brachialis ist eine komplizierte Vernetzung von ventralen Wurzeln der Spinalnerven C_5 bis Th_1.

Seine 3 Primärstränge sind der *Truncus superior* (aus C_5 und C_6), *Truncus medius* (aus C_7) und *Truncus inferior* (aus C_8 und Th_1). Sie ziehen durch die hintere Skalenuslücke (Abb. 114, 119) in das seitliche Halsdreieck und von hier zwischen Schlüsselbein und 1. Rippe in die Achselhöhle. Jeder Truncus entläßt je einen ventralen und dorsalen Ast, die sich zu

3 Sekundärsträngen, *Fasciculi,* zusammenschließen. Die Umordnung erfolgt im proximalen Teil der Achselhöhle (Abb. 275).
– Der *Fasciculus posterior* wird von den 3 dorsalen Ästen gebildet;
– der *Fasciculus lateralis* und
– der *Fasciculus medialis* entstammen den ventralen Ästen.
Die Bezeichnungen der Fasciculi ergeben sich aus den Lagebeziehungen zur A. axillaris. Der Fasciculus medialis und lateralis bilden um die A. axillaris die *Medianusschlinge.*

Die Armnerven entspringen im distalen Teil der Achselhöhle wie folgt:

Fasciculus lateralis
(ventrale Äste)

Fasciculus medialis

Fasciculus posterior
(dorsale Äste)

N. musculocutaneus
N. medianus
N. ulnaris
N. cutaneus brachii medialis
N. cutaneus antebrachii medialis
N. axillaris
N. radialis

Alle oberhalb des Schlüsselbeins aus dem Plexus brachialis entspringenden Nerven bilden die *Pars supraclavicularis* und alle unterhalb der Clavicula abgehenden die *Pars infraclavicularis.*
Bei der oberen Plexuslähmung (Erb-Lähmung, C_5 und C_6) ist die Abduktion in der Schulter und die Beugung im Ellgenbogengelenk aufgehoben; die Hand steht in Pronationsstellung. In der Regel werden Sensibilitätsstörungen an der Außenseite des Oberarms und der Radialseite des Unterarms beobachtet.
Die untere Plexuslähmung (Klumpke-Lähmung, C_8 und Th_1) ist durch Ausfall der Handmuskeln, eines Teils der Unterarmmuskeln sowie durch Sensibilitätsstörungen an der Innenseite des Unterarms gekennzeichnet.
Bei der vollständigen Plexuslähmung hängt der Arm schlaff herunter.

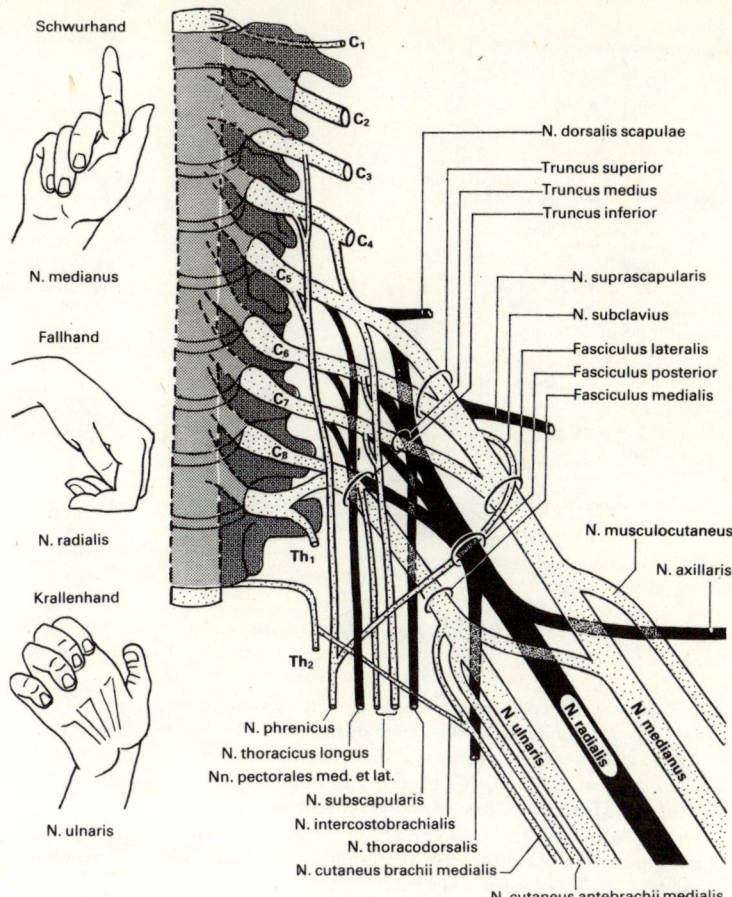

Schwurhand

N. medianus

Fallhand

N. radialis

Krallenhand

N. ulnaris

C₁
C₂
C₃
C₄
C₅
C₆
C₇
C₈
Th₁
Th₂

N. dorsalis scapulae

Truncus superior
Truncus medius
Truncus inferior

N. suprascapularis

N. subclavius

Fasciculus lateralis
Fasciculus posterior
Fasciculus medialis

N. musculocutaneus

N. axillaris

N. ulnaris
N. radialis
N. medianus

N. phrenicus
N. thoracicus longus
Nn. pectorales med. et lat.
N. subscapularis
N. intercostobrachialis
N. thoracodorsalis
N. cutaneus brachii medialis
N. cutaneus antebrachii medialis

Abb. 276. Schema des Plexus brachialis und Stellungen der Hand (links) bei Lähmungen
einzelner Armnerven

Operativ kann der Plexus supraklavikulär, infraklavikulär oder in seiner
ganzen Ausdehnung freigelegt werden. Im letzten Fall verläuft der Haut-
schnitt vom Hinterrand des M. sternocleidomastoideus über das Schlüsselbein (das dann schräg durchtennt wird) zur medialen Bizepsfurche. Zur
Anästhesie des Plexus brachialis wird die Kanüle 0,5 cm hinter der Mitte
des Schlüsselbeins eingestochen (Abb. 277), wo auch der Puls der A. subclavia zu fühlen ist.

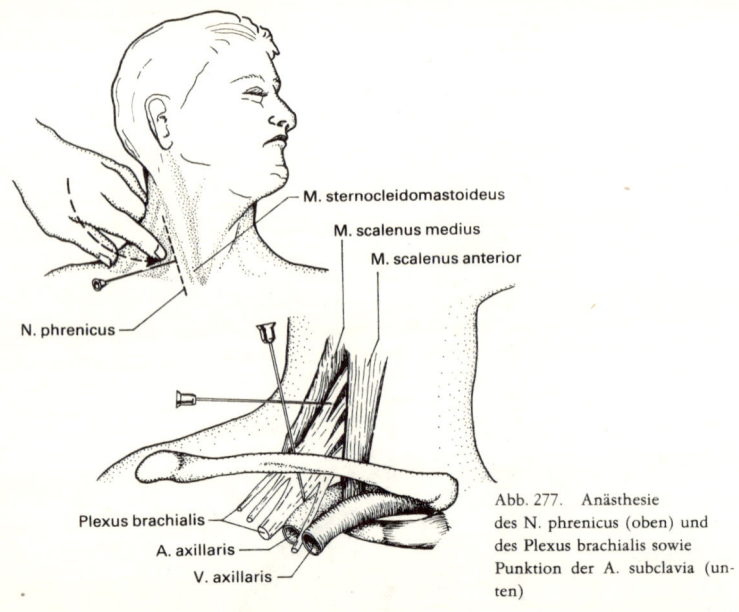

M. sternocleidomastoideus

M. scalenus medius

M. scalenus anterior

N. phrenicus

Plexus brachialis

A. axillaris

V. axillaris

Abb. 277. Anästhesie
des N. phrenicus (oben) und
des Plexus brachialis sowie
Punktion der A. subclavia (unten)

Aufzweigungen des Plexus brachialis
(Abb. 275 bis 279)

Die Pars supraclavicularis entläßt Nerven zum Schultergürtel.
1. Der *N. dorsalis scapulae* (C_5) tritt durch den M. scalenus medius und zieht unter dem M. levator scapulae zu den Mm. rhomboidei.
2. Der *N. thoracicus longus* (C_5 bis C_7) durchbricht den M. scalenus medius, läuft am M. serratus anterior abwärts und versorgt ihn.
3. Der *N. subclavius* (C_4 bis C_6) zieht über dem M. scalenus anterior zum M. subclavius. Er anastomosiert häufig mit dem N. phrenicus (Nebenphrenikus).
4. Der *N. suprascapularis* (C_5, C_6) läuft mit dem M. omohyoideus zum oberen Rand des Schulterblatts und durch die Incisura scapulae zum M. supra- und infraspinatus.

Kurze Äste der Pars infraclavicularis zum Schultergürtel sind
5. der *N. pectoralis medialis* und *lateralis* (C_5 bis Th_1), die hinter dem Schlüsselbein zu den Brustmuskeln ziehen,
6. der *N. subscapularis* (C_5 bis C_7), der zum M. subscapularis und M. teres major läuft, sowie
7. der *N. thoracodorsalis* (C_6 bis C_8), der am seitlichen Skapularand hinunter zieht und den M. latissimus dorsi versorgt.

Lange Äste der Pars infraclavicularis sind (Abb. 275 bis 279):

Der N. musculocutaneus (C$_5$ bis C$_7$) innerviert die Beuger des Oberarms (Abb. 278). Er durchbohrt den M. coracobrachialis und zieht zwischen M. biceps brachii und M. brachialis zur Ellenbeuge. Kurz zuvor tritt sein Hautast, der *N. cutaneus antebrachii lateralis,* durch die Oberarmfaszie und zieht an der radialen Seite des Unterarms bis zum Handgelenk. Er versorgt die Haut am radialen Rand und an der volaren Hälfte des Unterarms bis zum Daumenballen. Bei seiner Lähmung ist die Beugung im Ellenbogengelenk kraftlos und die Supinationsbewegung beeinträchtigt.

Der N. medianus (C$_6$ bis Th$_1$) ist durch die Bildung der Medianusschlinge um die A. axillaris leicht zu identifizieren (Abb. 275, 276). Er zieht zwischen M. biceps brachii und M. brachialis zur Ellenbeuge, durchbohrt den M. pronator teres und läuft am Unterarm zwischen oberflächlichen und tiefen Fingerbeugern (mittlere Nerven-Gefäß-Bahn, Abb. 289) zum Handgelenk. Vor dem Handgelenk liegt er zwischen den Sehnen des M. flexor carpi radialis und M. palmaris longus. Auf Grund seiner oberflächlichen Lage ist er bei Schnittverletzungen häufig mitbetroffen (Selbstmörderschnitt). Unter dem Retinaculum flexorum teilt er sich in seine Endäste, die 3 *Nn. digitales palmares communes.*
Am Oberarm gibt der N. medianus keine Äste ab. Er versorgt die Beuger des Unterarms, mit Ausnahme des M. flexor carpi ulnaris und des ulnaren Kopfs des M. flexor digitorum profundus, ferner die Muskeln des Daumenballens, mit Ausnahme des M. adductor pollicis und des tiefen Kopfs des M. flexor pollicis brevis, sowie die 2 radialen Mm. lumbricales (Abb. 278). Außerdem innerviert er die Haut an der radialen Seite der Hand und die der radialen 3½ Finger auf der Palmarseite sowie die der 2½ Finger auf der Dorsalseite (Abb. 298).
Bei der Medianuslähmung entsteht das Bild der „Affenhand" und beim Faustschluß das der „Schwurhand" (Abb. 276).

Der N. ulnaris (C$_8$, Th$_1$) läuft an der medialen Seite des Arms abwärts und hinter dem Epicondylus medialis des Humerus zum Unterarm. Sein Leitmuskel bis zur Handwurzel ist der M. flexor carpi ulnaris. Er zieht dann über dem Retinaculum flexorum zur Hohlhand. Sein Versorungsbereich sind die Beuger des Unterarms und die Muskeln des Daumenballens, die nicht vom N. medianus innerviert werden, ferner die Muskeln des Kleinfingerballens, die 2 ulnaren Mm. lumbricales und alle Mm. interossei (Abb. 278). Außerdem innerviert er die Haut an der ulnaren Seite der Hand und die der ulnaren 1½ Finger (Abb. 298). Bei seiner Lähmung entsteht das Bild der „Krallenhand" (Abb. 276).

Der N. cutaneus brachii medialis (C$_8$, Th$_1$) verästelt sich in der Haut der Achselhöhle und an der medialen Seite des Oberarms. Anastomosen mit dem 2. oder 3. Interkostalnerven bilden die Nn. intercostobrachiales.

Der N. cutaneus antebrachii medialis (C$_8$, Th$_1$) läuft in Begleitung der V. basilica zum Unterarm, wo er die Haut an der Innenseite vorn und hin-

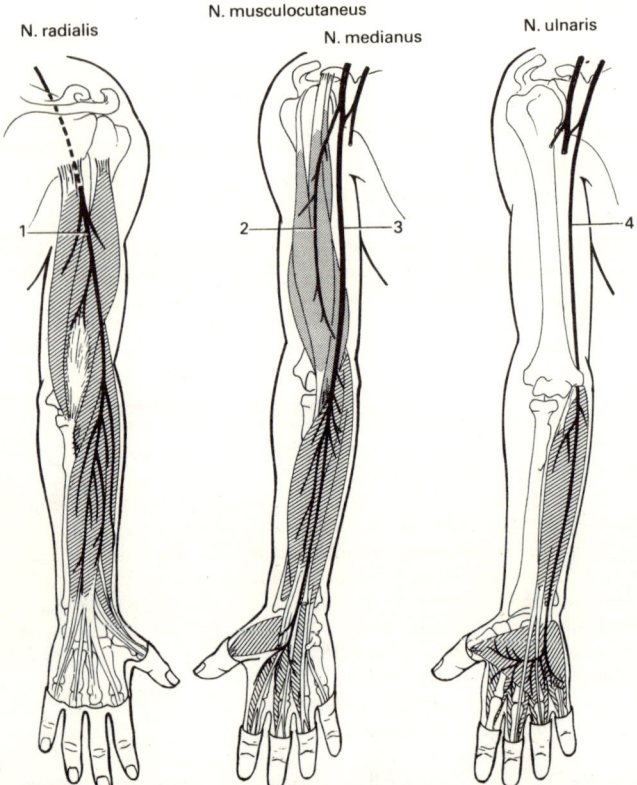

N. radialis N. musculocutaneus N. medianus N. ulnaris

Abb. 278. Muskelinnervation des Arms. Es innervieren

1 der N. radialis die Extensoren des Ober- und Unterarms, den M. brachioradialis und M. supinator,
2 der N. musculocutaneus die Flexoren des Oberarms,
3 der N. medianus die Flexoren des Unterarms, mit Ausnahme des M. flexor carpi ulnaris und des ulnaren Teils des M. flexor digitorum profundus, sowie die Muskeln des Daumenballens, mit Ausnahme des M. adductor pollicis und des tiefen Kopfs des M. flexor pollicis brevis, und die Mm. lumbricales I und II,
4 der N. ulnaris den M. flexor carpi ulnaris, die beiden ulnaren Köpfe des M. flexor digitorum profundus, den M. palmaris brevis, die Muskeln des Kleinfingerballens, die Mm. interossei, Mm. lumbricales III und IV, den M. adductor pollicis und den tiefen Kopf des M. flexor pollicis brevis

ten bis zur Mitte versorgt.

Der N. axillaris (C$_5$, C$_6$) zieht durch die laterale Achsellücke (wo er leicht aufzufinden ist) zum M. deltoideus und zum M. teres minor. Mit einem Hautast, *N. cutaneus brachii lateralis superior,* versorgt er die Regio deltoidea.

436

Der N. radialis (C$_5$ bis Th$_1$) zieht im Sulcus n. radialis um den Humerusschaft zur Ellenbeuge. Er innerviert die Strecker des Ober- und Unterarms (Abb. 278). Mit seinen Hautästen, *N. cutaneus brachii posterior, N. cutaneus brachii lateralis inferior* und *N. cutaneus antebrachii posterior,* versorgt er die Haut auf der Streckseite des Ober- und Unterarms sowie an der radialen Seite des Handrückens und die Dorsalseite der 2½ radialen Finger (Abb. 298).

Bei einer Radialislähmung, die hoch am Oberarm liegt, kann das Ellenbogengelenk nicht gestreckt werden; bei einer Verletzung in Höhe des Ellenbogens kommt es zum Bild der „Fallhand".

Über die sensiblen Innervationsgebiete der oberen Extremität informiert die Abbildung 287.

Achselarterie, A. axillaris
(Abb. 276, 282)

Die *A. axillaris* ist die Fortsetzung der A. subclavia. Sie beginnt an der 1. Rippe und reicht bis zum unteren Rand des M. pectoralis major. Typisch ist für sie die Einfassung durch die Medianusschlinge. Man sucht die A. axillaris in der medialen Bizepsfurche auf. Sie entläßt 3 Arterien zur Brustwand, eine zur Schulter und 2 zum Oberarm.

- Die *A. thoracica superior* versorgt die Mm. pectorales, die oberen Interkostalräume, z. T. auch noch die Brustdrüse.
- Die *A. thoracoacromialis* teilt sich oberhalb des M. pectoralis minor in ihre Äste (Abb. 266, 283).
- Die *A. thoracica lateralis* (Abb. 274, 279) zieht als seitliche Brustwandarterie auf dem M. serratus anterior in der vorderen Axillarlinie abwärts. Sie gibt *Rr. mammarii laterales* an die Brustdrüse ab.
- Die *A. subscapularis* entspringt hinter der Medianusschlinge. Sie entläßt die *A. circumflexa scapulae,* die durch die mediale Achsellücke zur Dorsalseite des Schulterblatts zieht und dort mit der A. suprascapularis anastomosiert (Abb. 273). Der Endast der A. circumflexa scapulae ist die *A. thoracodorsalis,* die den M. latissimus dorsi und M. teres major versorgt.
- Die *A. circumflexa humeri anterior* läuft vor dem Collum chirurgicum humeri zum M. coracobrachialis und bildet mit
- der *A. circumflexa humeri posterior,* die zusammen mit dem N. axillaris durch die laterale Achsellücke zieht, einen Anastomosenkranz.

Lymphknoten der Achselhöhle
(Abb. 123, 279)

Die Abflußgebiete der Lymphe lassen sich für den gesamten Körper auf jeder Seite in 3 Zonen gliedern.
- Die obere Zone betrifft Kopf und Hals; sie reicht unten bis zum Schlüsselbein.
- Die mittlere Zone ist das Gebiet der oberen Extremität, die Brust- und

obere Bauchregion; ihre untere Grenze erstreckt sich bis in die Höhe des Bauchnabels.

– Die untere Zone umfaßt die untere Bauchregion, den Damm, die Genitalien und unteren Extremitäten.

Die axillären Lymphknoten gehören danach zum mittleren Abflußgebiet des Körpers. Sie liegen verstreut im Fettkörper außerhalb des bindegewebig eingehüllten Nerven-Gefäß-Strangs, so daß dieser bei einer Lymphknotenausräumung nicht in Mitleidenschaft gezogen wird. Die

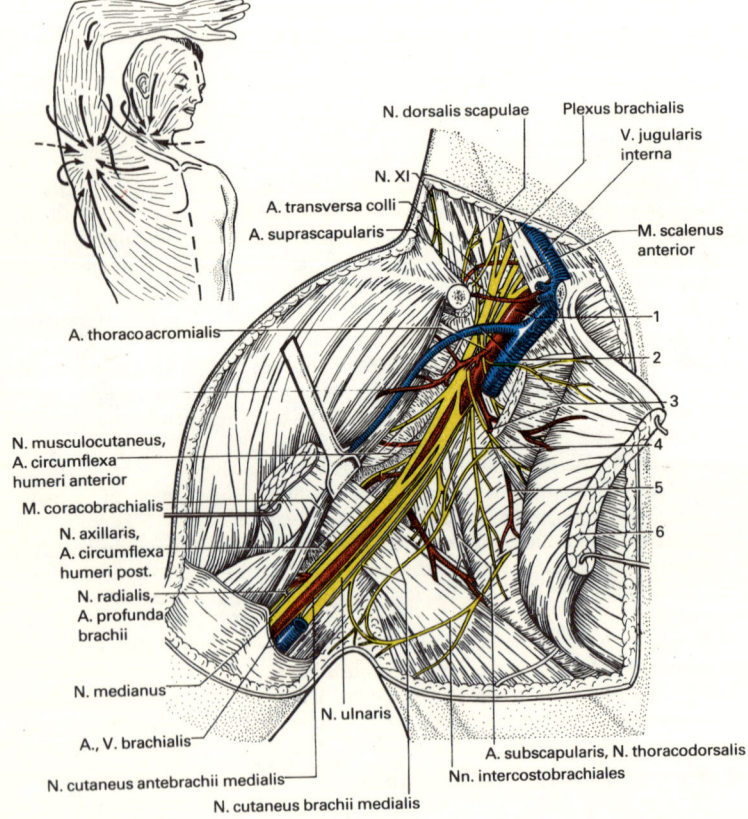

Abb. 279.   Achselhöhle mit Inhalt. Einzugsgebiet der axillären Lymphknoten (oben).

1 A., V. subclavia
2 V. cephalica
3 N. pectoralis medialis, N. pectoralis lateralis
4 N. thoracicus longus
5 A. thoracica lateralis
6 M. pectoralis major

oberflächlichen und tiefen Lymphknoten (insgesamt 20 bis 30) sind netzartig miteinander verbunden, *Plexus lymphaticus axillaris.*

Die oberflächlichen Achsellymphknoten, *Nll. axillares superficiales,* bilden kleinere Gruppen
– entlang der V. axillaris für die Lymphe aus dem Arm,
– am Unterrand des M. pectoralis minor für die Lymphe aus der Brustdrüse, der vorderen und seitlichen Rumpfwand bis zum Bauchnabel und
– in der Umgebung der A. subscapularis für Lymphe aus dem hinteren Brustbereich, der Schulter und der unteren Nackengegend.

Die tiefen Achsellymphknoten, *Nll. axillares profundi,* nehmen die Lymphe aus den oberflächlichen Lymphknoten auf (2. oder 3. Filterstation). Man findet sie kranial vom M. pectoralis minor unter der Fascia clavipectoralis. Die Lymphe fließt in den *Truncus subclavius,* der rechts in den *Ductus lymphaticus dexter* und links in den *Ductus thoracicus* mündet. Oben stehen sie mit den tiefen Halslymphknoten in Verbindung.
Weitere zum Achselhöhlenbereich gehörende Lymphknoten sind
– die *Nll. axillares cubitales* oberhalb der Ellenbeuge medial von der V. basilica für die Lymphe aus dem Unterarm,
– die *Nll. axillares brachiales* (1 oder 2) zwischen M. deltoideus und M. pectoralis major an der V. cephalica für Lymphe aus dem Arm und
– die *Nll. axillares interpectorales* zwischen M. pectoralis major und minor für Lymphe aus der Brustdrüse.

Oberarm, Brachium
(Abb. 264)

Topographisch beginnt der Oberarm unterhalb der Achselfalten und endet distal etwa 3 Querfinger über der Ellenbeuge. Man unterscheidet eine vordere und hintere Oberarmregion. Die Form des Oberarms wird im wesentlichen durch die Muskeln geprägt. Ein Querschnitt ist bei muskelstarken Männern oval und bei Frauen rund. An der Grenze beider Muskelgruppen verläuft auf jeder Seite des Arms eine Furche, *Sulcus bicipitalis medialis* und *lateralis.* In der tieferen medialen Bizepsfurche liegt der Nerven-Gefäß-Strang. Bei leichter Beugestellung des Arms kann hier der Puls der A. brachialis gefühlt werden. Die flachere laterale Bizepsfurche beginnt am Ansatz des M. deltoideus. Die Haut ist auf der Streckseite des Oberarms derber als auf der Beugeseite und auf der Unterlage gut verschieblich.

Die Hautnerven des Oberarms (Abb. 287) sind
– der *N. cutaneus brachii medialis* (aus dem Fasciculus medialis),
– die *Nn. intercostobrachiales* (laterale Äste der oberen Interkostalnerven) für den axillären Bereich,

- der *N. cutaneus brachii lateralis superior* (aus dem N. axillaris),
- der *N. cutaneus brachii lateralis inferior* (aus dem N. radialis) und
- der *N. cutaneus brachii posterior* (aus dem N. radialis).

Die Hautvenen verlaufen epifaszial in 2 Stämmen (Abb. 282).
- Die *V. basilica* zieht in der medialen Bizepsfurche nach oben, durchbricht die Oberarmfaszie und mündet in die Vv. brachiales.
- Die *V. cephalica* steigt in der lateralen Bizepsfurche auf, durchbricht die Fascia clavipectoralis und mündet in die V. axillaris.

Beide Venen werden von oberflächlichen Lymphgefäßen begleitet.

Oberarmfaszie und Muskellogen
(Abb. 280)

Die Oberarmfaszie, *Fascia brachii,* umhüllt die Muskeln. Sie entsendet eine mediale und eine laterale Trennwand, *Septum intermusculare brachii mediale* und *laterale,* zu den Seitenrändern des Humerus, wodurch am Oberarm eine Beuger- und eine Streckerloge gebildet werden. Das mediale Muskelseptum läßt sich oben bis zum Ansatz des M. coracobrachialis und das laterale bis zur Tuberositas deltoidea verfolgen. Distal inserieren beide Muskelsepten an den Epikondylen des Humerus. Da beide Septen von Nerven und Gefäßen durchbrochen werden, ist die Trennung der Logen nicht ganz vollkommen.

Die Beugerloge des Oberarms enthält außer den Beugemuskeln den Nerven-Gefäß-Strang. Oben kommuniziert sie mit der Achselhöhle und unten mit der Ellenbeuge.
1. Der *M. coracobrachialis* zieht vom Proc. coracoideus zur Mitte des Humerusschafts.
2. Der *M. biceps brachii* besitzt 2 Köpfe. Die Sehne
   - des *Caput longum* entspringt vom Tuberculum supraglenoidale des Schulterblatts und läuft im Sulcus intertubercularis humeri durch das Schultergelenk (Abb. 269).
   - Das *Caput breve* kommt vom Proc. coracoideus des Schulterblatts. Mit einer kräftigen Sehne inseriert der Bizeps an der Tuberositas radii.
3. Der *M. brachialis* liegt unter dem Bizeps. Er zieht von der Vorderfläche des Humerus zur Tuberositas ulnae.

Bei Bizepssehnenrissen, die einen der Köpfe (meist den langen) betreffen, beobachtet man Kontraktionsschwäche und eine Vorwölbung des Muskelbauchs. Wird bei Stich- und Schußverletzungen die Oberarmfaszie beschädigt, dann kann sich der Bizeps durch den Fasziendefekt vorwölben (Muskelhernie) und auch einklemmen.

In der Streckerloge des Oberarms befinden sich außer dem M. triceps brachii der *N. radialis* mit der *A. profunda brachii* und im distalen Abschnitt der *N. ulnaris.* Distal ist die Oberarmfaszie am Olecranon und an den Epi-

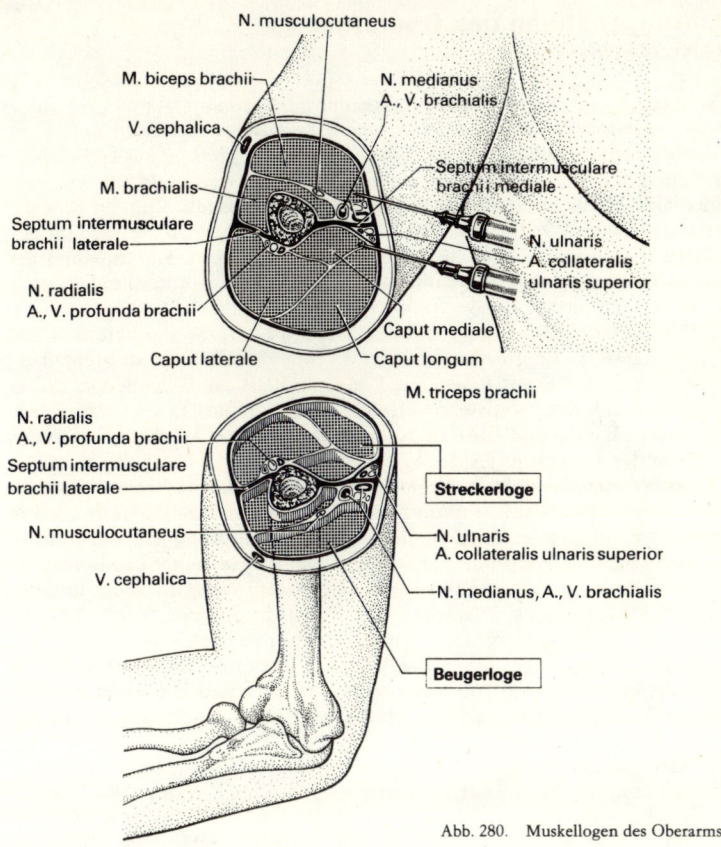

N. musculocutaneus

M. biceps brachii

V. cephalica

M. brachialis

Septum intermusculare
brachii laterale

N. radialis
A., V. profunda brachii

Caput laterale

N. medianus
A., V. brachialis

Septum intermusculare
brachii mediale

N. ulnaris
A. collateralis
ulnaris superior

Caput mediale

Caput longum

M. triceps brachii

N. radialis
A., V. profunda brachii

Septum intermusculare
brachii laterale

N. musculocutaneus

V. cephalica

Streckerloge

N. ulnaris
A. collateralis ulnaris superior

N. medianus, A., V. brachialis

Beugerloge

Abb. 280. Muskellogen des Oberarms

kondylen des Humerus befestigt, so daß sich Ergüsse der Streckerloge
nicht über den Ellenbogen senken können.

1. Der *M. triceps brachii* entspringt mit 3 Köpfen,
   – dem *Caput longum* vom Tuberculum infraglenoidale des Schulterblatts,
   – dem *Caput laterale* seitlich und proximal vom Sulcus n. radialis des
     Humerus und
   – dem *Caput mediale* medial und distal vom Sulcus.
2. Der *M. anconeus* ist ein kleiner Muskel in Fortsetzung des medialen Tri-
   zepskopfs.

Die Trizepssehne inseriert am Olecranon der Ulna.

441

Leitungsbahnen des Oberarms
(Abb. 273, 281, 283)

Im proximalen Oberarmabschnitt besteht der Nerven-Gefäß-Strang aus
– *N. musculocutaneus, N. radialis, N. ulnaris, N. cutaneus antebrachii medialis, N. medianus, A. brachialis, Vv. brachiales* (2 bis 3) und tiefen *Lymphgefäßen.*
Er zieht von der Achselhöhle in die Beugerloge und läuft hier vor dem medialen Muskelseptum nach unten. Seine Leitmuskeln sind der M. coracobrachialis und M. biceps brachii. Operativ erreicht man ihn von der medialen Bizepsfurche aus. Zur Schmerzbetäubung des Unterarms und der Hand werden die Leitungsbahnen hoch am Oberarm unterbrochen (subaxilläre Leitungsanästhesie, Abb. 280).

1. Der *N. musculocutaneus* verläßt den Nerven-Gefäß-Strang bereits in der Achselhöhle. Er durchbohrt den M. coracobrachialis und zieht dann zwischen M. biceps brachii und M. brachialis zur Ellenbeuge, die er seitlich von der Bizepssehne erreicht. Hier durchbricht sein Hautast die Oberarmfaszie und läuft als *N. cutaneus antebrachii lateralis* zur radialen Seite des Unterarms (Abb. 287).

2. Der *N. radialis* zieht in Begleitung der A. profunda brachii proximal vom medialen Muskelseptum in die Streckerloge des Oberarms, wo er sich im Sulcus n. radialis mit einer langen Spiralform dorsal um den Humerusschaft herumwindet (Abb. 273). Auf Grund seiner engen Lagebeziehungen zum Knochen kann er durch Frakturen und Kallusbildungen oder durch Druck (Narkose- oder Schlafdrucklähmung im Alkoholrausch) geschädigt werden. Distal gelangt er zwischen M. brachioradialis und M. brachialis in die Ellenbeuge. Vor Eintritt in den Sulcus n. radialis entläßt er den *N. cutaneus brachii posterior* und über dem Ellenbogen den *N. cutaneus brachii lateralis inferior* sowie den *N. cutaneus antebrachii posterior* (Abb. 287).

3. Der *N. ulnaris* läuft am medialen Septum abwärts, durchbricht es zusammen mit der A. collateralis ulnaris superior und gelangt distal in die Streckerloge.

4. Der *N. cutaneus antebrachii medialis* tritt etwa in der Mitte des Oberarms zusammen mit der V. basilica durch die Oberarmfaszie.

5. Der *N. medianus* umgeht die A. brachialis spiralförmig. Im proximalen Abschnitt liegt er lateral, im mittleren vor und im distalen medial von der Oberarmarterie.

6. Die *A. brachialis* ist die Hauptarterie des Oberarms. Sie zieht als Fortsetzung der A. axillaris vom unteren Rand des M. pectoralis major in der medialen Bizepsfurche zur Ellenbeuge. Ihr proximales Ende berührt den medialen Rand des M. coracobrachialis und ihr distales den des M. biceps brachii. Die A. brachialis wird an der Innenseite des Bizeps etwa in der Mitte des Oberarms aufgesucht. Sie entläßt
   – die *A. profunda brachii,* die den N. radialis begleitet,
   – die *A. collateralis ulnaris superior,* die mit dem N. ulnaris verläuft, und
   – die *A. collateralis ulnaris inferior,* die oberhalb des Epicondylus medialis humeri entspringt.

442

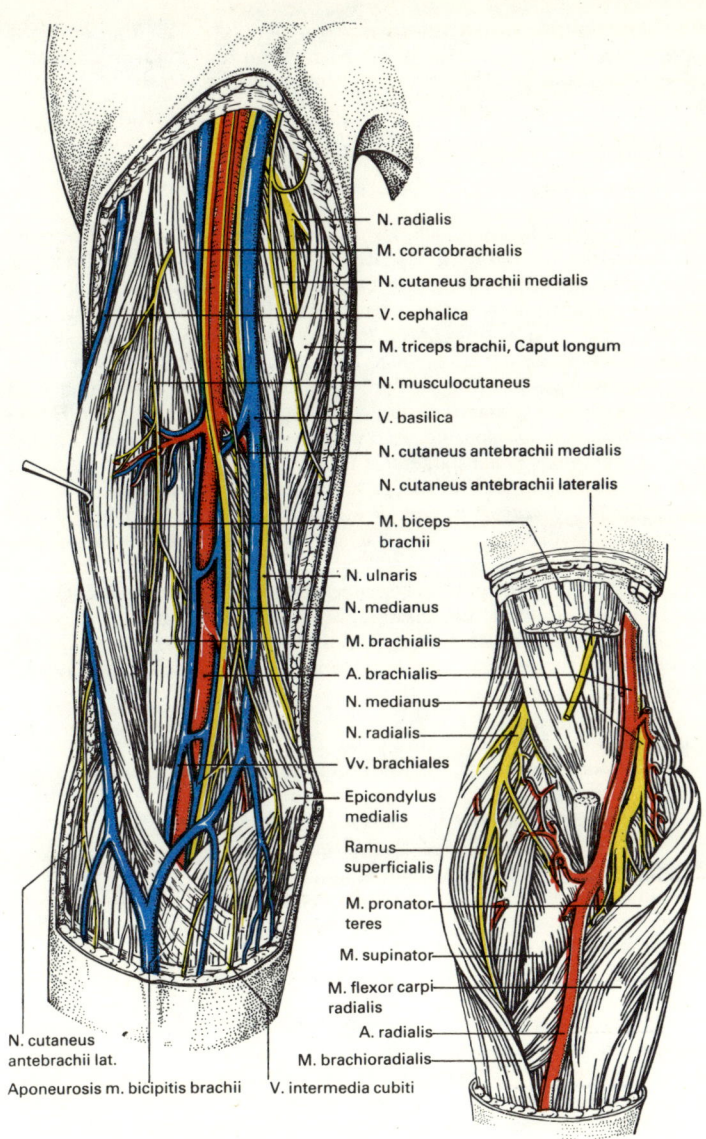

N. radialis

M. coracobrachialis

N. cutaneus brachii medialis

V. cephalica

M. triceps brachii, Caput longum

N. musculocutaneus

V. basilica

N. cutaneus antebrachii medialis

N. cutaneus antebrachii lateralis

M. biceps brachii

N. ulnaris

N. medianus

M. brachialis

A. brachialis

N. medianus

N. radialis

Vv. brachiales

Epicondylus medialis

Ramus superficialis

M. pronator teres

M. supinator

M. flexor carpi radialis

A. radialis

M. brachioradialis

N. cutaneus antebrachii lat.

Aponeurosis m. bicipitis brachii

V. intermedia cubiti

Abb. 281. Leitungsbahnen des rechten Oberarms von medial

443

Alle 3 Arterien geben Äste für das *Rete articulare cubiti* ab (Abb. 283). Die A. brachialis kann distal vom Ursprung der A. profunda brachii unterbunden werden, da es hier zahlreiche Anastomosen gibt.

Ellenbogengegend
(Abb. 264, 282 bis 289)

Am Ellenbogen verbreitert sich das distale Ende des Humerus, insbesondere durch die Epikondylen, die den Unterarmmuskeln zum Ursprung dienen. Ein Querschnitt durch die Ellenbogengegend ist im Gegensatz zu dem des Oberarms dorsoventral abgeplattet. Man unterscheidet eine *Regio cubitalis anterior* und *posterior* (Abb. 264).

Auf der Vorderseite der Ellenbeuge liegt die *Fossa cubitalis,* in welche der *Sulcus bicipitalis medialis* und *lateralis* einmünden. Zu beiden Seiten wird die Vertiefung von je einem Muskelwulst begrenzt, lateral von den Extensoren und medial von den Flexoren des Unterarms. Der mediale Epicondylus springt in der Regel stärker vor als der laterale. In der Fossa cubitalis tastet man die Sehne des M. biceps brachii sowie die nach unten medial ausstrahlende *Aponeurosis m. bicipitis brachii,* die den Nerven-Gefäß-Strang überspannt. Medial von der Bizepssehne kann man den Puls der A. brachialis fühlen.

Auf der hinteren Seite der Ellenbogengegend liegt das *Olecranon,* über dem sich in einer Vertiefung die Ansatzsehne des M. triceps brachii palpieren läßt. Unter der relativ dicken Haut liegt die Bursa subcutanea olecrani, die bei beruflicher Exposition (Bergleute) häufig entzündet sein kann (Bursitis olecrani).

Hautnerven der Ellenbeuge sind (Abb. 287)
– der *N. cutaneus antebrachii medialis* (aus dem Fasciculus medialis),
– der *N. cutaneus antebrachii lateralis* (aus dem N. musculocutaneus) und
– der *N. cutaneus antebrachii posterior* (aus dem N. radialis).

Die Hautvenen (Abb. 282) treten häufig als feine bläuliche „Adern" in Erscheinung oder wölben sich unter der Haut vor. Ihre Verläufe sind sehr variabel, so daß man bei der intravenösen Injektion die individuellen Verhältnisse berücksichtigen muß.
– Die *V. basilica* verläuft an der medialen Seite und mündet in die Vv. brachiales,
– die *V. cephalica* steigt an der lateralen Seite des Bizepswulstes auf und mündet in die V. axillaris.
– Die *V. intermedia cubiti* verbindet beide Hautvenen miteinander. In der Regel anastomosiert sie durch eine klappenlose Vene mit den tiefen Armvenen, wodurch ein Blutfluß in beiden Richtungen möglich ist. Sie liegt auf der Aponeurosis m. bicipitis brachii, die bei der Streckung des Unterarms gespannt wird und so ein Widerlager für die Venenpunktion bildet.

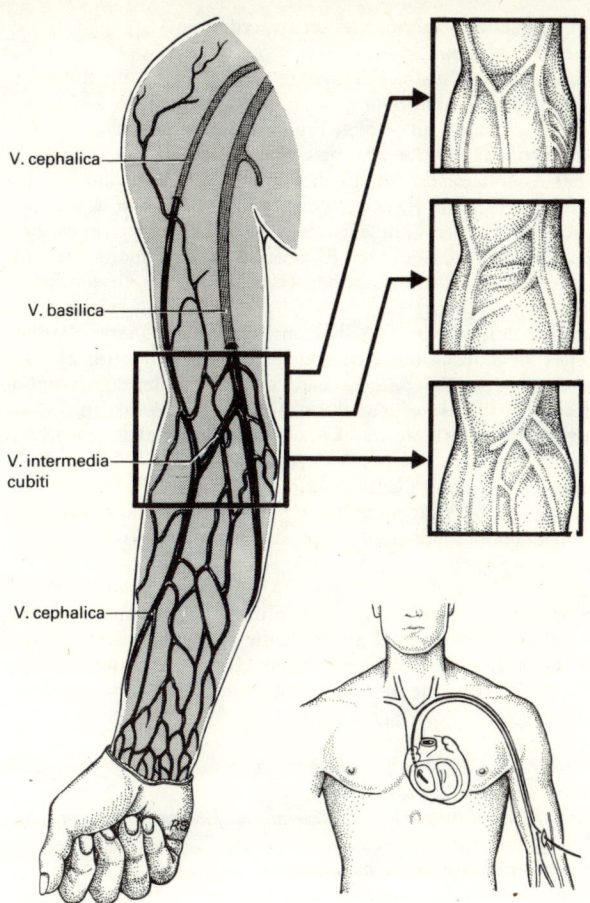

Abb. 282. Hautvenen des Arms mit verschiedenen Verlaufsmustern in der Ellenbeuge.
Herzkatheter durch die linke V. basilica (unten rechts)

Lympgefäße. Die oberflächlichen Lymphbahnen folgen den Hautvenen.
Oberhalb der Ellenbeuge liegen 2 bis 3 *Nll. axillares cubitales* (Abb. 123).

Der Nerven-Gefäß-Strang erreicht die Ellenbeuge von der medialen Bizepsfurche. Er liegt medial von der Bizepssehne auf dem M. brachialis unter der Aponeurosis m. bicipitis brachii (Abb. 281). Er enthält
– den *N. medianus,* die *A. brachialis, Vv. brachiales* und die *tiefen Lymphbahnen.*

445

Durch die Regio cubitalis posterior ziehen außerdem
- der *N. radialis* und *N. ulnaris.*

1. Der *N. medianus* entläßt in der Ellenbeuge mehrere Äste für die ober-flächlichen Beuger, durchbohrt den M. pronator teres und zieht zwischen den oberflächlichen und tiefen Fingerbeugern abwärts.

2. Der *N. radialis* erreicht zwischen M. brachioradialis und M. brachialis in Begleitung der A. collateralis radialis die Ellenbeuge. Vor dem Radiuskopf spaltet er sich in seine Endäste, den *R. superficialis* und den *R. profundus.* Der R. superficialis zieht mit der A. radialis unter dem M. brachioradialis zum Handrücken. Der R. profundus durchbohrt den M. supinator und läuft spiralförmig um den Hals des Radius zu den Streckern des Unterarms.

3. Der *N. ulnaris* hat den Nerven-Gefäß-Strang bereits am Oberarm verlassen. Er zieht in Begleitung der A. collateralis ulnaris superior aus der Streckerloge hinter dem Epicondylus medialis humeri um den Ellenbogen, wo er als „Musikantenknochen" im *Sulcus n. ulnaris* zu fühlen ist und hier auch leicht verletzt werden kann (auch Druckreizungen bei beruflicher Exposition).

4. Die *A. brachialis* teilt sich in der Fossa cubitalis (Abb. 283) in
   - die *A. radialis,* die oberflächlich auf der Radialseite des Vorderarms zwischen M. brachioradialis und M. pronator teres abwärts läuft, und in
   - die *A. ulnaris,* die unter dem M. pronator teres mit dem M. flexor carpi ulnaris nach distal zieht. Unterhalb der Chorda obliqua entläßt sie die *A. interossea communis,* die sich in die *A. interossea anterior* und *posterior* teilt. Beide ziehen vor bzw. hinter der Membrana interossea antebrachii in der volaren und dorsalen Zwischenknochenbahn abwärts (Abb. 289).

Das Rete articulare cubiti ist ein Arteriennetz in der Ellenbogengegend (Abb. 283). Es erhält seine Zuflüsse aus
- der *A. profunda brachii* durch die *A. collateralis media* und die *A. collateralis radialis,*
- der *A. brachialis* durch die *A. collateralis ulnaris superior* und *inferior,*
- der *A. radialis* durch die *A. recurrens radialis,*
- der *A. ulnaris* durch die *A. recurrens ulnaris,* die sich in *R. anterior* und *posterior* aufzweigt, sowie durch die *A. interossea recurrens.*
Die Kollateralkreisläufe des Arteriennetzes ermöglichen es, daß die A. brachialis unterhalb des Abgangs der A. profunda brachii unterbunden werden kann.

Abb. 283. Arterien des Arms (Unterbindungsstellen nach K. H. Herzog 1973). Dreieck: Unterbindung nicht erlaubt; gekreuzter Kreis: Unterbindung bedingt erlaubt; freier Kreis: Unterbindung erlaubt. Das Rete articulare cubiti ist von dorsal dargestellt

1 A. collateralis ulnaris superior	3 A. recurrens ulnaris
2 A. collateralis ulnaris inferior	4 A. collateralis media
	5 A. collateralis radialis
	6 A. interossa recurrens

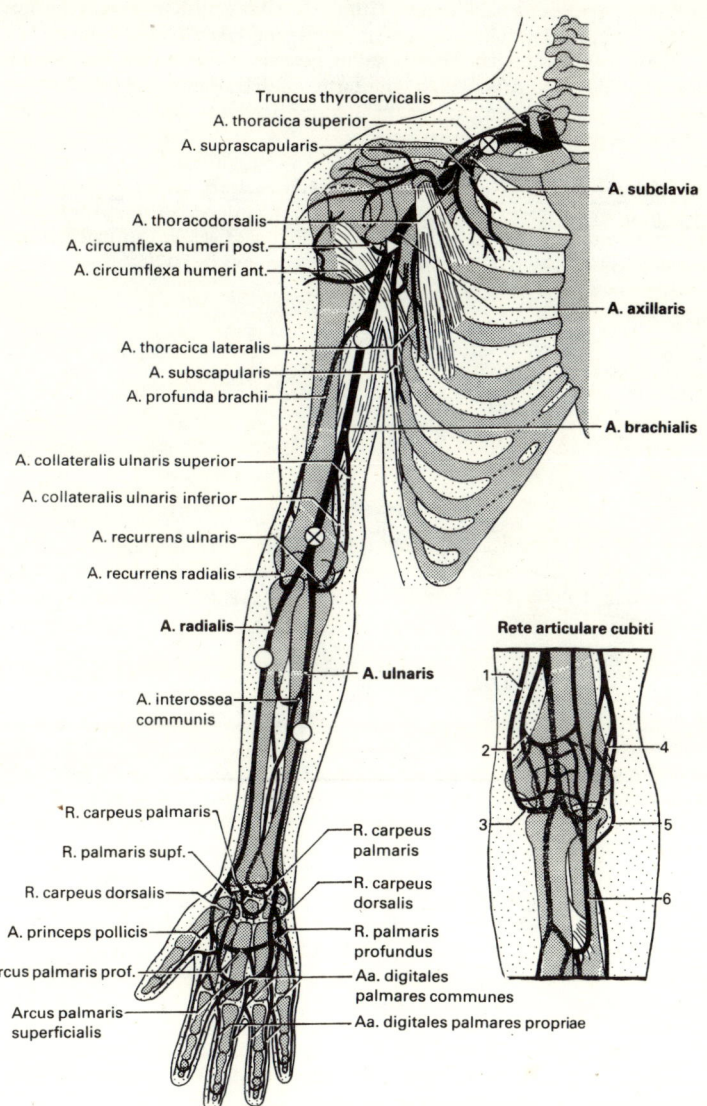

Truncus thyrocervicalis
A. thoracica superior
A. suprascapularis
A. subclavia
A. thoracodorsalis
A. circumflexa humeri post.
A. circumflexa humeri ant.
A. axillaris
A. thoracica lateralis
A. subscapularis
A. profunda brachii
A. brachialis
A. collateralis ulnaris superior
A. collateralis ulnaris inferior
A. recurrens ulnaris
A. recurrens radialis
A. radialis
A. ulnaris
A. interossea communis

*R. carpeus palmaris
R. palmaris supf.
R. carpeus dorsalis
A. princeps pollicis
rcus palmaris prof.
Arcus palmaris superficialis

R. carpeus palmaris
R. carpeus dorsalis
R. palmaris profundus
Aa. digitales palmares communes
Aa. digitales palmares propriae

Rete articulare cubiti

1
2
3
4
5
6

Ellenbogengelenk, Articulatio cubiti
(Abb. 284 bis 286)

Im Ellenbogengelenk artikulieren Humerus, Ulna und Radius in 3 Teilgelenken miteinander. Der Radiuskopf und der Gelenkspalt können bei Drehbewegungen des Unterarms leicht getastet werden. Auf der Beugeseite wird der Radiuskopf von Oberarm- und Unterarmmuskeln überlagert; auf der Streckseite liegt er dicht unter der Haut und ist nur auf der radialen Seite vom M. anconeus bedeckt.

Das Humero-Ulnar-Gelenk, *Articulatio humeroulnaris,* ist ein Scharniergelenk, in dem die *Trochlea humeri* zangenartig von der *Ulna* umgriffen wird (Abb. 284). Die quere Gelenkachse verläuft etwas schräg, so daß der gestreckte Arm einen radial offenen Winkel von 160° bis 170° bildet.

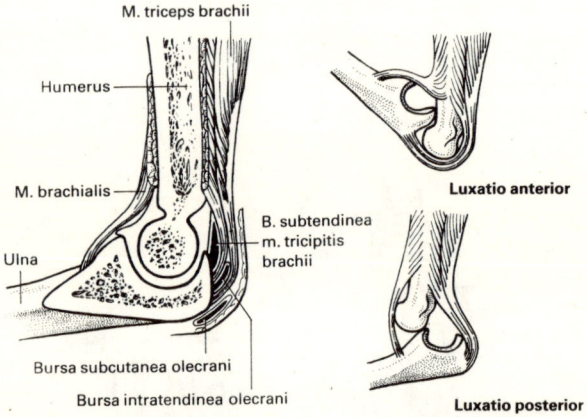

Abb. 284.   Ellenbogengelenk im Sagittalschnitt (links) und Gelenkluxationen (rechts)

Im Humero-Radial-Gelenk, *Articulatio humeroradialis,* artikuliert das *Capitulum humeri* mit dem *Caput radii.* Der Form nach ist es ein Kugelgelenk, in dem aber die dorsovolare Achse durch Bindung an die Ulna außer Funktion gesetzt ist.

Das proximale Radio-Ulnar-Gelenk, *Articulatio radioulnaris proximalis,* ist ein Radgelenk, in dem sich die *Circumferentia articularis* des Radius in der *Incisura radialis* der *Ulna* dreht. Es steht mit dem distalen Radio-Ulnar-Gelenk in funktionellem Zusammenhang. In beiden Gelenken werden die Pro- und Supinationsbewegungen ausgeführt.

Die Gelenkkapsel wird beiderseits durch Kollateralbänder verstärkt, vorn und hinten ist sie relativ dünn. Die Seitenbänder entspringen von den Epikondylen des Humerus (Abb. 285).

448

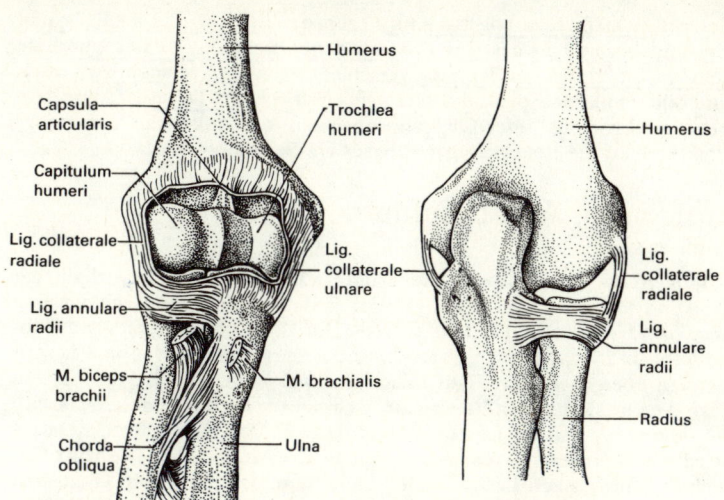

Abb. 285. Ellenbogengelenk mit eröffneter Gelenkkapsel von vorn und von hinten

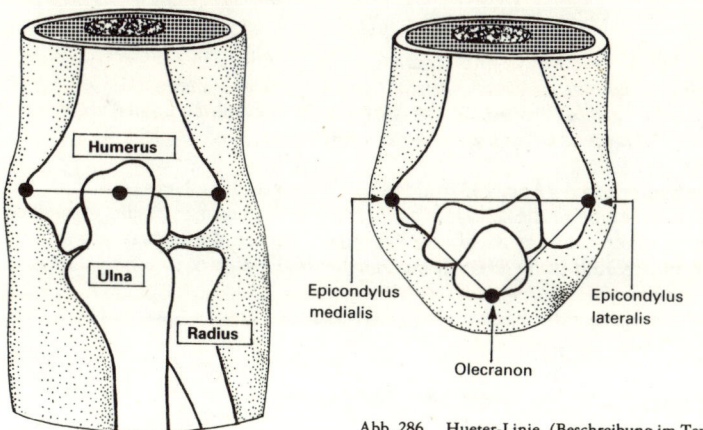

Abb. 286. Hueter-Linie. (Beschreibung im Text)

– Das *Lig. collaterale ulnare* inseriert fächerförmig an der Ulna,
– das *Lig. collaterale radiale* zieht zum Ringband des Radius.
– Das *Lig. annulare radii,* das an der Ulna befestigt ist, schließt die Circumferentia articularis des Radiuskopfs ein. In diesem osteofibrösen Ring dreht sich der Radiuskopf bei der Pro- und Supination.

In leichter Beugestellung des Unterarms ist die Gelenkkapsel am meisten entspannt. Punktionen des Ellenbogengelenks erfolgen dorsal oberhalb des Olecranon oder lateral über dem Radiuskopf.

Bei gestrecktem Ellenbogengelenk liegen der Epicondylus medialis und Epicondylus lateralis des Humerus mit dem Olecranon in einer Querlinie (Hueter-Linie). Bei der Beugung verschiebt sich das Olecranon nach distal und bildet mit den Epikondylen ein gleichschenkliges Dreieck (Abb. 286). Nach Epikondylus- oder Olekranonabrissen, intraartikulären T- oder Y-Frakturen ist die Regelmäßigkeit dieses Dreiecks gestört.

Unterarm, Antebrachium
(Abb. 264)

Topographisch beginnt der Unterarm etwa 3 Querfinger unterhalb der Epikondylen und endet distal am Handknöchel. Man unterscheidet eine *Regio antebrachialis anterior* und *posterior*. Der Unterarm ist dorsoventral abgeflacht und verjüngt sich distal, wo die Unterarmmuskeln in ihre langen Sehnen übergehen. Die Haut ist auf der Volarseite relativ dünn, so daß man die oberflächlichen Venen durchschimmern sieht. Auf der Streckseite ist sie derber, stärker pigmentiert und behaart. Das Skelett des Unterarms wird von der Speiche, *Radius,* und der Elle, *Ulna,* gebildet. Die Ulna läßt sich in ihrer ganzen Länge an der Außenseite des Arms vom Olecranon bis zum Caput ulnae (Handknöchel) durchtasten; von der Speiche ist nur der Kopf in der Ellenbeuge und das sich verstärkende distale Ende vor dem Handgelenk zu fühlen.

Die Hautnerven des Unterarms (Abb. 287) sind
– der *N. cutaneus antebrachii medialis* (vom Fasciculus medialis),
– der *N. cutaneus antebrachii lateralis* (vom N. musculocutaneus) und
– der *N. cutaneus antebrachii posterior* (vom N. radialis).

Die Hautvenen (Abb. 282) bilden ein sehr variables Netz, aus dem auf der radialen Seite die *V. cephalica* und auf der ulnaren Seite die *V. basilica* hervorgehen. Bei Faustschlußbewegungen werden die Hautvenen stärker mit Blut gefüllt und treten deutlicher hervor.

Die Lymphgefäße bilden unter der Haut ein grobes Maschenwerk, das den Venenverläufen folgt.

Unterarmfaszie und Muskellogen
(Abb. 288)

Die Unterarmfaszie, *Fascia antebrachii,* ist im Bereich des Handgelenks durch quer verlaufende Bandzüge verstärkt. Auf der Dorsalseite liegt das *Retinaculum extensorum* mit den Führungskanälen für die Strecksehnen. Auf der Beugeseite verschmilzt die Unterarmfaszie mit dem *Retinaculum flexorum,* das den Karpaltunnel, *Canalis carpi,* schließt (Abb. 291).
Beide Unterarmknochen werden durch die *Membrana interossea antebrachii* verbunden, wodurch es ähnlich wie am Oberarm zur Gliederung in eine Beuger- und Streckerloge kommt.

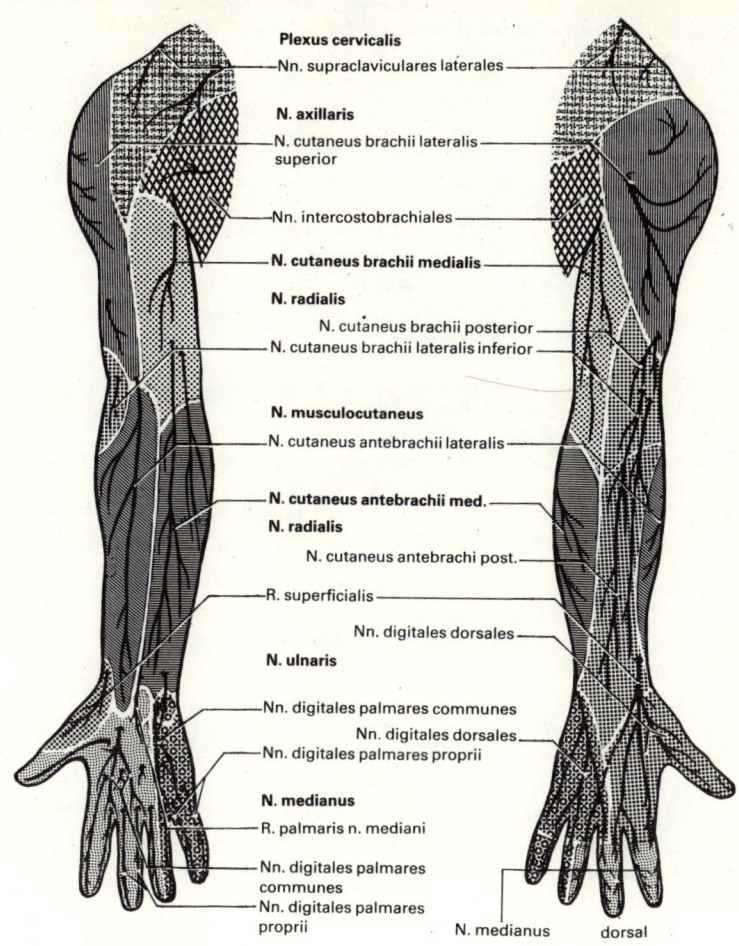

Abb. 287.   Hautnerven des Arms

Die Flexoren liegen in der Beugerloge und umhüllen hauptsächlich die Ulna; ihr Ursprungszentrum ist der Epicondylus medialis des Humerus. Man gliedert sie in eine oberflächliche und tiefe Schicht.

Die oberflächlichen Unterarmflexoren sind

1. der *M. pronator teres,* der mit einem *Caput humerale* und *Caput ulnare* schräg nach distal zum Außenrand des Radius zieht (zwischen beiden Köpfen verläuft der N. medianus zum Unterarm),

451

2. der *M. flexor carpi radialis*, dessen Sehne durch die Hohlhand läuft und an den Metakarpalknochen 2 und 3 ansetzt,
3. der *M. palmaris longus*, dessen Sehne (als einziger Beuger über dem Retinaculum flexorum) in die Palmaraponeurose einstrahlt,
4. der *M. flexor carpi ulnaris*, der mit einem *Caput humerale* und *Caput ulnare* entspringt und dessen Sehne zum Os pisiforme zieht und von hier an den Mittelhandknochen 4, 5 und am Os hamatum ansetzt,
5. der *M. flexor digitorum superficialis*, der mit einem *Caput humeroulnare* vom Humerus und von der Ulna und mit einem *Caput radiale* vom Radius entspringt. Seine 4 Endsehnen ziehen durch den Canalis carpi und bilden kurz vor ihrem Ansatz an den Mittelgliedern der Finger 2 bis 5 einen Schlitz, *Chiasma tendinum*, durch den die Sehnen des tiefen Fingerbeugers durchtreten (Abb. 297).

Zu den tiefen Unterarmflexoren gehören
1. der *M. flexor digitorum profundus*, der von der Ulna zu den Endgliedern der Finger 2 bis 5 zieht,
2. der *M. flexor pollicis longus*, der vom Radius zum Endglied des Daumens läuft, und
3. der *M. pronator quadratus*, der die distalen Enden der beiden Unterarmknochen miteinander verbindet.

Die Extensoren liegen in der Streckerloge. Sie überlagern hauptsächlich den Radius und gliedern sich in eine radiale, oberflächliche und tiefe Gruppe. Ihr Ursprungszentrum ist der *Epicondylus lateralis* des Oberarmknochens.

Zu den radialen Unterarmextensoren zählen
1. der *M. brachioradialis*, der am weitesten proximal vom lateralen Rand des Humerus entspringt und zum Proc. styloideus des Radius zieht, und
2. *Der M. extensor carpi radialis longus* und *brevis*, die weiter distal entspringen und an der Basis der Metakarpalknochen 2 (longus) und 3 (brevis) inserieren.

Die oberflächlichen Unterarmextensoren bestehen aus
1. dem *M. extensor digitorum*, der mit 4 Sehnen zur Dorsalaponeurose der Finger 2 bis 5 zieht,
2. dem *M. extensor digiti minimi*, der zur Dorsalaponeurose des kleinen Fingers läuft, und
3. dem *M. extensor carpi ulnaris*, der mit einem *Caput humerale* und *Caput ulnare* entspringt und am ulnaren Rand des Unterarms an der Basis des Metakarpalknochens 5 inseriert.

Die tiefen Unterarmextensoren ziehen schräg von proximal nach distal, wobei sie den Radius überkreuzen. Die Muskeln entspringen vom Radius, der Membrana interossea antebrachii und der Ulna.
1. Der *M. supinator* zieht von der Ulna zur hinteren Seite des Radius, wo er proximal vom M. pronator teres inseriert.

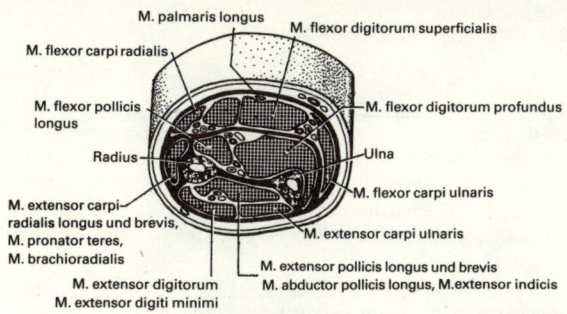

M. palmaris longus
M. flexor digitorum superficialis
M. flexor carpi radialis
M. flexor pollicis longus
M. flexor digitorum profundus
Radius
Ulna
M. extensor carpi-radialis longus und brevis, M. pronator teres, M. brachioradialis
M. flexor carpi ulnaris
M. extensor carpi ulnaris
M. extensor digitorum
M. extensor digiti minimi
M. extensor pollicis longus und brevis
M. abductor pollicis longus, M. extensor indicis

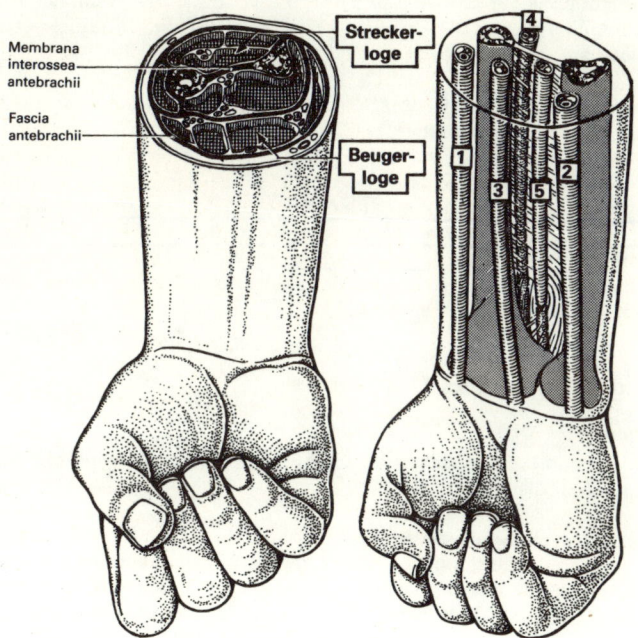

Membrana interossea antebrachii
Fascia antebrachii
Streckerloge
Beugerloge
4
1
3
5
2

Abb. 288.   Muskellogen und Nerven-Gefäß-Bahnen des Unterarms.   Leitungsbahnen

1 Radiale Nerven-Gefäß-Bahn   2 Ulnare Nerven-Gefäß-Bahn   3 Mittlere Nerven-Gefäß-Bahn
4 Dorsale Zwischenknochenbahn   5 Volare Zwischenknochenbahn

2. Der *M. abductor pollicis longus* setzt am Metakarpalknochen 1 an,
3. der *M. extensor pollicis brevis* inseriert an der Grundphalanx des Daumens,
4. der *M. extensor pollicis longus* setzt am Daumenendglied an,
5. der *M. extensor indicis* strahlt in die Dorsalaponeurose des Zeigefingers.

Verbindungen der Unterarmknochen
(Abb. 284, 289)

Die Zwischenknochenmembran, *Membrana interossea antebrachii,* verbindet Radius und Ulna miteinander. Ein proximaler Bandzug zieht als *Chorda obliqua* von der Tuberositas ulnae schräg nach distal zum Radius (Abb. 284). Seine Fasern verlaufen entgegengesetzt zu denen der Membrana interossea antebrachii. Proximal von der Tuberositas radii besitzt die Membran eine Lücke, in der sich die Bizepssehne bei der Pro- und Supination bewegen kann.

Die Zwischenknochenmembran sichert die Unterarmknochen vor Längsverschiebungen gegeneinander. Beim Fall auf die Hand wird die Körperlast vom Humerus auf die Ulna und von dieser durch die Membran auf den Radius übertragen. Dieser bricht beim Sturz auf die dorsalflektierte Hand meist am distalen Ende (klassische Radiusfraktur).

Das distale Radio-Ulnar-Gelenk, *Articulatio radioulnaris distalis,* ist die 2. gelenkige Verbindung zwischen beiden Unterarmknochen. In ihm dreht sich das distale Radiusende wie ein Türflügel um die Ulna. Von der Handwurzel ist die Ulna durch einen *Discus articularis* getrennt. Bei der Supination stehen die beiden Knochen des Unterarms parallel zueinander, bei der Pronation überkreuzt der Radius die Ulna. Der Arm wird immer in Supinationsstellung eingegipst, in der die Unterarmknochen die größte Entfernung voneinander haben, so daß sich zwischen beiden keine Kallusbrücke bilden kann.

Leitungsbahnen des Unterarms
(Abb. 288, 289)

Die Nerven und Gefäße ziehen in 5 Bahnen zwischen den Muskeln des Unterarms nach distal.

1. **Radiale Nerven-Gefäß-Bahn.** Der Leitmuskel ist der M. brachioradialis. Unter ihm verlaufen die *A. radialis* mit den Begleitvenen und der *R. superficialis* des *N. radialis.* Die Arterie zieht durch die „Tabatière" zur Dorsalseite der Hand. Man fühlt ihren Puls am unteren Ende des Radius.
2. **Ulnare Nerven-Gefäß-Bahn.** Der Leitmuskel ist der M. flexor carpi ulnaris. Unter ihm findet man *N., A.* und *V. ulnaris.* Der *N. ulnaris* zieht zwischen den beiden Köpfen des M. flexor carpi ulnaris und die *A. ulnaris* unter dem M. pronator teres zum Unterarm. Distal gelangen sie an der medialen Seite der Sehne des M. flexor carpi ulnaris an die Oberfläche und über dem Retinaculum flexorum zur Hand.
3. **Mittlere Nerven-Gefäß-Bahn.** Der Leitmuskel (im distalen Abschnitt) ist der M. flexor carpi radialis. Hier verläuft der *N. medianus.* Zwischen dem humeralen und ulnaren Kopf des M. pronator teres erreicht er den

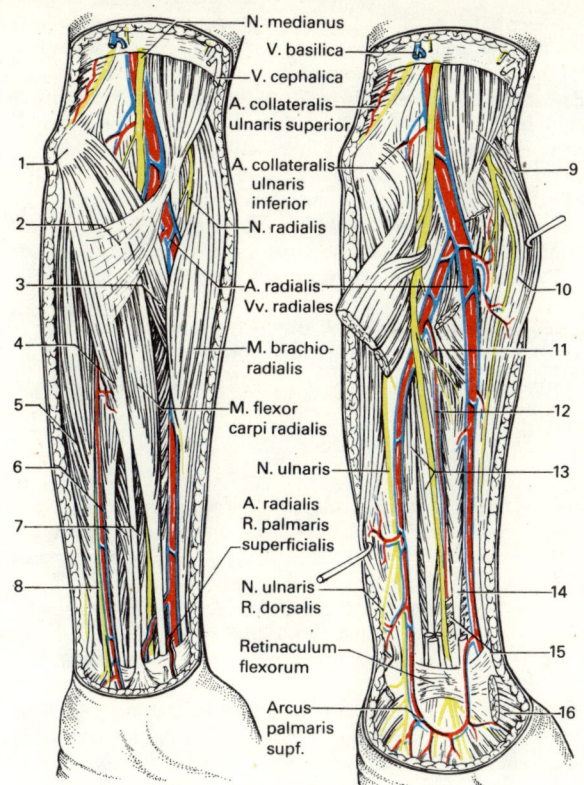

Abb. 289.   Leitungsbahnen auf der Beugeseite des linken Unterarms.

1 Epicondylus medialis
  humeri
2 Aponeurosis m. bicipitis
  brachii
3 M. pronator teres
4 M. palmaris longus
5 M. flexor carpi ulnaris

6 A. ulnaris, Vv. ulnae
7 M. flexor digitorum
  superficialis
8 N. ulnaris
9 M. biceps brachii
10 M. brachioradialis
11 R. muscularis

12 A. interossca anterior
13 M. flexor digitorum
   profundus
14 M. flexor pollicis longus
15 M. pronator quadratus
16 M. abductor pollicis brevis

Unterarm und zieht hier zwischen den oberflächlichen und tiefen Fingerbeugern zur Hohlhand. Der N. medianus wird von der langen, dünnen *A. comitans n. mediani* begleitet. Vor dem Handgelenk liegt der N.
medianus an der ulnaren Seite der Sehne des M. palmaris longus. Bei
Suizidversuchen (Aufschneiden der Pulsader) wird er hier häufig verletzt.

4. **Dorsale Zwischenknochenbahn.** Der Leitmuskel ist der M. extensor

digitorum. In dieser Bahn verlaufen der *R. profundus* des *N. radialis* und die *A. interossea posterior.* Der R. profundus durchbohrt den M. supinator und innerviert die Strecker des Unterarms.

5. **Die volare Zwischenknochenbahn** verläuft auf der Membrana interossea antebrachii bis zum M. pronator quadratus. Zu ihr gehören der *N. interosseus antebrachii anterior* (aus dem N. medianus) sowie die *A.* und *V. interossea anterior.* Die Gefäße durchbohren die Membran und ziehen zum Rete carpi dorsale.

Die Unterarmarterien stehen durch zahlreiche Anastomosen untereinander in Verbindung (Abb. 283), so daß die Ligatur der A. radialis oder der A. ulnaris ohne Nachteil für die Hand vertragen wird. Bei gleichzeitiger Durchtrennung beider Unterarmarterien ist die Prognose jedoch schlecht. Zur Betäubung der Hand bei operativen Eingriffen werden Leitungsanästhesien gesetzt (Medianus-Ulnaris-Blockade, Abb. 288, 293).

Hand, Manus

(Abb. 264)

Die Hand besteht aus der Handwurzel, *Carpus,* der Mittelhand, *Metacarpus,* und den Fingern, *Digiti manus.* Topographisch unterscheidet man die Beuge- und Streckseite der Handwurzel, *Regio carpalis anterior* und *posterior,* den Handteller, *Palma manus,* und den Handrücken, *Dorsum manus.*

Die „vielthätige Hand" (Goethe) hat für den Menschen eine besondere Bedeutung, was sich u. a. in Gebärden der Hand und Redewendungen über die Hand äußert. Als Greif- und Tastorgan hat sie einen hohen Gebrauchswert (Abb. 300).

Die Haut auf der Beugeseite der Handwurzel ist relativ dünn und zeigt tiefe Querfurchen. An beiden Seiten der Handwurzel können die distalen Enden des Radius und der Ulna mit ihrem Proc. styloideus getastet werden. Die relativ dicke und schwielige Haut des Handtellers ist durch typische Hautfurchen gekennzeichnet. Da sie mit der Palmaraponeurose verwachsen ist, läßt sie sich von ihrer Unterlage nur schwer abpräparieren. Auf der radialen Seite wölbt sich der Daumenballen, *Thenar,* und auf der ulnaren Seite der Kleinfingerballen, *Hypothenar,* vor.

Logen und Handmuskeln

(Abb. 290)

Die Unterarmfaszie verschmilzt mit dem *Retinaculum flexorum,* das die Karpalrinne, *Sulcus carpi,* schließt. Der Karpaltunnel dient den Flexorensehnen beim Übertritt auf die Hand zur Führung. Palmaraponeurose, Thenar und Hypothenar bilden das Polster für die Greiffläche des Handtellers.

Die Palmaraponeurose, *Aponeurosis palmaris,* besteht aus Längsfasern, die vom Retinaculum flexorum mit 4 Strahlen zu den Fingern 2 bis 5 ziehen.

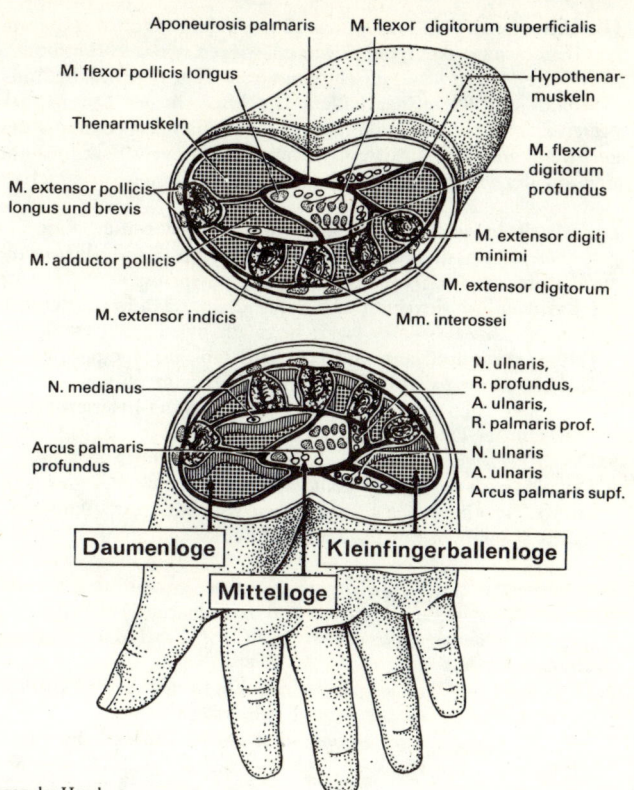

Abb. 290. Logen der Hand

An den Metakarpo-Phalangealgelenken teilt sich jeder Strahl und erreicht die Gelenkkapsel. Die Längszüge werden durch Querfasern, *Fasciculi transversi*, verspannt. Eine weitere quere Verspannung der Palmaraponeurose erfolgt in Höhe der Mittelhandköpfchen durch das *Lig. metacarpeum transversum superficiale*. Abnorme Bindegewebsproliferationen im Bereich der Palmaraponeurose mit nachfolgender Schrumpfung können die Finger in Beugestellung zwingen (Dupuytren-Kontraktur).

Vom ulnaren Rand der Aponeurose strahlt der *M. palmaris brevis* in die Haut des Hypothenar aus. Die Palmaraponeurose geht in die Faszie des Thenar und Hypothenar über. Diese Faszien verbinden sich mit den Mittelhandknochen (intermuskuläre Septen) und teilen die Hohlhand in 3 Logen,

– eine *Daumenballenloge, Kleinfingerballenloge* und *Mittelloge*.

Die Logen enthalten Muskeln und Leitungsbahnen; sie bilden auch Druckkammern für die Greiffunktion der Hände.

457

Handmuskeln. Die kraftvollen Fingerbewegungen werden von den langen Unterarmmuskeln, die differenzierteren von den Handmuskeln ausgeführt. Die Hauptmasse der Handmuskeln liegt randständig und bildet den Daumen- und Kleinfingerballen. Die Muskeln des Daumenballens gruppieren sich hauptsächlich um den 1. Mittelhandknochen, die des Kleinfingerballens um den 5. Mittelhandknochen. Diese Muskelanordnung ergibt sich aus der größeren Selbständigkeit des Daumens und kleinen Fingers.

Die Muskeln der Daumenballenloge schließen die Sehne des *M. flexor pollicis longus* ein, die zwischen beiden Köpfen des M. flexor pollicis brevis zum Endglied des Daumens zieht. Sie entspringen an der radialen Seite des Retinaculum flexorum und den radialen Handwurzelknochen.
1. Der *M. abductor pollicis brevis* liegt am oberflächlichsten. Er zieht zur Daumengrundphalanx und zum radialen Sesambein.
2. Der *M. flexor pollicis brevis* liegt medial vom obigen. Er besitzt einen oberflächlichen und tiefen Kopf. Seine Sehne inseriert am radialen Sesambein der Daumengrundphalanx.
3. Der *M. opponens pollicis* setzt am Metakarpalknochen 1 an.
4. Der *M. adductor pollicis* zieht mit einem *Caput obliquum* vom Os capitatum und einem *Caput transversum* vom Metakarpalknochen 3 zum ulnaren Sesambein des Daumengrundgelenks.

Die Muskeln der Kleinfingerballenloge entspringen von der ulnaren Seite des Retinaculum flexorum und den ulnaren Handwurzelknochen.
1. Der *M. abductor digiti minimi* zieht zur Basis der Grundphalanx des kleinen Fingers.
2. Der *M. flexor digiti minimi brevis* schließt sich radial an den vorhergenannten an oder ist mit ihm verschmolzen.
3. Der *M. opponens digiti minimi* setzt am Außenrand des Metakarpalknochens 5 an.

Die Muskeln der Mittelloge liegen unter der Palmaraponeurose. Sie enthält die Sehnen der langen Fingerbeuger, die an den distalen Enden der Mittelhandknochen in die *Vaginae fibrosae digitorum manus* eintreten, und die kurzen Muskeln.
- Die *Sehne des M. flexor pollicis longus* weicht nach radial zur Daumenloge ab (Abb. 291).
- Die *4 Sehnen des M. flexor digitorum superficialis* bilden eine oberflächliche und
- die *Sehne des M. flexor digitorum profundus* eine tiefe Schicht.
Die kurzen Muskeln der Mittelloge sind
1. die *Mm. lumbricales* (4), die von den Sehnen des tiefen Fingerbeugers entspringen, und
2. die *Mm. interossei* (3 palmare und 4 dorsale), die von den Metakarpalknochen kommen. Die Muskeln kreuzen die Beugeachsen der Fingergrundgelenke und strahlen in die Dorsalaponeurose der Finger 2 bis 5 ein (Abb. 297).

Bei Durchtrennung der oberflächlichen Beugersehnen sind die Ausfälle nur gering, weil der tiefe Beuger die Funktion mitübernimmt. Läsionen der tiefen Beugersehnen führen zum Verlust der Endgliedflexion.

Sehnenscheiden der Palmarseite
(Abb. 291).

Das *Retinaculum flexorum,* das den Sulcus carpi zum Karpaltunnel, *Canalis carpi,* schließt, spannt sich zwischen Os scaphoideum und Os trapezium auf der radialen Seite sowie dem Os pisiforme und Hamulus ossis hamati auf der ulnaren Seite aus.

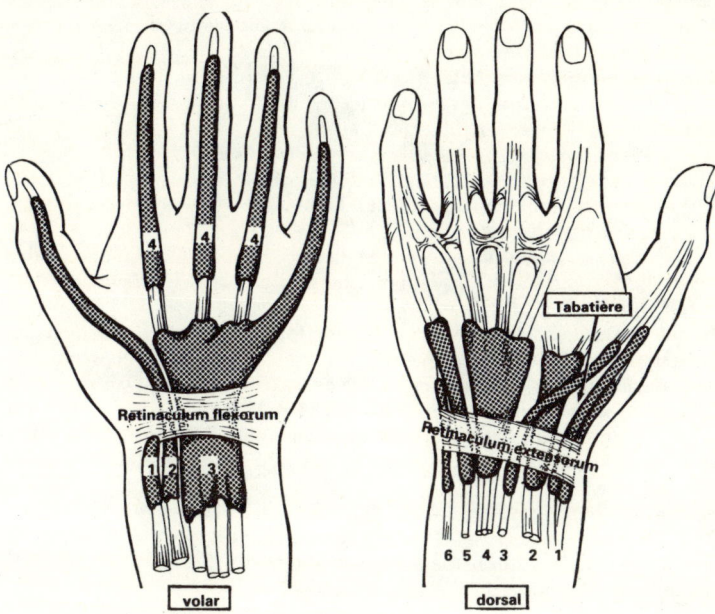

Abb. 291. Sehnenscheiden der Hand. Volare Seite.

1 Vagina synovialis tendinis m. flexoris carpi radialis

2 Vagina tendinis m. flexoris pollicis longi

3 Vagina synovialis communis mm. flexorum

4 Vaginae synoviales tendinum digitorum manus

Auf der dorsalen Seite gibt es Sehnenfächer für die Sehnen des

1 M. abductor pollicis longus und M. extensor pollicis brevis

2 M. extensor carpi radialis longus und brevis

3 M. extensor pollicis longus

4 M. extensor digitorum und M. extensor indicis

5 M. extensor digiti minimi

6 M. extensor carpi ulnaris

459

Über dem Retinaculum flexorum ziehen zur Hohlhand
- die *Sehne des M. palmaris longus* (in der Mitte),
- der *N.* und die *A. ulnaris* sowie die *Vv. ulnares* (ulnar) und
- der *R. palmaris superficialis* der *A. radialis* (radial).

Unter dem Retinaculum flexorum gelangen zur Hohlhand
- der *N. medianus* auf der Sehne
- des *M. flexor digitorum superficialis.* Darunter verläuft die Sehne
- des *M. flexor digitorum profundus* und radial die Sehne
- des *M. flexor pollicis longus.*

Die unter dem Retinaculum flexorum durchlaufenden Sehnen werden im Gebiet der Handwurzel von Sehnenscheiden umgeben. Außer der kleinen *Vagina synovialis tendinis m. flexoris carpi radialis,* die in einem eigenen osteo-fibrösen Kanal verläuft, gibt es
den radialen Sehnenscheidensack mit
- der *Vagina tendinis m. flexoris pollicis longi* und
den ulnaren Sehnenscheidensack mit
- der *Vagina synovialis communis mm. flexorum,* in welcher sich die Sehnen der beiden langen Fingerbeuger befinden. Beim Erwachsenen setzt sich dieser Sehnenscheidensack auf den kleinen Finger fort, ist aber zu den Fingern 2 bis 4 unterbrochen.
- Die *Vaginae synoviales tendinum digitorum manus* sind die Sehnenscheiden für die Beugersehnen der Finger 2 bis 4, die über den Köpfen der Mittelhandknochen beginnen.

In den Sehnenscheiden können sich Infektionserreger wie in Kanälen ausbreiten. Entzündungen der digitalen Sehnenscheiden 2 bis 4 beschränken sich auf die Finger. Infektionen in der Sehnenscheide des Daumens oder kleinen Fingers können dagegen bis zur Handwurzel aufsteigen, hier die dünne Trennwand zum benachbarten Sehnenscheidensack durchbrechen und auf die Gegenseite übergreifen. Es entsteht dann das Bild der *V-förmigen Phlegmone.*

Nähte der Beugersehnen sollten möglichst nicht im scheidenführenden Teil erfolgen, weil eine genähte Sehne postoperativ stark anschwillt und den Raum der Sehnenscheide beengt, wodurch die Regenerationsfähigkeit herabgesetzt wird.

Leitungsbahnen der Hohlhand
(Abb. 292)

In der Hohlhand verlaufen
- der *N. medianus, N. ulnaris,* die *A. ulnaris* und *A. radialis.*
Beide Arterien bilden den oberflächlichen und tiefen Hohlhandbogen.

Nerven. Der *N. medianus* teilt sich in der Mittelloge in 3 *Nn. digitales palmares communes.* Diese entlassen in Höhe der Fingergrundgelenke die *Nn.*

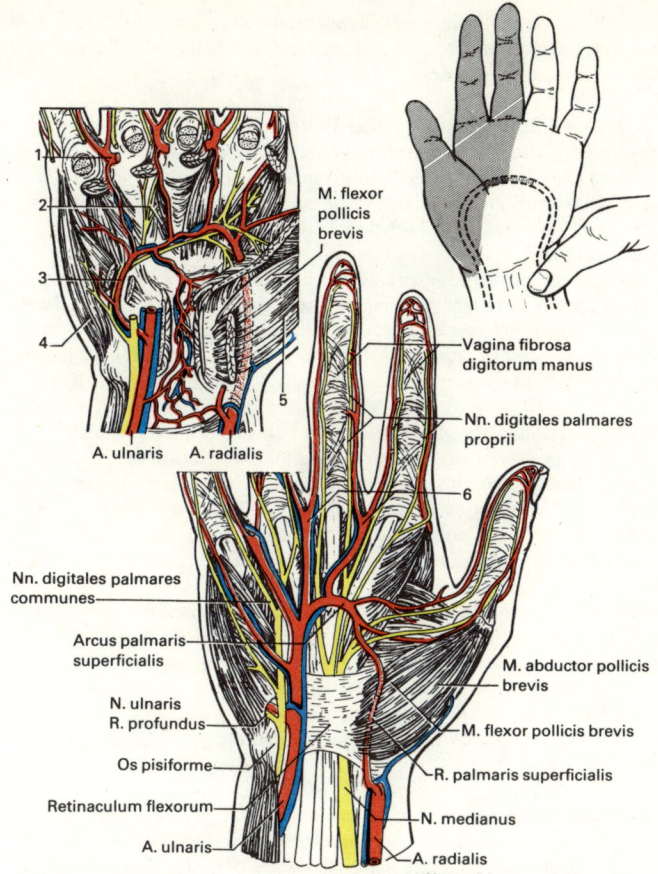

M. flexor
pollicis
brevis

Vagina fibrosa
digitorum manus

Nn. digitales palmares
proprii

A. ulnaris   A. radialis

Nn. digitales palmares
communes

Arcus palmaris
superficialis

N. ulnaris
R. profundus

M. abductor pollicis
brevis

M. flexor pollicis brevis

Os pisiforme

R. palmaris superficialis

Retinaculum flexorum

N. medianus

A. ulnaris

A. radialis

Abb. 292.   Leitungsbahnen der Hohlhand. Prüfung der Funktion des oberflächlichen
Hohlhandbogens (oben rechts).

1 Aa. metacarpeae palmares   4 M. abductor digiti minimi   6 Aa. digitales palmares
2 Mm. interossei palmares   brevis   communes
3 Arcus palmaris profundus   5 M. opponens pollicis

digitales palmares proprii. Der N. medianus innerviert die Muskeln des Thenar, mit Ausnahme des M. adductor pollicis und des tiefen Kopfs des M.
flexor pollicis brevis, sowie die beiden radialen Mm. lumbricales.
Der *N. ulnaris* zieht zusammen mit der A. ulnaris über dem Retinaculum
flexorum dicht neben dem Os pisiforme in die Mittelloge. Sein *R. superficialis* teilt sich unter der Palmaraponeurose in die *Nn. digitales palmares communes,* die mit dem N. medianus anastomosieren. Vor den Fingergrundge-
lenken verzweigen sich diese in die *Nn. digitales palmares proprii.* Sein *R.*

461

profundus zieht zu den Muskeln des Hypothenar, den Mm. interossei, den beiden ulnaren Mm. lumbricales und zu den Muskeln des Thenar, die nicht vom N. medianus versorgt werden.

Arterien. Die *A. ulnaris* gibt vor ihrem Eintritt in die Mittelloge einen *R. carpeus palmaris* für die Handwurzel und einen *R. carpeus dorsalis* ab, der außen zum Rete carpi dorsale zieht. Hinter dem Os pisiforme entläßt die A. ulnaris den *R. palmaris profundus,* der mit dem tiefen Hohlhandbogen kommuniziert. Ihre Fortsetzung bildet den Hauptzufluß für den oberflächlichen Hohlhandbogen.

Die *A. radialis* liegt am Handgelenk am verbreiterten Radiusende, wo man ihren Puls fühlen kann. An der Handwurzel zieht sie durch die „Tabatière" (zwischen den Sehnen von M. abductor pollicis longus, M. extensor pollicis brevis und longus, Abb. 291) auf die Dorsalseite der Hand, durchbricht den 1. Metakarpalraum und gelangt zwischen den beiden Köpfen des M. interosseus dorsalis I und dem M. adductor pollicis in die Hohlhand. An der radialen Seite der Handwurzel gibt sie einen *R. palmaris superficialis* und beim Durchtritt durch den 1. Metakarpalraum die *A. princeps pollicis* für die Beugeseite des Daumens ab. Der R. palmaris superficialis zieht durch die Muskeln des Daumenballens in die Mittelloge, wo er mit dem oberflächlichen Hohlhandbogen anastomosiert. Die A. radialis liefert den Hauptzufluß für den tiefen Hohlhandbogen.

Der oberflächliche Hohlhandbogen, *Arcus palmaris superficialis,* (Abb. 292) wird von der *A. ulnaris* (Hauptzufluß) und dem schwächeren *R. palmaris superficialis* der *A. radialis* gebildet. Er liegt zwischen der Palmaraponeurose und den langen Beugersehnen, etwa in der Mitte der Handwurzelknochen. Aus ihm entspringen 3 bis 4 *Aa. digitales palmares communes,* die sich in der Zwischenfingerfalte in die *Aa. digitales palmares propriae* teilen.

Der tiefe Hohlhandbogen, *Arcus palmaris profundus,* erhält seinen Hauptzufluß von der *A. radialis* und den schwächeren Zufluß vom *R. palmaris profundus* der *A. ulnaris.* Er liegt auf den Basen der Mittelhandknochen. Aus ihm entspringen die schwächen *Aa. metacarpeae palmares,* die in den Metakarpalräumen auslaufen und durch die *Rr. perforantes* mit den *Aa. metacarpeae dorsales* des Handrückens anastomosieren.

Venen. Die Hohlhandvenen sind nur schwach ausgebildet. Sie begleiten die Arterien und anastomosieren durch die Metakarpalräume mit den Venen des Handrückens.

Lymphgefäße. Sie verlaufen in Begleitung der Arterien.

Handrücken, Dorsum manus

(Abb. 291, 293, 294)

Die Haut des Handrückens ist relativ dünn und auf der Unterlage gut verschiebbar. Eine subkutane Fettschicht fehlt fast völlig, so daß man das Venenmuster des Handrückens sehen kann. Bei der Dorsalflexion der Hand springen die Extensorensehnen, bei der Abduktion und Extension des Daumens an der radialen Seite der Handwurzel die Sehnen des M. abductor pollicis longus, des M. extensor pollicis brevis und longus vor. Die Hautvertiefung zwischen den Sehnen der genannten Daumenmuskeln ist die „Tabatière" (Abb. 291).

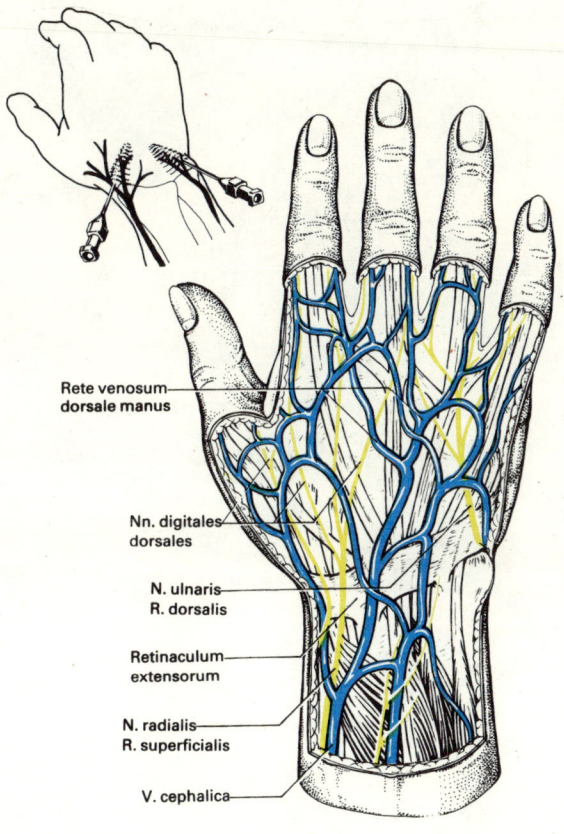

Abb. 293. Venennetz des Handrückens mit Hautnerven und Handblockanästhesie (oben)

463

Die Faszie des Handrückens ist relativ dünn. An der Handwurzel verstärkt sie sich zu einem quer verlaufenden Band, dem *Retinaculum extensorum*. Von diesem ziehen Septen zum Radius und zur Ulna, wodurch 6 Sehnenfächer für die Extensorensehnen entstehen. Alle Sehnen sind von einer Sehnenscheide umgeben (Abb. 291).

Das 1. Sehnenfach enthält die Sehnen des *M. abductor pollicis longus* und *M. extensor pollicis brevis*.

Das 2. Sehnenfach führt die Sehne des *M. extensor carpi radialis longus* und *brevis*.

Das 3. Sehnenfach läßt die Sehne des *M. extensor pollicis longus* hindurchtreten.

Das 4. Sehnenfach enthält die Sehne des *M. extensor digitorum* sowie die des *M. extensor indicis*.

Das 5. Sehnenfach führt die Sehne des *M. extensor digiti minimi*.

Das 6. Sehnenfach läßt die Sehne des *M. extensor carpi ulnaris* hindurchtreten.

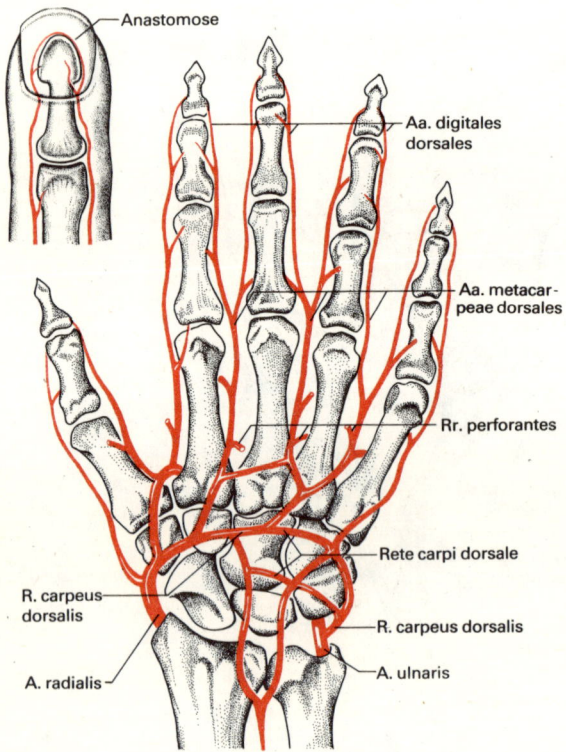

Abb. 294.　Arterien des Handrückens und Fingerarterien (oben)

Durch den *Connexus intertendineus* sind die Sehnen für die Finger 2 bis 5 miteinander verbunden, so daß die Durchtrennung einer Sehne meist nur geringen Streckverlust des Fingers im Grundgelenk zur Folge hat.
Unter den Sehnen liegen die Metakarpalknochen, deren Zwischenräume von den Mm. interossei palmares und dorsales ausgefüllt werden. Ihre Sehnen strahlen in die Dorsalaponeurose der Finger ein.

Nerven (Abb. 293). Der Handrücken und die Dorsalseite der Finger werden
– vom *R. superficialis* des *N. radialis* und
– vom *R. dorsalis* des *N. ulnaris* innerviert.
Ersterer überkreuzt die Sehne des M. abductor pollicis longus und zieht über dem Retinaculum extensorum zum Handrücken, letzterer gelangt unter dem M. flexor carpi ulnaris zur Doralseite der Hand. Beide Nerven spalten sich in die *Nn. digitales dorsales* auf.

Die Arterien (Abb. 294) bilden über dem Handgelenk das *Rete carpi dorsale.* Dieses erhält Zuflüsse vom *R. carpeus dorsalis* aus der *A. radialis* und vom *R. carpeus dorsalis* der *A. ulnaris.* Aus ihm entspringen 4 *Aa. metacarpeae dorsales,* aus denen die *Aa. digitales dorsales* hervorgehen.

Die Venen (Abb. 282, 293) bilden auf dem Handrücken das *Rete venosum dorsale manus,* das durch die *Vv. intercapitales* mit den Hohlhandvenen anastomosiert.

Handgelenke, Articulationes manus
(Abb. 295, 296)

Es gibt ein proximales und ein distales Handgelenk.

Im proximalen Handgelenk, *Articulatio radiocarpea,* artikuliert der Radius mit der proximalen Reihe der Handwurzelknochen. Der Radius und Discus articularis am Caput ulnae bilden die Gelenkpfanne und die Handwurzelknochen (*Os scaphoideum, Os lunatum, Os triquetrum,* Abb. 295) den relativ großen Gelenkkopf. Das proximale Handgelenk ist ein Eigelenk, in dem Dorsal- und Palmarflexionen sowie Ab- und Adduktionen der Hand ausgeführt werden können. Beim Sturz auf die radialabduzierte Hand kommt es häufig zum Bruch des Os scaphoideum (Navikularfraktur). Punktionen des proximalen Handgelenks werden von dorsal vorgenommen (Abb. 296).

Das distale Handgelenk, *Articulatio mediocarpea,* liegt zwischen den Handwurzelknochen der proximalen und distalen Reihe (Abb. 296). Die distale Reihe *(Os trapezium, Os trapezoideum, Os capitatum, Os hamatum)* bildet den Gelenkkopf. Durch die S-Bogenform der Gelenkspalte werden beide Reihen der Handwurzelknochen verzahnt.

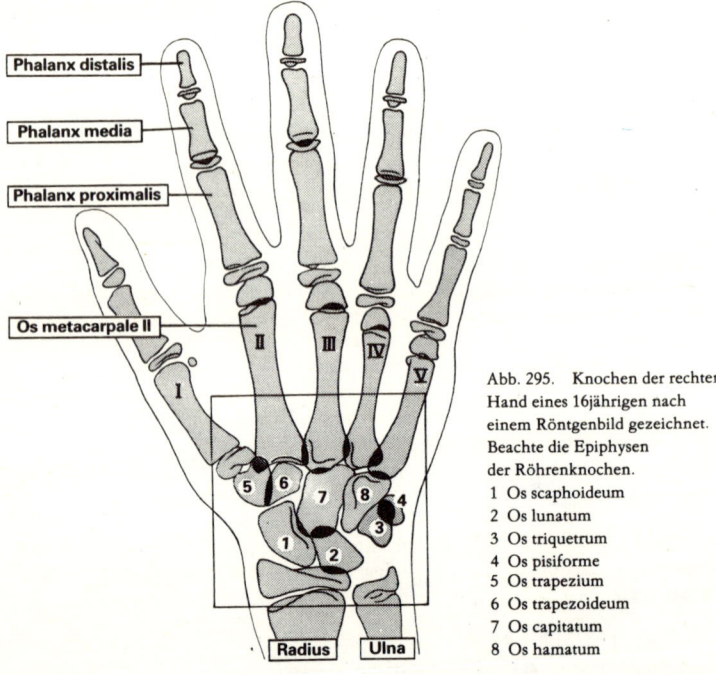

Phalanx distalis

Phalanx media

Phalanx proximalis

Os metacarpale II

Radius   Ulna

Abb. 295. Knochen der rechten Hand eines 16jährigen nach einem Röntgenbild gezeichnet. Beachte die Epiphysen der Röhrenknochen.

1 Os scaphoideum
2 Os lunatum
3 Os triquetrum
4 Os pisiforme
5 Os trapezium
6 Os trapezoideum
7 Os capitatum
8 Os hamatum

Das Erbsenbein, *Os pisiforme,* ist an der Gelenkbildung der Hand nicht beteiligt. Es bildet ein selbständiges Gelenk auf dem Os triquetrum. Die am Erbsenbein inserierende Sehne des M. flexor carpi ulnaris setzt sich als *Lig. pisohamatum* zum Hamulus ossis hamati und als *Lig. pisometacarpeum* zur Basis des Metakarpalknochens 5 fort.

Die Kapsel der Handgelenke wird von mehreren Bändern verstärkt.
– Das *Lig. radiocarpeum dorsale* zieht auf der dorsalen Seite vom Radius zum Os triquetrum,
– das *Lig. radiocarpeum palmare* auf der Beugeseite vom Radius zum Os lunatum und zum Os capitatum,
– das *Lig. ulnocarpeum palmare* ist häufig mit dem obigen vereinigt,
– das *Lig. carpi radiatum* strahlt vom Kopf des Os capitatum nach allen Seiten aus,
– das *Lig. collaterale carpi ulnare* verbindet den Proc. styloideus der Ulna mit dem Os triquetrum und Os pisiforme und
– das *Lig. collaterale carpi radiale* zieht vom Proc. styloideus des Radius zum Os scaphoideum.
Die Handwurzelknochen werden untereinander durch die *Ligg. intercarpea dorsalia, palmaria* und *interossea* verbunden.

466

Die Handwurzel-Mittelhand-Gelenke, *Articulationes carpometacarpeae,* sind straffe Gelenke, die durch die *Ligg. carpometacarpea dorsalia* und *palmaria* gesichert werden (Abb. 296). Eine Ausnahme macht

das Daumenwurzelgelenk, *Articulatio carpometacarpea pollicis,* zwischen Metakarpalknochen 1 und Os trapezium. Es ist ein Sattelgelenk, das in 2 Achsen beweglich ist. In ihm sind Ab- und Adduktion sowie Flexion und Extension des Daumens möglich.

In den Mittelhandknochengelenken, *Articulationes intermetacarpeae,* artikulieren die Basen der Mittelhandknochen. Sie werden durch *Ligg. metacarpea dorsalia, palmaria* und *interossea* zusammengehalten. Die distalen Enden der Mittelhandknochen sind durch das *Lig. metacarpeum transversum profundum* verbunden.

Funktionell unterteilt man die Handgelenke in 3 Funktionseinheiten. Die 1. Einheit wird von der proximalen Reihe der Handwurzelknochen gebildet, die 2. Einheit (Daumeneinheit) besteht aus dem Os trapezium und Metakarpalknochen 1, die 3. Einheit setzt sich aus der distalen Reihe der Handwurzelknochen und den Metakarpalknochen 2 bis 5 zusammen.

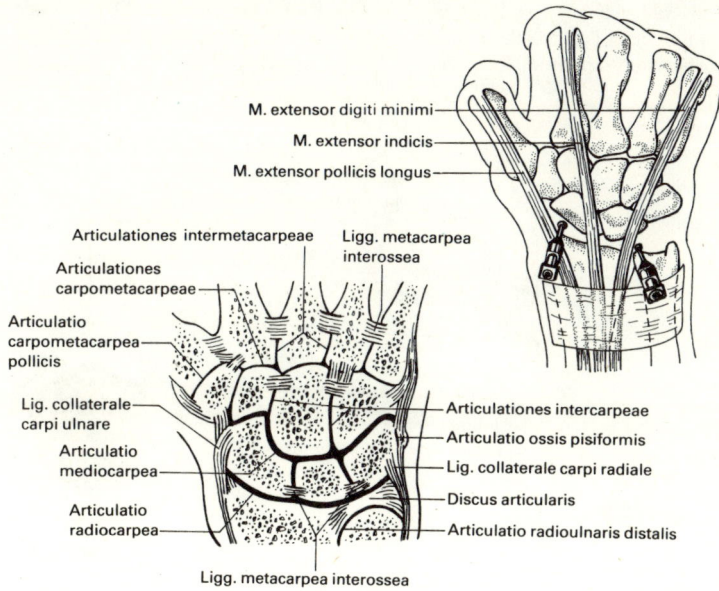

M. extensor digiti minimi

M. extensor indicis

M. extensor pollicis longus

Articulationes intermetacarpeae

Ligg. metacarpea interossea

Articulationes carpometacarpeae

Articulatio carpometacarpea pollicis

Lig. collaterale carpi ulnare

Articulatio mediocarpea

Articulatio radiocarpea

Articulationes intercarpeae

Articulatio ossis pisiformis

Lig. collaterale carpi radiale

Discus articularis

Articulatio radioulnaris distalis

Ligg. metacarpea interossea

Abb. 296.   Flachschnitt durch die Handwurzel und Handgelenkpunktion

Die Fingergrundgelenke 2 bis 5, *Articulationes metacarpophalangeae,* gehören wie auch die Zehengrundgelenke zum Typ der Kugelgelenke. Ihre Kapsel wird durch die *Ligg. collateralia* und *Ligg. palmaria* verstärkt.

467

Die Fingergelenke, *Articulationes interphalangeae manus,* sind reine Scharniergelenke, die durch Seitenbänder gesichert werden.

Finger, Digiti manus
(Abb. 287, 288, 290 bis 295, 297, 298)

Alle Finger besitzen mit Ausnahme des Daumens 3 Glieder, Grund-, Mittel- und Endphalangen. Die Gelenkspalten lassen sich bei gebeugten Fingern von dorsal her tasten (Abb. 297); auf der Palmarseite findet man die Fingergelenke unter den Beugefurchen der Haut.

Die Haut ist auf der Beugeseite relativ dick; sie enthält zahlreiche Schweißdrüsen, freie Nervenendigungen und Tastkörperchen (Fingerspitzengefühl). Die individuell spezifischen Hautleistenmuster mit Bogen-, Schleifen- und Wirbelformen, die bereits im Fetalleben nachweisbar sind, werden in der Kriminalistik und Vererbungsforschung genutzt (Daktyloskopie).

Auf der Streckseite der Finger sind die Haut und das Unterhautbindegewebe wesentlich dünner. Mit Ausnahme der Endphalangen ist sie behaart und läßt sich auf der Dorsalaponeurose leicht verschieben. Die auf den Endgliedern befindlichen Fingernägel bilden ein Widerlager für die Tastkörperchen der Fingerbeeren.

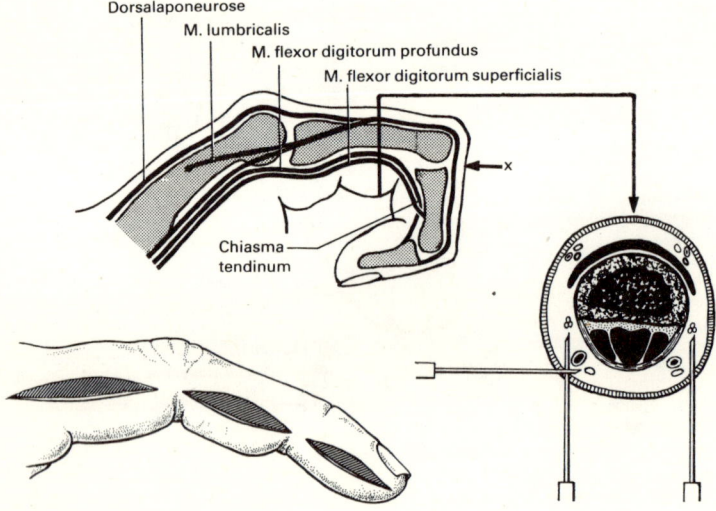

Abb. 297.   Finger in Beugestellung und im Querschnitt (oben). Der Pfeil (x) zeigt auf die Gelenkspalte und kennzeichnet die Stelle, an welcher der Schnitt zur Exartikulation angelegt wird.
Fingerleitungsanästhesie (rechts) und Fingerkantenschnitte (unten)

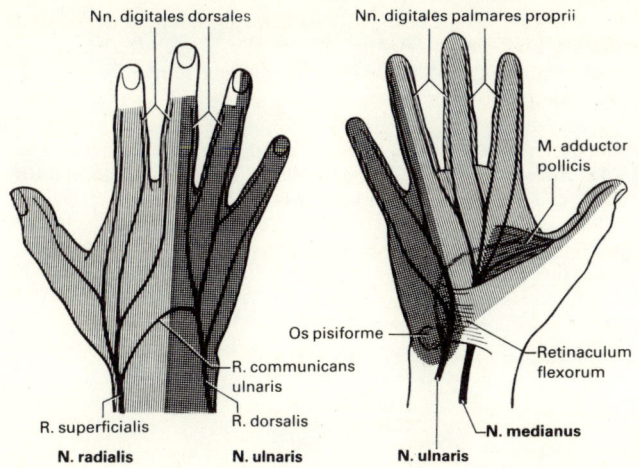

Nn. digitales dorsales   Nn. digitales palmares proprii

M. adductor pollicis

Os pisiforme

Retinaculum flexorum

R. communicans ulnaris

R. superficialis

R. dorsalis

N. radialis   **N. ulnaris**   **N. ulnaris**

N. medianus

Abb. 298. Hautinnervation der Hand und Finger. Weiße Felder gehören links zum Innervationsgebiet des N. medianus, rechts zum N. radialis

Auf der Beugeseite liegen die Sehnenscheiden, *Vaginae synoviales digitorum manus,* in bindegewebigen Tunneln, *Vaginae fibrosae digitorum manus.* Im Chiasma tendinum zieht die Sehne des tiefen Fingerbeugers durch den Sehnenschlitz (Abb. 297). Die Streckseite der Fingerknochen wird von einer flachen *Dorsalaponeurose* bedeckt, an deren Bildung sich die Sehnen der langen Fingerstrecker zusammen mit den Mm. interossei und den Mm. lumbricales beteiligen. Über den Metakarpo-Phalangealgelenken ist die Aponeurose am breitesten, distal verschmälert sie sich.

Die Nerven und Gefäße verlaufen im subkutanen Bindegewebe in 4 Bahnen an der Seitenfläche der Finger. Die palmaren Nerven und Arterien sind wesentlich stärker als die dorsalen. An den Endgliedern anastomosieren die digitalen Nerven und Arterien der palmaren mit denen der dorsalen Seite.

Nerven (Abb. 297). Die *Nn. digitales palmares proprii* entstammen dem *N. medianus* und dem *N. ulnaris,* die *Nn. digitales dorsales* dem *N. radialis* und dem *N. ulnaris.* An der Beugeseite versorgt der N. medianus die radialen 3 $\frac{1}{2}$ Finger und der N. ulnaris die ulnaren 1$\frac{1}{2}$ Finger. Beide Nerven innervieren auch die Dorsalseite der Endglieder.

Auf der Dorsalseite werden die 2$\frac{1}{2}$ radialen Finger vom N. radialis und die ulnaren 2 $\frac{1}{2}$ Finger vom N. ulnaris, mit Ausnahme der Endglieder, innerviert.

Arterien. Die *Aa. digitales palmares* entstammen dem oberflächlichen Hohlhandbogen und ziehen dorsal von den palmaren Nerven in der unteren Hautkante beiderseits zu den Fingerspitzen, wo sie miteinander kommunizieren (Abb. 294). Die *Aa. digitales dorsales* verlaufen in der oberen Kante der Finger. Zwischen palmaren und dorsalen Fingerarterien gibt es zahlreiche Anastomosen, so daß bei Unterbindungen immer beide Arterienstümpfe versorgt werden müssen.

Die **Venen** bilden ein langmaschiges Netz, besonders auf dem Fingerrükken, das in das *Rete venosum dorsale manus* abfließt. In den Endgliedern finden sich zahlreiche arteriovenöse Anastomosen.

Die **Lymphgefäße** fließen zu den dorsalen Lymphbahnen der Hand.

Knochenkerne

(Abb. 299)

Die Knochenkerne entstehen sowohl durch desmale als auch chondrale Ossifikation. Desmaler Herkunft sind fast alle Knochen des Gesichtsschädels und die platten Knochen des Schädeldachs, chondral entstehen hauptsächlich die Röhrenknochen (mit Ausnahme des Schlüsselbeins), außerdem aber auch die Hand- und Fußwurzelknochen, die Rippen sowie die Knochen der Schädelbasis und der Wirbelsäule. Bei beiden Ossifikationsformen sind die Knochenkerne röntgenologisch nachweisbar. In den Knorpeln der Röhrenknochen treten in der Regel 3 Knochenkerne auf, wovon der eine im Diaphysenschaft und je ein weiterer in der proximalen und distalen Epiphyse liegen. Mit der Vergrößerung der Verknöcherungszentren wird der Knorpel bis auf 2 schmale Epiphysenfugen abgebaut. Solange diese Fugen bestehen, kann der Röhrenknochen noch in die Länge wachsen. Ein vorzeitiger oder verspäteter Verschluß bildet häufig die Ursache für einen Zwerg- oder Riesenwuchs.

Die Skelettentwicklung durchläuft 4 Ossifikationsstufen.

1. **In der pränatalen Ossifikationsstufe** bilden sich Knochenkerne im Rumpfskelett, in den Diaphysen der Röhrenknochen, der distalen Epiphyse des Femur, der proximalen Epiphyse der Tibia sowie im Calcaneus und im Talus.

2. **Während der Ossifikationsstufe des Kleinkindes** entstehen Knochenkerne in den Epiphysen von Röhren-, Hand- und Fußwurzelknochen.

3. **In der Ossifikationsstufe der Pubertät** entwickeln sich die Knochenkerne in den Apophysen der Wirbel.

4. **In der Ossifikationsstufe des Erwachsenen** verknöchern die Epiphysenfugen, womit das Längenwachstum der Knochen abgeschlossen ist. Eine Übersicht über das Auftreten der Knochenkerne im Bereich der Extremitäten gibt die Ossifikationstabelle (Abb. 299); speziellere Daten können aus den Lehrbüchern der Röntgenologie entnommen werden. Das Skelettalter gibt wertvollere Aufschlüsse über den Entwicklungsgrad eines Individuums als die Körpergröße oder das Gewicht. Da die Skelettentwicklung durch Systemkrankheiten stark beeinflußt werden kann, ist sie von großer praktischer Bedeutung. Schließlich können mangelhafte Kenntnisse über den Ossifikationsmodus auch Fehldeutungen von Röntgenbildern ergeben.

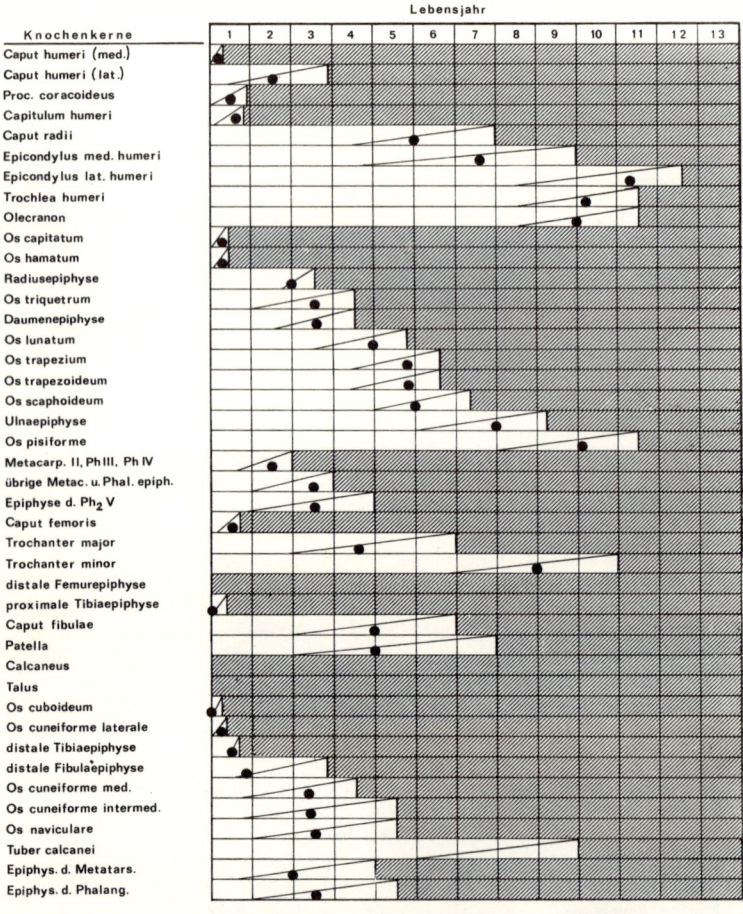

Abb. 299. Ossifikationstabelle (nach F. Schmidt, L. Halden 1949)

Akzessorische Skelettelemente

Zusätzliche Knochen findet man häufig an den Händen und Füßen. Zusammenfassende Übersichten finden sich in Büchern der Röntgenologie. Da sie bei der Auswertung von Röntgenbildern zu Fehldeutungen führen können, sollte an das Vorkommen solcher Skelettelemente gedacht werden.

Akzessorische Handknochen sind das *Epitrapezium, Paratrapezium, Trapezium secundarium, Os styloideum, Capitatum secundarium, Os hamuli proprium, Os Vesalianum, Os lunare externum, Os radiale externum, Os centrale carpi, Hypolunatum, Epilunatum.*

Akzessorische Fußknochen sind das *Os talotibiale, Os supratalare, Os supranaviculare, Os infranaviculare, Os intercuneiforme, Os cuneometatarsale, Os intermetatarsale, Cuboideum secundarium,* der *Calcaneus secundarius,* das *Os tibiale externum, Trigonum, Os subcalcis, Os peronaeum, Os Vesalianum* usw.
Die Bezeichnungen der hier genannten Beispiele sind im Schrifttum leider nicht immer einheitlich; sie entsprechen auch nicht den gültigen Nomina Anatomica.

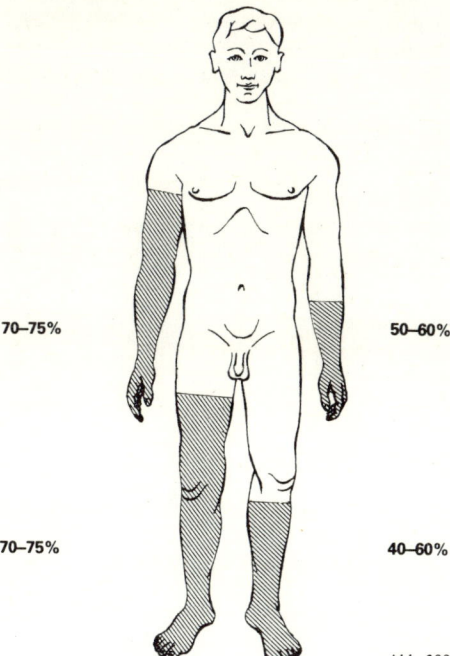

70–75%

50–60%

70–75%

40–60%

Abb. 300. Prozentsätze des Körperschadens

473

Zusammenstellung der im Text genannten Eigennamen

Von Heinzgünther Wischhusen

Achilles, Sohn des Peleus und der Nereide Thetis. Tapferster Grieche im Kampf um Troja, nur an der Achillessehne verwundbar. *Tendo calcaneus* (Achillis), *Bursa tendinis calcanei* (Achillis), Achillessehne

Alcock, Thomas (1748–1833), englischer Chirurg, London. *Canalis pudendalis* (Alcock), Alcock-Kanal

Arantius (Aranzio), Caesar (1530–1589), italienischer Anatom, Bologna. *Ductus venosus* (Arantius)

Aschoff, Ludwig (1886–1942), deutscher Pathologe, Freiburg. *Nodus atrioventricularis* (Aschoff-Tawara)

Auerbach, Leopold (1828–1897), deutscher Anatom und Physiologe, Breslau. *Plexus myentericus* (Auerbach)

Bartholin, Caspar jun. (1655–1738), dänischer Physiker und Arzt. *Gl. vestibularis major* (Bartholin), Bartholin-Abszeß

Basedow, K. Adolf von (1799–1854), deutscher Arzt in Merseburg. Basedow-Krankheit

Bauhin, Caspar (1560–1624), Schweizer Anatom, Basel. *Valva ileocaecalis* (Bauhin)

Bechterew, Wladimir (1857–1927), sowjetischer Neurologe, Leningrad. *Nucleus vestibularis superior* (Bechterew)

Bertin, Exupère Joseph (1712–1781), französischer Anatom, Paris. *Lig. ischiofemorale* (Bertin)

Bezold, Friedrich (1842–1908), deutscher Otologe, München. Bezold-Durchbruch

Bichat, Marie François Xavier (1771–1802), französischer Arzt, Mitbegründer der Pathologischen Anatomie, Paris. *Corpus adiposum buccae* (Bichat)

Bochdalek, Vincenz Alexander (1801–1883), österreichischer Anatom, Prag. Bochdalek-Lücke

Boehm, Gottfried (1879–1952), Röntgenkunde, physik. Medizin, München. Cannon-Boehm-Punkt

Botallo, Leonardo (etwa 1530–1600), italienischer Militärarzt, Paris. *Ductus arteriosus* (Botallo)

Broca, Paul (1824–1880), französischer Anthropologe und Chirurg, Paris. Motorisches Sprachzentrum (Broca)

Burdach, Karl Friedrich (1776–1847), russischer Anatom und Physiologe, Dorpat, Königsberg. *Fasciculus cuneatus* (Burdach)

Bruch, Carl Wilhelm Ludwig (1819–1884), deutscher Anatom und Physiologe, Basel, Gießen. Basalmembran (Bruch) = *Lamina basalis choroideae*

Bryant, Thomas (1828–1914), Chirurg, London. Bryant-Dreieck

Cajal, Santiago Ramón y (1852–1934), spanischer Anatom, Nobelpreisträger, Barcelona, Madrid. *Nucl. interstitialis* (Cajal)

Caldwell, George (1834–1918), englischer Chirurg. Caldwell-Luc-Operation

Cannon, Walter (1871–1945), amerikanischer Physiologe, Bredford. Cannon-Boehm-Punkt

Chievitz, Johan Henrik Ch. (1850–1901), dänischer Anatom, Kopenhagen. *Gl. parotidea primitiva* (Chievitz)

Chopart, François (1743–1795), französischer Chirurg, Paris. Chopart-Gelenk

Cloquet, Jules (1790–1883), französischer Chirurg und Anatom, Paris. *Septum femorale* (Cloquet)

Colles, Abraham (1773–1843), irländischer Anatom und Chirurg, Dublin. *Lig. reflexum* (Colles)

Cooper, Astley (1768–1841), englischer Anatom und Chirurg, London. *Fascia cremasterica* (Cooper), *Ligg. suspensoria mammaria* (Cooper)

Corti, Alfonso Marchese de (1822–1876), italienischer Anatom, Wien, Würzburg, Utrecht, Turin. Corti-Organ

Cowper, William (1666–1708), englischer Anatom und Chirurg, London. *Gl. bulbourethralis* (Cowper)

Crohn, Burill Bernard (1884, gest.?), Arzt, New York. Crohn-Syndrom

Deiters, Otto Friedrich Karl (1834–1863), deutscher Anatom, Bonn. *Nucleus vestibularis lateralis* (Deiters)

Douglas, James (1675–1742), englischer Arzt und Anatom, London. *Linea arcuata* (Douglas), *Excavatio rectouterina,* Douglas-Raum, Douglas-Punktion, vaginale Douglas-Enterozelen

Dupuytren, Guillaume (1778–1835), französischer Chirurg, Paris. Dupuytren-Kontraktur

Edinger, Ludwig (1855–1928), deutscher Neurologe, Frankfurt/M. Edinger-Westphal-Kern, *Nucleus accessorius n. oculomotorii* (Edinger-Westphal)

Erb, Wilhelm Heinrich (1840–1921), deutscher Internist, Heidelberg. Erb-Punkt, Erb-Lähmung

Eustachio, Bartholomeo (1520–1574), italienischer Anatom, Rom. *Tuba auditiva* (Eustachio)

Falloppio, Gabriele (1523–1562), italienischer Anatom, Ferrara, Pisa, Padua. *Canalis facialis* (Falloppio)

Flack, Martin (1882–1931), englischer Internist, London. *Nodus sinuatrialis* (Keith-Flack)

Flechsig, Paul Emil (1847–1929), deutscher Psychiater und Hirnpathologe, Leipzig. *Tractus spinocerebellaris posterior* (Flechsig)

Fontana, Felice F. (1720–1805), Physiologe in Paris, Anatom in Florenz. Fontana-Räume

Le Fort, Léon (1829–1893), französischer Chirurg, Paris. Mittelgesichtsfrakturen nach Le Fort I, II, III

Frankenhäuser, Ferdinand (1832–1894), deutscher Gynäkologe, Jena. Frankenhäuser-Ganglien

Galant, Johann Sussmann (geb., gest.?), russischer Arzt, Moskau. Hirschsprung-Galant-Krankheit

Galen (129–199), griechischer Arzt der römischen Kaiserzeit, geboren in Pergamon. *V. cerebri magna* (Galen)

Gasser, Johann Lorenz (1723–1765), österreichischer Anatom, Wien. *Ganglion trigeminale* (Gasser)

Gerber, Paul Henry (1863–1919). Gerber-Wulst

Gerdy, P. N. (1797–1856), französischer Chirurg, Paris. Gerdy-Linie

Gimbernat, A. (1734–1816), spanischer Chirurg, Madrid. *Lig. lacunare* (Gimbernat)

Glaser, Johann Heinrich (1629–1675), Schweizer Anatom und Botaniker, Basel, *Fissura petrotympanica* (Glaser)

Goll, Friedrich (1829–1903), Schweizer Pharmakologe, Zürich. *Fasciculus gracilis* (Goll)

Gowers, William Richard (1845–1915), englischer Internist und Neurologe, London. *Tractus spinocerebellaris anterior* (Gowers)

Groedel, Franz Maximilian (1881, gest.?), deutscher Röntgenologe, Bad Nauheim. Groedel-Index

Haller, Albrecht von (1708–1777), Schweizer Anatom, Physiologe und Botaniker, Göttingen, Bern. *Truncus coeliacus* (Haller)

Hasner, J. (1819–1892), österreichischer Ophthalmologe, Prag. *Plica lacrimalis* (Hasner)

Head, Henry (1861–1940), englischer Neurologe, London. Head-Zonen

Hegar, Alfred (1830–1914), deutscher Gynäkologe, Freiburg. Hegar-Schwangerschaftszeichen

Heister, Lorenz (1683–1758), deutscher Anatom und Chirurg, Helmstedt. *Plica spiralis* (Heister)

Heschl, Richard (1824–1881), österreichischer Pathologe, Wien. Querwindungen (Heschl)

Hesselbach, Franz Kaspar (1759–1816), deutscher Anatom, Würzburg. *Lig. interfoveolare* (Hesselbach)

Highmore, Nathaniel H. (1613–1685), englischer Arzt, Sherborne. *Sinus maxillaris* (Highmore)

Hirschsprung, Harald (1830–1916), dänischer Arzt, Kopenhagen. Hirschsprung-Galant-Krankheit

His, Wilhelm jun. (1863–1934), deutscher Arzt, Berlin. *Fasciculus atrioventricularis* (His)

Holzknecht, Guido (1872–1931), österreichischer Röntgenologe, Wien. Holzknecht-Raum

Horner, William Edmund (1793–1853), amerikanischer Anatom, Philadelphia. Horner-Symptomenkomplex, *Pars lacrimalis* des *M. orbicularis oculi* (Horner)

Hueter, Karl (1838–1882), deutscher Chirurg, Greifswald. Hueter-Linie

Hunt, Ramsay (1872–1937), amerikanischer Neurologe, New York. Hunt-Zonen bei *Herpes zoster oticus*

Jackson, Hughlins (1834–1911), englischer Neurologe und Ophthalmologe, London. Jackson-Epilepsie

Jacobson, Ludwig Levin (1783–1843), dänischer Anatom, Kopenhagen. Jacobson-Anastomose

Keith, Arthur (1866, gest.?), englischer Anatom, London. *Nodus sinuatrialis* (Keith-Flack)

Kerckring, Theodor (1640–1693), holländischer Arzt, Amsterdam, Hamburg. *Plicae circulares* (Kerckring)

Klumpke, K.-Déjérine (1859–1927), französische Neurologin, Paris. Klumpke-Lähmung

Kohlrausch, Otto Ludwig Bernhard (1811–1854), deutscher Arzt, Hannover. Kohlrausch-Falte, *Plica transversalis recti* (Kohlrausch)

Krönlein, Rudolf (1847–1910), Schweizer Chirurg, Zürich. Krönlein-Linienschema

Labbé, Ernest Marcel (1870, gest.?), französischer Internist, Paris. *V. anastomotica inferior* (Labbé)

Langerhans, Paul (1847–1888), deutscher Pathologe, Freiburg. Langerhans-Inseln

Lanz, Otto (1865–1935), holländischer Chirurg, Amsterdam. Lanz-Punkt

Larrey, Dominique Jean, Baron de (1766–1807), französischer Generalchirurg der Napoleonischen Armee, Paris. Larrey-Spalte

Lieutaud, Joseph (1703–1780), französischer Arzt, Versailles. *Trigonum vesicae* (Lieutaud)

Lisfranc, Jaques (1790–1847), französischer Chirurg, Paris. Lisfranc-Gelenk

Littré, Alexis (1658–1726), französischer Chirurg, Paris. *Gll. urethrales* (Littré)

Luc, Henri (1855–1925), englischer Chirurg. Caldwell-Luc-Operation

Ludovicus (Ludwig), Wilhelm Friedrich von (1790–1865), deutscher Chirurg und Gynäkologe, Stuttgart. *Angulus sterni* (Ludovicus)

Luschka, Hubert von (1820–1875), deutscher Anatom, Freiburg, Tübingen. *Aperturae laterales ventriculi quarti* (Luschka), Foramina Luschkae und Magendii

MacBurney, Charles (1845–1913), amerikanischer Chirurg, New York. MacBurney-Punkt

Magendi, François (1783–1855), französischer Physiologe, Paris. *Apertura mediana ventriculi quarti* (Magendi), Foramina Luschkae und Magendii

Maisiat, J. H. (1805–1878), französischer Anatom, Paris. *Tractus iliotibialis* (Maisiat)

Marshall, John (1818–1891), englischer Chirurg, London. *V. obliqua atrii sinistri* (Marshall)

Meckel, Johann Friedrich (1714–1774), deutscher Anatom, Berlin. *Cavum trigeminale* (Meckel), Meckel-Divertikel

Meibom, Heinrich (1638–1700), deutscher Arzt und Anatom, Helmstedt. *Gll. tarsales* (Meibom)

Meissner, Georg (1829–1905), deutscher Anatom, Physiologe und Zoologe, Basel, Freiburg und Göttingen. *Plexus submucosus* (Meissner)

Michaelis, Gustav Adolf (1798–1848), deutscher Gynäkologe, Kiel. Michaelis-Raute

Mohrenheim, Josef Jacob von (geb. ?– 1799), österreichischer Chirurg und Geburtshelfer, Wien, St. Petersburg. Mohrenheim-Grube

Moll, Jakob Anton (1832–1914), holländischer Ophthalmologe, den Haag. *Gll. ciliares* (Moll)

Monro, Alexander (1733–1817), schottischer Anatom, Edinburgh. *Foramen interventriculare* (Monro)

Montgomery, William Fatherston (1797–1859), irländischer Geburtshelfer, Dublin. Montgomery-Drüsen

Morgagni, Johann Baptista (1682–1771), italienischer Anatom, Padua. *Ventriculus laryngis* (Morgagni), *Lacunae urethrales* (Morgagni)

Müller, Heinrich (1820–1864), deutscher Anatom, Würzburg. *M. tarsalis superior* und *inferior* (Müller)

Nélaton, Auguste N. (1807–1873), Chirurg, Paris. Roser-Nélaton-Linie

Nuck, Anton (1650–1692), holländischer Anatom, Leiden. Diverticulum Nuck

Nuhn, Anton (1814–1889), deutscher Anatom, Heidelberg. *Gl. lingualis anterior* (Nuhn)

Oddi, R., italienischer Chirurg im 19. Jahrhundert. *M. sphincter ampullae hepatopancreaticae* (Oddi)

Pacchioni, Antonio (1665–1726), italienischer Anatom, Rom. *Granulationes arachnoideales* (Pacchioni)

Parkinson, James (1755–1824), englischer Apotheker, Chirurg und Paläontologe, Hoxton/Middlesex, London. Parkinson-Syndrom

Passavant, Philipp Gustav (1815–1893), deutscher Chirurg, Frankfurt (Main). Passavant-Wulst

Pauwels, Friedrich, deutscher Orthopäde, Aachen. Schenkelhalsbrüche nach Pauwels I–III

Perlia, R., deutscher Ophthalmologe, Frankfurt (Main), Krefeld. *Nucl. caudalis centralis* (Perlia)

Petit, François P. D. (1664–1741), französischer Anatom und Chirurg, Paris. *Trigonum lumbale* (Petit)

Peyer, Johann Conrad (1653–1712), Schweizer Anatom, Basel. *Folliculi lymphatici aggregati* (Peyer)

Poupart, François (1616–1708), französischer Anatom und Chirurg, Paris. *Lig. inguinale* (Poupart)

Prussak, Alfred (1839–1897), russischer Otologe, Petersburg. *Recessus membranae tympani superior,* Prussak-Raum

Purkinje, Johannes Evangelista (1787–1869), tschechischer Physiologe und Pathologe, Breslau, Prag. Purkinje-Fasern

Reil, Johannes Christian (1759–1813), deutscher Anatom, Halle, Berlin. *Insula* (Reil)

Retzius, Anders (1796–1860), schwedischer Anatom, Lund. *Spatium retropubicum* (Retzius)

Robin, Ch. Ph. (1821–1885), französischer Internist, Paris. Virchow-Robin-Räume

Roemheld, Ludwig (1871–1938), deutscher Internist, Gundelsheim. Roemheld-Symptomenkomplex

Rolando, Luigi (1773–1881), italienischer Anatom, Turin. *Sulcus centralis* (Rolando)

Roller, Ch. F. W. (1802–1878), deutscher Psychiater. *Nucleus vestibularis inferior* (Roller)

Rosenmüller, Johann Christian (1771–1820), deutscher Anatom und Chirurg, Leipzig. *Recessus pharyngeus* (Rosenmüller), Rosenmüller-Lymphknoten

Rosenthal, F. Ch. (1780–1829), deutscher Anatom, Greifswald. *V. basalis* (Rosenthal)

Roser, Wilhelm R. (1817–1888), Chirurg, Marburg. Roser-Nélaton-Linie

Santorini, Giovanni Domenico (1681–1737), italienischer Arzt und Anatom, Venedig. *Tuberculum corniculatum* (Santorini), *Ductus pancreaticus accessorius* (Santorini), *Cartilago corniculata* (Santorini)

Schlemm, Friedrich (1795–1858), deutscher Anatom, Berlin. *Sinus venosus sclerae* (Schlemm)

Schmorl, Christian Georg (1861–1932), deutscher Pathologe, Dresden. Schmorl-Knötchen

Schütz, Hugo (geb. ?, gest. 1923), deutscher Psychiater, Hartheck/Gaschwitz b. Leipzig. *Fasciculus longitudinalis dorsalis* (Schütz)

Schwalbe, G. A. (1844–1916), deutscher Anatom, Königsberg, Straßburg. *Nucleus vestibularis medialis* (Schwalbe)

Shrapnell, Henry Jones (1761–1841), englischer Militärarzt und Anatom. Shrapnell-Membran

Skene, Alexander J. (1838–1900), amerikanischer Gynäkologe, Brooklyn. Skene-Drüsen

Sorgius, Wilhelm (geb., gest. ?), Diss. Straßburg 1880. Sorgius-Lymphknoten

Sylvius, Frans de la Boë (1614–1672), holländischer Anatom, Stifter der iatrochemischen Schule, Amsterdam, Leiden. *Sulcus lateralis cerebri* (Sylvius), *Fossa lateralis cerebri* (Sylvius), *Aqueductus mesencephali* (Sylvius)

Tawara, Suano (geb., gest. ?), japanischer Pathologe. *Nodus atrioventricularis* (Aschoff-Tawara)

Tenon, Jaques René (1724–1816), französischer Ophthalmologe, Paris. *Vagina bulbi* (Tenon), Tenon-Kapsel, Tenon-Raum

Thebesius, Adam Christian (1686–1732), österreichischer Arzt, Hirschberg/Schl. *Vv. cordis minimae* (Thebesius)

Traube, Ludwig (1818–1876), deutscher Internist, Berlin. Traube-Raum

Treitz, Wenzel (1819–1872), österreichischer Pathologe, Prag. Treitz-Hernien

Tröltsch, Anton Friedrich (1829–1890), österreichischer Otologe, Wien, Budapest, Würzburg. Tröltsch-Taschen

Trolard, Paulin (1842–1910), französischer Anatom, Algier. *V. anastomotica superior* (Trolard)

Valsalva, Antonio Maria (1666–1723), italienischer Anatom und Chirurg, Bologna. *Sinus aortae* (Valsalva)

Vater, Abraham (1684–1751), deutscher Anatom und Botaniker, Wittenberg. *Papilla duodeni major* (Vater)

Virchow, Rudolf (1821–1902), deutscher Pathologe, Anthropologe, Ethnologe und Sozialpolitiker, Würzburg, Berlin. Virchow-Robin-Räume, Virchow-Drüse

Waldeyer-Hartz, Heinrich Wilhelm von (1836–1921), deutscher Anatom, Berlin. Lymphatischer Rachenring (Waldeyer)

Wernicke, Karl (1848–1905), deutscher Psychiater und Neurologe, Breslau, Halle. Sensorisches Sprachzentrum (Wernicke)

Westphal, Karl Friedrich Otto (1833–1890), deutscher Psychiater und Neurologe, Berlin. *Nucleus accessorius n. oculomotorii* (Edinger-Westphal)

Willis, Thomas (1622–1675), englischer Anatom und Chirurg, London. *Circulus arteriosus cerebri* (Willis)

Winslow, Jean Benignus (1669–1767), französischer Anatom, Paris. *Foramen epiploicum* (Winslow)

Wirsung (Wirsüng, Wirsing) (1600–1643), deutscher Arzt, Padua, Augsburg. *Ductus pancreaticus* (Wirsung)

Wrisberg, Heinrich August (1739–1808), deutscher Anatom, Göttingen. Knorpelschüppchen (Wrisberg)

Zeis, Eduard (1807–1868), deutscher Chirurg, Dresden. *Gll. sebaceae* (Zeis)

Zinn, Johann Gottfried (1727–1759), deutscher Anatom, Arzt und Botaniker, Göttingen. *Zonula ciliaris* (Zinn), *Annulus tendineus communis* (Zinn)

Quellennachweise der Abbildungen

Die Abbildungen wurden, soweit sie nicht Originale des Verfassers sind, unter Benutzung folgender Werke umgezeichnet.

Abrahams, P., und P. Webb: Klinische Anatomie diagnostischer und therapeutischer Eingriffe. J. Springer, Berlin (W.) , Heidelberg, New York 1978. – Ahmed, S. H., M. T. El-Rakhawy, A. Abdalla and R. G. Harrison: A new conception of coronary artery preponderance. Acta anat., Basel **83** (1972) 87–94. – Allgöwer, M. (Hrsg.): Allgemeine und spezielle Chirurgie. 4. Aufl. J. Springer, Berlin (W.), Heidelberg, New York 1982. – Benninghoff, A., und K. Goerttler: Lehrbuch der Anatomie des Menschen. 12. Aufl. Bd. 2 und 3. Urban & Schwarzenberg, München, Berlin (W.) 1979. – Brantigan, O. C.: Clinical anatomy. McGraw-Hill, New York, Toronto, London 1963. – Büttner, W.: Untersuchungen an Hirnstamm und Kleinhirn mittels Faserungsmethode. Z. Anat. u. Entwickl.-Gesch., Berlin **84** (1927) 534–543. – Clara, M.: Das Nervensystem des Menschen. 3. Aufl. J. A. Barth, Leipzig 1959. – Clemens, H. J.: Die Venensysteme der menschlichen Wirbelsäule. W. de Gruyter & Co., Berlin (W.) 1961. – Corning, H. K.: Lehrbuch der topographischen Anatomie für Studierende und Ärzte. 24. Aufl. J. F. Bergmann, München 1949. – Eckert-Möbius, A.: Lehrbuch der Hals-Nasen-Ohren-Heilkunde für Studierende und praktische Ärzte. 3. Aufl. VEB Georg Thieme, Leipzig 1968. – Feneis, H.: Anatomisches Bildwörterbuch der internationalen Nomenklatur. 5. Aufl. G. Thieme, Stuttgart, New York 1982. – Hafferl, A.: Lehrbuch der topographischen Anatomie. Bearb. von Walter Thiel. 3. Aufl. J. Springer, Berlin (W.), Heidelberg, New York 1969. – Heinecker, R.: EKG-Fibel. Georg Thieme, Stuttgart 1958. – Herzog, K. H. (Hrsg.): Poliklinische Chirurgie. 2. Aufl. VEB Gustav Fischer, Jena 1973. – Lanz, T. von, und W. Wachsmuth: Praktische Anatomie, Bd. 1, T. 4. J. Springer, Berlin 1938. – Mörl, F.: Lehrbuch der Unfallchirurgie. VEB Verlag Volk und Gesundheit, Berlin 1964. – Morscher, E., W. Müller, L. Jani und J. U. Baumann: Orthopädie; in: Allgemeine und spezielle Chirurgie. Hrsg. von M. Allgöwer. 4. Aufl. J. Springer, Berlin (W.), Heidelberg, New York 1982, 455–572. – Müller, W.: Das Knie. J. Springer, Berlin (W.) Heidelberg, New York 1982. – Perlemuter, L., J. Waligora et M. Djindjian: Cahiers d'anatomie. Vol. 1. 4. ed. Masson, Paris u. a. 1980. – Platzer, W.: Atlas der topographischen Anatomie. G. Thieme, Stuttgart, New York 1982. – Poirier, P.: Traité d'anatomie médico-chirurgicale. Bd. 1. Kopf, Gehirn, Ohr. Babé, Paris 1892. – Pschyrembel, W.: Praktische Geburtshilfe. 11. Aufl. W. de Gru-

yter & Co., Berlin (W.) 1966. – Rohen, J.: Morphologie; in: Der Augen-
arzt. Hrsg. von Karl Velhagen. 2. Aufl. Bd. 1. VEB Georg Thieme, Leipzig
1969, 10–168. – Rohen, J.: Topographische Anatomie. 4. Aufl. F. K. Schat-
tauer, Stuttgart, New York 1973. – Schmid, F., und L. Halden: Die postfe-
tale Differenzierung und Größenentwicklung der Extremitätenknochen-
kerne. Fortschr. Röntgenstr., Stuttgart 71 (1949) 975–984. – Schumacher,
G. H.: Embryonale Entwicklung des Menschen. 6. Aufl. VEB Verlag Volk
und Gesundheit, Berlin 1983. – Schumacher, G. H.: Kompendium und Atlas der Allgemeinen Anatomie mit Zytologie und Histologie. VEB Georg
Thieme, Leipzig 1984. – Sobotta, J., und H. Becher: Atlas der Anatomie
des Menschen. Hrsg. und bearb. von H. Ferner und J. Staubesand.
17. Aufl. Bd. 3. Urban & Schwarzenberg, München, Berlin (W.), Wien
1973. – Spiessl, B.: Gesichts- und Kieferchirurgie; in: Allgemeine und
Spezielle Chirurgie. Hrsg. von M. Allgöwer. 4. Aufl. J. Springer, Berlin (W.), Heidelberg, New York 1982, S. 644–681. – Stelzner, F.: Die ano-
rektalen Fisteln. 3. Aufl. J. Springer, Berlin (W.), Heidelberg, New York
1981. – Sundermann, A. (Hrsg.): Lehrbuch der inneren Medizin. 2. Aufl.
Bd. 2. VEB Gustav Fischer, Jena 1965. – Voss, H., und R. Herrlinger: Taschenbuch der Anatomie. Bearb. von Walther Graumann. 14. Aufl. Bd. 2.
VEB Gustav Fischer, Jena 1972. – Waldeyer, A.: Anatomie des Menschen.
14. Aufl. T. 1. W. de Gruyter & Co., Berlin (W.) 1980.

Sachregister

512

523